全国高等学校教材
供临床医学等专业用

基层医疗
康复医学分册

主　编　叶军明　张自翔　唐卫东

副主编　黄德清　伊长松　李　华　张　峰　卓秀建

编　者（按姓氏笔画排序）

马　艳（华中科技大学同济医学院第四临床医学院）
占　科（赣州市立医院）
叶军明（赣南医学院）
伊长松（山东中医药大学附属医院）
刘代骏（四川大学-香港理工大学灾后重建与管理学院）
许开英（江西省人民医院康复医学科）
李　华（南方医科大学珠江医院）
李　波（赣州市妇女儿童医院）
李　盈（赣南医学院康复学院）
李　海（赣南医学院第一附属医院）
杨　盼（赣州市立医院）
肖燕平（赣南医学院第一附属医院）
邹　坤（江西中医药大学附属医院）
邹园华（井冈山大学附属医院）
张　峰（赣州市妇女儿童医院）
张自翔（赣南医学院第一附属医院）
陈　伟（赣南医学院第一附属医院）
陈　红（赣南医学院第一附属医院）
陈武雄（宁波顶峰机器人有限公司）
卓秀建（赣南医学院第一附属医院）
罗　琼（赣州市妇女儿童医院）
唐小冬（赣南医学院附属康复医院）
唐卫东（赣南医学院第一附属医院）
黄夏荣（湖南南华大学附属第一医院）
黄德清（福建医科大学第一附属医院）
梁　颖（南昌大学第一附属医院）
蔡　郁（赣南医学院第一附属医院）
廖京海（赣南医学院第一附属医院）
樊　涛（南方医科大学珠江医院）

人民卫生出版社

图书在版编目（CIP）数据

基层医疗．康复医学分册 / 叶军明，张自翔，唐卫东主编．
—北京：人民卫生出版社，2017
ISBN 978-7-117-25151-8

Ⅰ．①基…　Ⅱ．①叶…②张…③唐…　Ⅲ．①康复医学－医学院校－教材　Ⅳ．①R

中国版本图书馆 CIP 数据核字（2017）第 222753 号

基层医疗　康复医学分册

主　　编：叶军明　张自翔　唐卫东
出版发行：人民卫生出版社（中继线 010-59780011）
地　　址：北京市朝阳区潘家园南里 19 号
邮　　编：100021
E - mail：pmph @ pmph.com
购书热线：010-59787592　010-59787584　010-65264830
印　　刷：天津安泰印刷有限公司
经　　销：新华书店
开　　本：787 × 1092　1/16　　**印张：**29
字　　数：706 千字
版　　次：2017 年 10 月第 1 版　2017 年 10 月第 1 版第 1 次印刷
标准书号：ISBN 978-7-117-25151-8/R · 25152
定　　价：72.00 元

前　言

基层康复工作中，常常遇到基层医师及康复治疗专业人员，对各类康复医学专有技术的选择与运用困难问题，一方面是因为，基层条件有限，许多康复评定与治疗技术难以运用，另一方面，是因为康复医学专业人员自身也需要在实践中，不断重新学习与研究，如何将课本知识，运用在复杂多变的基层康复临床当中，更重要的是，目前为止，尚没有任何一部教材或专著，系统介绍在基层康复临床中，如何合理地选择运用各类康复医学评定与治疗技术，同时，在面对一些定向于基层医疗机构的临床医学专业及康复治疗相关专业的学生时，也没有一部合适的教材，去系统教授这个领域的内容。

因此，我们尝试编写这部面向基层的康复医学分册，希望能够针对基层的康复医师及治疗师，去介绍一些经过认真筛选的、可以在基层康复临床方便运用的康复医学技术，并结合经验丰富的康复专业人员的工作体会，去为大家提供一些实际工作当中的帮助，同时，也为定向于基层的医师及康复专业人员，提供一部更合适的教科书。

另外，此次教材的体例编排，我们第一次尝试使用“功能障碍”而不是“疾病”来作为康复临床部分的目录，是试图向人们提示，康复医学自身所具备的特点及其核心要素，是“功能问题”，是与临床医学有着本质性区别的一门学科，我们并热切希望，康复医学所关注的焦点——“功能”，也能尽快成为所有临床医护人员的共识，只有这样，病人作为“人”，其健康状况的功能含义及生活质量提高，才能得到全社会的共同关注。

在这部教材当中，结合编者们的临床工作经验，我们创造性地介绍了许多非经典的、非标准化的临床康复评定及治疗方法，虽然这些方法并未能够及时进行信度效度及其他的相关研究检验，但并非闭门造车，而是他们希望这些在临床中实际已经运用的方法，或许能够帮助基层临床康复工作者，更加容易地去使用一些康复医学的技术，帮助病人更好地获得现代康复医学的服务，之所以这样安排，是因为我们在长期的临床康复工作中发现，现有的标准化的评定与治疗规范，在实际的临床工作中，远远不能满足康复专业人员及康复病人的需求，如果我们介绍的这些方法，在基层康复临床工作中，能够被广大专业人员的运用与验证，并逐步展开相关的研究、进而不断完善，我们将感到非常荣幸。

在此特别致谢我们年轻的编委团队，他们大量创造性的思维、充满活力的设想、打破常规的勇气、丰富临床经验的共享，以及不厌其烦的反复修订，才让我们这部教材得以与众不同，并感谢赣南医学院相关部门给予的大力支持，我们热切地希望，教材面世后，能够得到各位专家指导和建议！

叶军明　张自翔　唐卫东

2017 年 9 月

目　录

第二章 基层实用康复医学评定技术 12

第一章　康复医学概论

第一节　功能及其障碍

一、功能的概念

功能的概念,在康复医学中,是最为核心的概念,和临床医学各个专科专注于人的“疾病”的概念一样,康复医学并不专注于疾病的问题,其一切理论与方法,都围绕人的“功能”相关问题展开。

康复医学中的“功能”,指人类为了完成基本的活动、日常生活的自理、参与各类社会生活等需要,必须具备的,身体、心理、社会各个方面的基本能力,这些能力包括三个层次,即身体结构层次、活动层次、参与层次的功能(图 1-1-1)。

参与层次	•参与社会活动的能力，主要包括： •家庭生活能力：如承担某家庭角色、保持合适的家族成员关系、准备膳食、完成家务等 •人际交往能力：有效地与人交流、建立与保持人际关系、互助等 •教育和工作就业能力：完成学业、就业、理财等 •社会生活能力：参与社团活动、娱乐休闲、购置商品、接受服务等
活动层次	•个体整体水平的活动能力，主要包括： •转移能力：如步行、或借助任何方法移动到想去的地方 •自理能力：穿衣、进食、梳洗、如厕等 •日常活动能力：使用家具、服药、规律作息、维持居所卫生等
身体结构层次	•基于身体结构的基本层次的功能，主要包括 •运动功能：肌力、关节活动度、平衡功能、运动协调功能等 •认知功能：记忆、注意、知觉、思维、执行等 •言语功能、吞咽功能、感觉功能、心肺功能、二便功能等

图 1-1-1　功能结构示意图

功能出现受限或问题,称为功能障碍,相对于临床医学对疾病的诊断,在康复医学中对功能障碍的“诊断”就称为功能评定,见表 1-1-1。

表 1-1-1 康复医学与临床医学对照表

	着眼点	对象	处理基础	处理方法
临床医学	疾病	病人	诊断	药物、手术等治疗为主
康复医学	功能障碍	功能障碍者	评定	物理因子、运动、作业治疗为主

二、功能障碍的分类

国际公认的功能障碍分类，包括三个层次，分别为身体结构受损、活动受限、参与障碍。

1. 身体结构受损　身体结构受损，是指功能障碍的性质，局限于身体结构层次上，并非仅指身体物理结构的损害，身体结构层次上的功能障碍，在康复医学中，只讨论器官、系统水平以上的功能问题，而涉及人体组织、细胞层面的生理功能问题，由临床医学处理，因此，人体解剖结构上、器官、系统方面、心理方面的任何丧失或异常，即为身体结构水平的功能障碍，包括运动功能障碍、感觉障碍、言语功能障碍、认知功能障碍、吞咽功能障碍、心肺功能障碍、二便功能障碍、心理障碍等，常常是显著直观的，对人们生活活动影响很大的功能障碍，由于这些功能障碍的存在，导致许多人虽然疾病得到了控制甚至痊愈，仍然无法正常生活。

2. 活动受限　由于身体结构受损，或者疾病本身，导致了人们进行生活自理活动如进食、穿衣、如厕、转移等困难，或者阅读、书写、备餐、洗衣、使用家具等个人的活动出现困难，称为活动受限，该层面的问题，如果无法通过改善身体结构障碍，或治愈疾病进行解决，则需要采用一些代偿措施，如使用轮椅、辅具等，来提高活动受限者的自理能力。

3. 参与障碍　是由于身体结构受损，活动受限，或者疾病本身，导致的与其他人互动的相关活动及社会活动的功能障碍，如家庭生活中的家庭角色障碍、不能完成家务；无法保持适当的人际关系、交流困难；就业、学业、经济独立困难；参与社团活动、娱乐休闲活动障碍等，参与受限除了针对身体结构障碍进行的康复治疗、提高活动层面功能以外，还往往需要通过社会化的措施，如改善环境、提供倾斜性的政策，来协助解决其问题（图 1-1-2）。

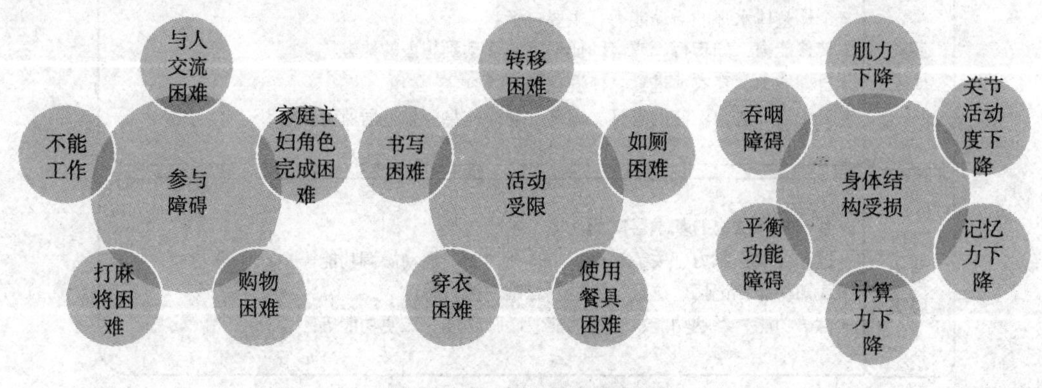

图 1-1-2 功能障碍示意图

三、残疾相关问题

残疾的概念，来自于20世纪对于功能障碍者的称谓，将功能障碍者分为残损、残疾、残障三个等级，在民间也曾经将严重功能缺失者称为残废，由于残疾的说法，带有歧视性倾向，2001年，世界卫生大会通过了对功能障碍者新的分类方法，即International Classification of Functioning，Disability and Health（ICF），将既往对功能障碍的分类名称，修改为身体结构受损（残损）、活动受限（残疾）、参与障碍（残障），并强调环境与个人因素作为影响功能发挥的背景因素，从而基本摒弃了对功能障碍者，使用“残”这一带有歧视性的词汇。

国内目前官方认定的功能障碍分类方法，为六类残疾分类，包括视力残疾、听力残疾、言语残疾、精神残疾、肢体残疾、智力残疾，并有详细的分类标准，残疾证，也是根据这六类进行鉴定与发放。

第二节 康复的概念及相关理论

一、康复的定义

康复的字面含义，是恢复“健康”，但这个词，作为康复医学的专业词汇的时候，因其译自英文单词rehabilitation，含义却是“复能”，意即恢复功能或能力，所以，康复，常常被理解成为功能恢复的过程或功能良好的一种状态，是一种以功能为导向的健康理念，该理念专注于人的功能状况，强调功能的恢复与功能的良好状态，是促进健康、维持自理自立、有效融入社会必不可少的前提。

康复的定义：指消除或减轻人们的身心、活动、社会功能障碍，从而达到或保持可能的最佳功能水平，提高其生活质量，促进其有效融入社会的过程或状态。

二、康复的对象

康复所涉及的对象，并非病人，而是包括疾病、损伤及其他原因导致的各类功能障碍者，即使一个人没有任何疾病，但只要他的功能状态，出现不良的情况，那么就属于需要康复的对象。

反之，一个人即使病痛缠身，只要其没有功能问题，也没有潜在的功能问题，那么就不属于康复的对象。

目前康复服务的对象，还比较多的局限于残疾与残障人士，随着社会发展，康复服务将有望广泛服务于所有的功能问题人群，及潜在的功能障碍者。

三、康复的手段

功能障碍，出现在身体结构方面的，康复主要使用医学手段，出现在心理方面的，则使用心理学方法为主，出现在社会方面的功能障碍，可能需要运用到社会的、教育的、职业的、工程的各类方法与措施，去促进康复。这些分别被称为医学康复、心理康复、教育康复、康复工程、职业康复、社会康复等，共同构成全面康复。

由于功能障碍者，常常情况复杂，涉及多类问题并存，往往会需要综合、协调运用各类措施与方法，去改善他们的功能状况，从而增强其各类功能与能力，达到提高其生活质量，促进其重返社会的效果。

四、康复工作者

康复是一个系统工程，为了促进健康，促进人们有效融入社会，康复工作者包含各行各业的康复专业人员，如帮助伤残者恢复工作能力的职业培训者、为残疾儿童提供特殊教育的教育工作者、医学工作者、心理工作者、社会工作者、政府相关部门的康复管理及服务人员等。

五、康复的服务模式

包括机构康复服务、上门康复服务、社区康复服务三大类型。

1. 机构康复服务模式　是在专业康复机构内，提供的康复服务，包括各地二级以上医院的康复医学科、专业的康复医院、康复中心、康复诊所、特殊教育机构、职业训练机构、假肢矫形中心等，具备良好的设备与优质专业人员，覆盖面较局限。

2. 上门康复服务　是专业机构内的专业人员，通过进入家庭、托老机构、社区，为功能障碍者提供专业康复评定、治疗或技术指导，由于场地、设备限制，提供的服务种类较少，但接受服务者，较为方便。

3. 社区康复　是国内国际均倡导的，发展中国家主流的康复服务模式，主张通过调用社区内的人力、物力资源，长期、有效地在社区内完成康复的基本评定与治疗，从而降低成本，并将康复服务尽可能广泛地覆盖有需求的人群。

第三节　康复医学的概念及相关理论

一、康复医学的概念

采用以医学为主要手段，解决功能问题，称为医学康复，如20世纪90年代我国政府主导下“三项康复”：白内障复明手术、脊髓灰质炎矫治手术、聋哑儿童的言语训练，均属于医学康复范畴，医学康复涉及运用所有可能的医学手段来促进康复。

在医学康复的领域内，专门研究人们功能障碍的预防、评定与治疗，从而促进康复、改善功能状况、提高自理自立能力、提高生活质量、促进社会融合的医学分支学科，称为康复医学，康复医学科与内外妇儿等临床学科，并列为医学一级学科。

自从20世纪80年代，现代康复医学理念与技术传入中国，人们越来越重视在医疗工作中对患者功能障碍问题的恢复，许多医疗专业人员已经从既往医疗机构单纯“治病救人”的模式中超脱出来，渐渐开始重视功能恢复、生活自理自立、生活质量提高的相关问题。

二、康复医学技术与服务

1. 康复医学技术　包括康复预防技术、对各类功能障碍进行定量定性评定的康复评定技术、对各类功能障碍进行治疗的康复治疗技术、对无法恢复的功能问题进行代偿的康复辅具技术等专有技术，也包括运用医学的、教育的、心理的、职业的、社会的各类可能运用到的方法，去综合性地促进患者各类功能恢复与代偿(图1-3-1)。

康复预防技术	康复评定技术	康复治疗技术
• 预防肌肉瘫痪的技术 • 预防深静脉血栓的技术 • 预防压疮技术 • 预防关节挛缩技术 • 预防心肺功能下降技术等	• 关节功能评定 • 肌力肌张力评定 • 平衡功能评定 • 日常生活自理能力评定 • 认知功能评定 • 言语功能评定等	• 改善平衡功能的技术 • 提高运动协调能力技术 • 疼痛治疗技术 • 言语训练技术 • 吞咽障碍治疗技术 • 认知功能训练技术

图 1-3-1 康复医学技术示意图

对于年轻的截瘫者，除了运用康复专有各种治疗技术，努力恢复其下肢感觉运动功能，运用矫形器与轮椅训练恢复其生活自理能力，还常常需要配合职业训练或模拟职业训练，促进其再次就业及自立；需要心理引导，让他用合适的心态去适应新的生活；还需要康复工程技术，改造家居环境与小区环境，方便轮椅出入，以提高其社会适应能力，帮助其更好融入社会。

对于老年人，如果能够采取有效的康复预防措施，预防其在家庭和社区中跌倒的风险，那么因此产生的效益，将远远大于跌倒后的医学处置及康复服务，因此康复医学的技术当中，康复预防，由于能够避免功能问题的产生，或者避免功能障碍的加重，从而大幅度降低医疗成本，因此被认为是最为重要的康复医学技术。

2. 康复医学服务的对象　为各类功能障碍者及潜在的功能障碍者，如各类瘫痪者、言语认知障碍者、老年人、慢性疾病患者、外伤、手术后可能遗留功能问题者、长期卧床可能导致各类功能障碍者等。

3. 康复医学的服务流程　康复医学专业服务，一般包括功能评定、康复计划、治疗实施、疗效评定四个方面。

4. 功能评定　是对功能障碍者功能问题发现与确定的过程，类似临床各专业的医学诊断，只是康复医学“诊断”的，是功能障碍，而非疾病，评定功能问题，为康复计划提高依据。

5. 康复计划　根据功能评定的结果，对功能障碍者的问题，进行分析与处置的设计，包括确立康复的目标、实现目标的各个环节的详细治疗方案、每种治疗的详细治疗处方等。

6. 治疗实施　医务人员根据康复治疗处方，采用相关技术改善功能障碍的治疗过程。

7. 疗效评定　对实施的治疗，完成一定阶段后，进行的疗效分析过程，判定效果优劣，从而为下一阶段的治疗方案，提供参考。

三、康复医学的专业人员与专业机构

康复医学专业人员包括康复医师、康复治疗师、康复护士三类，其中，康复治疗师，目前已经开始发展成为物理治疗师、作业治疗师、言语治疗师、文体治疗师、传统康复疗法师、心理治疗师、假肢矫形器师、职业治疗师等（图 1-3-2）。

康复医学工作中，常常联合其他各类康复专业人员或非康复专业人员，促进功能障碍者的康复，如特教教师、职业培训人员、工程技术人员、残联、民政、街道的康复人员；病患者的护理人员及家属；其他各专科的医护人员；老年照料者、儿保专业人员、义工及社工等。

康复医学的专业机构，主体是二级以上医院当中的康复医学科，也包括康复医疗中心、

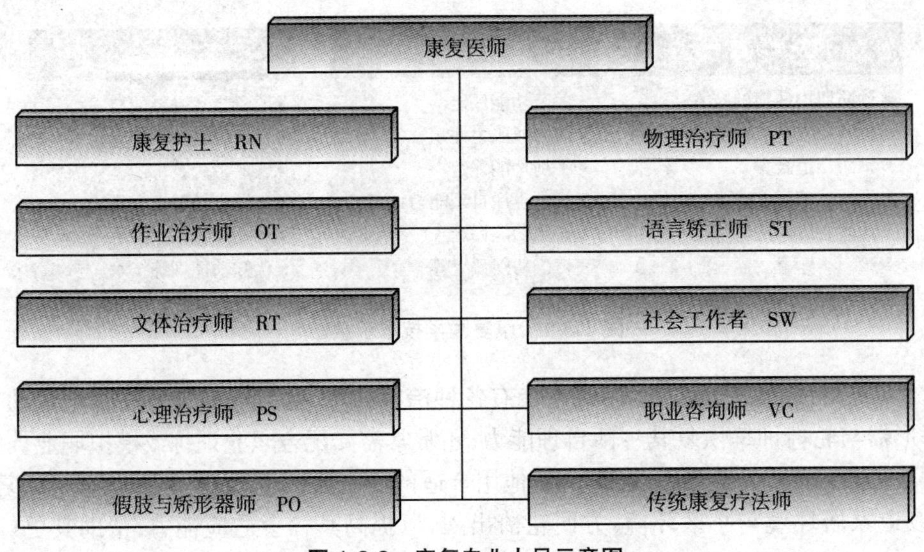

图 1-3-2 康复专业人员示意图

康复医院、专业的康复医疗诊所等。

第四节 基层康复医疗及其策略

一、基层康复医疗的概念及其特点

基层医疗机构或康复专业机构，根据当地需求，为本地居民提供的功能问题筛查、预防、评估、治疗、处置，促进功能障碍者改善功能，提高生活质量，有效融入社会的过程，称为基层康复医疗。

在基层，二级以下医疗机构及相关机构，提供的康复医学服务，对当地的功能障碍者，十分重要，即使每个机构仅仅对当地居民提供少量的康复医疗服务，但因为基层医疗机构的广泛性，其总的体量非常巨大，覆盖的人群也非常全面，因此，需要极度重视基层康复医疗的服务及其发展。

基层康复医疗，有三个重要的特点，第一是地域优势，无论提供服务或者功能障碍者接受服务，都非常方便，而且便于观察效果及跟踪随访，这也导致，基层康复医疗工作者，往往对区域内，每个功能障碍者的情况，把握得十分清楚，处置起来也相对便捷；第二是总体成本较低，每个基层康复服务机构，都有可能在相当低廉的成本下，开展基础性的康复医疗服务，而且因为地域优势，功能障碍者就诊的便捷性，往往无需交通、住宿、专门陪同，并可以节约大量的时间，因此成本也大幅度下降；第三是服务的基础性，在基层康复或医疗机构，由于条件限制，无法开展大而全的康复医学服务项目，对昂贵复杂的康复医疗技术，专业性太强的服务也无法提供，因此，基层康复医疗，是以满足当地居民基础康复医疗需求，作为主要任务的。

在基层开展康复医疗服务，首先要注意的，是策略的把握，虽然国内目前并无权威的详细指南，指出基层康复医疗服务必须遵循的策略，但根据基层康复医疗的特点，我们可以推荐以下策略。

二、基层康复医疗的人才策略

任何层次的康复医疗服务，人才都是关键中的关键，在基层医疗机构或康复相关机构的康复专业人员，不可能全面涵盖所有类别，推荐的配置有康复医师、康复治疗师两类，有条件的地方，可以考虑康复护理专业人员的培养。

1. 康复医师　由于国内高校康复医师的培养，目前仅限于研究生学历，而且数量十分少，即使大量的三级医疗机构，都无法满足需求，因此，基层康复医师，应当以兼职为主要策略，临床各个专科的医师，通过适当的学习、进修、培训，可以胜任基层康复医师的工作。

2. 康复治疗师　目前国内对于康复治疗师的培养，在专科、本科层次均已经全面展开，专业名称在本科学历包括康复治疗学专业、运动康复专业、运动人体科学专业、听力与言语康复学专业等，专科层次的专业有医学类的康复治疗技术专业、教育类的特殊教育专业、儿童康复专业、人群康复专业以及公共服务类的老年服务与管理专业、社区康复专业、运动康复专业、听力语言康复技术专业、音乐康复技术专业、康复工程技术专业等，各个基层康复及医疗机构，可以招聘以上各相关专业的治疗师进行工作。

康复治疗师是康复医疗各个主要环节的实施者，因此十分重要，由于康复治疗师在基层的工作，往往长期涉及康复医学的各个方面，所以康复治疗师的亚专科分化（如区分物理治疗师、作业治疗师、言语治疗师、假肢矫形师等），在基层并不推荐，康复治疗师无论是什么专业毕业，基层的康复医疗工作都要求其具备全面、多能、兼职的特质，才能应对基层康复医疗的需求。

另外，中医类的针灸推拿专业，也可以通过适当的培训，兼职完成康复治疗师的工作，由于针灸推拿在我国的依从性非常高，人们往往非常容易认可这类传统的治疗技术，所以针灸推拿专业的医师，既可以从事医师工作，也可以兼职做康复治疗师的工作，属于强烈推荐的一专多能的基层康复专业人员人选。

三、基层康复医疗的服务模式

基层康复医疗的服务模式，可以运用三类国际通行的模式，即机构康复模式、上门服务模式、社区康复模式，三种模式都有不同的特点，可以根据不同地方的情况，选择使用。

1. 机构康复模式　是在医疗机构、康复机构、或者社区内，设置康复医疗专科门诊或治疗区、住院部、服务部门等，功能障碍者到机构来接受康复服务，这种模式的优点是，功能障碍者容易得到比较全面的康复服务，覆盖面可以比较广，服务的人力成本比较低廉，缺点是，功能障碍者来去仍然不够方便，对机构的场地、设备有更高的要求，治疗时间安排需要比较紧凑。

2. 上门服务模式　是康复专业人员，到社区、家庭提供康复服务的模式，这是功能障碍者最方便的模式，设备、场地要求比较简单，时间也比较机动灵活，缺点是人力成本极高，服务对象数量限制明显。

3. 社区康复模式　是在康复专业人员指导下，统筹协调运用社区、小区资源，以低成本、广覆盖、持续服务的有效的基层康复模式，也是发展中国家大力推荐的基层医疗康复服务模式，该模式最为突出的特点就是低成本，由于运用各种可以利用的资源，如社区内的场地、人员、因陋就简的设备、义工、慈善基金、民政、残联的协作等等，从而让功能障碍者常常可以得到几乎免费的服务。

社区康复模式，由于需要协调整合各类资源，因此，涉及的部门人员非常多，需要牵头者（往往是康复专业人员），具有一定的社会活动能力，同时，对兼职操作人员的培训、管理、效果评估、持续性服务保障等工作，也比较繁琐，需要投入的精力比较多，建议基层使用社区康复模式的时候，可以根据当地的不同情况，有针对性地开展某一个专项的社区康复工作，如偏瘫者的生活自理专项社区康复。

四、基层康复医疗的器材设备与场地

基层康复医疗的设备与场地，国家并无明确的规范与要求，2011 年原卫生部发布的《综合医院康复医学科建设与管理指南》，仅就二级以上的医院，康复医学科建设进行了要求，基层医院或者康复机构，如何配备器材设备与场地，主要还是依据当地情况，灵活变通。

在基层比较常用的康复器材，主要集中在三个方面的功能问题，一个是各类疼痛、软组织伤病（肌肉骨骼关节）；第二个是瘫痪，包括偏瘫、截瘫、肢体残损导致的活动受限等；第三个是儿童的脑瘫与相关障碍。

1. 肌肉骨骼关节障碍　可以配备疼痛治疗类设备如中低频电疗仪、热疗设备如红外线治疗仪、冷疗如小冰箱（制作冰块）等，再增加一些针灸推拿用的简单设备，医师或治疗师配合一些手法治疗，基本能够满足需求。

2. 瘫痪　可以配备刺激瘫痪肌群的神经肌肉电刺激仪、锻炼肌肉力量用的小沙袋、训练各种活动时用的椅子和床等、再加上治疗师的手法治疗，及针灸推拿，对常见并发症配备一些必备的简单器材，即可以开展工作。

3. 儿童脑瘫　儿童的康复治疗，在基层配备的设备，需要注意孩子的依从性，往往比较色泽艳丽明快的、形状比较吸引孩子的，能够提高其参与治疗和训练的依从性，尤其是玩具，合理的运用玩具，常常可以非常有效地达到治疗训练目的。

具体各种障碍的器材与场地配备，请参考后续相关章节的详细介绍。

五、基层康复医疗的技术策略

在基层康复医疗中，技术的运用是非常关键的环节，康复医师或者治疗师，应当全面掌握基础康复医疗的评估与治疗技术，并对于技术的运用，根据基层的情况加以灵活变通，尤其应该关注那些方便运用的、成本低廉、疗效优越的技术使用，在学习下面的章节时，也请特别关注这些技术的要点。

同时，技术的环节，尤其需要重视疗效评定的运用，没有疗效评定，任何技术的使用，都容易出现偏差，甚至流于形式，坚持运用疗效评定的方法，去检测每一个运用的技术，可以保障我们在运用这些技术的时候，达到应有的效果，及时发现治疗处置过程的问题，并逐步提高甚至改良技术本身，对基层的康复医疗工作而言，因为缺乏全面的质量控制体系，疗效评定的运用就特别重要。

技术方面常见的现象，是医师或者治疗师，常常乐意去追求“高精尖”的、新的、有大量宣传的各类技术的学习，但是，在基层康复医疗中，康复医师与治疗师，长期地运用一些基础的技术，评估、记录、解决功能障碍者的问题，是工作的常态，因此，牢固地掌握基础性的康复技术,并深入地吃透、用活,才是基层康复的主要方向,新的技术的运用,应当是完全成熟并由上级康复管理机构或卫生行政部门强力推广的,不建议花费太多时间与精力去研究学习新的技术与方法,更不必为了增加治疗项目、创收或者提升档次,随意引入新技术、新设备,从而造成浪费与闲置。

六、基层康复医疗的转诊策略

基层康复医疗无法处理所有的功能问题,所以康复医师和治疗师,在无法处理某些功能问题时,需要考虑是否向上转诊,患者及其家属,也常常因为希望更好的疗效,或者了解更确切的康复结局,产生向上转诊的期望,同时,上级康复相关机构,在功能障碍者的康复过程中,必然有大量的治疗与训练,需要向下转诊到基层,以便能够长期地,接受较为廉价的基础性治疗与训练,因此,转诊的策略,非常重要。

1. 向上转诊　基层的康复医疗机构或专业人员,应当与上级医疗机构康复专业人员,建立长期有效的联系与合作关系,当遇到难以解决,无法处理的功能问题,应当及时联系上级机构,得到相关医师与治疗师的确认后,向上转诊,当患者或家属,有明确向上转诊的期望时,也应尽可能联系向上转诊,在向上转诊的过程中,医师或治疗师,应当详细介绍患者病情、诊疗经过、功能评估的情况、使用的治疗手段及其疗效,并就患者难以解决的功能问题,明确提出,以便上级机构专业人员,迅速作出合理的处置。

2. 接受转诊　基层医疗机构和康复机构及部门,接受上级医疗机构的转诊,是非常常见的情况,一般二级以上的医院,患者住院治疗的时间有明确的限定,周转相对较快,而多数患者的康复过程,往往持续很久甚至终生,因此,会有大量功能障碍者,从上级机构向下转诊,接受转诊时,一般会有康复专业人员给患者带来的病情介绍、功能评定结果、诊疗经过介绍、治疗过程及使用的方法及其疗效介绍,需要认真阅读,另外,特别需要注意的是,上级康复机构,往往还会给患者开具转诊后的康复治疗处方,以及康复注意事项,这些内容,务必十分重视,尽可能地按照上级医院的康复处方执行,如果限于条件无法实施,应及时联系其原来的康复医师或治疗师,商谈调整康复处方事宜,以便获得患者家属、上级机构的共同认可,这也是避免纠纷及患者不满,非常有效的手段。

第五节　康复医疗的专业文书及记录

基层康复医疗,需要对患者的功能问题进行评估、治疗与处置,同时医师还必须对其临床问题进行判定和处理,很多情况下,由于医师已经完成了临床病案的书写,对康复医疗相关处置的记录,就容易忽略,或不清楚该如何记录,既往的模式中,常常出现康复医疗缺乏记录的情况,或者仅仅以一张治疗卡,来记录患者的治疗情况,因此,康复医疗工作的记录与文书,究竟如何安排,国内并无统一的规范,此处介绍康复专业文书的记录方法,供大家参考运用。

一、康复评定汇总

基层康复医疗的工作当中,最关键且最能体现核心专业价值的工作,是康复功能评定、康复目标的确立、康复计划的制订及康复实施及其疗效评定,所以,使用相关的文书,完整科学地记录其工作内容，十分必要。

康复评定汇总，是康复医学临床必备文书，评定汇总的内容包含一般项目、康复相关资料采集、病情介绍、康复治疗师评定汇总分析，见表 1-5-1。

表 1-5-1 康复评定汇总表

姓名：	年龄：	性别：	科室床号：	住院号：
诊断：				
家庭详细住址：				联系电话：
康复相关资料采集： 主诉困难与患者（家属）期望： 家庭 / 教育 / 经济 / 职业情况： 护理评估（皮肤损害、鼻饲 / 导尿管、辅助器具等）：				
临床情况简述 重点关注的临床问题（打√）：高血压、出血倾向、骨折倾向、心肺功能不良、体能极差、感觉障碍、痛觉敏感、压疮、传染性风险、其他： 功能问题评定汇总分析（感觉、运动、言语、认知、吞咽、二便、ADL、社会、心理、疼痛、畸形、肢体缺失、自主神经、长期卧床等）：				
			记录者：	日期：

一般项目当中，特别应当注意家庭详细住址与联系电话，这两个项目与临床康复工作密切关联，住址应当尽量详细，以便随访及家庭康复服务。

康复相关资料采集：对康复计划的制订以及出院计划的设计，有重要意义，采集的资料尽量完善，包括压疮、跌倒、鼻饲管、导尿等康复评定项目，为康复计划提供依据。

临床情况简述：该栏目主要是简要的临床情况汇总，包括患者病史、主要临床问题、阳性体征叙述，特别重要的是“重点关注的临床问题”，这个项目可以为治疗师提供康复治疗风险预判依据。

功能问题评定汇总分析：对患者进行的有针对性的各类功能评定，并将评定结果在此栏目进行汇总，并在汇总后进行分析，分析可以对功能问题的原因、性质、程度及关键环节进行提示，为后续的康复目标与计划提供参考，并可以让治疗师、医师、护理人员参阅，避免康复思路混乱、康复目标难以确定等情况。

二、康复计划书

康复计划书，是在康复评定及其分析的基础上，制定的康复计划，其作用，是让康复专业人员，能够有明确的思路，去对患者的功能问题，作出合理的处置，康复计划书，应当至少包括三个要素：①功能问题描述；②康复目标描述；③处置方法描述。而且十分重要的是，这三个要素之间，必须是相互关联相互符合的，在临床康复当中，需要特别关注问题 - 目标 - 方法之间的高度相关性，以下是康复计划书的参考模板，见表 1-5-2。

表 1-5-2 康复计划书

功能障碍层次	障碍	康复目标	处置方法
身体结构与功能			
活动			
参与			

三、康复治疗记录

基层的康复治疗记录，可以设计比较灵活的格式，主要记录日常康复治疗情况。

日常康复治疗记录：该项目当中，要求原则上至少 3 天记录 1 次，患者功能状况明显变化者、治疗过程出现特殊情况者、疗效不理想或恢复超出预期者，随时记录并处理，内容包括：

1. 基本情况 精神、意识状态是否正常；生命体征有无明显异常；饮食状况有无异常（量及品种）；大小便控制；睡眠情况；其他特殊情况。

2. 评估及诊断记录 功能状况变化描述；重点功能评估结果变化；临床诊断发生变化、检查结果发生明显变化记录。

3. 治疗记录 前 1~3 天治疗情况反馈；各种治疗项目完成情况；治疗过程记录；治疗后反馈；治疗过程的特殊情况记录；康复计划及治疗项目修改、中止的理由；患者及家属对治疗的意见反馈等。

4. 康复小组讨论会记录 属于阶段性评估汇总，疗效评估及康复计划调整记录，该记录一般不在基层康复机构使用，但某些特殊情况，可以考虑运用，比如邀请上级医师治疗师会诊后，特殊患者、多方参与的康复计划等，根据医师、护士、治疗师各类专业人员的意见，进行阶段性评估及计划调整，并记录评估情况、疗效情况及康复计划调整情况。每位患者至少记录一次，长期治疗患者至少每个月记录 2 次。

第二章　基层实用康复医学评定技术

第一节　身体结构评定

一、概述

1. 身体结构　指描述人体各方面的形态结构特征，包括人的身高、体重、身体质量指数、肢体周径及围度、肢体长度及身体姿势，身体结构的评定是定量化测量人体外部特征的主要方法，它是研究人体的生长发育规律、体质水平和营养状况必不可少的手段，是衡量身体健康水平的重要组成部分，也是确定患者功能水平的基础。

2. 身体结构评定的内容　包括身高、体重、身体质量指数、肢体周径及围度、肢体长度及身体姿势等。

二、身体结构评定的目的及原则

1. 评定患者的生长发育水平和营养状况如何。

2. 评定患者在身体结构层面可能出现的问题，为制定康复目标及康复计划提供依据。

3. 评定要具有针对性，如对处于生长发育期的儿童来说，体重及身高特别关注，老年人群或外伤患者特别注重肢体长度、围度的测量。

4. 要选择合适的评估工具　皮尺、直尺、体重秤等。

5. 评定前要向患者说明评估的目的，取得患者的信任及配合。

6. 评定时尽量暴露测量部位，尤其是体表标志。

7. 在测量肢体周径或长度时，应作双侧相同部位的对比以保证测量结果可靠，重复测量时，测量点应固定不变。

三、身体结构评定方法

（一）身高、体重及身体质量指数的测量

身高和体重是衡量人体发育和营养状况的基本指标，其受性别、年龄、遗传、饮食习惯、劳动情况、生活习惯以及健康状况等因素的影响。

1. 体重　指人体的重量，它是反映人体发育水平最重要的指标之一，人的体重会受到年龄、性别、生活条件及疾病的影响，在康复医学领域，疾病的影响对患者的体重影响最为显著，具体的测量方法：借助体重秤来完成，一般来说，人的理想体重在标准体重 ±10% 以内的范围，如果体重超过标准体重的 30%~50% 为中度肥胖，超过标准体重的 50% 为重度肥胖，低于正常的 10%~20% 为消瘦，低于正常 20% 以上为明显消瘦。

2. 身高　指身体的高度，即头顶至地面的距离，它也是反映人体发育水平最重要的指标之一，人的体重会受到年龄、性别、生活条件、体育锻炼及疾病的影响，具体测量方法：利用标准的体重身高秤来完成，要求被测者赤足，腰背挺直，两足跟靠拢，两脚尖分开成60°。

3. 身体质量指数（BMI）　是以体重和身高的比例关系来判断营养状况的指标，BMI的计算公式：BMI=体重（kg）/身高（m²），结果分析：消瘦：BMI<21，正常：BMI 21~24，肥胖：BMI>26，儿童和青少年的体重指标：儿童和青少年的标准体重可以用以下公式来推断：2~12岁：标准体重（kg）=年龄 ×2+8，13~16岁：标准体重（kg）=［身高（cm）-100］×0.9，体重如果超过标准体重20%~30%为轻度肥胖，超过30%~50%为中度肥胖，超过50%为重度肥胖。

（二）肢体长度测量

在康复医学领域很多疾病会导致身体结构的异常，特别是由于肢体长度的短缺导致姿势的异常，如短腿步态、跛行等，所以肢体长度的测量尤为重要，肢体长度的测量常常需要借助一些工具（软尺、钢卷尺）及常用的体表标志，下面介绍一些常用的体表标志，见表2-1-1。

表2-1-1　常见体表标志的确认

体表标志	部位	体表标志	部位
尺骨茎突	前臂近腕部内侧的突起	桡骨茎突	前臂近腕部外侧的突起
尺骨鹰嘴	尺骨近端后方位于皮下的突起为鹰嘴	肱骨内上髁	肘关节内侧的突起
肱骨外上髁	肘关节外侧的突起	肱骨大结节	位于肩峰外下方的突起
锁骨	横于颈部和胸部交界处，人体可触及到的内低外高的骨骼	肩峰	肩胛冈外上方的突起
肩胛骨喙突	肩峰前内下深按可扪及到的突起	肩胛下角	肩胛骨的最下端，与第7胸椎下缘等高
内踝	小腿远端踝关节内侧的突起	外踝	小腿远端踝关节外侧的突起
胫骨粗隆	胫骨上端前缘的突起	髌骨	膝关节前方可活动的骨骼
股骨内上髁	膝关节内上方的突起	股骨外上髁	膝关节外上方的突起
腓骨小头	膝关节外下方可扪及到的突起	髂嵴	髂骨最高处的突起，平第4腰椎棘突高度
髂前上棘	髂骨前上方的突起，平第2骶椎高度	股骨大粗隆	股骨上端外侧的突起，平耻骨联合高度
胸骨颈静脉切迹	胸骨上缘的凹陷处，平第2胸椎下缘高度	胸骨角	胸骨柄与胸骨体的连接处，两侧与第2肋骨前端连接
剑突末端	胸骨最下端，平第11胸椎椎体高度	锁骨中线	通过锁骨中点的垂线
腋前线	通过腋窝前缘的垂线	腋中线	通过腋窝中点的垂线
腋后线	通过腋窝后缘的垂线	肋弓	由第8~10肋软骨前端相连形成

1. 正常肢体长度测量

上肢：

上肢长：从肩峰外侧端到桡骨茎突或中指尖的距离。

上臂长：从肩峰外侧端到肱骨外上髁的距离。

前臂长：从肱骨外上髁到桡骨茎突的距离。

手长：在手掌面测量从桡骨茎突与尺骨茎突连线的中点到中指尖的距离。

下肢：

下肢长：从髂前上棘到内踝的最短距离，或股骨大转子到外踝的距离。

大腿长：从股骨大转子到膝关节外侧间隙的距离。

小腿长：从膝关节外侧间隙到外踝的距离。

足长：在足底测量从足跟末端到第二趾末端的距离。

2. 截肢残端长度的测量 由于某些疾病的影响，如交通意外或外伤致肢体截肢，截肢残端长度的测量在临床上应用也比较广泛，下面是标准，见表 2-1-2。

表 2-1-2 截肢残端长度的测量

测量部位	测量体位	测量方法
上肢残端长度	站位，坐位或仰卧位	腋窝至残肢末端的距离
前臂残端长度	站位，坐位或仰卧位	尺骨鹰嘴至残肢末端的距离
大腿残端长度	站立位或俯卧位	坐骨结节至残肢末端的距离
小腿残端长度	坐位或仰卧位	髌骨中央至残肢末端的距离

（三）肢体周径及围度的测量

由于某些疾病的影响，如脑血管意外、脊髓损伤、骨折致肌肉萎缩或肢体发生水肿，肢体周径及围度发生变化（变小或增大），肢体周径及围度的测量在判断肌肉萎缩及肢体水肿方面有很大价值。

1. 正常肢体周径的测量

上肢：

上臂周径：肘用力屈曲位和伸展位，测量上臂中部、肱二头肌最大膨隆处，见图 2-1-1 及图 2-1-2。

前臂周径：前臂近侧端最大膨隆处和前臂远端最细处的周径，见图 2-1-3。

下肢：

大腿周径：髌骨上缘起向大腿中段取 6cm、8cm、10cm、12cm 处的周径，见图 2-1-4。

小腿周径：小腿最粗处和内、外踝上方最细处的周径，见图 2-1-5。

2. 截肢残端周径的测量 由于某些疾病的影响，如交通意外或外伤致肢体截肢，截肢残端周径的测量在临床上应用也比较广泛，见表 2-1-3。

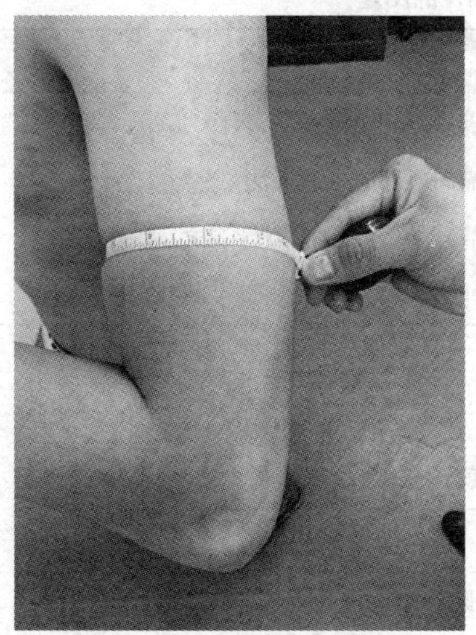

图 2-1-1 上臂周径测量 1

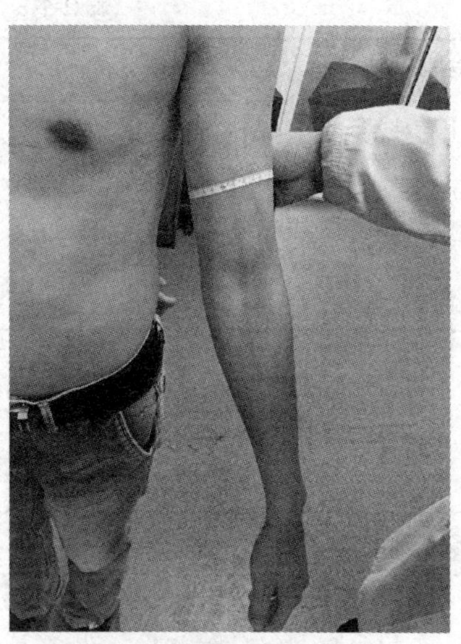

图 2-1-2 上臂周径测量 2

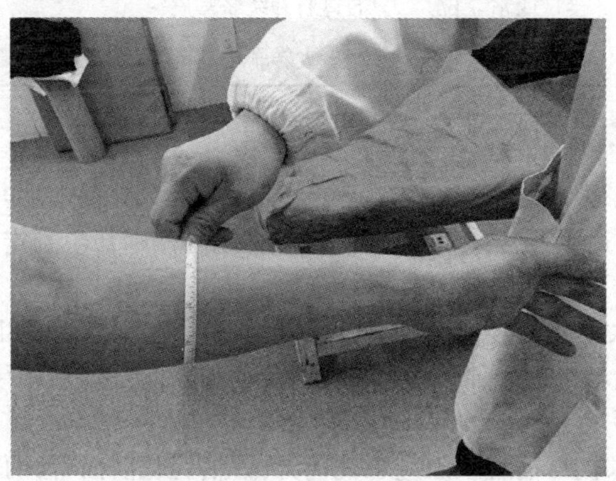

图 2-1-3 前臂肌围度测量

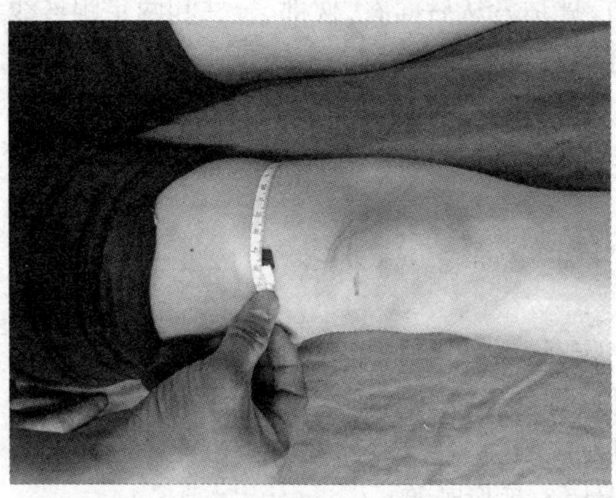

图 2-1-4 大腿周径测量

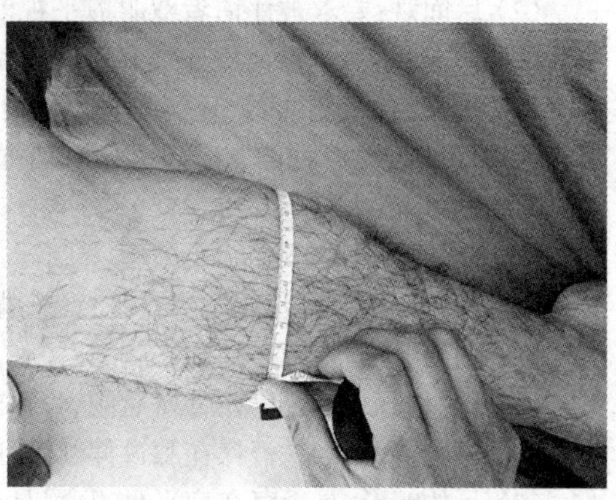

图 2-1-5 小腿周径测量

表 2-1-3 截肢残端周径的测量

测量部位	测量体位	测量方法
上臂残端	站位，坐位	从腋窝每隔 2.5cm 测量一次，直至断端
前臂残端	站位，坐位	从尺骨鹰嘴向下每隔 2.5cm 测量一次，直至断端
大腿残端	站立位或俯卧位	从坐骨结节开始每隔 5cm 测量一次，直至断端
小腿残端	坐位或仰卧位	从膝关节外侧起每隔 5cm 测量一次，直至断端

3. 围度的测量 围度的测量主要包括颈围、胸围、腰围及臀围，具体标准如下，表 2-1-4。

表 2-1-4 躯干围度测量

测量部位	测量体位	测量方法
颈围	站位，坐位	围喉结处一圈测量颈部的围度
胸围	站位，坐位	通过胸骨中点和肩胛骨下角点，绕胸一周
腹围	坐位或站立位	通过脐并绕脐一周
臀围	站立位	测量大转子与髂前上棘连线中间臀部的最粗部分

（四）身体姿势的评定

身体姿势是指身体及身体各部位所处的状态，它能反映人体肌肉、骨骼方面的力学关系，在临床实践中，通过观察各种身体姿势，可以帮助治疗师初步判定患者功能障碍的部位和程度。

1. 正常姿势 人体正常姿势包括静态姿势（站位、坐位、跪位和卧位等相对静止的状态）和动态姿势（指活动中的各种姿势，如行走、劳动和舞蹈姿势等）。

2. 直立姿势的评定

（1）前面观：要求被评估者双眼应平视前方，评估者从前面看，两侧耳屏上缘和眶下缘中点应处同一水平面上，左、右髂前上棘应处同一水平面上。

（2）后面观：要求被评估者双眼应平视前方，评估者从后面看，枕部、脊柱和两足跟连线都应处于一条垂直线上；两肩连线和两侧髂嵴连线均与地面平行。

（3）侧面观：从侧向看，耳屏、肩峰、股骨大转子、膝关节、外踝应五点一线，位于一条垂直线上。同时可见脊柱的 4 个正常生理弯曲，即向前凸的颈曲；向后凸的胸曲；向前凸的腰曲和向后凸的骶曲。

3. 常见的异常姿势

（1）背部畸形：是否存在驼背、平背、鞍背。

（2）胸部畸形：是否存在扁平胸、圆柱胸、鸡胸、漏斗胸、不对称胸、脊柱侧弯等情况。

（3）骨盆畸形：是否存在骨盆后倾、骨盆前倾、骨盆旋转、骨盆向侧方倾斜等。

（4）膝关节畸形：是否存在膝过伸、膝过度屈曲、膝关节内翻、外翻等。

（5）足的畸形：是否存在扁平足、高弓足、踇外翻、爪形趾等。

四、身体结构评定记录

临床身体结构评定表格记录有很多，但都没有很统一，下面介绍一张身体结构评定记录表供大家参考使用，见表 2-1-5。

表 2-1-5 身体结构评定记录表

姓名：　性别：　年龄：　科室床号：　住院号：　诊断：

观察有无以下异常：驼背 / 平背 / 鞍背，扁平胸 / 圆柱胸 / 鸡胸 / 漏斗胸 / 不对称胸 / 脊柱侧弯，骨盆前倾 / 骨盆后倾 / 骨盆旋转，膝过伸 / 膝屈曲，膝内翻 / 膝外翻，扁平足 / 高弓足 / 蹈外翻 / 爪型趾，其他：

具体的测量如下：
上肢长度（左 / 右）：上肢长　上臂长　前臂长　手长
下肢长度（左 / 右）：下肢长　大腿长　小腿长　足长
四肢围度（左 / 右）：上臂　前臂　大腿　小腿
躯干围度：颈围　胸围　腹围　臀围　腰臀比
身高　体重　BMI

评估者签名：　评估日期：

第二节 肌力评定

一、概述

肌力是肌肉收缩时表现出的能力，与日常生活息息相关。肌力评定是康复评定中最重要、最基本的内容之一；肌力早期评定、中期评定和后期评定可以了解患者肌肉和神经损害的程度和范围；可以评价患者肌力训练的有效性、判断预后的指标以及及时调整或更改方案。肌力评定按器械分类可分为徒手肌力评定（manual muscle testing，MMT）和器械肌力评定。后者又可分为简单仪器（如便携式测力计）评定和大型仪器（如等速测力装置）评定等。这章主要介绍徒手肌力评定。

（一）徒手肌力检查方法

徒手肌力检查（MMT）是检查者用自己双手，凭借自身的技能和判断力，按照一定的标准，通过观察肢体主动运动功能的范围及感觉肌肉收缩的力量，来判断肌力是否正常及其等级的一种检查方法。它只能表明肌力的大小，不能代表肌肉收缩的耐力。目前常用的徒手肌力检查及肌力分级法系 K.W.Lovett 于 1916 年提出（表 2-2-1，表 2-2-2）。

表 2-2-1 肌力分级标准

级别	标准	相当于正常肌力百分比（%）
0	无肌肉收缩	0%
1	有肌肉收缩，但无关节运动	10%
2	在减重状态下能作关节全范围运动（水平）	25%

续表

级别	标准	相当于正常肌力百分比(%)
3	能抗重力作关节全范围运动,但不能抗阻力(垂直)	50%
4	能抗重力、抗一定阻力运动	75%
5	能抗重力、抗充分阻力运动	100%

除了 Lovett 分级法外,还有一种细分级肌力评定方法,用"+、-"表示。

表 2-2-2 肌力细分级标准

分级	评价标准
0	未触及肌肉收缩
1	可触及肌肉有轻微收缩,但无关节运动
1^+	可触及肌肉有强力收缩,但无关节运动
2^-	去除肢体重力的影响,关节能活动到最大活动范围的 1/2 以上,但不能达最大活动范围
2	去除肢体重力的影响,关节能活动到最大活动范围
2^+	去除肢体重力的影响,关节能活动到最大活动范围,如抗重力,可活动到最大活动范围的 1/2 以下
3^-	抗肢体本身重力,关节能活动到最大活动范围的 1/2 以上,但不能达最大活动范围
3	抗肢体本身重力,关节能活动到最大活动范围
3^+	抗肢体本身重力,关节能活动到最大活动范围,且在运动终末可抗轻度阻力
4^-	能抗比轻度稍大的阻力活动到最大活动范围
4	能抗中等度阻力活动到最大活动范围
4^+	能抗比中等度阻力稍大的阻力活动到最大活动范围
5^-	能抗较充分阻力稍小的阻力活动到最大活动范围
5	能抗充分阻力活动到最大活动范围

(二)肌力评定目的

1. 早期评定确定有无肌力减弱及肌力减弱的部位与程度;辅助某些神经肌肉疾病的定位诊断;为康复方案的制订提供依据。

2. 中期评定有助于评价康复治疗、训练的效果;有助于调整康复方案。

3. 后期康复评定有助于判断患者治疗情况;为能否转入社区康复或者回归家庭做参考。

(三)评定原则和分类

评定的原则包括规范化、注重信度和效果、易操作性和安全性。

(1)规范化:肌力评定时,应在规范的动作下进行,防止某些代偿作用。

(2)易操作性:在临床工作上,应尽可能选择简单、快捷的肌力评定方法。

(3)安全性:应注意安全性,注意禁忌证,避免加重或产生新的损害等情况。

二、主要肌肉徒手肌力检查

此处介绍基层临床常用的肌力检查方法，其他肌群的检查方法，请参照相关著作。

（一）上肢关键肌群肌力评定

1. 肩关节前屈肌群肌力评定

（1）肌力5级、4级、3级评定：体位：坐位，双手自然下垂。阻力点：肘关节处。嘱被检者做前屈动作，施加阻力在肘关节处，阻力方向与运动方向相反，肘关节近端向下压，嘱被检者对抗最大阻力前屈。

评定标准：肩关节完全抗阻状态下屈曲达90度为5级，部分抗阻状态下屈曲90度为4级，不加阻力肩关节屈为3级（图2-2-1）。

（2）肌力2级、1级、0级评定：被检查者侧卧位，被检肢体朝上，检查者一手托住肘关节，一手托住腕关节处，让患肢处于去除重力状态下，嘱被检者肩关节前屈。

评定标准：被检者肩关节前屈达90度为肌力2级；被检者三角肌前部纤维及上臂上内侧1/3深面有喙肱肌收缩为1级，无任何可感知的肌肉收缩为0级。

2. 肩关节后伸肌群肌力评定

（1）肌力5级、4级、3级评定：体位：俯卧位，患手置于体侧，掌心向上；阻力点：肘关节处。

评定标准：肩关节完全抗阻状态下后伸60度为5级，部分抗阻状态下后伸60度为4级，对抗重力不施加阻力后伸肩关节达全关节范围为肌力3级（图2-2-2）。

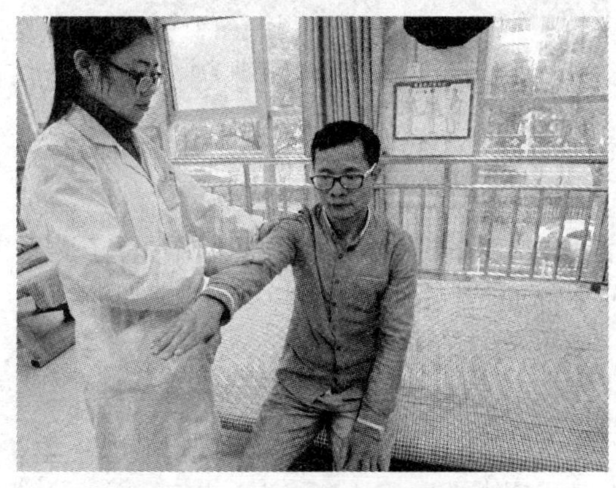

图2-2-1 肩前屈肌群肌力评定

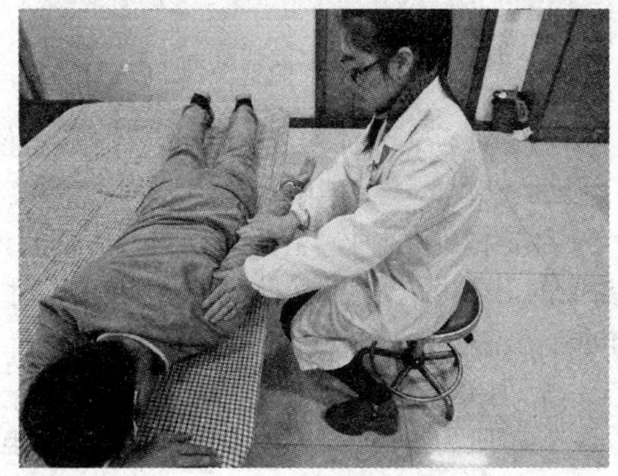

图2-2-2 肩后伸肌群肌力评定

（2）肌力2级、1级、0级评定：侧卧位，患手在上，检查者一手托住肘关节，一手托住腕关节处，让患肢处于去除重力状态下，嘱被检者肩关节后伸。

评定标准：被检者后伸肩关节可达全关节范围为肌力3级，检查者在上臂后面上部可触及三角肌后部纤维收缩，肩胛下缘可触及有大圆肌纤维收缩，在大圆肌稍下方可触及背阔肌有收缩为1级，无任何感知的肌肉收缩为0级。

3. 肩关节外展肌群肌力评定

（1）肌力5级、4级、3级评定：体位：坐位，双下肢自然下垂；阻力点：肘关节处。

评定标准：肩关节完全抗阻状态下外展达90度为5级，部分抗阻状态下外展90度为4

级，不抗阻力抗自身重力外展90度为3级（图2-2-3）。

（2）肌力2级、1级、0级评定：体位；仰卧一块平滑的平板上，上肢自然置于体侧。

评定标准：被检者外展肩关节可达90度为肌力2级，被检者上臂上1/3外侧面可触及三角肌中部纤维收缩，在斜方肌下、冈上窝内可触及冈上肌有收缩为1级，无任何可感知的肌肉收缩为0肌。

4. 肘关节屈肌肌力定肌力评定

（1）肌力5级、4级、3级评定：体位：坐位，双手自然下垂；阻力点：前臂远端。

评定标准：肘关节完全抗阻状态下屈曲110度为5级，部分抗阻状态下屈曲110度为4级，不抗阻力抗重力屈肘110度为3级。

评定肱二头肌肌力前臂旋后，评定肱桡肌肌力前臂旋前（图2-2-4）。

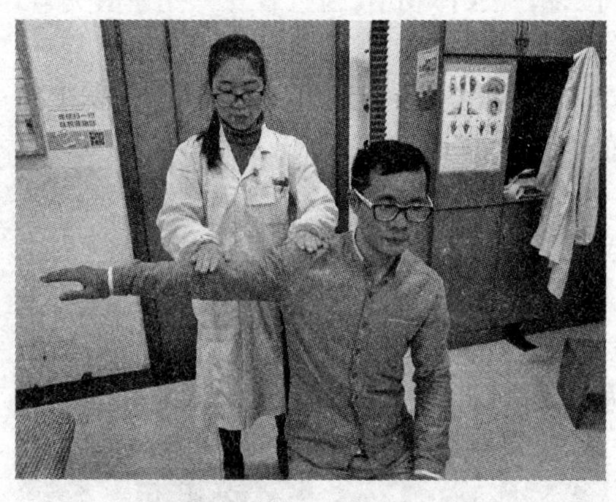

图2-2-3 肩外展肌群肌力评定

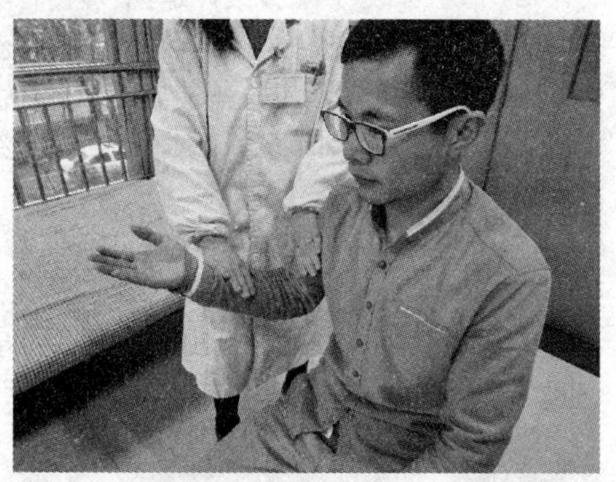

图2-2-4 屈肘肌群肌力评定

（2）肌力2级、1级、0级评定：体位：坐位，肩关节外展90度，检查者一手托住前臂，一手托住上臂，肘关节伸展。

评定标准：屈肘达全关节范围为2级，上臂前中2/3处，可扪及肱二头肌收缩；置于肱二头肌的下段内侧，可扪及肱肌肌收缩；置于肘关节下部、前臂外侧面，可扪及肱桡肌肌收缩为1级，无任何可感知及肌肉收缩为0级。

5. 肘关节伸肌肌群肌力评定

（1）肌力5级、4级、3级评定：体位：俯卧位，肩关节外展90度，前臂自然床沿外下垂；阻力点：前臂远端。

评定标准：被检者完全抗阻状态下可伸肘为5级，部分抗阻状态下可伸肘为4级，不抗阻力伸肘达全关节范围为3级（图2-2-5）。

（2）肌力2级、1级和0级评定：体位：坐位，肩关节外展90度，屈肘90度，检查者一手托住被检者前臂，一手托住肘关节。

评定标准：平面内伸肘达全关节范围为2级；鹰嘴近端可扪及肱三头肌肌腱并可扪及肱三头肌肌纤维收缩为1级，未感知肌肉收缩为0级。

6. 腕关节屈肌肌群评定

（1）肌力5级、4级、3级评定：体位：坐位，前臂及手置于桌面上，手心朝上；阻力点：手掌掌侧。

评定标准:完全抗阻状态下完成屈腕动作为5级,部分抗阻状态下完成屈腕动作为4级,不抗阻力屈腕达全关节范围为3级。

* 检查桡侧腕屈肘时,在第二掌骨底向伸腕及尺偏方向施加阻力;检查尺侧腕屈肌时,在第五掌骨底向伸腕及桡偏方向施加阻力(图2-2-6)。

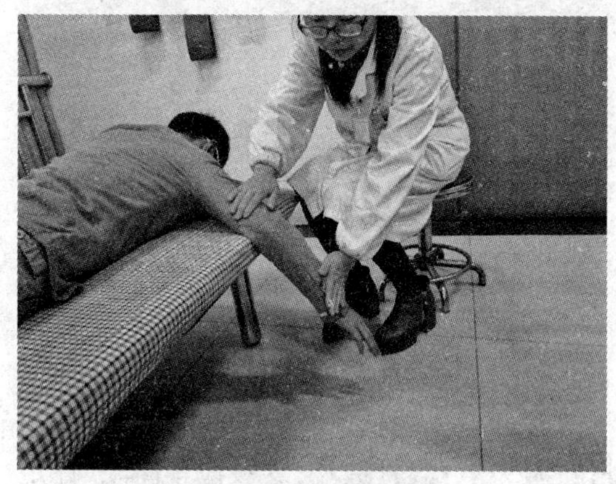

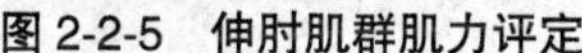

图 2-2-5 伸肘肌群肌力评定

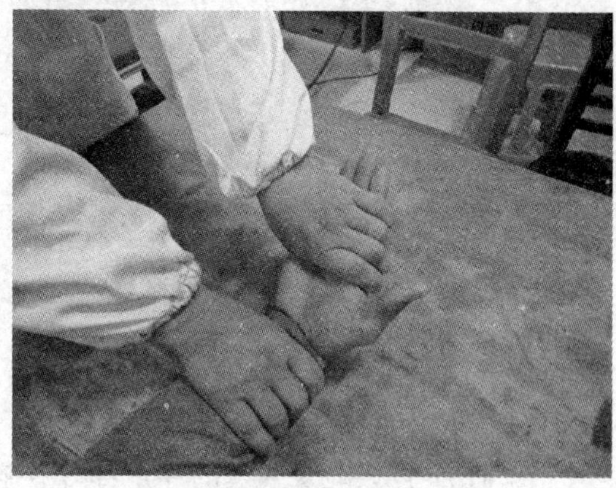

图 2-2-6 屈腕肌群肌力评定

(2) 肌力2级、1级和0级评定:体位:坐位,前臂中立位置于台面上。

评定标准:被检者在去重力条件下屈曲腕关节达全关节运动范围为2级;腕关节外侧掌面可触及桡侧腕屈肌收缩,在内侧掌面触及尺侧腕屈肌收缩为1级;无肌肉收缩为0级。

7. 腕关节伸肌群肌力评定

(1) 肌力5级、4级、3级评定:体位:坐位,前臂及手置于桌面上,手心朝下;阻力点:手背远端。

评定标准:完全抗阻状态下完成伸腕动作为5级,部分抗阻状态下完成伸腕动作为4级,不加任何阻力下完成伸腕动作为3级。

* 检查桡侧腕长、短伸肌时,应在第2、3掌骨背面,向屈腕及尺偏方向施加阻力;检查尺侧腕伸肌时,应在第5掌骨背面,向屈腕及桡偏方向施加阻力(图2-2-7)。

(2) 肌力2级、1级、0级评定:体位:坐位,前臂中立位置于台面上。

评定标准:在伸腕达全关节活动范围为2级;仅第2、3掌骨线上扪及桡侧腕屈伸肌肌腱,在接近第5掌骨背内侧面扪及尺侧腕伸肌肌腱为1级,无任何肌肉收缩为0级。

(二) 下肢关键肌群肌力评定

1. 髋关节屈曲肌肌群肌力评定

(1) 肌力5级、4级、3级的评定:体位:仰卧位,双小腿垂于床缘外,双手抓住床沿以固定躯干;阻力点:大腿远端。

评定标准:被检者完全抗阻状态下能做最大限度的屈髋动作为5级,部分抗阻状态下能做最大限度的屈髋为4级,不施加阻力可进行全关节范围的屈髋运动为3级(图2-2-8)。

(2) 肌力2级、1级、0级的评定:被检者侧卧位,检查者托住测试侧下肢,固定骨盆于后倾位;躯干及下肢均称伸直位;嘱被检者尽量屈曲髋关节(允许膝关节屈曲以防腘绳肌肌腱紧张)。

评定标准:髋关节屈曲至全关节范围为2级,在缝匠肌内侧,腹股沟韧带远端触诊,有腰

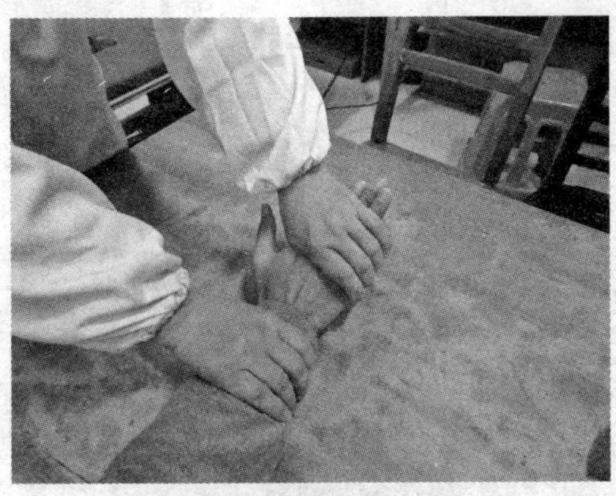
图 2-2-7 伸腕肌群肌力评定

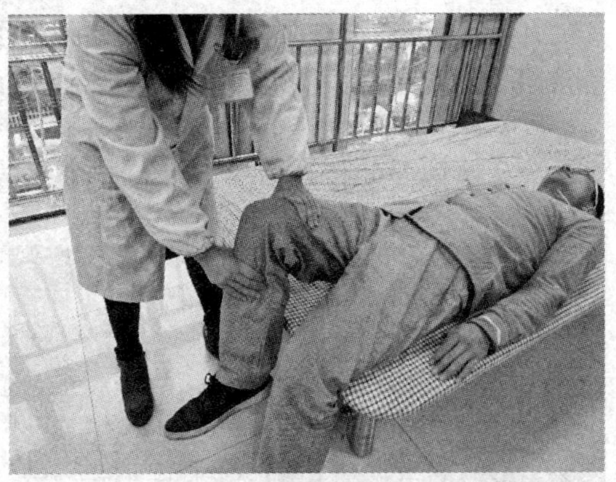
图 2-2-8 屈髋关节肌力评定

大肌收缩为 1 级，无收缩为 0 级；

2. 髋关节伸肌肌群肌力评定

（1）肌力 5 级、4 级、3 级的评定：体位：俯卧位；阻力点：股骨远端；令被检者伸髋（评定臀大肌时屈膝，腘绳肌时伸膝）。

评定标准：完全抗阻状态下能完成伸髋动作为 5 级，部分抗阻状态下能完成伸髋动作为 4 级，不施加阻力伸髋达全关节范围为 3 级（图 2-2-9）。

（2）肌力 2 级、1 级、0 级评定：体位：侧卧位，髋关节屈曲，膝关节伸直，检查者托起患侧下肢。

评定标准：伸髋达全关节范围为 2 级，臀大肌收缩可致臀皱襞变窄，或触及臀大肌收缩，或在大腿背面触及有腘绳肌纤维收缩为 1 级。

3. 膝关节屈曲群肌力评定

（1）肌力 5 级、4 级、3 级的评定：体位：俯卧位，双下肢伸直；阻力点：小腿远端；注：检查股二头肌时，检查者应使小腿于外旋位，检查半腱肌和半膜肌时，检查者应使小腿处于内旋位。

评定标准：完全抗阻下屈膝可达 90 度为 5 级，部分抗阻下屈膝可达 90 度为 4 级，不抗阻力屈膝达 90 度为 3 级（图 2-2-10）。

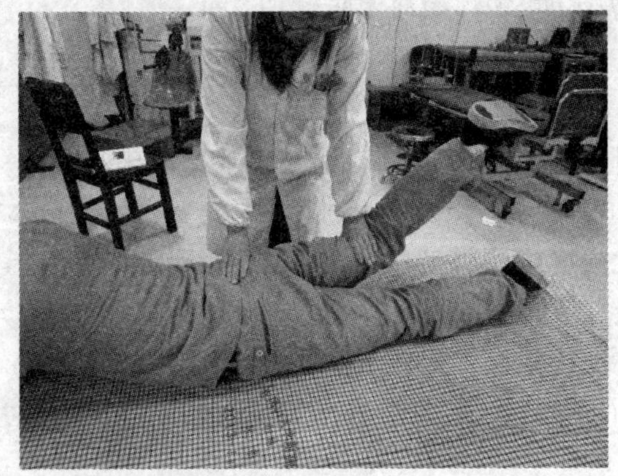
图 2-2-9 伸髋肌群肌力评定

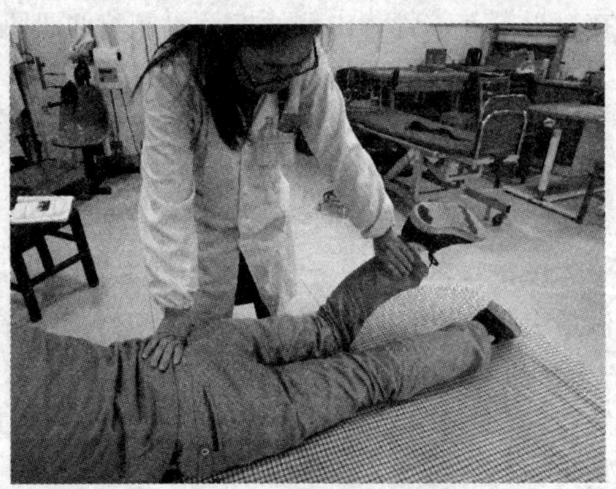
图 2-2-10 屈膝肌群肌力评定

(2) 肌力 2 级、1 级、0 级评定:体位:侧卧位,双下肢及躯干伸直,检查者托起大腿。

评定标准:屈膝达全关节范围为 2 级,有可触及感知的屈膝肌群收缩为 1 级,无任何感知肌肉收缩为 0 级。

4. 膝关节伸肌肌群肌力评定

(1) 肌力 5 级、4 级、3 级的评定:体位:仰卧位,双下肢自然下垂床沿;阻力点:小腿远端。

评定标准:可以抗完全阻力阻伸膝 5 级,抗部分阻力伸膝为 4 级,不施加阻力伸膝达全关节范围 3 级(图 2-2-11)。

(2) 肌力 2 级、1 级、0 级测试:体位:侧卧位,膝关节屈曲,被检者托起检查者下肢(使其处于抗重力状态)。

评定标准:被检者伸膝达全关节范围为 2 级,有可感知的股四头肌肌力收缩为 1 级,无任何肌肉为 0 级。

5. 踝关节背伸肌肌群评定 体位:坐位,双小腿沿床沿下垂;阻力点:足背部。

评定标准:完全抗阻状态下可完成踝背伸动作为 5 级,部分抗阻状态下完成踝背伸动作为 4 级,不施加阻力可见足背伸达全关节范围为 3 级,仅能达到部分关节范围评为 2 级,检查者在踝关节内侧以及小腿前外侧可扪及胫前肌收缩为1级,无任何收缩为0级(图2-2-12)。

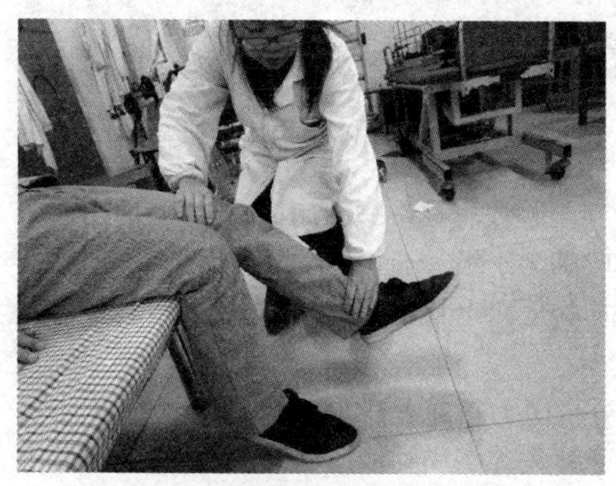

图 2-2-11 伸膝肌群肌力评定

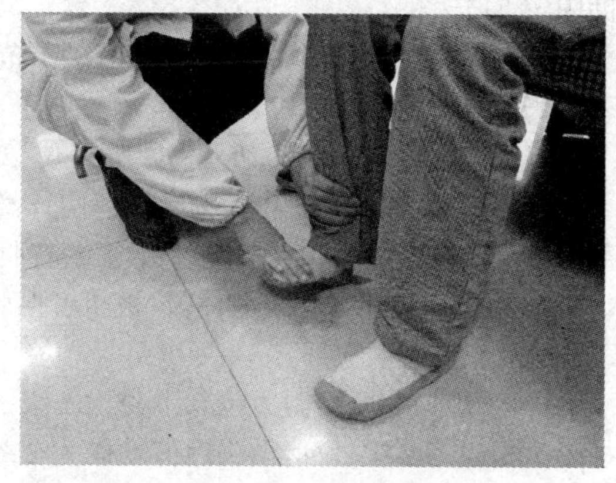

图 2-2-12 踝关节背伸肌群肌力评定

6. 踝关节跖屈肌群肌力评定

(1) 肌力 5 级、4 级、3 级的评定:体位:俯卧位,双足伸出床沿;阻力点:足掌。

评定标准:完全抗阻状态下踝关节跖屈达全关节范围为 5 级,部分抗阻状态下踝关节跖屈达全关节范围为 4 级,非抗阻状态下踝关节跖屈达全关节范围为 3 级(图 2-2-13)。

* 评定腓肠肌时膝关节伸展,评定比目鱼肌时膝关节微屈。

(2) 肌力 2~0 级评定:体位:侧卧位,膝关节伸展,踝关节中立位。

评定标准:踝关节跖屈达全关节活动范围为 2 级,在跟腱处感知腓肠肌及比目鱼肌收缩为 1 级,无肌肉收缩为 0 级。

(三) 躯干关键肌群肌力评定

1. 躯干前屈肌肌群肌力评定

(1) 肌力 5 级:体位:仰卧位,双手抱头,屈髋屈膝(足底平放于床面),双手抱头。

评定标准:能够双手抱头坐起为 5 级(图 2-2-14)。

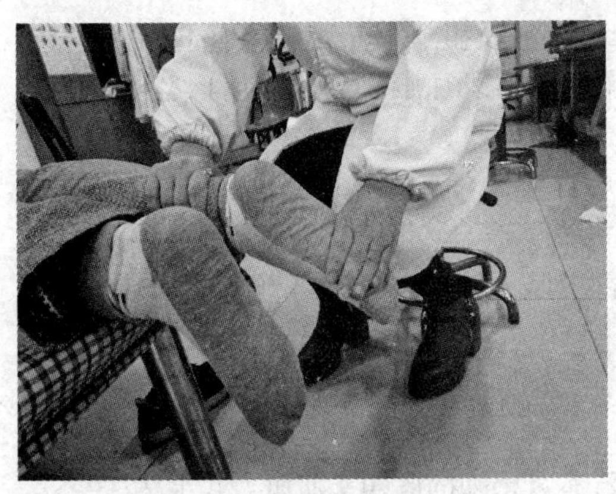

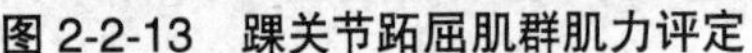

图 2-2-13 踝关节跖屈肌群肌力评定

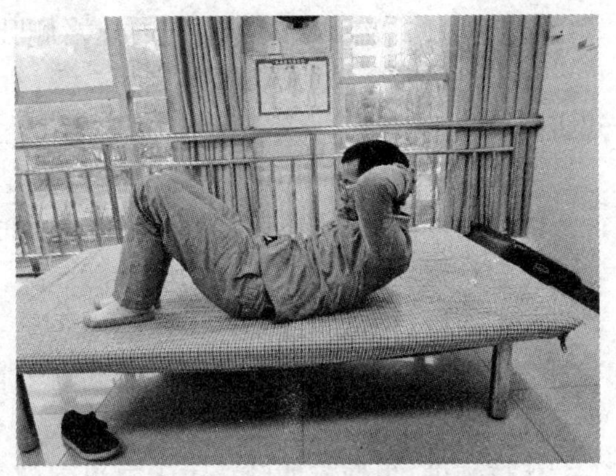

图 2-2-14 躯干前屈肌群肌力评定

(2) 肌力 4 级:体位:仰卧位,双上肢置于体侧,屈髋屈膝(足底平放于床面),双手向前平举。

评定标准:能够坐起为 4 级。

(3) 肌力 3 级:体位:仰卧位,双上肢置于体侧,屈髋屈膝(足底平放于床面),检查者协助固定下肢。

评定标准:被检者屈曲躯干达部分关节范围,其头、肩峰及肩胛骨上缘抬离床面,而肩胛下角仍与床面保持接触为 3 级。

(4) 肌力 2 级、1 级、0 级:体位:仰卧位,双上肢置于体侧。

评定标准:检查者压住其胸廓下部使骨盆倾斜至腰段脊柱平贴于床面,被检者能抬起头部为 2 级;被检者尝试抬头可触及上腹壁有肌肉收缩为 1 级,无肌肉收缩为 0 级。

2. 躯干后伸肌群评定 体位:被检者俯卧位,胸部以上置于床外,检查者固定其骨盆和下肢;阻力点:胸廓上部。

评定标准:完全抗阻力抬起上身为 5 级,部分抗阻力抬起上身为 4 级;躯干能抗重力不抗阻力抬起为 3 级,仅能做头后仰动作为 2 级;可触及背部相关伸肌群收缩为 1 级,无肌肉收缩为 0 级(图 2-2-15)。

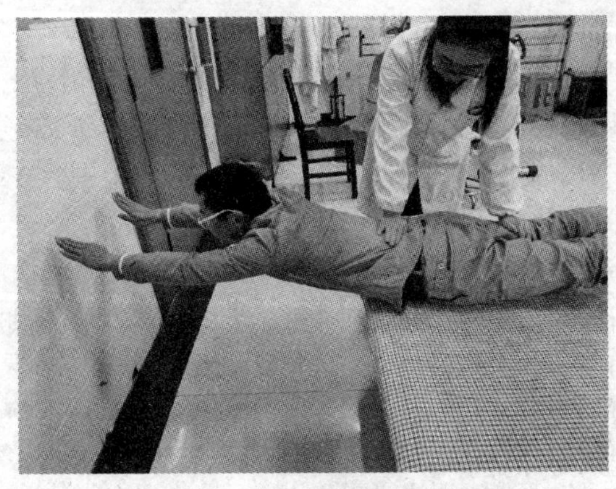

图 2-2-15 躯干后伸肌群肌力评定

（四）临床常用肌肉肌力评定

除了上述常用的肌群评定，在进行某些精细活动，或者进行一些更细腻的功能当中，我们需要评定某单块肌肉的功能情况，以下是康复临床常用肌肉的肌力评定：

1. 肱二头肌肌力评定　被检者坐位，伸肘，前臂旋后，检查者在前臂远端施加阻力。

5级：完全抗阻下屈曲肘关节；

4级：部分抗阻下屈曲肘关节；

3级：不抗阻力情况下屈曲肘关节；

2级：被检者坐位，上肢放于平滑平面上，前臂中立位，能达全关节屈曲肘关节；

1级：被检者坐位，上肢放于平滑平面上，前臂中立位，可触及肱二头肌肌肉收缩为1级；

0级：被检者坐位，上肢放于平滑平面上，前臂中立位，无肱二头肌肌肉收缩为0级。

2. 三角肌肌力评定　被检者坐位，屈肘，掌心向下，检查者在上臂远端施加阻力。

5级：完全抗阻下外展肩关节；

4级：部分抗阻下外展肩关节；

3级：不抗阻力情况下外展肩关节；

2级：被检者仰卧位，肩部可做全关节范围运动；

1级：被检者仰卧位，嘱被检者外展肩关节，可触及肌肉收缩为1级；

0级：被检者仰卧位，嘱被检者外展肩关节，无肌肉收缩为0级。

3. 股四头肌肌力评定　被检者仰卧位，小腿在床边下垂，检查者在踝关节处施加阻力。

5级：完全抗阻下完成伸膝；

4级：部分抗阻下完成伸膝；

3级：不抗阻力情况下伸膝；

2级：被检者侧卧位，屈膝状态下，做全关节范围伸膝运动；

1级：侧卧位，屈膝状态下做伸膝动作，可触及肌肉收缩为1级；

0级：侧卧位，屈膝状态下，嘱做伸膝动作，无肌肉收缩为0级。

4. 腓肠肌肌力评定　被检者俯卧位，双足伸出床外并呈中立位，检查者在一手握住踝关节，另一手在足底施加阻力。

5级：完全抗阻下完成跖屈；

4级：部分抗阻下完成跖屈；

3级：不抗阻力情况下跖屈；

2级：被检者侧卧位，做全关节范围跖屈运动；

1级：侧卧位，嘱被检查者做跖屈动作，可触及肌肉收缩为1级；

0级：侧卧位，嘱被检查者做跖屈动作，未及肌肉收缩为0级。

5. 胫前肌肌力评定　被检者坐位，小腿下垂，检查者在踝内侧缘施加阻力。

5级：完全抗阻下完成踝内翻背伸；

4级：部分抗阻下完成踝内翻背伸；

3级：不抗阻力情况下踝内翻背伸；

2级：被检者侧卧位，做全关节范围踝内翻背伸；

1级：侧卧位，嘱被检查者做踝内翻背伸，可触及肌肉收缩为1级；

0级：侧卧位，嘱被检查者做踝内翻背伸，未及肌肉收缩为0级。

三、注意事项

1. 测试前向患者进行解释说明,使受试者充分理解并积极合作,并可作简单的示范动作;若患者主观努力程度不够,可能影响测出值的可靠性。

2. 严格按照测试的操作规范进行,以提高测出值的可比性。

3. 选择适宜的时机,肌力测试不宜在受试者运动后、疲劳时、饱餐后或易被干扰的环境内进行。

4. 肌力检查的禁忌证　患有明显高血压和心脏病的患者忌用等长肌力评定,因为持续的等长收缩可使血压升高,持续地用力可加重心脏负担。严重疼痛、关节活动极度受限、严重的关节积液或滑膜炎、软组织损伤后刚刚愈合、骨关节不稳定、关节急性扭伤或拉伤等为肌力评定的禁忌证。

第三节　肌张力评定

肌张力是指肌肉组织在静息状态下或者不自主活动时的一种不随意的、持续的、收缩。正常肌张力有赖于完整的外周神经和中枢神经系统调节机制以及肌肉本身的特性。肌张力是维持人日常动作的基础,如走、坐、跑、跳等。没有肌张力人都不能维持肢体位置和整个人体支撑。临床上医务工作者检查的肌张力,是指对被检查者的肢体进行被动运动时所感受到的阻力。

一、肌张力的分类

(一) 正常肌张力

1. 正常肌张力分类　肌张力是维持身体各种姿势以及正常运动的基础,根据身体所处的不同活动时期,正常肌张力可分为静止性肌张力、姿势性肌张力和运动性肌张力。正常的肌张力并表现为多种形式如:

(1) 静卧休息时的张力——称为静止性肌张力。

(2) 人体变换各种姿势(如坐到卧、由坐到站等)时肌肉所产生的张力——称为姿势性肌张力。

(3) 在运动过程中的张力——称为运动性肌张力。是保证各项协调运动的基础。

2. 正常肌张力特征　能够维持原动机和拮抗肌之间的平衡;具有随意运动使肢体由固定到运动和运动过程中转换为固定姿势的能力;被动运动时有一定弹性和轻微抵触感。

(二) 异常肌张力

正常情况下,被动运动肢体可感觉到轻微的抵抗;当被动活动肢体感觉到困难或者沉重感时,与正常肌张力比较,可将异常肌张力分为:

1. 肌张力弛缓　肌张力表现为降低或缺乏、被动运动时的阻力降低或消失、牵张反射减弱、肢体处于关节频繁地过度伸展而易于移位等现象。肌张力弛缓时,运动的整体功能受损,且伴有肢体肌力减弱、麻痹或瘫痪。

2. 肌张力增高

(1) 痉挛:是肌张力增高的一种形式,是一种由牵张反射高兴奋性所致的、以速度依赖的紧张性牵张反射增强伴腱反射亢进为特征的运动障碍。所谓的痉挛是指伴随肌肉牵伸速度的增加,痉挛肌的阻力也增加。

(2)僵硬:是主动肌和拮抗肌张力的同时增加,各个方向的关节被动活动阻力均增加的现象。

(3)肌张力障碍:是一种以张力损害、持续的和扭曲的不自主运动为特征的运动功能亢进性障碍。

二、影响肌张力的因素

1. 神经系统因素　中枢神经系统病变如脑梗死、脑出血可导致肌张力发生变化。

2. 药物影响　如安定及巴氯芬可使肌张力降低。

3. 情绪精神因素　紧张容易使肌张力增高,癔症患者可见肌张力弛缓。

4. 其他　体位和肢体位置、患者对运动的主观作用、并发症的影响、患者的整体健康水平、环境温度等都可以影响肌张力。

三、肌张力的评定

肌张力评定,初期评定可以了解患者肌张力障碍的范围及程度,制订治疗计划,选择治疗方法;中期肌张力评定了解患者肌张力有无好转,为修改或制订下一步康复计划提供依据;出院前肌张力评定有助于患者出院康复指导,为家庭生活条件的改造提供参考。

(一)正常肌张力评价标准

(1)肌肉外观具有特定的形态。

(2)肌肉应具有中等硬度和一定的弹性。

(3)近端关节可以进行有效的主动肌与拮抗肌的同时收缩使关节固定。

(4)具有完成抗肢体重力及外界阻力的运动能力。

(5)将肢体被动地放在空间某一位置上,突然松手时,肢体有保持肢位不变的能力。

(6)可以维持主动肌与拮抗肌的平衡。

(7)具有随意使肢体由固定到运动和在运动过程中变为固定姿势的能力。

(8)在需要的情况下,具有可以完成某肌群的协同动作,也可以完成某块肌肉的独立的运动功能的能力。

(9)被动运动时具有一定的弹性和轻度的抵抗。

(二)异常肌张力评价标准

肌张力有肌张力弛缓和增高表现形式,具体表现如下(表 2-3-1):

表 2-3-1　异常肌张力表现

	肌张力弛缓	肌张力增高
肌肉形态	松弛软弱	肌腹丰满
肢体落下	速度快	肢体被拉向肌张力高一侧
阻力	几乎没有或小	有,甚至不能活动
腱反射	减弱或消失	亢进
肌肉弹性	柔软,弹性差	硬度高

（1）弛缓性肌张力评价标准：肌张力弛缓的评定相对较为简单，可将其严重程度分为轻度、中到重度两级评定，具体见表 2-3-2。

表 2-3-2 弛缓性肌张力的分级

级别	评定标准
轻度	肌张力降低；肌力下降；肢体拉起后放开，肢体只能保持短暂的抗重力，旋即降落；仍存在一些功能活动。
中到重度	肢体拉起后放开，肢体迅速落下，不能维持原来的位置。不能完成功能性动作。

（2）痉挛的评价标准：手法检查是按对关节进行被动运动时所感受的阻力来进行分级评定的。常用的改良 Ashworth 分级，具体见表 2-3-4。

表 2-3-4 改良 Ashworth 痉挛评定标准

级别	评定标准
0	无肌张力增加
1	肌张力轻度增加，受累部分被动屈伸时，在 ROM 之末时出现突然卡住然后呈现最小的阻力或释放
1+	肌张力轻度增加，表现为被动屈伸时，在 ROM 后 50% 范围内（肌肉在偏长的位置时）突然卡住，然后均呈现最小的阻力
2	肌张力较明显的增加，通过 ROM 的大部分范围时肌张力均较明显的增加，但受累部分的活动仍较容易的被移动
3	肌张力严重增高，进行 ROM 检查有困难
4	僵直：受累部分被动屈伸时呈现僵直状态，不能活动

（三）肌张力评定的注意事项

1. 做好解释工作，让患者尽量放松。
2. 先检查健侧，再检查患侧，两侧比较。
3. 注意应在被检者肢体放松后进行评定。
4. 评定应在没运动之前，过饥、劳累后都可能影响结果。

（四）肌张力评定适应证与禁忌证（手法评定）

1. 适应证　神经病变（如上运动神经元或下运动神经元损伤或疾患）所导致的肌张力异常（如增高、降低或波动）；肌肉病变引起的肌肉萎缩或肌力减弱；制动、运动减少或其他原因引起的肌肉失用性改变所导致的肌张力改变。

2. 禁忌证　四肢骨折未做内固定、关节的急性炎症、严重疼痛、关节活动极速受限、四肢肌肉急性扭伤等。

第四节 关节活动度评定

一、概述

关节是指两块或两块以上骨之间的连接部分。由于骨骼在人体中所处部位和功能的不同,关节连接的方式就决定了关节运动的方式和运动范围,即关节活动度(range of motion,ROM)。关节活动度又称关节活动范围,是指关节活动时可达到的最大运动弧度。

(一)关节活动基础

1. 关节的构造　关节的构造分为关节的基本结构和关节的辅助结构。

(1)关节的基本结构:

1)关节面:参与组成关节的各相关骨的接触面叫关节面。每个关节至少包括两个关节面,凸面为关节头,凹面为关节窝。关节面是由光滑的关节软骨构成,主要作用是减少运动过程中关节面之间的摩擦,缓冲震荡和冲击。

2)关节囊:由结缔组织膜组成的囊,它附着于关节面周围的骨骼上。可分为内外两层,外层为纤维层,由致密结缔组织构成;内层为滑膜层,由薄层疏松结缔组织构成,可分泌滑液,起到润滑关节,减小摩擦的作用。

3)关节腔:由关节面和关节囊围成的密闭腔隙。腔内含有少量滑液,关节腔内为负压,对维持关节稳定性有一定作用。

(2)关节的辅助结构:

1)韧带:连接和固定相邻两骨之间的致密纤维结缔组织束,主要作用是加强关节的稳固性和防止关节过度活动。

2)关节盘:是位于两关节面之间的纤维软骨板,其周缘附着于关节囊内面,将关节腔分为两部。具有减少震荡和增加关节的稳定性的作用。

3)关节唇:是附着于关节窝周缘的纤维软骨环,它加深了关节窝、增大关节面,提高了关节的稳固性,如髋臼唇等。

4)滑膜皱襞:起到补充关节间隙和分泌滑液的作用。

2. 关节的运动　关节的运动根据动力的来源和大小的不同,分为主动运动、主动-助力运动、被动运动三类。关节活动度根据动力的不同,也可分为主动关节活动度(active ROM,AROM)和被动关节活动度(passive ROM,PROM)。根据关节活动范围,亦可将关节活动分为生理运动和附属运动。

(1)运动类型

1)关节主动运动:作用于关节的肌肉,主动收缩产生的运动。

2)关节主动-助力运动:作用于关节的肌肉主动收缩,且借助一定的外力产生的运动。

3)关节被动运动:完全凭借外力而产生的运动。

(2)生理运动和附属运动

1)生理运动:关节在生理范围内的运动。可以是主动运动模式,也可以是被动运动模式,它包括关节的屈、伸、内收、外展、内旋、外旋等。

2)附属运动:关节在解剖结构允许范围内,借助外力被动完成的一种运动模式。其中关节的滑动、滚动、分离(包括垂直分离和水平分离)、牵引、摆动、旋转等。

(二) 影响关节活动度的因素

关节活动范围的大小与关节的生理结构密切相关,影响关节灵活性和稳定性的因素均可影响关节活动范围的大小。

1. 构成关节的两关节面面积大小的区别　两关节面面积的大小相差愈大,关节的运动幅度就愈大;两关节面面积的大小相差愈小,关节的运动幅度就愈小。

2. 关节囊的厚薄和松紧度　关节囊厚而紧,则关节活动范围小;关节囊薄而松,则关节活动范围大。

3. 关节韧带的多少与强弱　关节韧带多且强,则关节活动范围小;关节韧带少且弱,则关节活动范围大。

4. 关节周围肌肉的伸展性和弹性情况　肌肉的伸展性和弹性差,则关节活动范围小;反之,关节活动范围大。

此外,年龄、性别、职业对关节活动度也有影响。

(三) 引起关节活动度异常的原因

1. 关节及周围软组织疼痛　由于疼痛导致了主动和被动活动都减少,如骨折、关节炎症、术后、烧伤等。

2. 肌肉痉挛　中枢神经系统疾病引起的痉挛,常为主动活动减少,被动活动基本正常,或被动活动大于主动活动,如脑损伤引起的肌肉痉挛。

3. 软组织挛缩　关节周围的肌肉、韧带、关节囊等软组织挛缩时,主动和被动活动都减少,如烧伤、肌腱延长、术后长期制动等。

4. 肌肉无力　由中枢神经系统或周围神经损伤,肌肉、肌腱撕裂导致。主动活动减少,被动活动正常,被动活动大于主动活动。

5. 关节内异常　关节内渗出或有游离物质时,主动活动和被动活动都减少。

6. 关节僵硬　主动和被动活动都丧失,如骨关节强直、关节融合术后等。

二、关节活动度评定的工具及原则

关节活动度(ROM)评定是指在在特定的体位下,从关节的起始端到终末端的活动范围。ROM 评定是引起关节活动障碍疾病(骨折、关节炎症、术后、烧伤等)的首要评定过程,是确定关节受限程度、选择治疗技术、判断治疗疗效的重要评定指标之一。

(一) 评定工具

1. 普通量角器　常用的量角器使用塑料、金属等制作,将量角器的轴心与关节的运动轴心对齐,固定臂与关节近端骨长轴平行,移动臂与关节远端骨长轴平行,测量过程中,固定臂不动,移动臂随测量关节运动而移动,移动臂所移动的弧度即为该关节的关节活动度。

2. 电子量角器　电子量角器种类很多,测量时将固定臂和移动臂的电子压力传感器与肢体的长轴重叠,用固定带固定在肢体表面,活动关节,显示器所显示的数字即为该关节的关节活动度(图 2-4-1)。

(二) 测量方法

1. 正常参考值　在测量各个关节的活动范围之前治疗师应参照各个关节活动度的正常参考数据,见表 2-4-1。

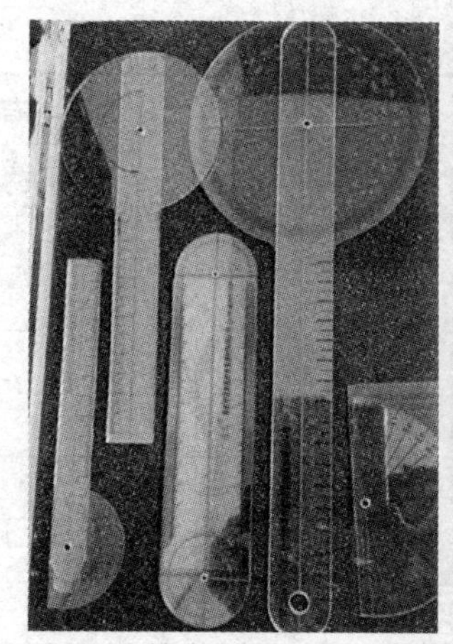
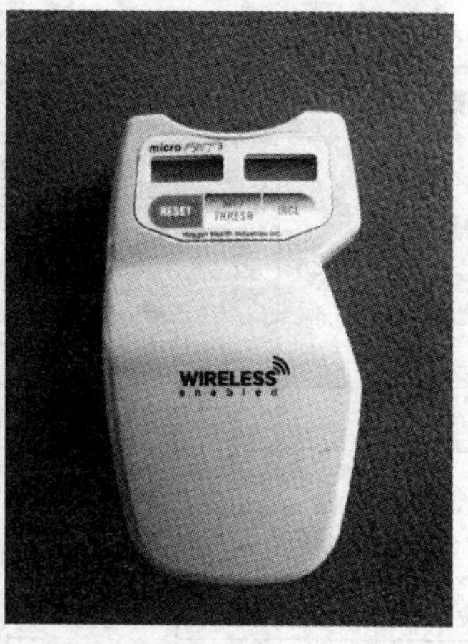

图 2-4-1　普通量角器与电子量角器

2. 测量步骤

(1) 告知患者此次测量的原因及过程，并取得患者的同意及配合。

(2) 根据测量的需求，选择合适的体位，并充分暴露所测量的部位。

(3) 测试前，先被动活动该关节，并估测该关节可能达到的范围，防止在测量过程中产生不适感。

(4) 放置好量角器，并确定测量的轴心、固定臂、移动臂。

(5) 在测量过程中，注意患者是否产生不适感，切记不可使用暴力。

(6) 移动臂所移动的弧度即为该关节的关节活动度，记录此次测量结果，以便下次对比评定结果使用。

(三) 测量结果的记录与分析

1. 记录项目　记录 ROM 测量结果应包括以下几个方面：姓名、性别、年龄、病案号、诊断、检查部位、主被动关节活动度、检查者、检查时间等。

2. 记录方法　治疗师在记录 ROM 的起始位和终末位度数时，一般是从 0° 开始逐渐增加到 180°，如果起始位置不是 0° 说明存在的因素并且记录。记录的方法有很多，以下为常用关节活动度测量结果记录表。

表 2-4-1　关节活动度检查评定表

姓名：　　　　性别：　　　　年龄：　　　　病案号：　　　　诊断：

左侧						部位	检查项目	正常值 (°)	右侧					
月　日		月　日		月　日					月　日		月　日		月　日	
主动	被动	主动	被动	主动	被动				主动	被动	主动	被动	主动	被动
						颈	前屈	~50						
							后伸	~45						
							旋转	~60						
							侧屈	~45						

续表

左侧						部位	检查项目	正常值(°)	右侧					
月 日		月 日		月 日					月 日		月 日		月 日	
主动	被动	主动	被动	主动	被动				主动	被动	主动	被动	主动	被动
						躯干	后伸	~30						
							屈曲	~80						
							侧屈	~40						
							旋转	~45						
						肩	前屈	~180						
							后伸	~50						
							外展	~180						
							内旋	~90						
							外旋	~90						
						肘	屈曲	~150						
							伸展	~0						
						前臂	旋前	~90						
							旋后	~90						
						腕	掌屈	~90						
							背伸	~70						
							桡偏	~20						
							尺偏	~30						
						四指	MP 屈曲	~90						
							PI 屈曲	~100						
							DP 屈曲	~80						
						拇指	MP 屈曲	~60						
							DIP 屈曲	~80						
							MP 伸展	~10						
							DIP 伸展	~10						
							外展	~70						
							内收	~30						

续表

左侧						部位	检查项目	正常值(°)	右侧					
月 日		月 日		月 日					月 日		月 日		月 日	
主动	被动	主动	被动	主动	被动				主动	被动	主动	被动	主动	被动
						髋	屈	~125						
							伸	~30						
							外展	~45						
							内旋	~45						
						膝	屈曲	~150						
							伸展	~0						
						踝	背曲	~20						
							趾屈	~45						
							内翻	~35						
							外翻	~25						

检查时间:　　　　　　　　　　检查者:

(四)关节活动度评定原则及注意事项

1. 治疗师要掌握正常ROM的平均值、关节的运动方向以及测量时的体位摆放。在测量过程中,要注意排除邻近关节的影响和代偿。

2. 治疗师应注意检查和回顾患者的既往史和现病史,确定导致关节活动受限的主要因素,根据实际情况改变测量方式,并且在测量过程中切忌使用暴力,防止二次损伤。

3. 确定ROM测量的起始位置,通常以解剖位置作为零起始点。同一病人应由同一位治疗师测量,每次测量方式和体位相同,并且要两侧对比。

4. 对于关节活动受限的关节,主动关节活动度和被动关节活动度都要测量,并且观察在测量过程中,关节是否产生形变、疼痛、不适感等。

5. 避免在治疗后立即检查关节活动度。

6. 在进行被动关节活动度测量时,要力量柔和、速度均匀缓慢。对于关节周围炎症或感染、半脱位、软组织损伤等的病人,测量要更加谨慎小心。

三、主要关节活动度评定

(一)上肢主要关节活动度评定

1. 肩关节

(1)肩关节前屈、后伸(图2-4-2)

体位:坐位、仰卧位或立位,肩关节无外展、内收、旋转,前臂保持中立位。

量角器摆放:轴心为肩峰,固定臂与腋中线相平行,移动臂与肱骨长轴相平行。

参考范围:前屈0°~180°,后伸0°~50°。

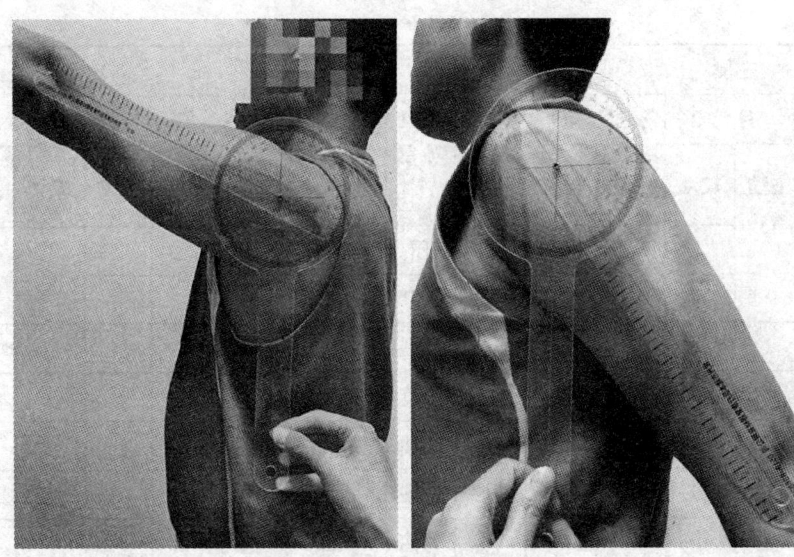

图 2-4-2 肩关节屈曲与伸展

（2）肩关节外展、内收（图 2-4-3）

体位：坐位、立位或仰卧位，肩关节无屈曲、伸展旋转。

量角器摆放：轴心肩峰，固定臂与躯干纵轴相平行，移动臂与肱骨纵轴相平行。

参考值：外展 0°~180°，内收 0°~75°。

（3）肩关节水平外展、水平内收

体位：坐位，肩关节屈曲 90°。

量角器摆放：轴心肩峰顶部，固定臂垂直于躯干，移动臂为肱骨长轴。

参考范围：水平外展 0°~90°，水平内收 0°~45°。

（4）肩关节内旋、外旋

体位：坐位或仰卧位，肩关节外展 90°，肘关节屈曲 90°，前臂旋前。

量角器摆放：轴心为尺骨鹰嘴，固定臂与躯干面相垂直，移动臂为尺骨长轴。

参考范围：内旋 0°~90°，外旋 0°~90°。

2. 肘关节　肘关节屈曲、伸展（图 2-4-4）。

体位：坐位或仰卧位，上臂紧靠躯干，肘关节伸展，前臂旋后。

量角器摆放：轴心为肱骨外上髁，固定臂与肱骨纵轴相平行，移动臂与桡骨纵轴相平行。

参考范围：屈曲 0°~150°，伸展 0°。

3. 前臂关节　前臂旋前、旋后（图 2-4-5）。

体位：坐位，上臂紧靠躯干，肘关节屈曲 90°，前臂中立位。

量角器摆放：轴心为桡骨茎突外侧，固定臂垂直于地面，移动臂为桡骨茎突和尺骨茎突的连线。

参考范围：旋前 0°~90°，旋后 0°~90°。

4. 腕关节

（1）腕关节掌屈、背伸

体位：坐位，肩关节轻度外展，屈肘 90°，前臂中立位。

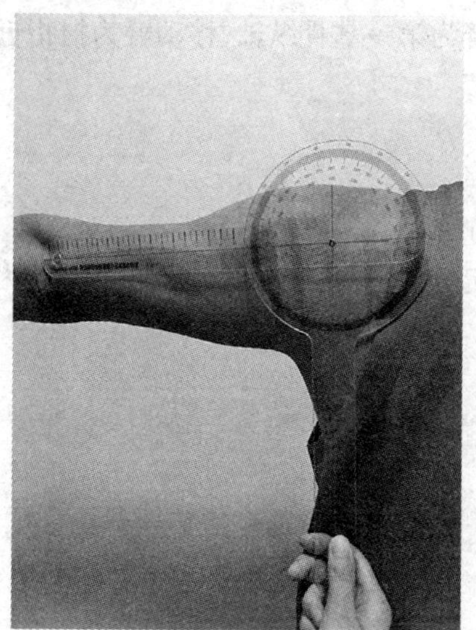

图 2-4-3 肩关节外展

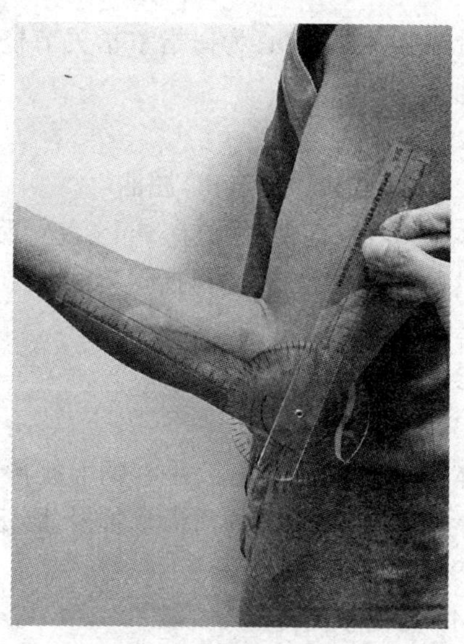

图 2-4-4 肘关节屈曲

量角器摆放:轴心为桡骨茎突,固定臂与桡骨纵轴相平行,移动臂与第二掌骨纵轴相平行。

参考范围:掌屈 0°~90°,背伸 0°~70°。

(2) 腕关节桡偏、尺偏(图 2-4-5)

体位:坐位,屈肘 90°,前臂旋前。

量角器摆放:轴心为腕关节背侧中点,固定臂为前臂纵轴,移动臂为第三掌骨纵轴。

参考范围:桡偏 0°~20°,尺偏 0°~30°。

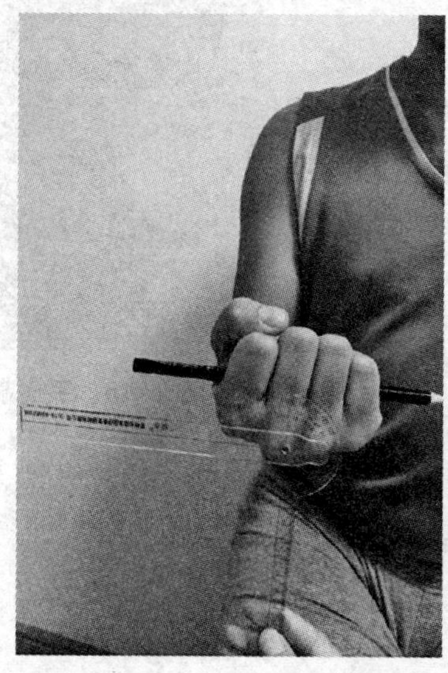

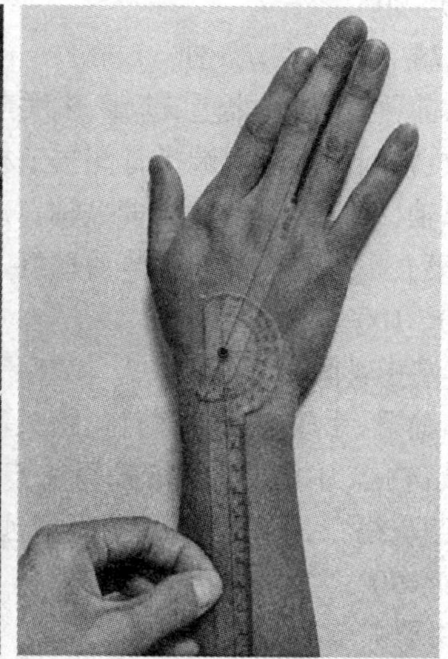

图 2-4-5 前臂旋后与腕关节尺偏

5. 指关节

(1) 拇指掌指关节(MP)屈曲

体位:坐位,前臂、手放在桌上,前臂旋后,腕关节中立位。

量角器摆放:轴心为拇指掌指关节桡侧,固定臂为第一掌骨纵轴,移动臂为拇指近节指骨纵轴。

参考范围:0°~60°。

(2) 拇指指间关节(IP)屈曲

体位:坐位,前臂、手放在桌上,前臂旋后,腕关节中立位。

量角器摆放:轴心为拇指指骨间关节桡侧,固定臂为拇指近节指骨纵轴,移动臂为拇指远节指骨纵轴。

参考范围:0°~80°。

(3) 拇指桡侧外展

体位:坐位,前臂旋前,手掌朝下放置于桌面。

量角器摆放:轴心为拇指掌骨根,固定臂与桡骨平行,移动臂与拇指掌骨平行。

参考范围:0°~50°。

(4) 拇指掌侧外展

体位:坐位,前臂、手放在桌上,前臂中立位,腕关节0°。

量角器摆放:轴心为拇指掌骨根,固定臂与桡骨平行,移动臂与拇指掌骨平行。

参考范围:0°~50°。

(5)手指掌指关节屈曲(图2-4-6)

体位:坐位,前臂、手放在桌上,前臂、腕关节中立位。

量角器摆放:轴心为相应掌指关节桡侧,固定臂为相应掌骨纵轴,移动臂为近节指骨纵轴,分别测量第二、第三、第四、第五指掌指关节活动度。

参考范围:0°~90°。

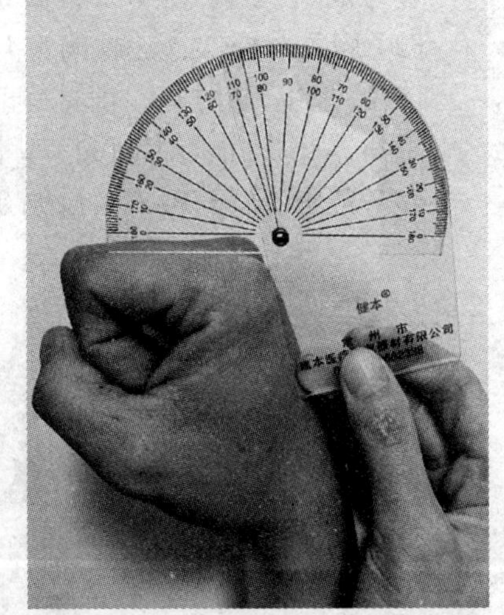

图2-4-6 手指掌指关节屈曲

(6) 手指近端指骨间关节屈曲

体位:坐位,前臂、手放在桌上,前臂、腕关节中立位。

量角器摆放:轴心为相应近端指骨间关节桡侧,固定臂为近节指骨纵轴,移动臂为中节指骨纵轴,分别测量第二、第三、第四、第五指近端指骨间关节活动度。

参考范围:0°~100°。

(7) 手指远端指骨间关节屈曲

体位:坐位,前臂、手放在桌上,前臂、腕关节中立位。

量角器摆放:轴心为相应远端指骨间关节桡侧,固定臂为中节指骨纵轴,移动臂为远节指骨纵轴,分别测量第二、第三、第四、第五指远端指骨间关节活动度。

参考范围;0°~90°。

(二)下肢主要关节活动度评定

1. 髋关节

(1) 髋关节屈曲

体位:仰卧位,骨盆紧贴床面。

量角器摆放:轴心为股骨大转子,固定臂与躯干腋中线相平行,移动臂为股骨纵轴。

参考范围:0°~125°。

（2）髋关节伸展（图 2-4-7）
体位：俯卧位，骨盆紧贴床面。
量角器摆放：轴心为股骨大转子，固定臂与躯干腋中线相平行，移动臂为股骨纵轴。
参考范围：0°~30°。

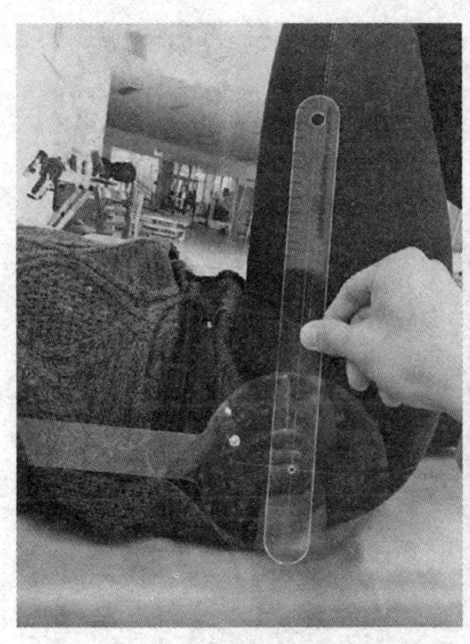
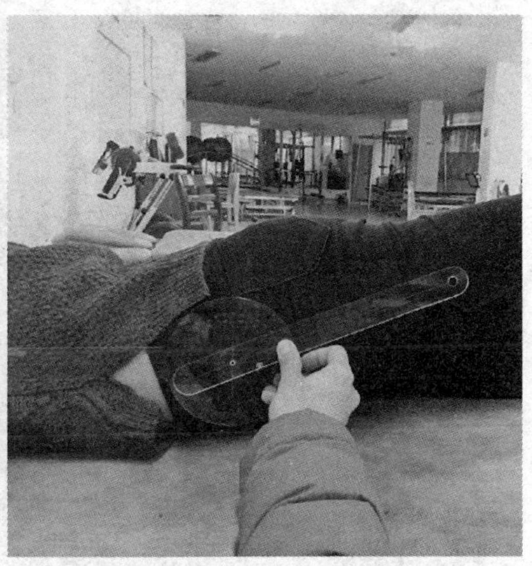

图 2-4-7 髋关节屈曲与伸展

（3）髋关节内收、外展（图 2-4-8）
体位：仰卧位。
量角器摆放：轴心为髂前上棘，固定臂为左右髂前上棘连线，移动臂为股骨纵轴。
参考范围：内收 0°~30°、外展 0°~45°。

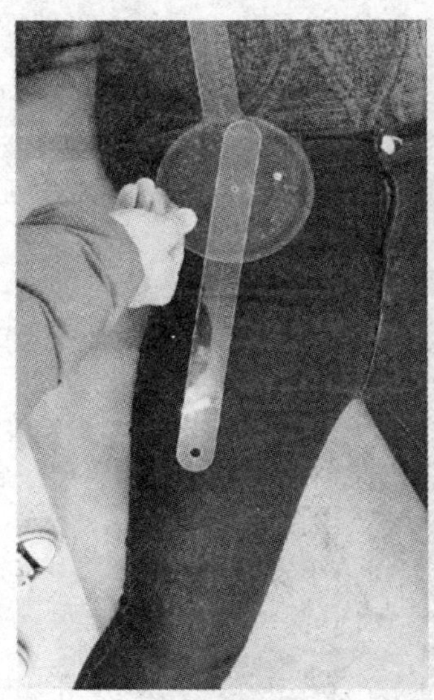
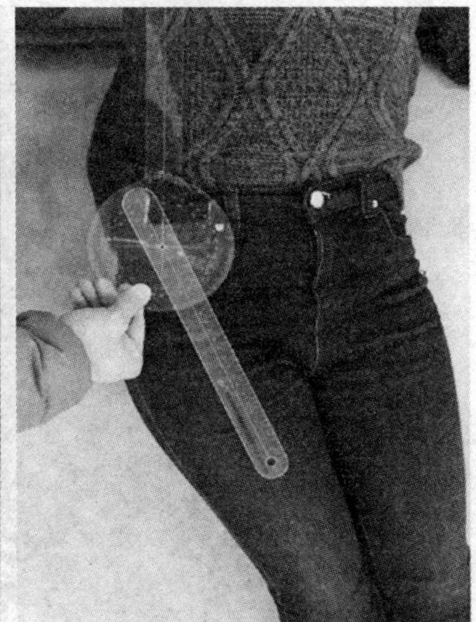

图 2-4-8 髋关节外展与内收

(4) 髋关节内旋、外旋(图 2-4-9)

体位:坐位,髋关节屈曲 90°,膝关节屈曲 90°,两小腿垂于床缘外。

量角器摆放:轴心为髌骨中心,固定臂为通过髌骨中心的垂直线,移动臂为胫骨纵轴。参考范围:内旋 0°~45°,外旋 0°~45°。

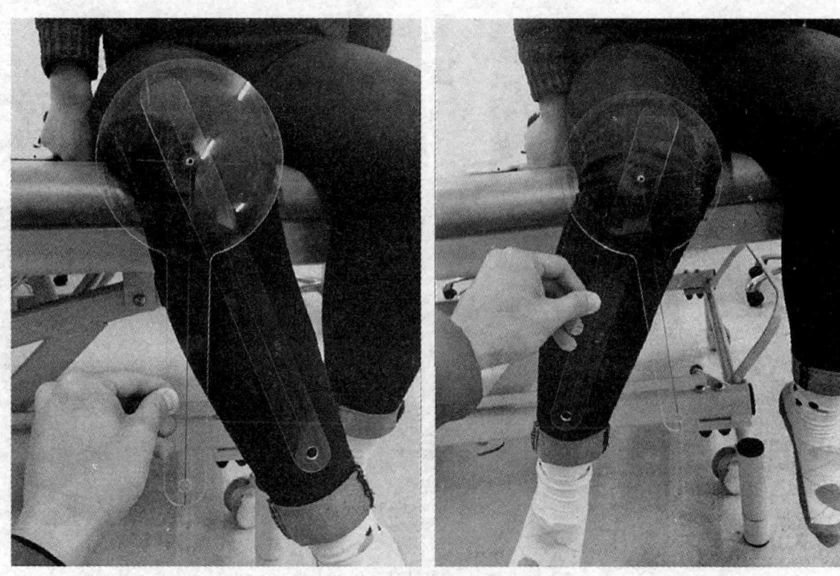

图 2-4-9　髋关节内旋与外旋

2. 膝关节　膝关节屈曲(图 2-4-10)、伸展。

体位:俯卧位,髋、膝关节伸展。

量角器摆放:轴心为股骨外侧髁,固定臂为股骨纵轴,移动臂为腓骨头和外踝连线。

参考范围:屈曲 0°~150°,伸展 0°。

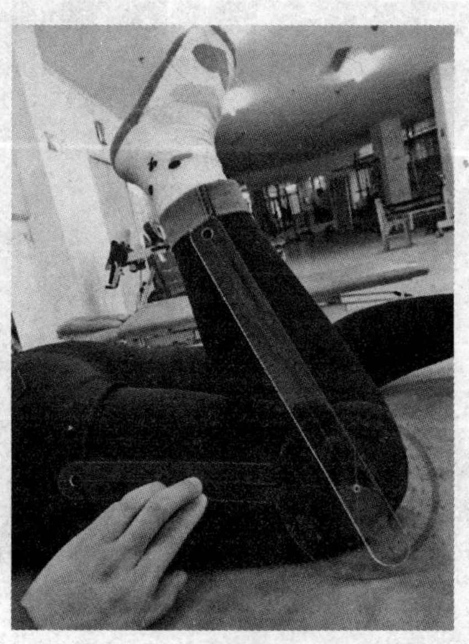

图 2-4-10　膝关节屈曲

3. 踝关节

(1) 踝关节背屈、跖屈(图 2-4-11)

体位:坐位或仰卧位,踝关节中立位。

量角器摆放:轴心为腓骨纵轴线与第五跖骨延长线的交点(外踝下约 1.5cm 处),固定臂为腓骨纵轴,移动臂为第五跖骨长轴。

参考范围:背屈 0°~20°,跖屈 0°~45°。

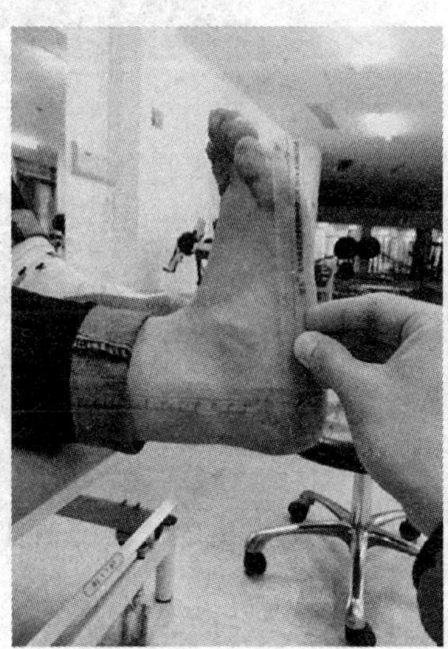
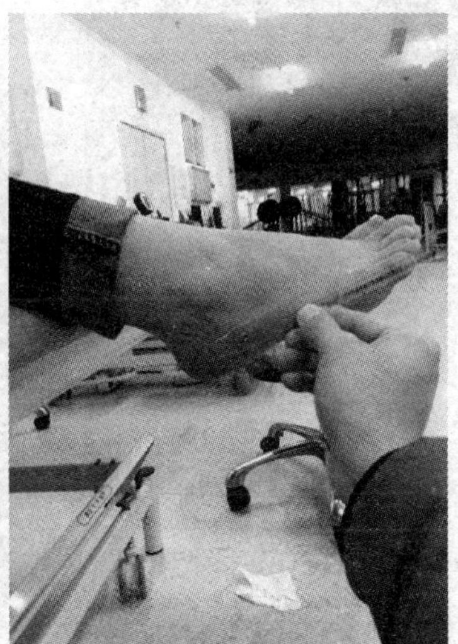

图 2-4-11 踝关节背屈与跖屈

(2) 踝关节内翻(图 2-4-12)

体位:坐位或仰卧位。

量角器摆放:轴心为根骨外侧,固定臂与胫骨平行,移动臂与足跟的跖面平行。

参考范围:内翻 0°~35°。

(3) 踝关节外翻

体位:坐位或仰卧位。

量角器摆放:轴心为跖趾关节内侧面中心,固定臂与胫骨平行,移动臂与足跟的跖面平行。

参考范围:内翻 0°~25°。

(三) 脊柱主要关节活动度评定

1. 颈椎

(1) 颈屈曲、伸展

体位:端坐位。

量角器摆放:轴心为外耳道中点,固定臂与地面相垂直,移动臂为外耳道和鼻尖连线。参考范围:屈曲 0°~60°,伸展 0°~45°。

(2) 颈侧屈(图 2-4-13)

体位:端坐位。

量角器摆放:轴心为第七颈椎棘突,固定臂沿胸椎棘突与地面相垂直,移动臂为头顶中点和第七颈椎棘突连线。

参考范围:0°~45°。

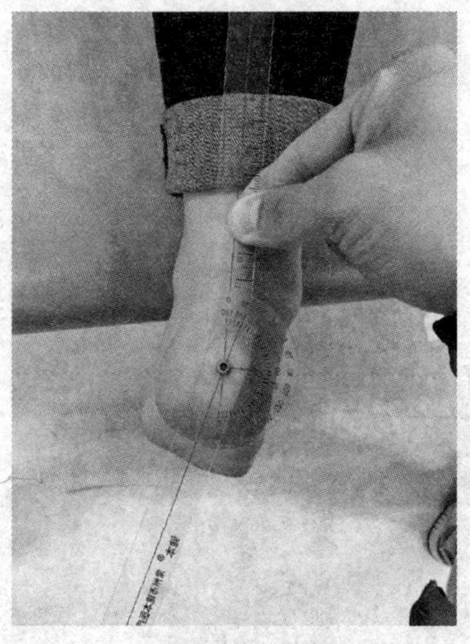

图 2-4-12 踝关节内翻

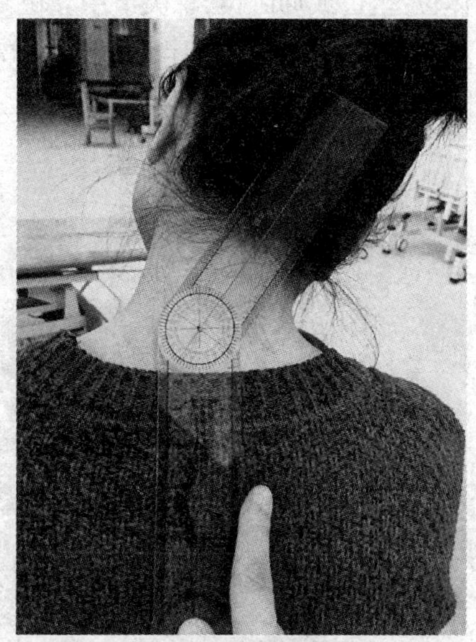

图 2-4-13 颈侧屈

(3) 颈旋转

体位:端坐位。

量角器摆放:轴心为头顶中央,固定臂与两肩峰连线相平行,移动臂为头顶中点和鼻尖连线。

参考范围:0°~60°。

2. 躯干

(1) 躯干屈曲、伸展

体位:坐位,固定骨盆。

量角器摆放:轴心为第五腰椎棘突,固定臂为通过第五腰椎棘突的垂直线,移动臂平行于第七颈椎棘突和第五腰椎棘突的连线。

参考范围:屈曲 0°~80°,伸展 0°~30°。

(2) 躯干侧屈

体位:立位,固定骨盆。

量角器摆放:轴心为第五腰椎棘突,固定臂为通过第五腰椎棘突的垂直线,移动臂为第七颈椎棘突和第五腰椎棘突的连线。

参考范围:0°~40°。

(3) 躯干旋转

体位:坐位,固定骨盆。

量角器摆放:轴心为头顶中央,固定臂平行于两髂嵴上缘的连线,移动臂与两肩峰连线相平行。

参考范围:0°~45°。

第五节　感觉功能评定

一、概述

感觉(sensation)是指人脑对直接作用于感受器的客观事物的个别属性的反应,个别属性有大小、形状、颜色、硬度、湿度、味道、气味、声音等。感觉分为躯体感觉和内脏感觉,康复评定中重点关注躯体感觉,躯体感觉又分为浅感觉,深感觉和复合感觉。

感觉评定就是用客观的量化的方法有效地和准确地评定康复病人感觉功能障碍的种类、性质、部位、范围、严重程度和预后的评估方法。

二、评定的原则及注意事项

1. 评定的原则

1）感觉检查时,患者必须意识清晰,认知状况良好。

2）注意左、右侧和远近、端部分的对比。

3）患者宜闭目,检查者忌用暗示性提问。

2. 评定的注意事项

1）首先向患者说明检查的目的和方法,以取得充分合作。

2）患者应保持放松、舒适的体位,检查部位应充分暴露。

3）皮肤增厚、瘢痕、老茧部位的感觉将有所下降,检查中应注意区别。

4）应根据各种疾病感觉障碍的特点选择感觉检查方法。

5）评定中,若发现感觉障碍,从感觉消失或减退区查至正常区,若有过敏区则从正常区移向过敏区,病变的部位不同,在检查中应有所侧重。

6）检查中需耐心细致,必要时可多次重复检查。

3. 禁忌证　意识丧失者。

4. 适应证

1）中枢神经系统损伤:如脑卒中、脑外伤、脊髓损伤等。

2）周围神经损伤:桡神经损伤、坐骨神经损害等。

3）外伤:如切割伤、枪伤、烧伤等。

4）缺血或营养代谢障碍:糖尿病、多发性神经炎等。

三、评定的工具及临床常用评定量表介绍

1. 评定的工具

1）大头针若干个(一端尖、一端钝)。

2）两支测试管及试管架。

3）一些棉花、纸巾或软刷。

4）4~5 件常见物:钥匙、钱币、铅笔、汤勺等。

5）一套形状、大小、重量相同的物件。

6）几块不同质地的布。

7）音叉、耳机或耳塞。

8）钝头的两脚规。

2. 临床常用评定量表介绍

表 2-5-1 综合感觉评定量表

左侧		感觉指数评分（SIS）	右侧	
触	痛	部位	触	痛
		肩锁关节顶部（C_4）		
		肘前窝外侧（C_5）		
		中指（C_7）		
		乳头水平（T_4）		
		脐水平（T_{10}）		
		腹股沟（T_{12}）		
		大腿前中部（L_2）		
		内踝（L_4）		
		足跟外侧（S_1）		
		肛周（S_4）		
		总计		

左侧	检查项目		右侧	备注（问题部位）
	深感觉	运动觉		
		位置觉		
		震动觉		
	复合感觉	皮肤定位觉		
		两点辨别觉		
		实体觉		
		体表图形觉		

评定者： 评定日期：

评分标准：0 分——完全消失

1 分——减弱或过敏

2 分——正常

表 2-5-2 四肢感觉功能评测（Fugl-Meyer 评测法）

感觉测试	部位	月 日	月 日	月 日
Ⅰ. 轻触觉评分标准 0 分：感觉缺失 1 分：感觉过敏或感觉减退	上臂			
	手掌			

续表

感觉测试	部位	月 日	月 日	月 日
2 分:正常	股部			
	足底			
Ⅱ. 本体感觉评分标准 0 分:没感觉 1 分:4 次问答中有 3 次是正确的,但与健侧比仍有相当的差别 2 分:所有问答正确,两侧无差别	肩部			
	肘			
	腕			
	拇指			
	髋关节			
	膝关节			
	踝关节			
	趾关节			

四、评定方法

(一) 浅感觉检查

1. 痛觉　用大头针的针尖均匀地轻刺患者皮肤,询问患者是否疼痛。为避免患者将触觉与痛觉混淆,应交替使用大头针的针尖和针帽进行检查比较。注意两侧对称比较,同时记录痛感障碍类型(正常、过敏、减退或消失)与范围(图 2-5-1)。

2. 触觉　患者闭目,评定者用棉签或软毛笔轻触患者的皮肤,让患者回答有无一种轻痒的感觉或让患者数所触次数。检查四肢时,刺激的走向应与长轴平行,检查胸腹部的方向应与肋骨平行。检查顺序为面部、颈部、上肢、躯干、下肢(图 2-5-2)。

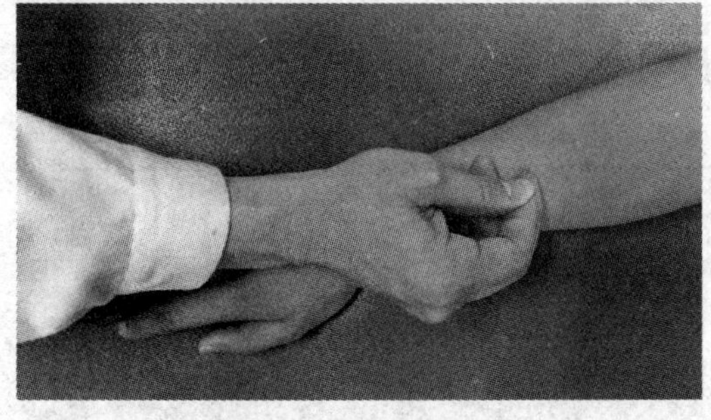

图 2-5-1　痛觉检查

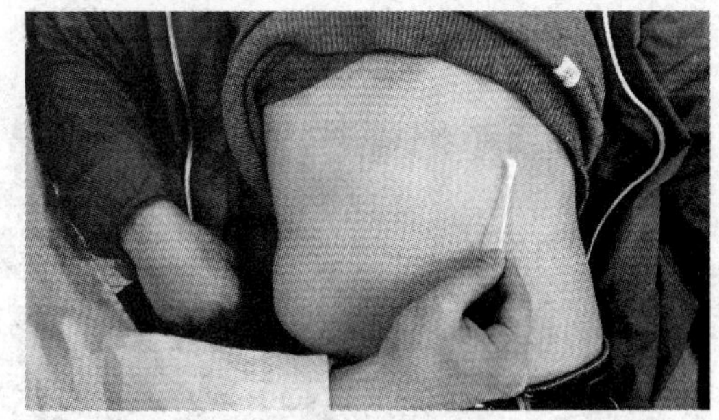

图 2-5-2　触觉检查

3. 温度觉　患者闭目,评定者用盛有热水(40~45℃)及冷水(5~10℃)的试管交替接触患者的皮肤,让患者回答自己的感受(冷或热)。选用的试管直径要小,管底面积与皮肤接触面不要过大,接触时间以 2~3 秒为宜。

4. 压觉　检查者用拇指或指尖用力压在皮肤表面。压力大小应足以使皮肤下陷以刺激深感受器,要求患者回答是否感到压力。

（二）深感觉检查

1. 运动觉 检查者轻轻夹住患者的手指或足趾两侧，上或下移动（约5°左右），令患者根据感觉说出“向上”或“向下”（图2-5-3）。

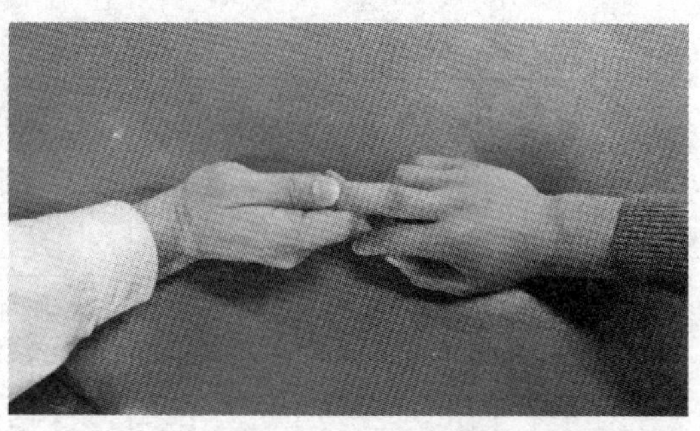

图 2-5-3 运动觉检查

2. 位置觉 检查者将患者的肢体摆成某一姿势，请患者描述该姿势或用对侧肢体模仿。

3. 震动觉 用每秒震动128次或256次（Hz）的音叉柄端置于患者的骨隆起处。检查时常选择的骨隆起部位有：胸骨、锁骨、肩峰、鹰嘴、尺桡骨茎突、腕关节、棘突、髂前上棘、股骨粗隆、腓骨小头及内、外踝等。询问患者有无震动感，并注意震动感持续的时间，比较两侧有无差别。

（三）复合感觉检查

复合感觉是大脑综合分析的结果，也称皮质感觉，必须在深、浅感觉均正常的前提下，复合感觉检查才有意义。

1. 皮肤定位觉 让患者闭目，检查者用手指或棉签轻触一处皮肤，请患者说出或指出受触的部位，然后测量并记录与刺激部位的距离。正常误差手部小于3.5mm，躯干部小于1cm。

2. 两点辨别觉 以钝脚分规轻轻刺激皮肤上的两点（小心不要造成疼痛），检测患者辨别两点的能力，再逐渐缩小双脚间距，直到患者感觉为一点时，测其实际间距，两侧比较。正常情况下，指尖辨别间距是3~5mm，指背是4~6mm，手掌是8~15mm，手背为20~30mm，后背是40~50mm。检查时应注意个体差异，必须两侧对照（图2-5-4）。

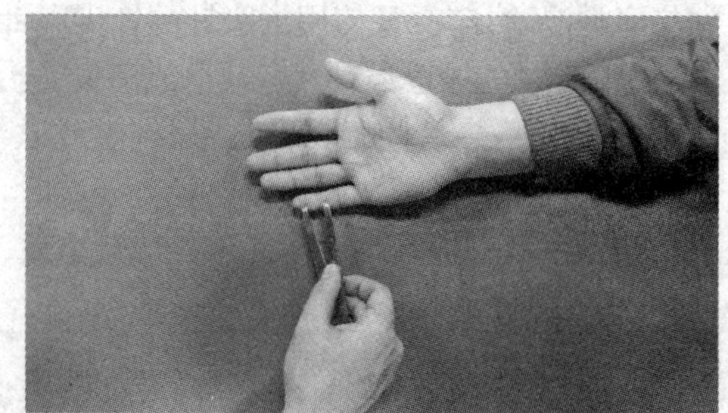

图 2-5-4 两点辨别觉检查

3. 实体觉 患者闭目，将日常生活中熟悉的某物品放于患者手中（如火柴盒、刀子、铅笔、手表等），让患者辨认该物的名称、大小及形状等，检查时应先测患侧，两手比较（图2-5-5）。

体表图形觉 在患者的皮肤上画图形（方、圆、三角形等）或写简单的字（一、二、十等），观察其能否识别，需双侧对照（图2-5-6）。

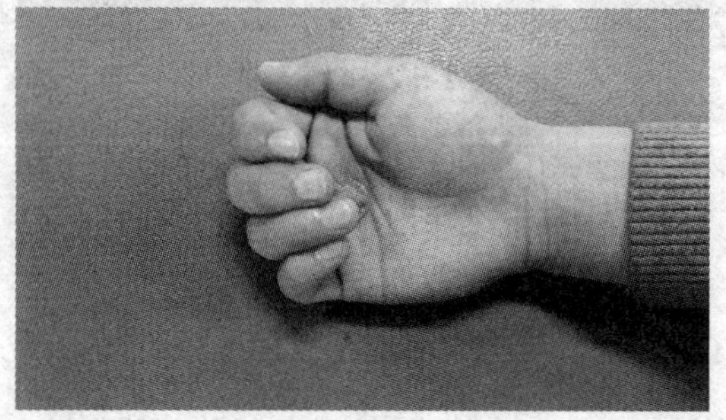

图 2-5-5 实体觉检查

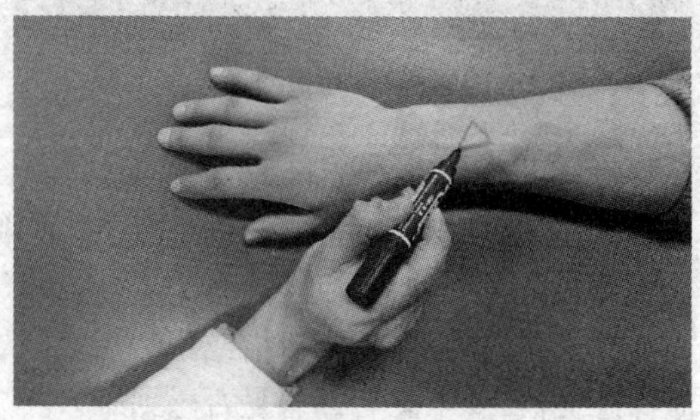

图 2-5-6 图形觉检查

（四）感觉障碍评定

1. 感觉障碍定位诊断　感觉通路受损水平不同，所产生的感觉障碍的分布也各有特点。

表 2-5-3　感觉障碍定位诊断

分型	临床表现	感觉障碍定位（用√标注）
末梢型	四肢末端对称性的各种感觉障碍，呈手套、袜子型分布。	
神经干型	受损神经干所支配区皮肤的各种感觉呈条、块状障碍。	
后根型	常伴有放射性疼痛，即神经根痛。	
脊髓型	脊髓横贯性病变时，可表现受损节段平面以下各种感觉缺失或减退。	
脑干型	交叉性感觉障碍，病灶侧面部感觉障碍和对侧躯体的痛觉、温度觉障碍。	
内囊型	对侧偏身深、浅感觉障碍，常伴有偏瘫和偏盲。	

2. 感觉障碍评定　临床上可采用缺失、减退、过敏、倒错和正常这 5 个指标对感觉障碍进行评定，亦可用感觉障碍评价积分为主要指标，如表 2-5-2 四肢感觉功能评测（Fugl-Meyer 评测法）。

1）感觉缺失：是指在意识清晰的情况下患者对刺激不能感知。

2）感觉减退：对外界刺激的感受性减低，对较强刺激才能感知。

3）感觉过敏：轻微的刺激即引起强烈的感觉，临床表现为患者对一般强度的刺激反应特别强烈和敏感，显得难以忍受。

4）感觉倒错：对外界刺激产生与正常人不同性质或相反性质的异常感觉，如热觉刺激误认为冷觉刺激。

第六节　平衡及协调功能评定

一、平衡概述

1. 平衡　指人体所处的一种稳定状态，当身体受到外力作用或变换姿势而失去重心时能自动地调整并维持姿势的能力。

2. 平衡功能　是指人体在不同的环境情况下（姿势变换、外力干扰等）维持自身稳定性的能力。

3. 支撑面　指人体在各种体位下（卧、坐、站立、行走）所直接接触的接触面，人体站立时的支撑面为两足及两足之间的面积。当身体的质心落在支撑面内，人体就保持平衡；当身体的质心落在支撑面以外时，人体就失去平衡。支撑面大小与人体平衡的维持能力是密切相关，一般来说，支撑面大，稳定性较好，越容易维持平衡；支撑面小，身体质心提高，越不容易保持平衡。

4. 稳定极限　指人站立时身体为了保持平衡能够倾斜的最大角度，稳定极限因人而异，平衡感较好的人稳定极限角度越大，更不容易发生摔倒。

5. 影响平衡的因素　重心的高低、支撑面的大小、支撑面的稳定性、周边环境光线及身体内在因素（前庭系统疾病、本体感觉障碍及视觉障碍等）密切相关。

二、人体平衡的维持机制

人之所以能保持平衡需要三个环节的参与：感觉输入、中枢整合和运动控制。

（一）感觉输入

1. 视觉系统　我们的视觉能提供周围环境、身体运动和方向信息，这也是视觉障碍者或老年人平衡能力降低的原因之一，当身体的平衡因躯体感觉受到干扰或破坏时，视觉系统通过适应性的调整来使身体保持或恢复到原来的位置，从而获得新的平衡。

2. 躯体感觉　平衡的躯体感觉包括皮肤触、压觉和本体感觉。我们足底的皮肤触压觉能收集体重分布情况、身体重心变化等信息以及分布于肌肉、关节及肌腱等处的本体感受器收集随支撑面变化的信息，经深感觉传导通路向上传递至中枢进行整合，然后做出适应性的调整维持平衡。

3. 前庭系统　包括三个半规管，感知人体角加速度运动和椭圆囊、球囊（耳石器）感知的瞬时直线加速运动及与直线重力加速有关的头部位置改变的信息，在躯体感觉和视觉系统正常的情况下，前庭冲动在控制人体质心位置上的作用很小，当躯体感觉和视觉信息输入均不存在（被阻断）或输入不准确而发生冲突时，前庭系统的感觉输入在维持人体平衡方面就变得非常重要。

（二）中枢整合

上述三种感觉信息在包括脊髓、前庭核、内侧纵束、脑干网状结构、小脑及大脑皮层等多级平衡觉神经中枢中进行整合加工，并形成运动的方案。

（三）运动控制

当平衡发生变化时，人体通过三种调节机制来作出适应性的改变，包括踝调节机制、髋调节机制及跨步调节机制。

1. 踝调节机制　是指人体站在一个比较大且很稳定的支撑面上，受到一个较小的外力作用时，身体质心以踝关节为轴进行前后摆动来维持平衡。

2. 髋调节机制　是指人体站在较小的支撑面上，受到一个较大的外力作用时，此时我们的身体质心明显偏离支撑面，为了维持平衡，我们身体需要通过髋关节的屈伸活动来调整身体质心和保持平衡。

3. 跨步调节机制　当外力进一步加大时，我们的身体质心超出其稳定极限，人体为了防止跌倒会启动跨步调节机制，此时我们会快速跨出一步来重新建立身体质心支撑点，使身体重新保持平衡。

（四）特殊平衡反应

1. 保护性伸展反应　当身体受到外力作用时，我们的身体质心发生变化，此时我们的身体会作出保护性伸展反应，一般表现为上肢和下肢的伸展及外展。

2. 跨步及跳跃反应　与跨步调节类似，当外力使身体质心明显偏离支撑点时，为了避免摔倒，身体顺着外力的方向快速跨出一步，建立新平衡的过程。

三、平衡评定目的及平衡分类

（一）平衡评定的目的

通过评定了解评定对象是否有平衡障碍，确定平衡障碍的程度、类型，分析引起平衡障碍的原因，依据评定结果协助康复计划的制订与实施，对平衡障碍治疗训练效果进行评估。

（二）平衡分类

1. 静态平衡　又称平衡功能1级，指人体在没有外力作用下，在睁眼和闭眼时维持某姿势稳定的过程，一般包括坐位和站位平衡。

2. 自我动态平衡　又称平衡功能2级，指人体在1级平衡的基础上作出一些姿势调整时仍能保持平衡状态，例如站立位下进行敬礼，坐位下进食。

3. 他动态平衡　又称平衡功能3级，指人体在外力的作用下仍能保持身体平衡的过程。例如站立位时受到一个较大的推力时还能维持平衡。

四、平衡评定方法介绍

（一）观察法

在静止状态下能否保持平衡。例如：睁、闭眼坐，睁、闭眼站立（即Romberg征），双足靠拢站，足跟对足尖站，单足交替站等，观察其在运动状态下能否保持平衡。例如：坐到站，在不同条件下行走，包括足跟着地走、足尖着地走、直线走、走标记物、走曲线、后退走、侧方走等。这类方法在临床上的记录格式有很多，没有比较统一的格式，下面介绍一些实用性的表格仅供参考，如表2-6-1及表2-6-2，观察法要求患者在一个相对安静的环境下测试，排除干扰，在做平衡测试前给患者示范如何完成活动，静态平衡测试表现描述可包括：患者往哪侧倾斜？需不需要监护下完成？言语提示？单足站立注明哪侧下肢站立？平衡功能几级（三级平衡描述）等，动态平衡测试行走距离可要求其行走3米，走曲线前事先规定好路线，动态平衡测试表现描述可包括：患者往哪侧倾斜？需不需要监护下完成？言语提示？平衡功能几级（三级平衡描述）？等。

表2-6-1　静态平衡评估观察单

项目	保持平衡时间（秒）	静态平衡表现描述
睁眼坐		
闭眼坐		
睁眼站		
闭眼站		
双足靠拢站		
单足站立		

表2-6-2　动态平衡评估观察单

项目	完成情况（是否完成）	动态平衡表现描述
坐到站		

续表

项目	完成情况(是否完成)	动态平衡表现描述
足跟着地走		
直线走		
走曲线		
后退走		
侧方走		

(二)量表法

属于主观评定后的记录方法,其优点是不需要专门的设备,结果量化,评分简单,应用方便。信度和效度较好的量表有 Fugl-Meyer 平衡反应测试、Lindmark 平衡反应测试、Berg 平衡量表测试、MAS 平衡测试和 Semans 平衡障碍分级等。下面简单介绍几个临床常用的量表:

1. Fugl-Meyer 平衡反应测试　Fugl-Meyer 平衡反应测试是由瑞典医生 Fugl-Meyer 等人创立,该量表在临床上应用非常广泛,常用于测试中枢神经系统损伤的偏瘫患者。它主要包含 7 大项:无支撑坐位、健侧展翅反应、患侧展翅反应、支撑下站立、无支撑站立、健侧站立、患侧站立,每一项三个标准,最高分 2 分,最低分 0 分,评分越低平衡越差,评分越高平衡越好。该项评估要求环境安静、光线适中,需借助评估工具:秒表、治疗床,评定时注意加强患者的保护,预防跌倒。具体标准可参考 Fugl-Meyer 平衡量表。

2. Lindmark 平衡反应测试　Lindmark 平衡反应测试由瑞典学者 Birgitta Lindmark 在 Fugl-Meyer 方法上修订而成,1998 年发表,方法更为适用。该量表主要包含 5 大项:自己坐、保护性反应(病人闭上眼睛,从左侧向右侧推,再从右侧向左侧推)、在帮助下站立、独立站立、单腿站立。具体标准可参考 Lindmark 平衡反应测试量表。

3. Berg 平衡量表(BBS)　Berg 平衡量表是由 Katherine Berg 于 1989 年首先报道,此量表临床上应用比较广泛,包括站起、坐下、独立站立、闭眼站立、上臂前伸、转身一周、双足交替踏台阶、单腿站立等 14 个项目,具体为:由坐到站、独立站立、独立坐、由站到坐、床 - 椅转移、闭眼站立、双足并拢站立、站立位上肢前伸、站立位从地上拾物、转身向后看、转身一周、双足交替踏台阶、双足前后站立、单腿站立,此项评估需借助测试工具:秒表或带有秒针的手表 1 块、直尺或带有 5cm、12cm、25cm 刻度的测量尺 1 把,测试所需的椅子要高度适中,一个台阶或一只高度与台阶相当的小凳子。评分结果:共 14 个项目,每个项目最低分为 0 分,最高分为 4 分,评分越高平衡越好,评分越低平衡越差,总分为 56 分,结果分析:0~20 分:平衡能力差,只能坐轮椅;21~40 分:平衡能力可,能辅助步行;41~56 分:平衡能力好,能独立行走;<40 分:预示有跌倒的危险。评估注意事项:测试一般可在 20 分钟内完成,测评者按照以下说明示范每个项目和(或)给予受试者以指导,如果某个项目测试双侧或测试 1 次不成功需要再次测试,则记分时记录此项目的最低得分,具体标准参考 Berg 平衡量表。

4. MAS 平衡功能评测　MAS 平衡功能评测是由澳大利亚学者 Carr 和 Shepherd 提出的运动功能测试方法,总评分 48 分,其中有关平衡功能测定有 12 分,分别是坐位平衡及坐站转移平衡两项,每一项共分 7 个等级(0 分,1 分,2 分,3 分,4 分,5 分,6 分),得分越高平衡越好,得分越低平衡越差。

（三）平衡测试仪

平衡测试系统是利用现代科学技术发展起来的定量评定平衡能力的一种测试方法，平衡测试仪，这类仪器采用高精度的压力传感器和电子计算机技术，整个系统由受力平台、显示器、电子计算机、专用软件构成。通过系统控制和分离各种感觉信息的输入，来评定躯体感受、视觉、前庭系统对于平衡及姿势控制的作用与影响，其结果以数据及图的形式显示，它能精确地测量人体质心的位置、移动的面积和形态，可以评定平衡功能障碍或病变的部位和程度，评价康复治疗的效果，同时，平衡测试仪本身也可以用作平衡训练，用于科研较多。

五、协调障碍评定

（一）协调性障碍

指人体受到疾病影响（如脑血管意外、脑外伤等情况）下，人体进行运动时会出现运动失调、动作僵硬、辨距不良、步态不稳等症状称为协调性运动功能障碍。

（二）协调障碍的分类

一般来说，我们常常会根据病变部位来分类，通常分为小脑共济失调、基底节共济失调、脊髓后索共济失调 3 种，它们分别是由于小脑、基底节、脊髓后索的病变所致。

1. 小脑共济失调　病变部位在小脑，症状主要表现为受试者对运动的速度、距离、力量不能准确估计而发生辨距不良、动作僵硬、行走时步态不规则（步长、步宽及步速不规则变化）、容易发生跌倒。

2. 基底节共济失调　病变部位在基底节，此类病变主要表现为肌张力及随意运动功能控制障碍，如在进行某一项活动时出现肢体抖动、肌张力过高或低下、随意运动减少或不自主运动增多（如舞蹈症、手足徐动）。

3. 脊髓后索共济失调　病变部位在脊髓后索，此类受试者主要表现运动觉及位置觉的障碍，人体不能辨别肢体的位置和运动方向，所以往往患者在行走时会出现随意迈步且不规则，落地不知深浅，抬足过高或拖地，而且有时患者需要用视觉来代偿，总是低头走路，生怕跌倒。

（三）协调评定的目的

1. 评定肌肉或肌群共同完成一种作业或功能活动的能力。
2. 帮助制订治疗计划和确定治疗目标；为制定改善协调的运动疗法方案提供依据。
3. 帮助确立一些改善运动质量的方法。

六、协调障碍常用评定方法

（一）观察法

观察受试者在各种体位和姿势下的启动和停止动作是否准确、运动是否平滑、顺畅，有无震颤，观察受试者的日常生活活动，并通过与健康人比较，判断受试者是否存在协调功能障碍。

（二）协调试验

主要包括指鼻试验，指耳试验，指指试验，对指，粗大抓握，轮替试验（前臂旋前 / 旋后），跟膝胫试验，足趾触检查者手指等，试验评分标准：5 分——正常，4 分——轻度障碍，能完成指定的活动，但速度和熟练程度比正常稍差，3 分——中度障碍，能完成指定的活动，但协调缺陷极明显，动作慢、笨拙和不稳定，2分——重度障碍，只能发起运动而不能完成，1分——不能活动。

1. 指鼻或指耳试验 受试者肩外展一定角度（一般为90°），肘伸直，患者以正常速度用示指指自己的鼻子或耳朵。

2. 指指试验 受试者双肩外展一定角度，肘伸直的情况下开始进行左手示指触碰右手示指的动作。

3. 对指试验 受试者肩关节不前屈情况下，肘关节屈曲90°时，拇指与其他四指触碰。

4. 粗大抓握 受试者用力握拳并松开练习。

5. 轮替试验 受试者肩关节不前屈情况下，肘关节屈曲90°时做前臂掌心朝上及朝下翻转动作。

6. 跟膝胫试验 受试者仰卧位，一侧足跟抬起做出触碰另一侧膝盖，然后沿着胫骨下移，见图2-6-5。

足趾触检查者手指 受试者仰卧位，然后用脚趾触碰检查者手指。

（三）协调障碍评估记录标准

临床上协调障碍评估记录方法有很多，大都不统一，下面介绍一个协调障碍评估记录表供大家使用，见表2-6-3。

表2-6-3 协调障碍评估记录单

姓名： 性别： 年龄： 科室床号： 住院号： 诊断：

协调障碍分类：小脑共济失调、基底节共济失调、脊髓后索共济失调，属于________

协调试验情况如下：
指鼻试验________分，指指试验________分，指耳试验________分，对指________分
轮替试验（前臂旋前/旋后）________分，反弹试验________分，交替足跟至膝和足趾________分
跟膝胫试验________分，足趾触检查者手指________分，其他：

总分：

评估者签名： 评估日期：

第七节 认知功能评定

一、概述

认知是一种信息的获取、再组织到运用的过程，它是机能和智力共同协作的过程。认知的过程中，大脑起了至关重要的作用，这个过程中还调动了注意力、思维能力、记忆力等能力。而一些器质性病变，如脑外伤、中风等引起的病人在记忆力、注意力和思维能力等方面的机能障碍被称为认知障碍。

（一）概念

1. 认知 狭义的认知指的是对事物的认识，广义的认知是人对外界信息的获取、编写、再获取和运用的过程，实际上这个过程就是信息从输入到输出的心理过程，该过程最后生成

的判断往往与人们的积极或消极心境相关。

2. 认知功能障碍 认知功能障碍指的是脑部组织的损伤引发的言语、记忆、计算、理解等功能受损后对个体日常生活或社交能力造成的障碍。

（二）认知功能障碍的评定流程

认知功能评定常用于了解脑损伤的部位、性质、范围和对心理功能的影响。确定脑损伤后造成了哪些认知障碍，确立脑功能与行为之间的关系，为诊断、康复计划的制订、治疗效果的评估、能力的鉴定等提供依据和帮助。

1. 确认患者意识是否清楚 采用 Glasgow 昏迷量表来评定患者的意识障碍程度。

2. 认知功能障碍的筛查 首先，使用 Glasgow 昏迷量表确定患者意识清楚的情况，其次，使用简易精神状态检查量表对患者进行检测，确认患者是否存在认知功能障碍。

3. 认知功能的特异性检查 根据认知功能筛查的结果，初步确定患者可能存在的某种认知功能障碍，并对这种认知障碍进行有针对性的评定，如视觉失认、单侧忽略、结构性失用等。

4. 成套认知功能测验 认知功能较全面的定量评定，常用 HRB 神经心理学成套测验和 LOTCA 认知功能的成套测验。

二、常见的认知功能障碍评定方法

1. 意识状态的检查 最常使用的是格拉斯哥昏迷量表（GCS），在几乎所有的神经损伤类教科书上，都可以查找到该量表的使用方法，GCS 总分为 15 分，12 分以上为轻度损伤，9~11 分中度损伤，8 分以下为重度损伤，预计功能恢复较差。≥9 分表示无昏迷，≤8 分表示有昏迷，数值越低，表示病情越严重。GCS 评分 =E 分 +M 分 +V 分，患者 GCS 总分达到 15 分时才有可能配合检查者进行认知功能评定。

2. 认知障碍的筛查 一般使用简明精神状态检查（MMSE），是应用最广的认知功能障碍的筛查工具，其中包括时间定向、地点定向、语言即刻记忆、注意力和计算能力，短程记忆、物体命名、语言复述、阅读理解、语言理解、言语表达和图形描画等内容。

该项检查总分 30 分，评定时间为 5~10 分钟。根据患者的文化程度划分认知障碍的标准，一般文盲≤17 分，小学文化≤20 分，中学文化≤24 分，若所得分数与其实际文化水平不符，则考虑存在认知功能障碍，需进一步检查。

MMSE 表一共有 30 个题目，其中 1~5 题测试时间定向力，6~10 题检测地点定向力，11~14 题测试复述能力，15~16 题测试辨认能力，17~21 题测试计算能力，22~24 题测试记忆能力，25~28 题测试理解能力，29 题测试表达能力，30 题测试结构模仿能力，如答错可对其错题的对应能力进行单项检测。

三、认知功能障碍的特异性检查

（一）注意障碍评定

注意与意志活动周围的主动适应紧密联系，与个人的思想、情感、兴趣和过往的经验有关，注意是所有认知功能形成的基础，根据参与器官的不同，可以分为视觉注意、听觉注意等。

1. 视觉注意评定

（1）视跟踪：用手电筒打光，让受试者目光追随光源，光源做上下左右移动，每跟随对一个方向记 1 分，满分为 4 分，如果受试者无法跟踪某方向的光源，则代表该方向存在注意障碍。

（2）形态辨认测验：要求受试者临摹画出垂线、圆形、正方形和 A 字型各一图（图 2-7-1）。每项记 1 分，正常为 4 分。

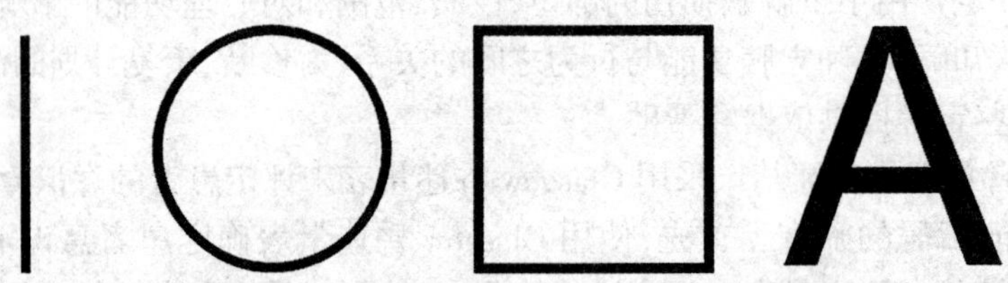

图 2-7-1 临摹垂线、圆形、正方形和 A 字型

（3）删字母测验：要求受试者以最快速度划去字母列中的 C 和 E（测试字母应按采用统一字体和格式）。100 秒内划错多于一个为即为注意有缺陷，以下为字母删除测验样本，使用者可以根据情况，自行安排字母删除表，打印的字母删除表，字体可以大些，格式让人能够容易看清楚，删除操作时不容易出错。

BEIFHEHFGICHEICBDACBFBEDACDAFCIHCFEBAFEACFCHBDCFGHE
CAHEFACDCFEHBFCADEHAEIEGDEGHBCAGCIGHHCIEFHICDBCGFDE
EBCAFCBEHFAEFEGCHGDEHBAEGDACHEBAEDGCDAFCBIFEADCBBAC
CDGACHEFBCAFEABFCHDEFCGACBEDCFAHEHEFDICHBIEBCAHCHEF
ACBCGBIEHACAFCICABEGFBEFAEABGCGFACDBEBCHFEADHCAIEFE
EDHBCADGEADFEBEIGACGEDACHGEDCABAEFBCHDACGBEHCDFEHAI

2. 听觉注意评定

（1）听认字母测试：以一秒一个的速度将 60 个无序排列的字母念给受试者，其中包含 10 个指定字母，要求受试者听到指定字母时举手，举手 10 次为正常。

（2）背诵数字：以每秒 1 个字的速度念一列数字给受试者听，要求立即背诵。从两位数开始至不能背诵为止。背诵少于 5 位数考虑听觉注意障碍，例如：

2 位数 28

3 位数 376

4 位数 2971

5 位数 42 859

6 位数 619 475

7 位数 6 827 423

8 位数 58 192 647

9 位数 527 184 963

（3）词辨认：向受试者播放一段短文录音，其中会出现指定的同一词（例如“狗”）10 次，要求受试者听到此词时举手，举手 10 次为正常。

（4）听跟踪：受试者闭上双眼，在受试者的左、右、前、后及头上方摇铃，要求其指出对应的方位。每个位置记 1 分，5 分即为正常。

(5) 声辨认

1) 声识认:向受试者播放一段有鸟鸣声、钢琴声、蝉鸣声和击鼓声的录音,要求听到击鼓声时举手,击鼓声出现5次,举手5次为正常。

2) 在嘈杂背景音中辨认词,播放一段话语录音,但录音中有喧闹的背景音,要求受试者听到指定的同一词(例如"蝴蝶")时举手,该词出现8次,举手8次为正常。

(二) 记忆障碍评定

记忆是人脑能记住过去经历过的事物,并能够再现和回忆,或者能够再次识别的一种能力,记忆功能障碍可见于各类脑损伤、衰老和心理疾病等,评定记忆障碍的方法和工具很多,在基层康复临床,建议使用以下方法。

1. 记忆功能障碍筛查法　记忆功能障碍的筛查,建议使用临床表现筛查法,对于正常成年人,只要出现以下情况,即需要考虑有记忆障碍,并需要进一步对其进行记忆功能评定:

(1) 难以学会大家都容易使用的新电器、手机或家具的新功能,完成学业困难。

(2) 工作状态差,效率低下,甚至无法完成工作。

(3) 常常自我感觉容易忘记事情、忘记名字、忘记密码等。

(4) 反复询问同一件事情或反复交代的事情,经常性遗忘。

(5) 让受试者大声念"鸡蛋、跑道、堡垒、牙痛、淹死、婴儿、熔岩、纯粹、选举、剥夺、真实"等单词,并尽量记住,挪开字卡后复述,记下正确的,提醒遗漏的,然后重试,直至一次能完全记住为止,正常人6次即能记住,超过6次即考虑有记忆障碍。

2. 简单的记忆功能测验方法

(1) 数字广度测验:采用顺序或倒序背诵一组数字的方法,由测验者按照一定要求,把数字进行排序,然后念给受试者听,让他背诵,一般正常成年人能够背诵5~8位数字,少于5位,为记忆障碍。该方法不但可用于评定短时记忆能力,还可以作为训练时评定效果的方法,常用的数字广度测验表,在许多地方都可以查找到。

(2) 词汇测验:测试者制作四组词汇,每组词汇为一类,测验时,分别从4组中各选择一个,确保词汇不相关,并以1个每秒的速度念给被试者听,要求其立即复述,正常者能答对3~4个,重复5遍均不能答对者为异常,只能说出1个甚至1个都不能说出,为记忆障碍,主要用于短时记忆障碍评测,如下为示例词组:

第一组:牡丹花、菜花、菊花、太阳花、迎春花、绿萝、喇叭花

第二组:眼药水、红霉素、土霉素、清凉油、保济丸、膏药、胶囊

第三组:足球场、篮球场、田径场、高速路、客车、自行车、滑板

第四组:大白菜、萝卜、黄瓜、西红柿、土豆、羊肉、鸡蛋、火腿

(3) 韦氏记忆量表(WMS):仅可用于7岁以上儿童及成人,一般用于长时记忆障碍的评定。检查方法详见表2-7-1　韦氏记忆量表测试项目、内容和评分方法。

表2-7-1　韦氏记忆量表测试项目、内容和评分方法

测试项目	内容	评分方法
A. 经历	提出以下问题: 1. 你的小学在哪里就读? 2. 你是用什么交通工具来的?	每回答正确一题计1分

续表

测试项目	内容	评分方法
A. 经历	3. 你昨天中午吃了什么? 4. 你今年几岁? 5. 请说出一位你朋友的名字?	
B. 定向	提出以下问题: 1. 你知道今年是哪一年吗? 2. 你知道现在是几月份吗? 3. 今天是星期几? 4. 你现在是在哪个地方? 5. 这个城市叫什么名字?	同上
C. 数字顺序关系	1. 1—100,从1起顺数至100。指导语:我要你从1起数到100,要快,又不要错,现在开始。 2. 100—1连续倒数。指导语:我要你从100倒数到1,如100、99、98……一直往下,不要错,又要快,现在开始。 3. 累加 指导语:我要你从1起,每次加3,如1,4,7,10……一直数下去,到我说止时停止。	限时计错、计漏或退数,按次数扣分 同上 分别按计分公式算出原始分
D. 再认	指导语:这里有8个内容,有图、有字、还有符号,让你记30秒,然后要你在另外一卡上找出8个看过的东西来。	根据受试者再认内容与展示内容的相关性分别计2、1、0分或-1分,最高分15分
E. 图片回忆	这里有20张图片,这些你都会认识的,要你记住,看1分30秒后,我拿走图,要你把记住的讲给我听。现在开始看(准备两套每套20张的图片)。	正确回忆计1分、错误扣1分,最高得分为20分
F. 视觉再生	每套图片有3张,每张上有1至2个图形,呈现10秒后让受试者画出来。	按所画图形的准确度计分,最高分为14分
G. 联想学习	指导语:这里有10对词,我念给你听,并给你看,如东—西,金—银,我念完10对后,便只念第一个词,如"东"你应该回答"西",懂吗?以后我念"金",你应该回答什么? 水果—梨子 铅笔—纸张 温暖—快乐 工厂—学校 鱼—蚂蚁 南方—北方 勇敢—和气 鞋子—帽子 农民—土地 皮带—牙刷 联想学习第一遍 1南方 2铅笔 3勇敢 4水果 5农民	5秒内正确回答1词计1分,3遍测验的容易联想分相加后除以2,与困难联想分之和即为测验总分,最高分为21分

续表

测试项目	内容	评分方法
G. 联想学习	6 鱼　7 鞋子　8 温暖　9 皮带　10 工厂 联想学习第二遍 1 农民　2 温暖　3 勇敢　4 水果　5 工厂 6 皮带　7 鞋子　8 鱼　9 铅笔　10 南方 联想学习第三遍 1 铅笔　2 农民　3 勇敢　4 水果　5 皮带 6 南方　7 鱼　8 工厂　9 温暖　10 鞋子	
H. 触觉记忆	使用一副槽板，上有 9 个图形，让受试者蒙眼用利手、非利手和双手分别将 3 个木块放入相应的槽中。再睁眼，将各木块的图形及其位置默画出来。	计时并计算正确回忆和位置的数目，根据公式推算出测验原始分
I. 逻辑记忆	3 个故事包含 14 个、20 个和 30 个内容。主试者将故事讲给受试者听，为了使受试者容易听懂，同时让受试者看卡片上的故事，讲完后即要受试重复，统计回忆内容。对有困难的受试者，可用每套的甲乙两故事，一般用乙丙两个故事。 故事甲：小张是一个男孩，今年 9 岁，住在板桥公社双溪大队，和邻居小赵一起上学。小张读二年级，小赵读三年级。 故事乙：从前有一个王，要他的臣子在明天上朝时献上公鸡蛋。臣子很着急，因为知道没有公鸡蛋。臣子有一个儿子，十二岁，知道此事，安慰了父亲，自己去见王，对王说父亲在家正要生孩子了，所以不能上朝。王很生气，说男人哪能生孩子？儿子说你既知男人不能生孩子，那为什么要公鸡蛋？王知理屈，便不再提公鸡蛋了。 故事丙：从前有一个农夫，有两个儿子，大儿子种田，小儿子放羊。一天下午，小儿子在山上呼救，父亲赶到，不见儿子，非常伤心。拿着猎枪，四处寻找，寻了三天，最后见到一只老虎，坐在茅草中，一动不动，农夫急忙瞄准，正要开枪，不料脚未站稳，跌倒在地。他想这回完了，老虎还是不动，仔细一看，老虎是死的。	回忆每一内容记 0.5 分。最高分：(甲 + 乙) ÷ 2=17 分，(乙 + 丙) ÷ 2=25。 最高分和最低分为 25 分和 17 分。 故事甲：小张、男孩、9 岁、板桥、公社、双溪、大队、邻居、小赵、上学、小张、二年级、小赵、三年级，共计 14 个内容。 故事乙：王、臣子、明天、公鸡蛋、着急、没有、儿子、十二、知道此事、安慰、自己、父亲、生孩子、不能、生气、男人那能、既知、为什么、理屈、不再提，共计 20 个内容。 故事丙：农夫、两、儿子、种田、放羊、下午、在山上、呼救、父亲、赶到、不见、伤心、猎枪、寻找、三天、见到、老虎、坐、茅草、不动、瞄准、开枪、脚、未站稳、跌倒、想、完了、还是不动、一看、死，共计 30 个内容。
J. 背诵数目	1. 顺背　指导语：我念一个数目，你仔细听，当我念完以后你就照着说；听，7—3—8，你说。 4 位数 6439 5 位数 42 731 6 位数 619 473 7 位数 5 917 423 8 位数 58 192 647 9 位数 527 184 936	以能背诵的最高位数为准，顺背和倒背最高分分别为 9 分和 8 分，共计 17 分

续表

测试项目	内容	评分方法
	2. 倒背　指导语:我现在再念一数,你听后要倒过来念,如我说 4~7,你便说 7~4,懂吗? 我说 5~8,你应怎么说? 3 位数 263 4 位数 3279 5 位数 15 286 6 位数 539 418 7 位数 3 129 365 8 位数 91 648 315	

评价指标:将 10 个分测验的分数,进行累计,即可得到相应的记忆分数,可以单项评定,例如定向记忆分,逻辑记忆分,图片记忆分,并进行相关的训练前后比较,也可以用总的记忆分数,在治疗前后,比较效果

(4) 临床记忆量表:临床记忆量表主要用于成人(20~90 岁);该量表分为有文化和无文化两部分,有两套正常值,两套性质相同、难度相当,便于前后比较。

1) 具体检查步骤,包括 5 个分测验,具体如下:①指向记忆:每套包括两组内容,每组有 24 个词,如苹果、西瓜等,其中 12 个词属于同类,如水果类、动物类等,要求受试者识记。另外有 12 个与上述词接近的词,不要求识记。将以上 24 个词混在一起,随机排列,用录音机播放。第一组词播放完后要求受试者说出要求识记的词,间隔 5 秒后,测试第二组词。②联想学习:每套包括 12 对词,其中容易联想与不易联想成对词各 6 对,12 对词随机排列,用录音机以不同顺序播放 3 遍,每遍播放后主试者按另一顺序念每对词的前一词,要求说出后一词。③图像自由回忆:每套包括两组黑白图片各 15 张,内容都是常见和易辨认的东西。将第一组图片随机排列,每张看 4 秒,间隔 2 秒,15 张看完后要求立即说出图片内容。间隔 5 秒后,再测验第二组图片。④无意义图片再认,每套有识记图片 20 张,内容为封闭或不封闭的直线或曲线图形。另有再认图片 40 张,包括与识记图片相同或相似图形各 20 张。将识记图片给受试者看,每张 3 秒,间隔 3 秒,20 张看完后以随机顺序看再认图片,要求指出看见过的图片。⑤人像特点回忆:每套有黑白人头像 6 张,随机排列让受试者看,同时告知其姓名、职业和爱好共 2 遍,每张看 9 秒,间隔 5 秒。6 张看完后,以另一顺序分别呈现,要求说出各人头像的 3 个特点。

2) 评价指标:a. 上述第①、②、③、⑤项均以正确回答数量计分;第④项再认分 =(正确再认数 - 错误再认数) × 2;b. 将 5 个分测验的粗分分别查对"等值量表分表"换算成量表分,相加即为总量表分。根据年龄查对"总量表分的等值记忆商(MQ)表",可得到受试者的 MQ。

3) 分级标准:记忆商可以划分七个等级:130 以上为很优秀、120~129 为优秀、110~119 为中上、90~109 为中等、80~89 为中下、70~79 为差、69 以下为很差,以此衡量记忆水平。

(三) 知觉障碍的评定

知觉障碍,指对各种感觉输入进行识别、分析、整合,在大脑形成一个完整印象的过程,包括对自身躯体和外界事物特性的识别、对方向、空间关系的辨别等。

1. 失认症　指感觉无明显障碍的情况下,对事物、人体的辨识能力的出现的障碍。

(1) 触觉失认:在桌子上摆放铅笔、纽扣、石头、小刀、硬币等,让病人闭上双眼用手触摸一件物品,仔细触摸辨认是什么物品后放回原处,睁开眼睛辨识刚刚触摸的物品,能够正确辨认的为正常。

1) 辨质觉:用大小形状完全相同但材质不同的几个木块让患者闭眼触摸和辨认。

2) 形态觉:用同等材质不同形状的积木让患者闭眼触摸和辨认。

3) 实体觉:给出纽扣、石头、硬币等给患者闭眼辨认,并要求说出对应的名字。

(2) 听觉失认:给患者播放环境音(如火车声、鸟鸣声)、乐曲(如钢琴曲、琵琶曲)、语音(如老人和孩子的声音、外语和汉语的字词句),让患者进行辨认,辨认正确则为正常。

(3) 视觉失认:

1) 颜色失认:病人无法通过视觉辨认物体,单可以通过听觉或嗅觉来辨别确认。可以采用以下方式来进行评定:①给出多组颜色,让病人把相同的颜色进行配对;②按轮廓填色:给出梨、月亮、国旗等图案的轮廓,让病人进行填色,填涂正确则为正常;③医生口头说出颜色,让患者在色卡当中指出对应的颜色。

2) 物品失认:①将棉签、笔、牙签等相同物品配对:如筷子、书签、笔等各两只,混在一起,让患者把相同物品分开;②按物品用途分组,如筷子—碗,墨水—钢笔;③桌上摆放钥匙、铅笔、纸等物品,说出其中一种物品让患者指认;④给出指令"穿鞋子",若能按指令正确使用物品则为正常。

3) 形状失认:把不同形状的塑料片各 2 个放在患者面前,让患者对其进行配对。

4) 面容失认:将患者的好友或亲人的照片与名字摆在患者面前,让患者将照片与名字进行配对。

5) 视空间失认:①了解患者是否有经常碰撞物体、迷失方向等问题;②重叠图试验,让患者观察重叠图,并说出是由哪些物品重叠组成的。

(4) 单侧忽略:中枢神经损伤的患者,常常对躯体一侧出现"忘记""忽略"的表现,甚至包括对单侧的人、物、声音、事情均难以注意到的特征,称为单侧忽略,这类患者可以进行以下检查以确定其程度,并为治疗效果提供依据。

1) Albert 划杠测验:该测验是由 40 条 2.5cm 长的短线在不同方向有规律的分布在一张 16 开白纸的左、中、右,让患者将线条全部划掉(图 2-7-2)。无忽略:漏划 1 或 2;可能忽略:漏划 3~23;单侧忽略:漏划 >23。

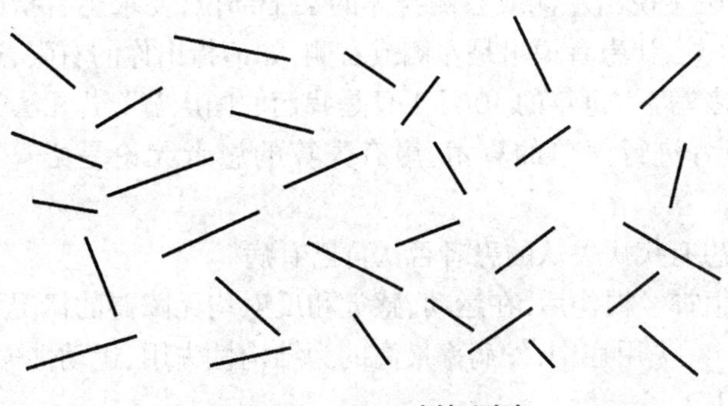

图 2-7-2 Albert 划杠测验

2) 删字测验:让患者在一连串无规律的字母或数字中删掉指定的字母或数字,患有单侧忽略的病人会漏划一侧的字母或数字。

3）绘画测验：给患者房子、花或时钟的图片让患者仿照图片进行绘画（如图 2-7-3）。患有单侧忽略的病人在绘画的过程中会出现一侧明显漏划或失真。

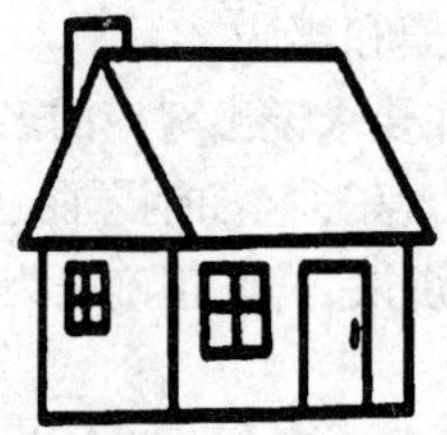

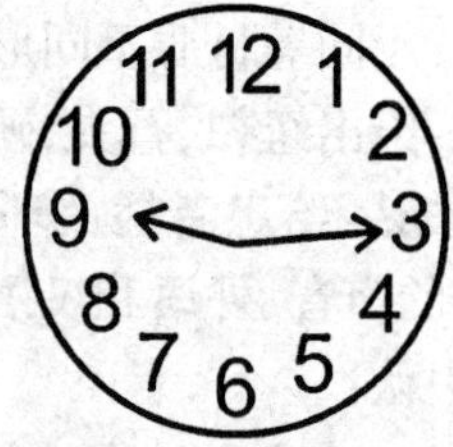

图 2-7-3 绘画房子、花、钟表

4）平分直线测验：在纸上无规律地排列着 20 条直线，且左右分布的方式不同（图 2-7-4），让患者给这些直线点出中点，若点出的中点偏离超过 10% 则为阳性，如果单侧忽略 2 条则为阳性。

图 2-7-4 平分直线测验

5）朗读测验：给患者一篇短文进行朗诵，空间阅读障碍的患者会在另起一行时表现出困难，常常会遗漏左边的文字，在阅读数字，特别是数字增多时也会出现这种情况。

6）书写测验：忽略症患者在抄写一段文字的时候会表现出空间书写困难。

注意：以上所有的测验都应该将纸张放在患者的正前方，不得暗示。

（5）手指失认：在患者清楚各个手指名称的前提下，医生说出左侧或右侧的某一手指，让患者举起对应的手指，如请伸出你的中指，一般示指、中指、无名指容易出错误。

（6）左右失认：医生说出左侧或右侧身体的某个部位，要求患者指出对应的部分，或者医生指出患者的某一处，让患者说出是左侧或右侧，如请指出你的右眼，这是你的哪侧耳朵。

（7）失写：让患者写下“每年的 10 月 1 日是我们的国庆节”，若无法完成则为阳性。

（8）失算：让患者进行简单的算术，患有失算的患者无论是心算或者笔算都会出现差错。

（9）疾病失认：患有疾病失认的患者否认自已有病。

2. 失用症 中枢神经损伤后，在运动、感觉和反射均无障碍的情况下，不能按命令完成原先学会过的动作。在失用症中，发病率最高的为结构性失用、运动性失用和穿衣失用。

（1）结构性失用

1）临摹立方体：患者无法绘画或临摹立方体。

2）用火柴棒拼图：给患者展示火柴棒拼成的图形，患者无法模仿拼出该图形。

(2) 穿衣失用:患者无法给玩具娃娃穿衣服,或者无法在正常时间内完成自己穿衣服或系鞋带等动作。

(3) 运动性失用:患者在无指令的情况下可以完成梳头、洗脸、鼓掌,吹口哨等上肢动作,但在有指令的情况下无法执行此类动作。

(4) 意念性失用:让患者完成诸如拿起牙膏、打开牙膏盖、拿起牙刷、将牙膏挤在牙刷上、刷牙的一系列动作,若患者发生动作的顺序出现混乱,则为阳性。

需要注意的是以上所有动作都必须是患者遵照指令完成的,而不是自动完成或者模仿他人完成的。

四、成套认知功能的评定

成套认知的评定,是对认知功能的全面评定,前人经过大量工作,制作了一些系统化的工具,对认知功能的各个方面,一次性进行评估,避免了认知功能单项评定的繁琐和容易遗漏的缺陷,比较经典的是 HRB 神经心理成套测验及 LOTCA 认知功能的成套测验。

1. HRB 神经心理成套测验　HRB 神经心理成套测验的评定指标见表 2-7-2　HRB(A)-RC 各分测验,包括:

(1) 划界分值和损伤指数

1) 划界分值:每个分测验有划界分值,用以确定受试者的测验成绩属于正常或异常范围。6 个分测验 9 个变量的划界分值。划界分值与年龄性别有关。

2) 损伤指数:损伤指数(DQ)计算公式如下:

损伤指数(DQ)=(划入异常的测验数)/(测验总数)

(2) 定性与定位

1) 定性:指确定有无脑器质性损伤。有脑器质性损伤的参数指征是:① DQ 在划界分值以上;②感知检查也有多次阳性发现;③失语检查有发现;④ WAIS 及 WMS 中测得 IQ 和 MQ 都低,与以往的学习工作成绩不相符。

2) 定位:确定脑损伤在何侧或是否是弥漫性的。

表 2-7-2　HRB(A)-RC 各分测验

分测验名称	方法
(1) 优势侧	测定利手、利足、利眼
(2) 失语甄别	测验命名、临摹、书写、心算、复述等
(3) 握力	用握力计测左、右手的握力
(4) 连线	纸上多个小圆圈,标有数字或字母顺序,要求按数字顺序或字母顺序交替画线连接
(5) 触摸操作	蒙眼,用利手、非利手和双手将各种形状木块嵌入相应柄板中;睁眼,画出木块形状及位置
(6) 节律	30 对节律音响逐对出现,要求分辨每对中的两次音响的节律是否相同
(7) 手指敲击	先利手后非利手,用示指尽快敲击一个按键
(8) 语言直觉	用四声发音,要求从字卡上把数个发音相似的词中选出

续表

分测验名称	方法
(9) 范畴	根据分类、例外等规律,对看到的图形按数字键,对正误判断有不同声音作反馈
(10) 感知觉	检查触觉、听觉、视觉、手指失认、指尖识数及触摸辨认

2. LOTCA 认知功能的成套测验 LOTCA 成套检测法包括 4 个方面 20 项,4 个方面是定向、知觉、视运动组织和思维运动;测验项目、测验方法见表 2-7-3 LOTCA 各分测验项目、方法。

表 2-7-3 LOTCA 各分测验项目、方法

测验类别和名称	方法
Ⅰ. 定向	
1. 时间与地点定向	问患者当时所在地点?医院?城市?家庭住址?靠近家的大城市?问患者日期?星期几?不看钟表估计时间,住院有多久?
Ⅱ. 知觉	
2. 物体(视)鉴别	让患者辨认椅子、茶壶、表、钥匙、鞋、自行车、剪刀、眼镜 8 种日常用品的图片。
3. 形状鉴别	让患者分辨正方形、三角形、圆形、矩形、菱形、半圆形、梯形、六角形 8 种形状。
4. 辨认重叠的图形	让患者认:①香蕉、苹果、梨;②锯、钳、锄三者重叠在一起的图形。
5. 辨认重要特征不明显或不完整的物体	指出:①小汽车前的挡风玻璃;②电话的后面;③锤子的侧面。
6. 空间知觉	让患者分辨左和右;坐在他前面医生的左和右;铅笔和小盒(笔放在小盒的前、后或内、外)。
7. 运用	让患者:①模仿检查者的动作;②表演刷牙动作;③用手势表达检查者提出的动作。
Ⅲ. 视运动组织	
8. 复绘几何图形	让患者复绘:①圆;②三角;③菱形;④立方形;⑤复杂图形。
9. 复绘二维图形	让患者复绘一幅复杂的平面图:此图下方为两个并列的三角形,其间嵌入一斜置的正方形,三者合成为一个大三角形,此三角形顶部接一个小圆形。
10. 插板拼图	让患者在一块 100 个洞孔的塑料插板上,用 15 个塑料插钉插出一个斜置的三角形。
11. 有色木块图设计	让患者用五种颜色(黄、橙、绿、蓝、红)的积木九块,切出检查者给出的模型。
12. 无色木块图设计	让患者用 7 块积木砌出检查者给出的图形。
13. 拼图	让患者将一个一分为九的蝴蝶片拼成一只蝴蝶。
14. 绘钟面	给出一个圆,让患者绘出长短指针指在"10:15"上的钟面(含标明时间的数字)。
Ⅳ. 思维运作	
15. 范畴检查(物体性)	让患者将火车、直升机、电话、缝纫机、剪刀、铅笔、锤子、飞机、自行车、小汽车、轮船、针、螺丝刀、帆船 14 种物品,按不同原则分类。

续表

测验类别和名称	方法
16. Riska有组织的形状分类	让患者将深棕色、浅棕色、奶色的扇形、箭头形、椭圆形塑料片,按自己的意图分类。
17. Riska有组织的形状分类	与16相仿,所不同的是让患者按检查者出示的分类方式分类。
18. 图片排列A(图形性序列测验)	给患者5张某人上树摘苹果的图,次序打乱,让患者排成合乎逻辑的顺序。
19. 图片排列B	给患者6张某人扫树叶,然后树叶被风刮走的图,让他排成合乎逻辑的顺序。
20. 几何推理(几何性序列测验)	给患者看一组按规律变化的几何图,再让他看一系列未完成的几何图,让他完成。

LOTCA认知功能的成套测验:20项检查每一项得分4或5分,其中第15、16、17项最高得分5分,其余最高分均为4分
注:认知功能成套测验项目较多,根据患者情况评价也可分几次进行

第八节 言语功能评定

一、概述

语言治疗是康复医学的组成部分,言语治疗学是对各种语言障碍和交往障碍进行评价、治疗和研究的专业学科。直接从事言语治疗工作的人称为言语治疗师或语言治疗师。言语治疗在发达国家已有半个多世纪的历史,目前该领域已形成完整的教育体系,在我国,言语康复工作开始于20世纪80年代末到90年代初,三十年来,取得了许多进展,言语功能的评定,被广泛运用于康复临床当中。

(一)言语与语言

1. 言语　言语(speech)通常是指说话的能力,是将语言变成声音(口语)的一种转换,是一种通过口腔、咽喉结构和呼吸器官产生声音实现交流的运动活动和实际过程。言语是语言的重要组成部分,只有发出声音,才能使用口语语言。言语的产生包括呼吸、发声、共振、构音及韵律。言语的形成,主要是由肺部喷出气体,经气管进入声道,形成声音。声道包括:喉、声带、咽、舌、软腭、硬腭、牙和唇。代表性的言语障碍是构音障碍(dysarthria),临床上最多见的是假性延髓性麻痹所致的构音障碍。

2. 语言　语言(language)是人类最重要的交际工具和认知功能之一,语言不像言语那样可感觉到,它是感觉不到的。语言存在于人们的心里,它是一种包含了口语、书面语、手势语和体态语等交流符号的富有创造力的沟通系统。语言活动有四种形式,即口语表达、口语理解、阅读理解和书写表达。代表性的语言障碍是失语症和语言发育迟缓。

(二)言语产生的机制

1. 当说话者向听者传递某一信息时,第一步是神经系统对信息进行加工处理,转变成语言代码,并负责控制与语言产生有关的肌肉协调工作。

2. 呼吸器官呼出足够的气流,促使声带产生振动,声道形状发生变化,以启动发声。

3. 气流通过声门(声带间的通道)时,其压力的大小决定声音的强弱。声带的长短和颤

动影响音调的高低。

4. 口鼻咽使声音精细化。

5. 耳部中听觉系统会将个体发出的语音转换成神经传导讯号，因此言语者可以对自己所说的话进行反馈。

（三）语言的特征

1. 语言的基本特征　人类区别于其他物种最为独特的技能，就是能用语言表达自己想要的并让别人理解自己。人类语言的基本特征：单位的明晰性、任意性（arbitrariness）、结构的二层性、开放性、传授性以及不受时间、地点和环境的限制。

2. 脑语言中枢　经典的语言中枢　运动性语言中枢（Broca 区，前言语区）：额下回中部（44 区、45 区）；听觉性语言中枢（Wernicke 区，后言语区）：颞上回后部（22 区）；书写中枢：额中回后部；阅读中枢：顶叶角回。

3. 其他语言中枢　连接 Broca 区与 Wernicke 区的弓状束；枕颞叶交界区；颞顶叶交界区；顶枕叶区；中央后回下部；左颞区中部。

二、言语语言障碍的评定

（一）言语语言障碍的分类

言语障碍临床上以大脑损伤引起的失语和言语障碍最为多见，也最为复杂。言语障碍的分类可按言语组成的四大要素来划分，即：发声障碍、构音障碍、语言异常（多见于失语症）、流畅度异常（如：口吃）；也可根据言语行为的解剖生理学基础以及言语行为的心理学结构来判断言语障碍的性质，大致可分为：失语症、构音障碍、心理和精神异常造成的言语障碍、言语功能单元受损伤引起的言语障碍（非大脑半球的中枢和外周神经，听、视器官，发音器官、手部肌肉等言语功能单元受损引起的言语障碍）四类。

（二）言语语言功能障碍的筛查

言语语言功能障碍的筛查是在较短的时间内初步检查患者有无言语障碍，是否需做进一步检查，以便达到早期诊断和早期干预的目的。可以以提问—回答的方式进行，也可让患者指认图片、实物或文字短语等，看其反应。标准化的言语语言障碍筛选方法有：

1. Halstead-Wepman 失语症筛选测验。

2. 标记测验。

3. 语言发展迟缓筛选评量表。

在基层临床当中，可以在交流中，根据患者发音情况、说话流畅程度情况、言语逻辑性、对言语、文字、图片的理解能力等因素，去初步筛查患者的言语功能障碍，判定是否可能有言语功能问题，甚至哪些方面的问题，再根据可能的方向，进行细致的言语功能评测，表 2-8-1 简易言语功能筛查表：

表 2-8-1　简易言语功能筛查表

言语表现	功能判定
发音不能	构音障碍?
听不懂	听理解障碍?

续表

言语表现	功能判定
看不懂字和图	阅读障碍？
不能写字，写错字、漏写笔画	书写障碍？
说话不清楚	口语表达障碍？构音障碍？

（三）失语症的功能评定

1. 定义　失语症（aphasia）是一种由于大脑局部病变神经损伤导致患者后天掌握的语言能力受损或丧失的一种获得性语言功能障碍。

这种障碍不是痴呆、聋或发音器官功能障碍所致，且与智力损伤不成比例，成人与儿童均可发生。

2. 失语症常见语言症状　见表 2-8-2。

表 2-8-2　失语症常见症状

分类	症状
听觉理解障碍	语音辨认障碍（能听到声音，不能辨认） 语义理解障碍（能正确辨认语音，词义理解障碍）
口语表达障碍	咬字不清、说话含糊、说话费力、错语（语音错语、语意错语、新语）、杂乱语、找词困难（包括迂回现象）、刻板语言、言语持续现象、模仿语言、语法障碍（失语法、语法错乱）、言语流畅性异常、复述异常
阅读障碍	不能正确朗读和理解文字，或者能朗读不能理解文字
书写障碍	书写不能、笔画错误、镜像书写、书写过多、象形书写、惰性书写（重复前面写的字词）、错误语法

3. 失语症的分类　失语症有很多种分类方法，国外较通用的失语症分类方法有 Bensonwv 分类法、Schnell 分类法，我国常采用改良波士顿失语症诊断分类。主要失语症类型见表 2-8-3。

表 2-8-3　失语症常见分类

<table>
<tr><td rowspan="8">失语症</td><td rowspan="8">典型失语</td><td rowspan="4">非流畅性失语</td><td>Broca 失语</td></tr>
<tr><td>经皮质运动性失语</td></tr>
<tr><td>完全性失语</td></tr>
<tr><td>混合性经皮质失语</td></tr>
<tr><td rowspan="4">流畅性失语</td><td>Wernicke 失语</td></tr>
<tr><td>经皮质感觉性失语</td></tr>
<tr><td>传导性失语</td></tr>
<tr><td>命名性失语</td></tr>
</table>

续表

<table>
<tr><td rowspan="5">失语症</td><td rowspan="5">非典型失语</td><td rowspan="2">皮质下失语</td><td>基底节性失语</td></tr>
<tr><td>丘脑性失语</td></tr>
<tr><td rowspan="2">交叉性失语</td><td>左利手左大脑损伤伴右侧偏瘫和失语</td></tr>
<tr><td>右利手右大脑损伤伴左侧偏瘫和失语</td></tr>
<tr><td>儿童获得性失语</td><td></td></tr>
</table>

1）Broca 失语：又称运动性失语，以口语表达障碍最为突出，自发语言呈非流利性，话少，复述及阅读困难，语言呈电报文样，病灶部位在优势半球的额下回后部。

2）Wernicke 失语：又称感觉性失语，以口语理解障碍较为突出，患者无构音障碍，自发言语呈流利性，有时表现答非所问，话多，有较多的错语或不易于被别人理解的新语，理解、命名、阅读及书写均较困难，病变部位在优势半球的颞上回后部。

3）命名性失语：又称健忘性失语，语言流畅，忘记熟悉人的名字，或对物品的命名有障碍，但可以通过描述的方式表达。除了命名以外的其他语言功能均被保留下来，病变部位在优势半球的颞中回后部或颞顶枕结合处。

4）失写症：由优势半球额中回后部病变引起，表现为患者手部运动功能正常，但丧失书写的能力，或写出的内容存在词汇、语义和语法方面的错误，抄写能力保留。多合并运动性和感觉性失语。

5）失读症：由优势半球顶叶角回病变引起，患者无失明，但不能辨识书面文字，不能理解文字意义。轻者能够朗读文字材料，但常出现语义错误，重者将口头念的文字与书写的文字匹配能力丧失。

4. 失语症的评定　失语症评定的目的，是为了诊断失语症及其类型、评定失语症的严重程度、判断预后以及制定和调整治疗计划。国际上最常用的是波士顿失语检查和西方失语成套测验（the western aphasia battery，WAB）。国内有北京医科大学汉语失语成套测验（aphasia battery of chinese，ABC）以及中国康复研究中心版的标准失语检查。标准化失语诊断测验的检查方法，以具代表性的西方失语成套测验（the western aphasia battery，WAB）为例。WAB 包含自发言语、理解、复述和命名 4 个方面的测验内容，具体操作方法与步骤如下。

（1）资料收集：收集患者的临床专科资料及个人生活史、兴趣爱好、心理状况等，以便熟悉患者的情况，制定更合理，更个性化的治疗方案。

（2）自发言语：包括：①信息量的检查，10 分；②流利性、语法能力和错语的检查（简称流畅度），10 分，主要由治疗师或医师提出问题，根据患者的回答情况进行评估。将与病人谈话录音，对 7、8 项应鼓励尽量多说，录音至少 5~10 分钟，病人连续说时不要打断他。一分钟内无或偶有文法结构词为无文法结构，一分钟内一半以下语句有文法结构词为少，具体检查内容和方法如表 2-8-4，表 2-8-5。

表 2-8-4　自发言语检查

问题	回答	特征	备注
（1）您今天好些吗？			

续表

问题	回答	特征	备注
(2) 您叫什么名字?			
(3) 您多大岁数了?			
(4) 您以前来过这吗?			
(5) 您家住在什么地方?			
(6) 您做什么工作(或退休前做什么工作)?			
(7) 您简单说说您的病是怎么得起来的? 或您怎么不好?			
(8) 让病人看图画,描述图片的内容			
总结 信息量的检查 /10	流畅度的检查 /10		

表 2-8-5 自发言语检查评分标准

信息量		流畅度	
0 分	哑,完全无信息	0 分	完全无词或仅有短而无意义的言语
1 分	不完全反应,如仅能说出姓或名等	1 分	音调多变,言语刻板,无明显意义
2 分	前 7 题仅有 1 题回答正确	2 分	费力,迟疑地说出短语,并有错语
3 分	前 7 题仅有 2 题回答正确	3 分	流畅反复的言语,有咕噜等奇特语
4 分	前 7 题有 3 题回答正确	4 分	电报式言语,常有错语,有自发言语
5 分	前 7 题有 4 题回答正确	5 分	电报语,流畅,有部分文法结构
6 分	前 7 题有 4 题回答正确,对图画有一些反应	6 分	有较完整陈述句,可由正常句型,仍有错语
7 分	前 7 题有 5 题回答正确,对图画有一些反应	7 分	流畅,可滔滔不绝,可出现音素变化或奇特语
8 分	前 7 题有 6 题回答正确,对图画能大部分描述	8 分	流畅,句子完整,有明显的找词困难,有语义错语和奇特语
9 分	前 7 题全部回答正确,对图画几乎能全面描述,可能存在部分逻辑问题	9 分	多数句子完整且与主题有关,偶有找词困难或踌躇及少量发音错误
10 分	前 7 题全部回答正确,对图画描述合情合理	10 分	句子有正常长度和结构,无明显费力、发音、找词困难,无错语

(3) 听理解检查:包括:①回答是否题,60 分;②听词辨认,60 分:③执行指令,80 分;检查方法和内容如下。

1) 回答是否题:检查按表 2-8-6 进行。告诉患者我要向您提一些问题,请用“是”或“不是”(对或不对)回答。如口语表达有困难,可告诉病人用“举手”或“摆手”分别表示“是”或“不是”,手势亦有困难的,可用“点头”或“闭眼”表示“是”,“摇头”或“闭两下眼”表示“不是”将患者的实际回答方式在相应项打“√”。在病人回答时,不要以任何表示让病人觉出其回答对或不对,如病人明确表示错了而改正,以后一次回答为准。评分方法:答对或经自我修正后答对记“3”分;如回答模棱两可,可重复一次,仍不清,记“0”分;反复提问扣“1”分;答错记“0”分;提问后5秒未回答,经重复答对扣2分,仍未答记0分,5秒后回答正确扣1分。

表 2-8-6 回答是否题检查

Ⅰ问题、答案、表达方式与评分								
问题	正确答案	表达方式				评分		言语特征
		言语	手	头	闭眼			
(1) 你的名字是张三吗?	否					3		
(2) 你的名字是李四吗?	否					3		
(3) 你的名字是(真名)吗?	是					3		
(4) 你家住在北京吗?	否					3		
(5) 你家住在(正确地名)吗?	是					3		
(6) 你住在南昌吗?	否					3		
(7) 你是大夫吗?	否					3		
(8) 我是大夫吗?	是					3		
(9) 我是男的 / 女的吗?	否					3		
(10) 这个房间的灯亮着吗?	是					3		
(11) 这个房间的门是关着的吗?	否					3		
(12) 这儿是旅馆吗?	否					3		
(13) 这儿是医院吗?	是					3		
(14) 你穿的衣服是红色的吗?	否					3		
(15) 纸在火中会燃烧吗?	是					3		
(16) 每年中秋节在端午节前先过吗?	否					3		
(17) 您吃香蕉时先剥皮吗?	是					3		
(18) 在本地七月下雪吗?	否					3		
(19) 马比狗大吗?	是					3		
(20) 一斤面比二斤面重吗?	否					3		
总分						60/		

2)听词辨认:检查按表 2-8-7 进行。将实物和图片不规则地放在患者面前,注意放在视野内。对患者说:“这儿有些东西(或图),请您指一下哪个是——,可重复一次。评分方法:每项正确记1分,自我修正后正确也记1分;5秒后无反应记“0”,指错或指两项以上均为0分,除非患者明确表示改正,以后一次为准。身体左右指令必须左、右和部位均对才记分,否则记“0”分。

表 2-8-7 听词辨认检查

实物	评分	图画	评分	图形	评分	汉字	评分	数字	评分
杯子		钢笔		三角形		三		1	
勺子		鲜花		正方形		大		15	
钢笔		牙刷		菱形		少		300	
螺丝钉		杯子		圆形		耳		1568	
鲜花		勺子		心形		天		667	
牙刷		螺丝钉		十字星		雪		5180	
合计									
颜色	**评分**	**动作**	**评分**	**身体**	**评分**	**左右**	**评分**	**家具**	**评分**
黄色		跑		眼睛		左眼		台灯	
紫色		吃饭		鼻子		左耳		床	
白色		喝水		嘴巴		右手		沙发	
黑色		摔倒		肩膀		左脚		电脑	
红色		抽烟		手指		左手		门	
蓝色		游泳		脚		右踝		书桌	
合计									

3）执行指令：检查按表 2-8-8 进行。从简单到有多步骤的和有语法的指令，让患者听到后执行。患者面前按序放钥匙、铅笔、纸、勺子，告诉患者“看清这些东西吗？请您照着我说的做”。给指令前可以示范：“如我说用钥匙指铅笔就这样做”。做给患者看，注意每项做完，按原序放好。进行中若患者要求重复或表现出疑惑，可重复全句一次，各部评分在句子上分，总评分在右侧，共 80 分。

表 2-8-8 执行指令检查

指令和评分	总分	评分	备注
（1）把手举起来	2		
（2）闭上眼睛	2		
（3）指一下房顶	2		
（4）指一下门（2），然后（2）再指窗户（2）	6		
（5）摸一下铅笔（2），然后（2）再摸一下钥匙（2）	6		
（6）把纸翻过来（4），再把勺子（2）放在纸上边（4）	10		
（7）用钥匙指勺子（5），然后放回原处（5）	10		
（8）用勺子指铅笔（5），然后交叉放在一起（7）	12		

续表

指令和评分	总分	评分	备注
(9) 用铅笔(2)指纸一角(4),然后(2)放在另一角处(4)	12		
(10) 把钥匙(2)放在铅笔和勺子中间(10),再用纸盖上(6)	18		
总分	80分		

说明:中止:听词辨认得分低于20分不进行本项目检查;连续5题为0分

(4) 复述:检查按表2-8-9进行。让患者复述表中各项,“请您跟我学,我说什么您也说什么。”如患者未听清,可以全句(词)重复。1~5题以单词为单位,复述正确给2分,6~12题以单字为单位,每复述对一个字给2分,细小的发音错误不扣分,如有构音障碍,与自发语言相似且可听出复述内容按正确记。注意患者复述时有无错语,音素错误扣1分,语序错误扣1分,连续3题为0分则中止检查,满分为100分。

表2-8-9 复述检查

题号	问题	满分	评分	言语特征	备注
(1)	门	2			
(2)	电话	2			
(3)	苹果	2			
(4)	汽车	2			
(5)	窗户	2			
(6)	27	6			
(7)	电话在响	8			
(8)	超市人很多	10			
(9)	中国人民解放军	14			
(10)	吃葡萄不吐葡萄皮	16			
(11)	把杯子里的水喝掉	16			
(12)	他出去以后还没有回来	20			
总分		100			

(5) 命名的检查:包括:①物体命名,60分;②自发命名,20分;③完成句子,10分;④反应性命名,10分;总共100分,检查方法和内容如下。

1) 物体命名:检查按表2-8-10进行。用具物品20个(可用实物照片),按次序出示实物(或图片),问患者“这是什么?”,正确回答或稍有构音问题3分,音素错误2分,触摸后才正确回答2分,提示第一个音后才正确回答1分,触摸后5秒内仍不能说出正确答案,包括正确名称的三个词,让病人选,选对记1分,选错经提示后正确记1分,回答错记0分,无反应记“0”,连续5题0分则中止检查。

表 2-8-10 物体命名(共 60 分,20 项)

实物	反应 3	触摸 2	提示 1	实物	反应 3	触摸 2	提示 1	身体	反应 3	触摸 2	提示 1	图片	反应 3	触摸 2	提示 1
铅笔				皮尺				头发				跑步			
纽扣				别针				耳朵				睡觉			
牙刷				橡皮				手腕				吸烟			
火柴				手表				拇指				摔跤			
钥匙				发卡				中指				喝水			
词命名总分				/60 分											

2）自发命名:让患者在 1 分钟内尽可能多的说出蔬菜或水果的名称,如“您试着说蔬菜的名称,能说多少说多少,比如白菜是蔬菜,还有什么菜呢?”。记录前半分钟和后半分钟说出的蔬菜名,重复举例的词不算。若有迟疑,可以给予提示,在 30 秒时可进行适当催促。评分:除举例的外,每答对一种蔬菜给 1 分,即使稍有语义错语也给 1 分,最高 20 分。

例:记录前半分钟和后半分钟说出的蔬菜名________,________。

3）完成句子:检查按表 2-8-11 进行。让患者完成治疗师说出的不完整句子。评分:每句正确给 2 分,有音素错语给 1 分,5 秒后经提示回答正确给 1 分,回答错误或无反应给 0 分,合情合理的替换词按正确计,满分为 10 分。

表 2-8-11 完成句子检查

问题	答案	评分	言语特征
1. 早上起床,我们用牙刷________?	刷牙		
2. 春天的草是________的?	绿		
3. 熟能生________?	巧		
4. 稻谷熟了是________的?	黄		
5. 这是我们坐在休息的一把________?	椅子		
6. 少先队员的领巾是________的?	红		
总分	/10		

4）反应性命名:检查按表 2-8-12 进行。让患者用物品等名称回答问题。评分:每题正确给 2 分,有音素错语给 1 分,5 秒后经提示回答正确给 1 分,回答错误或无反应给 0 分,合情合理的替换词按正确计,满分为 10 分。

表 2-8-12 反应性命名检查

问题	答案	评分	言语特征
1. 您切菜用什么?	刀		

续表

问题	答案	评分	言语特征
2. 看什么可以知道几点了?	钟、表		
3. 用什么点烟?	火柴、打火机		
4. 天黑了什么可以使房间亮?	电灯、蜡烛		
5. 到哪儿能买到药?	医院、药店		
总分	/10 分		

5. 失语症诊断及评定标准　根据标准化失语诊断测验的各项指标的得分及表现特征,并参考患者头颅CT病灶部位,基本可对失语症作出判断。以WAB法检查为例,参考表2-8-13,可判断失语症的类型。

表 2-8-13　WAB 法确定失语症类型的评分特点

失语类型	流畅	理解	复述	命名
Broca 性	0~4	4~10	0~7.9	0~8
Wernicke 性	5~10	0~6.9	0~7.9	0~9
传导性	5~10	7~10	0~6.9	0~9
完全性	0~4	0~3.9	0~4.9	0~6
经皮质运动性	0~4	4~10	8~10	0~8
经皮质感觉性	5~10	0~6.9	8~10	0~9
经皮质混合性	0~4	0~3.9	5~10	0~6
命名性	5~10	7~10	7~10	0~9

注:评分值由各项目所得粗分折算获得

评定标准:确定有无失语,可根据各分测验结果计算失语商(aphasia quotient,AQ),AQ=(自发言语+听理解+复述+命名)×2=100,AQ<93.8即可判定有失语;93.8<AQ<98.4,可能为弥漫性脑损伤、皮质下损伤;AQ>98.4,正常。

6. 失语症严重程度分级(波士顿诊断性失语症检查,BDAE)

0级:无有意义的言语或听理解能力。

1级:言语交流中有不连续的言语表达,但大部分需要听者去推测和询问,可交流信息范围有限,听者在言语交流中感到困难。

2级:在听者的帮助下,可能进行熟悉话题的交流,但对陌生话题常常不能表达出自己的意思,患者与检查者都感到进行言语交流有困难。

3级:在仅需少量帮助下或无帮助下,患者可以讨论几乎所有的日常问题,但由于言语或理解力的减弱,使某些谈话出现困难或不大可能。

4级:言语流利,但可观察到有理解障碍,思想和言语表达尚无明显限制。

5级:有极少的、可分辨的言语障碍,患者主观上可能感到略有困难,但听者不一定能明显察觉到。

7. 注意事项

(1) 评定量表的选择:波士顿诊断性失语症检查(BDAE)、汉语标准失语症检查(CRRCAE)、汉语失语症检查(ABC),其编制以临床表现为基础,以失语症分类为目的,测验项目和测题相对较多,可以用于观察治疗前后语言功能的变化。西方失语症成套测验(WAB)是以失语症分类为主要目的,测题量相对较少。检查者根据患者的临床表现和检查目的,选择适当的检查和适当的测验进行评价。

(2) 检查环境:选择安静的房间,避免干扰。

(3) 准备工作

1) 应在了解患者的背景资料后,根据患者的情况,事先进行检查内容(包括用具)和顺序的准备。

2) 检查前应对患者或家属说明检查目的、要求及主要内容,以取得同意及充分合作。

3) 需佩戴眼镜、助听器、义齿的患者,检查前应先佩戴好。

(4) 检查要在融洽的气氛中进行,检查中注意观察患者的状态,如是否合作、是否疲劳等。

(5) 患者身体不佳、体力不支时,不得勉强继续检查。

(6) 检查中不要随意纠正患者的错误反应。

(7) 检查中不仅要记录患者反应的正误,还应记录患者的原始反应(包括各种错语、手势、体态语、书写表达等)。

(四) 构音障碍的功能评定

1. 定义　构音障碍(dysarthria)是一种神经系统损伤(中毒、退变、脑外伤、脑卒中、脑肿瘤)导致的运动性言语障碍,致使发音器官的肌肉无力瘫痪或肌张力异常、运动不协调等而出现的发声、发音、共鸣、韵律等异常。表现为发声困难,发音不准,声响、音调及速度、节律等异常和鼻音过重等言语听觉特征的改变。

2. 构音障碍常见评定方法　近十年来,中国语言康复专业工作者综合各种评价法的优缺点,先后编制了一些适合汉语构音特点的构音障碍评价法。主要有中国康复研究中心构音障碍检查法和河北省人民医院康复中心修改的 Frenchay 构音障碍评定法。

(1) 中国康复研究中心评定法:中国康复研究中心参照日本构音障碍检查法按照汉语普通话发音特点编制,于 1992 年开始用于临床,是目前国内较广泛应用的评定方法。其特点是能够对各类型构音障碍进行诊断并且对康复治疗有明确地指导作用。此评定方法分为两个部分:构音器官检查和构音检查。

1) 构音器官检查:①检查的目的:观察构音器官的形态及粗大运动,是否存在器质异常和运动障碍。②范围:包括肺(呼吸情况)、喉、面部、口部肌肉、硬腭、腭咽机制、舌、下颌和反射等。③用具:压舌板、手电筒、长棉棒、指套、秒表、叩诊槌等。④方法:安静状态下观察构音器官、通过指示和模仿,使其做粗大运动,再进行观察并做出评定。要注意观察以下项目:

a. 部位:构音器官那个部位存在运动障碍。

b. 形态:确认各器官的形态是否异常。

c. 程度:判定异常程度。

d. 性质:判断是中枢性、周围性或失调性异常。

e. 运动速度:确认速度低下或节律变化。

f. 运动范围:确认运动范围是否受限。

g. 运动的力:确认肌力是否低下。

h. 运动的精确性:可通过协调运动和连续运动判断

构音器官检查记录,如表 2-8-14。

表 2-8-14　构音器官检查记录表

构音器官检查记录

(一) 呼吸

1. 呼吸类型:胸腹________ 胸________ 腹________

2. 呼吸次数　　　/分

3. 最长呼气时间________秒

4. 快呼气:能________ 不能________

(二) 喉功能

1. 最常发音时间________秒

2. 音质 / 音调 / 音量

a. 音质异常________ b. 正常音调________ c. 正常音量________ d. 总体程度 0　1　2　3

嘶哑________ 异常高调________ 异常音量________ 气息声 0　1　2　3

震颤________ 异常低调________ 异常过低________ 无力声 0　1　2　3

费力声 0　1　2　3

e. 吸气时发声　粗糙声 0　1　2　3

3. 音调、音量匹配

a. 正常音调　b. 正常音量

单一音调________ 单一音量________

(三) 面部

a. 对称________ b. 麻痹(R/L)________ c. 痉挛(R/L)________

不对称________ d. 眼睑下垂(L/R)________ e. 口角下垂(L/R)________

f. 流涎________ g. 怪相________ 扭曲________ 抽搐________ h. 面具脸________

i. 口式呼吸________

(四) 口部肌肉

1. 撅嘴　2. 咂唇　3. 示齿　4. 唇力度

a. 缩拢范围正常________ a. 力量正常________ a. 范围正常________ a. 正常________

缩拢范围异常________ 力量减低________ 范围缩小________ b. 减弱________

b. 对称缩拢________ b. 口角对称________

不对称缩拢________ 口角不对称________

(五) 硬腭

a. 腭弓正常________ b. 新生物________

c. 高窄腭弓________ c. 黏膜下腭裂________

(六) 腭咽机制

1. 大体观察　2. 软腭运动

a. 正常软腭高度________ a. 中线对称________

软腭下垂(L/R)________ b. 正常范围________

b. 分叉悬雍垂(L/R)________ 范围受限________

续表

构音器官检查记录		
c. 正常扁桃体________ 肥大扁桃体________ d. 节律性波动________ 或痉挛________ 3. 鼓颊 a. 鼻漏气________ 口漏气________		c. 鼻漏气________ d. 高鼻腔共鸣________ 低鼻腔共鸣________ 鼻喷气声________ 4. 吹 a. 鼻漏气________ 口漏气________
（七）舌		
1. 外伸 a. 正常外伸________ 偏移（L/R）________ b. 长度正常________ 外伸减少________ c. 灵活________ 笨拙________ 扭曲________	2. 舌灵活度 a. 正常速度________ 速度减慢________ b. 正常范围________ 范围减小________	3. 舔唇左右侧 a. 充分________ 不充分________
（八）下颌		
1. 颌张口闭合 a. 正常下拉________ 异常下拉________ d. 下颌关节杂音________ 膨出运动________ 2. 咀嚼范围 a. 正常范围________ 减少________	b. 正常上抬________ 异常上抬________	c. 不平稳扭曲________ 或张力障碍性运动________
（九）反射		
1. 角膜反射________	2. 下颌反射________	3. 眼轮匝肌反射________
4. 呕吐反射________	5. 缩舌反射________	6. 口轮匝肌反射________

2）构音检查：①会话：通过询问患者的姓名、年龄、职业等观察是否可以说、音量、音调变化是否清晰、气息音、鼻音化等。一般5分钟即可，需要录音。②单词检查：此项由50个单词组成，根据单词的意思制成50张图片，通过让患者看图说词，检查者用国际音标记录患者的发音。③音节复述检查：选用常用和比较常用音节，让患者复述，观察发音特点的同时注意异常构音运动。④文章水平检查：让患者朗读一段文字，观察患者的音量、韵律、呼吸运用。⑤构音类似运动检查：依据普通话的特点，选用代表性的15个音的构音类似运。⑥结果分析：将前面单词、音节、文章、构音类似运动检查发现的异常分别记录在表2-8-14加以分析，确定类型共8栏目：错音、错音条件、错误方式、发声方法、错法、被刺激性、构音类似运动、错误类型。⑦总结：把患者的构音障碍特点归纳分析，结合构音运动和训练计划加以总结（表2-8-15）。

表 2-8-15 构音检查结果分析

(1)错音	(2)错音条件	(3)错误方式	(4)一贯性		(7)被刺激法		(10)构音类似运动	错误类型	备注
			(5)发声方法	(6)错法	(8)音节	(9)音素			

(2) Frenchay 评定法:我国河北省人民医院康复中心张清丽、汪洁等根据汉语特点,对 Frenchay 评定法进行了修改。该评定法除“速度”项外分 8 类 28 项(表 2-8-16),每项按损伤严重程度分为 a 至 e5 级,a 为正常,e 为严重损伤。Frenchay 构音障碍评定法主要包含反射、呼吸、唇、颌、软腭、喉、舌和言语八大部分的功能评定(表 2-8-16)。

表 2-8-16 Frenchay 评定法

类别	项目	类别	项目
反射	咳嗽	喉	发音时间
	吞咽		音调
	流涎		音量
呼吸	静止状态		言语
	言语	舌	静止状态
唇	静止状态		伸舌
	唇角外展		上下运动
	闭唇鼓腮		两侧运动
	交替发音		交替发音
	言语时		言语时
颌	静止状态	言语	读字
	言语时		读句子
软腭	进流质饮食		会话
	抬高		速度
	言语时		

将评定结果填在表中,可迅速看出异常的项目所在。构音障碍评定级别,如表 2-8-17 所示。

表 2-8-17 Frenchay 评定级别

评定指标	评定级别				
	正常	轻度障碍	中度障碍	重度障碍	极重度障碍
a 项数 / 总项数	28~27/28	26~18/28	17~14/28	13~7/28	6~0/28

（五）发声障碍的评定

1. 定义　发声障碍又叫嗓音障碍（voice disorder），是日常生活中常见的发声异常，主要表现为不同程度的声音嘶哑和异常的共鸣方式。根据其病变的不同，主要分为器质性发声障碍和功能性发声障碍两大类。

2. 发声障碍的客观评定　通过应用仪器设备对语音参数进行定量化分析，以求达到较客观的描述语音的方法。

（1）嗓音检测：使用计算机辅助的构音功能评定与训练系统，按照系统要求发出目标音，系统会自动生成基频、语音强度、共振峰、最大发声时间、语音微扰、谐噪比等语音学参数。

（2）鼻流量的检查：使用共鸣障碍诊治系统阅读特定的材料，分别采集口腔和鼻腔声音，共鸣障碍诊治系统分析计算口腔和鼻腔的声压级，从而计算出鼻流量。

（3）电声门图仪检测：将两电极置于甲状软骨水平的位置，要求患者发“a”，电声门图仪可根据声门不同状态时电阻的大小，描计出电声门图，检测发声障碍的参数变化。

评定标准：嗓音检测，参考语音参数分析发生障碍的语音变化；鼻流量检查时，参考正常人鼻流量值，系统可作出相应判断；电声门图仪检测时，正常的电声门图为一随时间变化、光滑有规律的类似正弦的曲线，声带振动或运动的异常会导致电声门图的波幅、波形和频率周期的改变，以此来判断声带的病变。评定过程中要求环境相对安静，注意麦克风与患者的距离。

（六）口吃的评定

1. 定义　口吃是一种言语的流畅性障碍，俗称“结巴”。世界卫生组织对口吃的定义为：口吃是一种言语节奏的紊乱，即口吃者因为不自主的声音重复、延长或中断无法表达清楚自己所想表达的内容。

2. 无阅读能力儿童口吃的评定　在口吃的评价方法中，一般将儿童，如果他的阅读能力低于小学三年级，被视为没有阅读能力。以下项目适合这些儿童。

（1）询问口吃儿童的父母：适用于年龄较小和不配合检查的儿童，有时也适用于怀疑自己孩子口吃，而又担心带孩子到医院检查，会影响孩子心理功能的家长。

（2）会话：可以由检查者和孩子进行对话，也可观察口吃孩子和其父母的会话。目的是了解孩子在实际生活中的说话情况，还可了解口吃孩子是否有回避现象。幼儿园的孩子可以问孩子喜欢什么小动物，幼儿园的情况及上学的孩子可以询问学校的情况等，最好选用能让孩子多说话的问题来交谈。

（3）图片单词命名：可以根据孩子的年龄选择10~20张名词和动词图片，可以在命名和动作描述中了解在词头音出现口吃的情况和特征。

（4）句子描述：选用简单和较复杂的情景画图片，可以了解在不同句子长度及不同句型当中口吃的情况。在这项检查要注意给孩子一定时间来反应，必要时可以给一两句的引导语诱导孩子来描述。

3. 有阅读能力和成人期口吃的评定　在评定方面与无阅读能力儿童有所不同，要求在难度上增加，最大限度地引导出口吃儿童的口吃表现，另外增加朗读的内容。

（1）自由会话：了解日常生活中的说话状态，根据语音的种类了解口吃的特点。

（2）单词命名和句子描述：用名词、动词和情景画图片了解，不同层级语句中的口吃表现和数量。

(3) 单词朗读:用单词字卡,了解单词朗读时,尤其根据词头音不同口吃表现的差别,检查结果与口语命名相比较。

(4) 朗读句子:用句子卡片以了解句子朗读时口吃的状态,还可以了解口吃在句子内的位置及不同语法难度对口吃的影响,以及口吃的一致性和适应性。

(5) 回答提问:以了解回答问题时说话及口吃的状态。

4. 评定标准　评定时必须考虑口吃者自我感受、父母及家庭主要成员的评价、其他非熟悉该患儿的评价,结合评定中患者的症状表现,同时还要考虑特殊环境下患儿的可能出现的症状及心理承受能力,并以此作综合判断。

5. 注意事项

(1) 评定时一定要了解口吃者心理状况,在吃惊、害羞、恐惧、窘迫、失望等负性情绪下要注意给予鼓励,引导如何避免发生口吃。

(2) 在特定情况下发生口吃,没有明显负性情绪时,可制造引起口吃的情景并训练其回避,注意心理状态及引导。

(七)儿童语言发育迟缓的评定

1. 定义　儿童语言发育迟缓是指儿童语言发育落后于实际年龄水平的状态,但是,这不包括由听力障碍而引起的语言发育迟缓及构音障碍等其他语言障碍类型。主要表现为,言语表达障碍,对事物或口语理解障碍以及交流障碍。

2. 语言发育迟缓检查法　语言发育迟缓检查法(sign-significance,S-S 法)是由日本音声语言医学会审订,中国康复研究中心修订成中国版的"S-S 检查法",现已用于临床。原则上适合 1 岁半 ~6 岁半的语言发育迟缓儿童,有些儿童的年龄已超出此年龄段,但其语言发展的现状如不超出此年龄段水平,也可应用。另外,学龄前的儿童获得性失语症也可以参考应用。不适合听力障碍为原因的语言障碍。

(1) S-S 评定法内容:检查内容包括符号形式与指示内容关系;促进学习有关的基础性过程;交流态度三个方面。其中以语言符号与指示内容的关系检查为核心,比较标准分为 5 个阶段,见表 2-8-18。将评定结果与正常儿童年龄水平相比较,即可发现语言发育迟缓儿童。所需检查用具及图片见表 2-8-19。

表 2-8-18　符号形式与指示内容关系的阶段

阶段	内容	正常范围
第一阶段	对事物理解困难	
第二阶段	事物的基础概念	
2—1	功能性操作	
2—2	匹配	
2—3	选择	
第三阶段	事物性符号	
3—1	手势符号(相关符号)	
3—2	言语符号	1.5 岁 ~

续表

阶段	内容	正常范围
幼儿语(相关符号)		
成人语(任意性符号)		
第四阶段	句子,主要句子成分	
4—1	两词句	2岁~
4—2	三词句	2.5岁~
第五阶段		
5—1	语序	3.5岁
5—2	被动语态	5~6.5岁

表 2-8-19 检查用具及图片目录

检查用具及图片		数量
实物	帽子、鞋、牙刷、玩具娃娃 电话 - 听筒、鼓槌 - 鼓、茶壶 - 茶杯	3
镶嵌板	鞋、剪刀、牙刷	3
基础性过程用品	小毛巾、小玩具、玻璃球、积木6块 装小球容器1个,镶嵌板图形(3种、6种和10种)	
图片		
日常用品	鞋、帽子、眼镜、手表、剪刀、电话	6
动物	象、猫、狗	3
食物	面包、香蕉、苹果、米饭	4
交通工具	飞机、火车、汽车	3
身体部位	眼、嘴、手、鼻、耳、脚	6
动词	睡觉、洗、吃、哭、切	5
大小	帽子(大、小)	2
颜色	红、黄、绿、蓝	4
词句	妈、弟 +(吃、洗、切)+ 香蕉、苹果	8
大小 + 颜色 + 事物	大小 + 红黄 + 帽、鞋	8
语序	小鸡、乌龟、猫 +(小鸡、乌龟、猫)+ 追	6

(2) 结果解释:S-S法检查结果显示的阶段要与实际年龄语言水平阶段进行比较,如低于相应阶段,可诊断为语言发育迟缓。

(3) 语言发育迟缓的分类

1) 按交流态度分:分为两群:交流态度良好;交流态度不良。

2) 按语言符号与指示内容的关系分:原则上适用于实际年龄3岁以上儿童。分为ABC

三个主群。但是要注意到这种分群并不是固定不变的，随着语言的发展，有的从某一症状群向其他的症状群过渡。

根据语言符号与指示内容相关的检查和操作性课题（基础性过程）的完成情况相比较，将以上的A和C群又分为6个亚群。

A群：言语符号尚未掌握，符号形式与指示内容关系的检查在3-1阶段以下，不能理解口语中的名词。

A群a：操作性课题和符号形式与指示内容的相关检查均落后于实足年龄。

A群b：操作性课题好于符号形式与指示内容的相关检查。

B群：无亚群，但应具备以下条件和言语表达困难：①实足年龄在4岁以上；②词句理解在4-1阶段以上；③一般可以用数词表达；④言语模仿不可或有波动性；⑤上述②～④的状态，持续1年以上；⑥无明显的运动功能障碍。

C群：语言发育落后于实际年龄，条件为言语符号与指示内容相关检查在3-2阶段以上。

C群a：动作性课题和言语符号与指示内容相关的理解和表达全面落后。

动作性课题=言语符号的理解=表达

C群b：动作性课题好于言语符号与指示内容的相关检查。

动作性课题>言语符号的理解=表达

C群c：言语符号的理解好于表达，操作性课题检查基本与言语符号理解相当。

动作性课题=言语符号的理解>表达

C群d：言语符号表达尚可，但理解不好，此亚群多见于孤独症或有孤独倾向的儿童。

第九节　吞咽功能障碍康复评定

一、概述

吞咽功能障碍，主要指食物从进入口腔开始，直至到达胃的过程中，出现的障碍或困难，导致出现在口腔、咽部、食道等处的食物运转不畅或流涎、呛咳、哽塞等症状群，国内部分学者[1]将其分为口腔期、咽期、食管期功能障碍。

（一）口腔期吞咽障碍

此阶段食物进入口腔，经研磨搅拌形成食团，后被推送至舌根部。这个阶段吞咽运动在大脑皮质控制下进行，涉及双唇、下颌、颊、舌等多个部位。口腔期吞咽障碍的患者可能出现张口困难；口唇闭合不良，流涎；口腔食物残留或漏出；食物咀嚼不当，无法形成食团，食物无法推送至舌根；进食时间延长；吞咽前误吸等。

（二）咽期吞咽障碍

咽期是产生吞咽反应至食团进入食管的阶段，是中枢控制的一系列反射调节来完成的，正常人通常仅需要0.1秒。吞咽障碍出现在这一阶段，最常见的障碍表现为呛咳、误吸，还有食物反流至鼻腔；喉上抬不充分；会厌谷、梨状窦食物残留；吞咽启动延迟；多次尝试吞咽；分次吞咽；环咽肌不开放或开放不完全等。

（三）食管期吞咽障碍

这个阶段食团引起食管蠕动，而被推送进入胃内，也是中枢控制的一系列反射调节来完成的。食管期吞咽障碍的患者表现有食管无蠕动或蠕动缓慢、食物反流、食管痉挛、固体食物有堵塞感等。

吞咽运动过程除了上述阶段以外，人的意识状态、言语功能、心理状态、智力和高级脑功能如注意力、知觉、记忆、运用等也会影响进食，如有的患者在给予提示下进食时无法完成，而不给提示下却能完成进食；也有患者进食时不知道进食顺序；还有大部分存在意识障碍的患者无法配合进食……在临床工作中，必要时需注意进行这些方面的评定和治疗，详见基层康复评定及治疗的相关章节。

二、吞咽障碍功能评定

（一）吞咽功能障碍筛选

针对于常见疾病导致的吞咽功能问题，在进行专门的吞咽功能评定前，可先用以下表格筛选出吞咽障碍高危患者，来评定患者是否需要进一步的吞咽功能评定。

表 2-9-1 吞咽障碍高危人群筛查表

姓名： 性别： 年龄： 科别： 床号： 住院号：
主要诊断：

项目 / 日期				
1. 流涎	0 1 2	0 1 2	0 1 2	0 1 2
2. 咀嚼无力	0 1 2	0 1 2	0 1 2	0 1 2
3. 食物残留	0 1 2	0 1 2	0 1 2	0 1 2
4. 食物梗阻感	0 1 2	0 1 2	0 1 2	0 1 2
5. 呛咳	0 1 2	0 1 2	0 1 2	0 1 2
6. 咳嗽咳痰	0 1 2	0 1 2	0 1 2	0 1 2
分级				
评定者				

说明：

1. 项目 1~3 中的 0 为无此症状，1 为一侧口腔出现此症状，2 为双侧口腔出现此症状。
2. 其余项目中 0 为无此症状，1 为偶尔出现此症状（一次进食过程中不能出现超过 1 次，除项目 6 外），2 为经常出现此症状。
3. 评定时通过患者及其照料者主诉或询问其吞咽相关的症状。
4. 评定标准：分级为：高危、观察。
5. 评定结果只要项目 1~5 出现任何一项为 2，则记录分级为高危，否则记录分级为观察。

（二）筛查试验

吞咽障碍临床应用广泛的筛查试验有 2 种：反复唾液吞咽试验和饮水试验，筛查试验可大致判断患者是否有吞咽障碍。若检查中筛查试验为阳性，则需进一步客观评定，来明确病因和程度；如果为阴性，判断吞咽功能为正常。

1. 反复唾液吞咽测试（repetitive saliva swallowing test，RSST） 是利用吞咽反射来诱导吞咽的一种评定方法。

评定方法：让患者尽可能采取坐位，也可采取卧位，检查者中指放置于舌骨，无名指放置于甲状软骨上缘，其余手指自然排列放置，如图 2-9-1 所示，让患者做吞口水的动作，观察在 30 秒内患者吞咽的次数及喉上抬的程度，喉上抬的程度以无名指的甲状软骨上缘能否接触到中指为度。

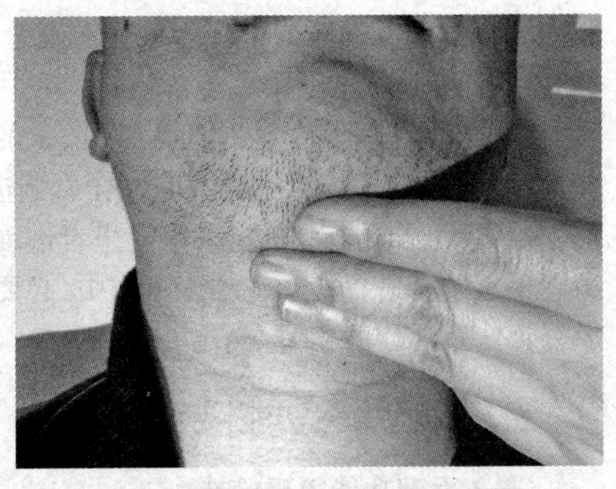

图 2-9-1 反复唾液吞咽测试手指放置部位

检查标准：

高龄患者完成 3 次，成人至少能完成 5~8 次为正常。

注意事项：

1）有些患者存在口腔干燥无法吞咽时，可先让患者口腔稍微湿润后再做检查。

2）有意识障碍或认知障碍者，可先在口腔或咽部做冷刺激后再观察其吞咽功能。

2. 饮水试验 此试验通过让患者在坐位下按照平常的进食习惯，饮下 30ml 温开水，观察患者在饮水过程中的是否出现呛咳情况、完成整个饮水过程需要多长时间、一次饮完还是分多次饮完。

表 2-9-2 饮水试验检查标准

分级 项目	Ⅰ级 正常	Ⅰ级 可疑	Ⅱ级 可疑	Ⅲ级 异常	Ⅳ级 异常	Ⅴ级 异常
5 秒内喝完	√					
5 秒以上喝完		√				
无呛咳	√	√	√			
呛咳				√	√	√
一次喝完	√	√		√		
多次喝完			√		√	
不能喝完						√

注意事项：

1）昏迷患者或给予帮助下仍无法保持坐位的患者不适合采用饮水吞咽测试评定。

2）检查前要清除口残留物。

3）饮水试验使用的应为温开水，不能用冰水，更不能用饮料或汤汁代替。

4）在做测试前，为了安全考虑，先让患者像平常一样喝下 2~3 小勺水，如果患者顺利喝完，则继续做评定，如果出现超过一次呛咳，则应考虑吞咽功能异常，评定终止。

（三）口腔期吞咽障碍功能评定

口腔期的吞咽生理功能是感知食物，使食物形成有利于吞咽的食团。其评定内容包括下颌、唇、颊、舌等与吞咽有关肌肉力量、运动范围、协调性及感觉的评定，参照以下表格。

表 2-9-3　口腔期吞咽障碍评定量表

姓名:　　性别:　　年龄:　　科别:　　床号:　　住院号
主要诊断:

1. 流涎:是　否　　2. 食物残留:是　否

3. 下颌及面颊部
张口:充分　不充分　　闭合:充分　不充分
鼓腮:充分　不充分(左侧　右侧)　　咬合力量:正常　稍差　差

4. 唇及颊部
闭唇:充分　不充分(左侧　右侧)　　示齿:充分　不充分(左侧　右侧)
嘟嘴:充分　不充分(左侧　右侧)　　交替嘟嘴和示齿:正常　异常

5. 舌
伸舌:充分　不充分
舔左口角:充分　不充分　　舔右口角:充分　不充分
舔上唇:正常　异常　　舔下唇:正常　异常
舔唇一圈:正常　异常　　舔上下牙齿一圈:正常　异常
结果记录:□ 严重　□ 中等　□ 轻微
评定日期:
评定者:

评定根据以上项目完成,记录时在表格相应的项目上划"√";评定标准:口腔期吞咽障碍程度分为严重、中等、轻微三个等级。严重为以上项目仅有很少部分能完成,中等为以上项目有能完成一半或以下,轻微为以上项目能完成大部分

(四)咽期吞咽障碍功能评定

咽期吞咽障碍功能评定主要涉及吞咽启动、吞咽协调性、呼吸道保护方面。

表 2-9-4　咽期吞咽障碍评定量表

姓名:　　性别:　　年龄:　　科别:　　床号:　　住院号:
主要诊断:

1. 软腭:
上抬:充分　不充分(左侧　右侧)　无

2. 咽反射:正常　减弱(左侧　右侧)　无

3. 呕吐反射:正常　减弱　无

4. 咳嗽反射:正常　减弱　无

5. 有效咳嗽:能　不能

6. 吞咽时屏气:能　不能

7. 屏气后发声:能　不能

8. 喉上抬:充分　不充分　无

9. 言语
气息音:无　轻微　明显　　无力声:无　轻微　明显
费力声:无　轻微　明显　　粗糙声:无　轻微　明显

续表

结果记录:□ 严重 □ 中等 □ 轻微
评定日期:
评定者:

评定根据以上项目完成,记录时在表格相应的项目上划“√”;评定标准:口腔期吞咽障碍程度分为严重、中等、轻微三个等级。严重为以上项目仅有很小部分能完成或完全不能完成,中等为以上项目有能完成一半或以下,轻微为以上项目能完成大部分

(五)食管期吞咽障碍功能评定

食管期吞咽功能障碍评定目前无专门的吞咽康复评定方法,需借助实验室检查法来评定其病因和程度。

(六)实验室检查

临床工作中,专门的吞咽康复评定方法主要采取的是量表评定的方法,存在其局限性。如若患者无咳嗽反射时无法判断患者进食是否存在隐性误吸,有些器官如会厌的运动、食管的蠕动无法通过专门的评定方法来评定,以及无法判断咽期是否有食物残留,不能直接观察到患者进食动态过程等等。吞咽障碍目前的实验室检查技术有:电视荧光吞咽造影、电视内镜吞咽功能检查、测压检查、脉冲血氧定量法、放射性核素扫描、超声检查、表面肌电图检查,前两种检查方法较为常用。

1. 电视荧光吞咽造影检查(video fluoroscopic swallowng study,VFSS) 这项检查技术是让患者在X线照射下进食特殊调制的食物,从而来观察患者吞咽的解剖和生理机制,可动态观察患者吞咽摄食情况,明确吞咽障碍的部位、程度和代偿情况,有无误吸等,被认为是诊断吞咽障碍的首选和理想的方法,常被认为是评定吞咽障碍的“金标准”。

2. 电视内镜吞咽功能检查(video endoscopy swallowng study,VESS) 其操作方法是利用喉镜观察患者进食过程中咽喉部的功能情况、吞咽的启动、吞咽后食物残留情况,这项检查技术对误吸和咽部残留的观察较敏感,故适用于有大量分泌物的吞咽障碍者。但因为这种方法主要侧重于局部的观察,不能显示咽期的关键过程,如环咽肌开放,喉提升及咽收缩,不能观察口腔期和食管期的吞咽情况。故临床应用时,需结合其他检查方法。

第十节 手功能评定

我们每天的日常生活活动都离不开手的存在,我们利用手进行生活自理,工作和娱乐,手的功能非常重要,但在现实生活中常常会因为某些原因(先天性疾病、外伤等)导致我们的手功能受损,严重影响我们的日常生活,这一节的目的是要求大家掌握手功能的评定方法。

一、概述

(一)手功能特点

手的功能模式主要包括力性抓握、精确抓握和对掌活动。

(二)手的13种基本形式

日常生活中我们的手一般以13种基本形式存在,包括悬垂(图2-10-1)、托举(图

2-10-2)、触摸(图 2-10-3)、推压(图 2-10-4)、击打、动态操作(图 2-10-5)、球形抓握(图 2-10-6)、球形指尖捏(图 2-10-7)、柱状抓握(图 2-10-8)、勾拉(图 2-10-9)、二指尖捏、侧捏(图 2-10-10)、多指尖捏。

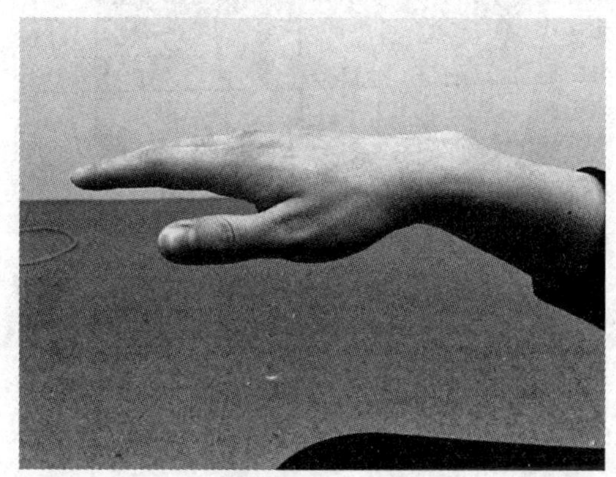
图 2-10-1 悬垂

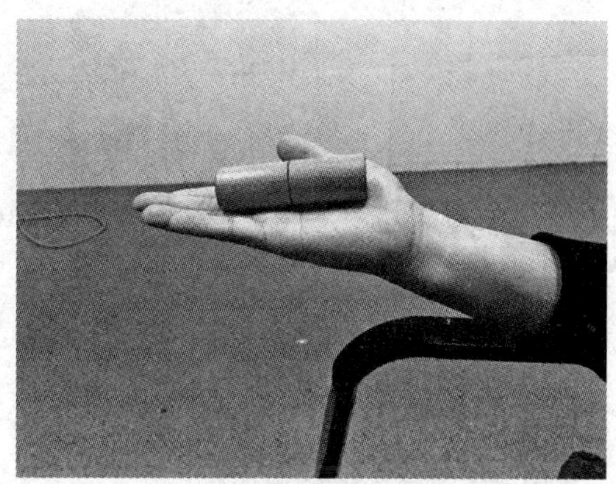
图 2-10-2 托举

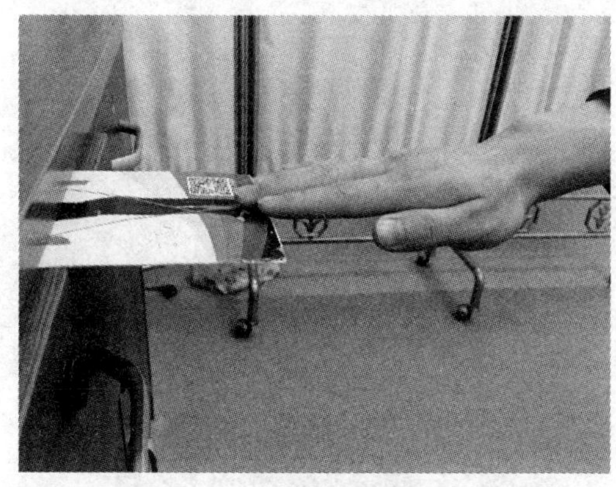
图 2-10-3 触摸

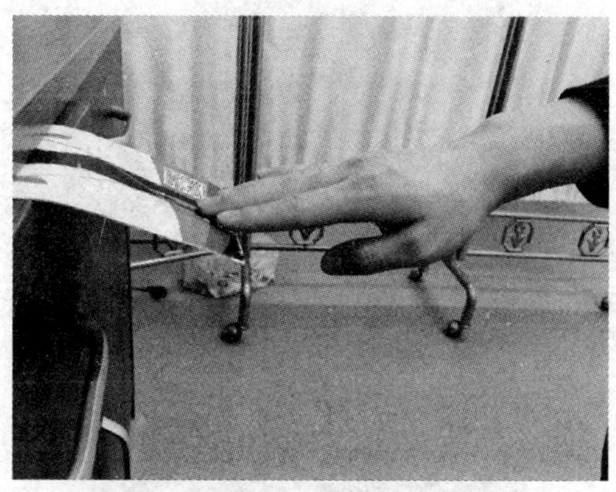
图 2-10-4 推压

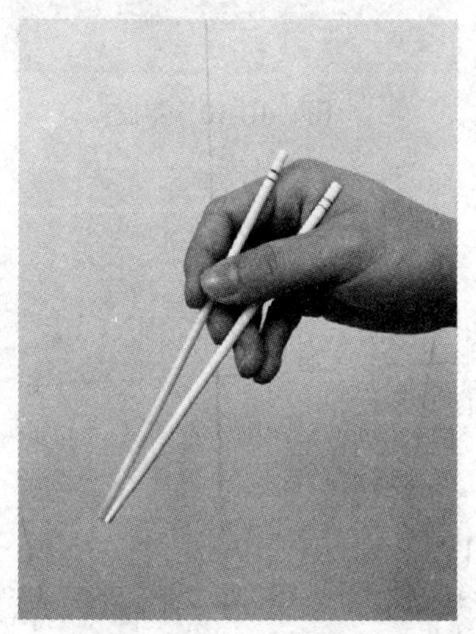
图 2-10-5 动态操作

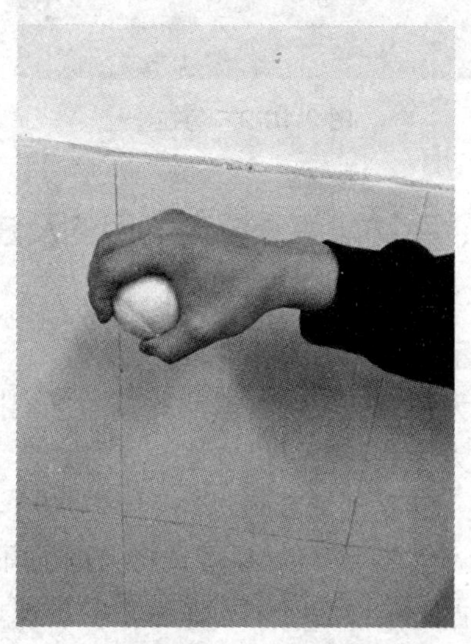
图 2-10-6 球形抓握

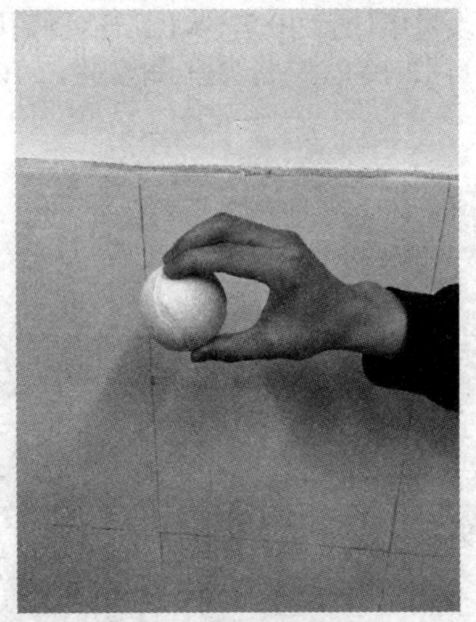

图 2-10-7　球形指尖捏

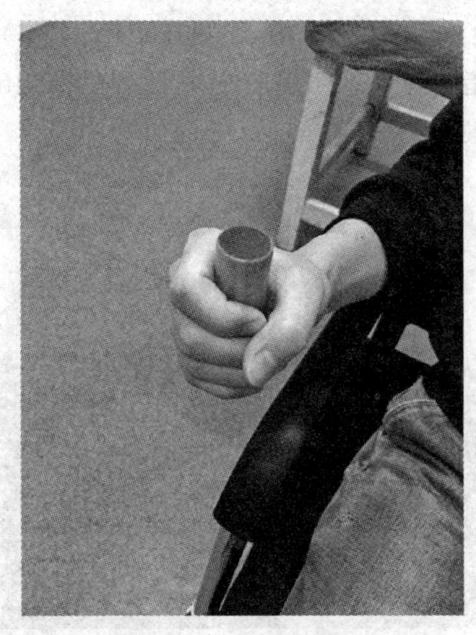

图 2-10-8　柱状抓握

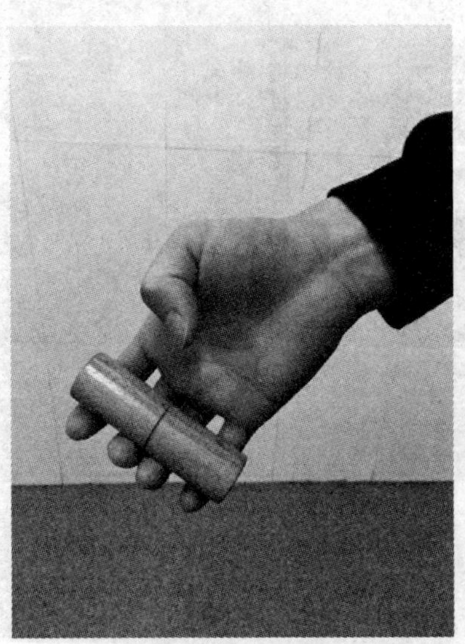

图 2-10-9　勾拉

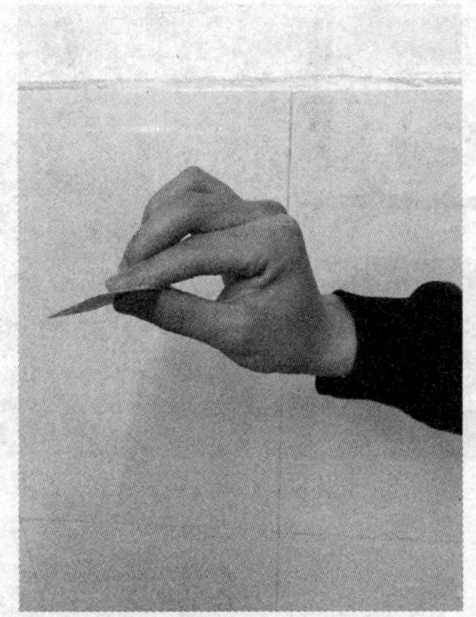

图 2-10-10　侧捏

二、手功能康复评定的目的及注意事项

（一）康复评估目的

1. 了解功能障碍程度。
2. 为功能丧失患者辅助器具的选配提供准确的参考资料。
3. 为疗效评价提供依据。

（二）评估注意事项

1. 评估要求严格，尽量选择安静的环境，避免干扰。
2. 评定过程应时刻关注患者的表现，不宜过度疲劳。
3. Jebsen 手功能测试及 Carroll 手功能试验中的工具要求比较严格。

4. 严格按照操作规程来进行操作。

三、手功能评定具体方法

（一）病史采集

1. 主诉　询问受伤或患病的时间、原因、具体经过，受伤的范围和程度以及接受治疗的情况等。

2. 症状　疼痛、麻木、活动受限、肌力下降等。

3. 记录利手、生活和职业特点。

（二）望诊

1. 皮肤　色泽、营养状况、有无缺失、伤口、瘢痕；外观：对称、皮纹、横纹是否正常对称、大小鱼际形态、轮廓是否正常等。

2. 是否畸形　是否因为神经损伤、肌肉损伤、关节损伤造成手在形态方面的改变而出现某种畸形：比如猿手为正中神经损伤，爪形手为尺神经损伤或因前臂缺血性肌挛缩所致，出现掌指关节过伸，近端指间关节屈曲畸形，垂腕为桡神经损伤所致，锤状指因指伸肌肌腱止点及附近断裂，或撕脱骨折，表现为远端指间关节屈曲、不能主动伸指，形成锤状等。

3. 围度　上肢围度、手部围度测量，围度的测量见身体结构评定章节。

（三）触诊

通过触诊检查皮肤瘢痕、硬结和肌肉柔韧度、触痛部位、范围、程度等。

（四）手感觉功能评定

手的感觉功能评定主要包括：浅感觉：痛觉、温度觉、触觉、轻触 - 深压，深感觉：关节运动觉、震动觉、位置觉及复合感觉：定位觉、图形觉、两点辨别觉、实体觉，具体的评定的方法见第五节：感觉评定。

感觉功能恢复等级：英国医学研究委员会将周围神经损伤后的感觉功能恢复情况分为6级，具体标准见表2-10-1。

表 2-10-1　感觉功能恢复等级

恢复等级	评定标准
0级(S0)	感觉无恢复
1级(S1)	支配区内皮肤深感觉恢复
2级(S2)	支配区内的皮肤痛觉和触觉部分恢复
3级(S3)	支配区内的皮肤痛觉和触觉完全恢复，且感觉过敏消失
4级(S4)	感觉达到S3水平外，两点辨别觉也部分恢复
5级(S5)	完全恢复

（五）手的运动功能评定

手的运动功能评定包括肌力、手的关节活动度、手的灵巧性及协调性等。

1. 手指关节活动度的评定　借助量角器进行，分别测量掌指关节、近端指间关节、远端指间关节屈曲度数之和减去伸直受限度数之和，即为总活动度(TAM)，TAM=(MP关节屈曲

度数 +PIP 关节屈曲度数 +DIP 关节屈曲度数)-(MP 关节伸直受限度数 +PIP 关节伸直受限度数 +DIP 关节伸直受限度数)。优:正常,TAM 约 260°;良:TAM> 健侧的 75%;中:TAM> 健侧的 50%;差:TAM< 健侧的 50%。

2. 手部肌力评定 徒手肌力测定(MMT)是最常用的方法。按照 Lovett 的六级分类法评定肌肉力量,此外,还可以通过仪器评定握力、捏力等方法来了解肌力的情况,具体方法参见肌力评定章节的内容。

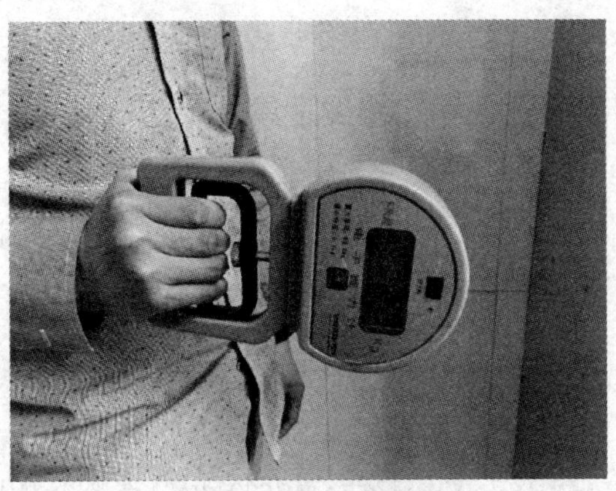

图 2-10-11 握力测试

(1) 握力:评定方法,用握力计,评定时上肢在体侧下垂,握力计表面向外,将把手调节到适宜的宽度,评定标准,握力指数 = 手的握力(kg)/ 体重(kg),正常值应大于 50%,测试 2~3 次,取最大值,见图 2-10-11。

(2) 捏力:用捏力计评定,分别评定拇指与其他四指的指腹相对捏的力量,其值约为握力的 30%。

3. 手灵巧度的评定 临床上一般采用 9 孔插板试验来进行。

9 孔插板试验:一块 13cm × 13cm 的木板,上有 9 个孔,孔的深度为 1.3cm,孔与孔之间的距离为 3.2cm,每孔的直径为 0.71cm,插棒为 9 根长 3.2cm,直径 0.64cm 的圆柱体,评定方法:坐位,将插板置于身体前方桌上,9 根木棒放于测试手一侧的浅皿中,先测定健手再评定患手,评定标准,完成该项活动的总时间。

(六) 手的整体功能评定

手的整体功能评定包括 Caroll 手功能评定法、Jebsen 手功能测试、Sollerman 手 ADL 能力测试等,Caroll 手功能评定法最为实用和可靠,下面会重点介绍 Caroll 手功能评定法。

1. Carroll 手功能评定法 Carroll 手功能评定又称上肢功能测试(upper extremity function test,UEFT),它从手的基本模式入手,把上肢动作共分成 6 大类,共 33 项,I~IV 类主要是评定手的抓握和对捏的功能,V、VI 类主要是检查整个上肢的功能和协调性,需准备的物品:4 种规格正方形木块,2 种规格的圆柱体,石板条,木球,4 个不同大小的玻璃球或钢球,熨斗,壶,两个杯子,笔等。评分标准:0 分:全部活动不能完成,1 分:只能完成一部分活动,能拿起物品,但放不到指定位置上,2 分:能完成活动,但动作较慢,3 分:能顺利完成。将各项上述评分标准评分相加后计算总分,判断上肢功能,具体为:微弱:0~25 分,很差:26~50,差:51~75,功能不完全:76~89,完全有功能:90~98,功能达到最大:99(利手),96(非利手),下面是 Carroll 手功能试验表的介绍,见表 2-10-2。

表 2-10-2 Carroll 手功能试验

分类	方法	试验用品规格(cm)	重量(g)	得分
一、抓握	1. 抓起正方体木块	10 × 10 × 10	576	
	2. 抓起正方体木块	7.5 × 7.5 × 7.5	243	

续表

分类	方法	试验用品规格(cm)	重量(g)	得分
一、抓握	3. 抓起正方体木块	5×5×5	72	
	4. 抓起正方体木块	2.5*2.5*2.5	9	
二、握	5. 握圆柱体	直径 4,长 15	500	
	6. 握圆柱体	直径 2.2,长 10	125	
三、侧捏	7. 用拇指与示指侧捏起石板条	11×2.5×1	61	
四、捏	8. 捏起木球	直径 7.5	100	
	9~24. 分别用拇指与示指、中指、环指和小指捏起 4 个不同大小的玻璃球或钢球	直径 ±1.6	6.3	
		直径 ±1.1	6.6	
		直径 ±0.6	1.0	
		直径 ±0.4	0.34	
五、放置	25. 把一个钢垫圈套在钉子上	外径 3.5,内径 1.5,厚 0.25±	14.5	
	26. 把熨斗放在架子上		2730	
六、旋前和旋后	27. 把壶里的水倒进一个杯子里	2.84L		
	28. 把杯里的水倒进另一个杯子里(旋后)	273ml		
	29. 把杯里的水倒进前一个杯子里(旋后)			
	30. 把手依次放在头后			
	31. 把手放在头顶			
	32. 把手放在嘴上			
	33. 写上自己的名字			

2. Jebsen 手功能测试　Jebsen 手功能测试包括 7 项测试:分别是写字、翻卡片、拾起小物品放入容器内、模仿进食、堆放棋子、移动大而轻的物体、移动大而重的物品,记录完成每项活动所需要的时间,每项测试先用利手开始测试,最后的结果要进行左右对比,判断是否正常。

3. Sollerman 手 ADL 能力测试　Sollerman 手 ADL 功能测试是 20 世纪 80 年代由瑞典的 Sollerman 提出的,主要测试手完成 20 种 ADL 的能力,用秒表记录患者完成 20 项活动所需要的时间。

4. 临床上手功能记录表　不统一,各有所长,下面介绍一个记录表供大家参考,见表 2-10-3。

表 2-10-3 手功能评估记录表

<table>
<tr><td colspan="3">评定项目</td><td>年 月 日</td><td>年 月 日</td></tr>
<tr><td colspan="5">关节活动度</td></tr>
<tr><td rowspan="3">屈曲</td><td colspan="2">掌指关节</td><td></td><td></td></tr>
<tr><td colspan="2">近侧指间关节</td><td></td><td></td></tr>
<tr><td colspan="2">远侧指间关节</td><td></td><td></td></tr>
<tr><td rowspan="3">伸展受限</td><td colspan="2">掌指关节</td><td></td><td></td></tr>
<tr><td colspan="2">近侧指间关节</td><td></td><td></td></tr>
<tr><td colspan="2">远侧指间关节</td><td></td><td></td></tr>
<tr><td rowspan="5">肌力</td><td colspan="2">握力</td><td></td><td></td></tr>
<tr><td rowspan="4">拇指与各指的捏力</td><td>示指</td><td></td><td></td></tr>
<tr><td>中指</td><td></td><td></td></tr>
<tr><td>环指</td><td></td><td></td></tr>
<tr><td>小指</td><td></td><td></td></tr>
<tr><td rowspan="3">感觉</td><td colspan="2">浅感觉</td><td></td><td></td></tr>
<tr><td colspan="2">深感觉</td><td></td><td></td></tr>
<tr><td colspan="2">复合感觉</td><td></td><td></td></tr>
<tr><td colspan="5">肢体周径(选用患部周径)(cm)</td></tr>
<tr><td rowspan="3">手操作能力</td><td rowspan="2">9孔插板试验(秒)</td><td>患手完成时间</td><td></td><td></td></tr>
<tr><td>健手完成时间</td><td></td><td></td></tr>
<tr><td colspan="2">Carroll 手功能试验(分)</td><td></td><td></td></tr>
<tr><td colspan="5">评定者签名:</td></tr>
</table>

第十一节 步行功能评定

步行功能评定是利用人体生物力学的方法对人类行走状态进行分析的一种研究方法，临床上包括定性分析和定量分析两种，它能有效反映出患者行走时存在的问题，为异常步态分析、制定康复治疗方案提供依据，同时也能作为判断治疗效果的依据。

一、概述

(一) 正常步态的基本构成

1. 步长 行走时一侧足跟着地到对侧足跟着地所行进的直线距离，单位为厘米。
2. 步频 行走中每分钟迈出的步数，单位为步数 / 分钟。
3. 步宽 在行走中左右两足间的距离，单位为厘米。

4. 足角　在行走中足的长轴与前进方向的夹角，一般为 6.75°，单位为 °。

5. 步速　行走时单位时间内行走的直线距离，单位为米 / 分钟。

6. 步幅　行走时，由一侧足跟着地到该侧足跟再次着地所进行的距离，单位为厘米。

（二）步行周期

指人在步行过程中一侧足跟着地到该侧足跟再次着地所需要的时间，单位为 s，它一般分为支撑相和摆动相。

1. 支撑相　指人在步行过程中足与地面始终接触的阶段，它包括单支撑相和双支撑相。

（1）单支撑相：通常指一侧下肢足跟着地到该侧足尖离地的过程，单支撑相是针对一侧下肢而言的。

（2）双支撑相：指人在步行过程中产生双足同时着地的阶段，它一般需要同时观察左右两侧下肢作出判断，一般来说这个时期比较短，占一个步行周期的 20%，我们人体在跑步时是没有双支撑相的，这也是为什么我们拿有没有双支撑相来区别“跑步”与“走”。

2. 摆动相　是指在步行中一侧下肢始终和地面没有接触的阶段，一般占一个步行周期的 40%，这也是针对一侧下肢而言的。

（三）正常步态的生物力学分析

我们人体在正常行走时，身体各方面的肌肉和关节均会发生力学方面的变化：

1. 身体主要关节和部位的变化

（1）骨盆：我们的骨盆在行走时扮演着传动轴的作用，骨盆的上下移动和左右旋转时刻影响着我们的重心，在步行的支撑期，我们的骨盆在水平面上会发生旋转，在支撑前期和初期会向前旋转 4°~5°，支撑中期维持中间位，在支撑的末期则会向后旋转 4°~5°，在摆动前期和初期则会发生向后旋转 4°~5°，摆动末期则会发生向前旋转 4°~5°，当然了，除了水平面上会发生旋转以外，骨盆也会发生上下移动，在一个步行周期内左右两侧骨盆上下最大移动发生在支撑中期。

（2）髋关节：在行走时我们的髋关节在支撑相和摆动相均会发生角度方面的变化，如在支撑相的前期和初期会发生前屈 30° 左右的变化，支撑中期屈曲 30°~0°，支撑末期则是后伸 10 度左右，在摆动相前期在中立位，摆动初期屈曲 20°，摆动中期屈曲 20°~30°，在摆动末期则会屈曲 30°。

（3）膝关节：在行走时我们的膝关节在支撑相和摆动相也会发生角度方面的变化，如在支撑相的前期膝关节是完全伸直的，支撑初期则会屈曲 15° 左右，支撑中期会发生屈曲 15°~0° 左右的变化，支撑末期则是在中立位，在摆动相前期膝关节会屈曲 35° 左右，摆动初期屈曲 60° 左右，摆动中期屈曲 60°~30°，摆动相末期则是屈曲 30°~0°。

（4）踝关节：我们的踝关节在支撑相的前期是中立位的，支撑初期则会跖屈 15° 左右，支撑中期会发生背伸 10° 左右的变化，支撑末期则是在中立位，在摆动相前期踝关节会跖屈 20° 左右，摆动初期跖屈 10° 左右，摆动中末期则处于中间位。

（5）其他：步行时我们其他部分也要重点关注，比如上肢的摆动、头部的运动、身体的协调等。

2. 参与的主要肌肉活动　人体很多肌肉在步行时发挥着重要的作用，如维持躯干稳定、肢体的加速及减速、吸收震荡等，具体见表 2-11-1。

表 2-11-1 步行时肌肉参与活动

肌肉名称	步行中发挥的作用
竖脊肌	步行周期的支撑相初期和末期维持躯干稳定性
臀大肌	在摆动相后期产生一个阻力使大腿前进速度减慢，支撑相起到稳定骨盆、控制躯干稳定性
髂腰肌	主要在摆动相使髋关节前屈
股四头肌	伸膝及屈髋，支撑相参与负重
缝匠肌	协助髂腰肌完成屈髋及协助腘绳肌屈膝
腘绳肌	屈膝和伸髋，在支撑相协助臀大肌伸髋的同时又能起到稳定骨盆的目的
胫前肌	踝关节背伸及内翻，在支撑相早期胫前肌离心性收缩以控制踝关节跖屈度，确保足跟以合适的角度着地，在摆动相，使踝关节背伸
小腿三头肌	屈膝及跖屈踝关节，在我们的足趾离地时，腓肠肌收缩产生一个推动力

二、步行功能评定

步行功能评定包药包括临床定性分析和定量分析两种。

（一）临床定性分析

临床定性分析指通过观察法来观察患者的步行过程，从中得出一定的结果然后做出自己的结论，此方法临床应用较多，不需要价格昂贵的设备，可获得有关步态的特征性资料，缺点是结果具有一定的主观性，步态分析受患者的精力和体力的限制，检查者难以在短时间内完成多部位、多环节的分析，临床定性分析主要包括病史询问、身体结构功能检查、观察及量表法。

1. 病史询问　通过病史询问详细了解患者的相关病史，记录步行时出现的一些症状，比如有无疼痛，疼痛的持续时间，缓解因素，步态表现（有无跛行、长短腿等），也能通过病史询问得到一些影响步态的疾病，如骨折史、神经系统疾患、老年步态、肌肉病变或其他因素。

2. 身体结构功能全面检查　全面检查患者的身体状况，包括心肺功能、全身的活动度情况、骨质疏松情况、肌力、肌张力、感觉、平衡及协调等，具体评定见相关章节。

3. 观察　让患者步行一定距离，评估者通过观察患者步行时身体各个部分的变化，如左右侧下肢支撑相及摆动相的时间，头及躯干的姿势，骨盆的旋转，身体重心的转移，髋膝踝关节活动度变化等，本项测试要求测试场地光线充足，衣着宽松，尽量暴露出要观察的关节（如膝关节、踝关节等），下面是步态分析观察记录表供大家参考（表 2-11-2）。

表 2-11-2 步态分析观察记录表

项目			年 月 日	年 月 日	年 月 日
支撑相	髋关节	外旋、内旋			
		外展、内收			
		稳定，几乎正常			

续表

项目			年 月 日	年 月 日	年 月 日
支撑相	膝关节	膝过度屈曲			
		膝过伸			
		正常			
	踝关节	全脚底同时着地			
		脚尖先着地			
		足跟先着地			
摆动相	髋关节	外展			
		内收			
		外旋			
		内旋			
		过度屈曲			
		几乎正常			
	膝关节	屈曲不充分			
		膝过伸			
		过度屈曲			
		几乎正常			
	踝关节	足下垂			
		内翻			
		外翻			
		正常			
评定者签名					

4. 量表法　临床常用 Hoffer 步行能力分级、Nelson 步行功能评定及功能性独立测量（FIM）这 3 个量表来进行定性评估患者的步行功能，其中 Hoffer 步行能力分级根据能不能步行及步行的方式主要分为不能行走、非功能性步行、家庭性步行及社区性步行四个等级，Nelson 步行功能评定则是根据患者的负重能力、重心转移、步行效率三方面进行评估步行功能，FIM 中有一项专门评估步行功能，详见 FIM 量表评估。

（二）定量分析

步行功能定量分析指通过器械或现代先进的设备对步态进行分析的方法，下面简要介绍常用的几种定量分析的步态评估方法：

1. 足印分析法　这种方法比较简便易行，无需贵重仪器，要求：一个足够长的干净的场地，可要求 600 厘米左右、颜料、秒表、直尺或卷尺。方法：被检查者赤脚，脚底涂满颜料，要求患者面向前方，以其正常速度行走，记录患者走完 600 厘米的场地时所花费的时间，测量出步长、步宽，计算出步速等。

2. 足底压力系统　计算机化测量人站立或行走中足底接触面压力分布的系统。受测者在测试台上先单、双脚正常站立，然后自然行走一定距离，由水平放置的数码摄像机对行走过程动态足底压力图像进行连续拍摄录制，拍摄的数码视频运动图像经过采集进入计算机，由计算机分析系统分别对采集的序列图像逐帧进行处理后，进行足底各部位着地时刻压力的分析，它以直观、形象的二维、三维彩色图像实时显示压力分布的轮廓和各种数据。

3. 动态肌电图　利用动态肌电图，对步行相关重要肌群贴表面电极，它能反映步行中肌肉活动的模式、肌肉活动的开始与终止以及与肌肉在行走中的作用、肌收缩类型等。

4. 其他　随着科学技术的发展，超声定位步态分析仪、步态分析仪及电子量角器等逐步服务于临床，并发挥着重要的作用。

三、临床常见异常步态

1. 偏瘫步态　观察病人步行时的表现，病人的一侧下肢由于伸肌痉挛呈伸直状态，膝僵直而屈曲困难，足内收跖屈，抬腿时需将该侧骨盆提高以帮助提起下肢，然后足向外划圈，故又称划圈步态，上肢常出现屈曲内收等模式，这类步态常见于脑血管意外、脑外伤等疾病。

2. 剪刀步态　剪刀步态主要表现为双腿僵硬，内收肌痉挛，出现两脚向内交叉，膝部靠近似剪刀样，见于双侧大脑或脊髓的病变，如脑瘫和痉挛性截瘫。

3. 帕金森步态　在行走过程中常表现为步行启动困难，起步后步伐越来越快，不能急停或转弯，身体向前倾，关节活动范围减小，步伐细小，慌慌张张地向前冲，是帕金森病病人典型的“慌张步态”。

4. 臀大肌步态　又称为鹅步，步行表现为挺胸、凸腹，躯干后仰，过度伸髋，重力线落在骨盆后方，整个过程就像鹅走路一样。

5. 臀中肌步态　又称为鸭步，指在行走时，由于臀中肌无力，使骨盆稳定性和控制力下降，患者在支撑相早期和中期骨盆向患侧下移，髋关节向患侧凸，摆动相时表现出身体向两侧摇摆，形如鸭子走路，常见于多发性肌炎，进行性营养不良症等。

6. 股四头肌步态　股四头肌是控制膝关节稳定的主要肌肉，在支撑相早期，由于股四头肌无力，膝关节必须处于过伸位才能保持身体负重和膝关节稳定，常常表现为膝后伸步态，常见于股神经损伤。

7. 胫前肌步态　其特征性的临床表现为在足触地后，由于踝关节不能控制跖屈，所以支撑相早期缩短，在摆动相时出现足下垂，患者往往需要过度屈髋、屈膝，提起患腿来完成代偿性步行，表现出跨阈步态，常见于腓总神经损伤。

8. 腓肠肌步态　行走时，由于腓肠肌无力，表现为踝关节背屈控制障碍，在支撑相足跟着地后，身体稍向患侧倾斜，患侧髋关节下垂，蹬地无力，支撑相末期延长和下肢推进力降低，导致非受累侧骨盆前向运动延迟，步长缩短，同时患侧膝关节屈曲力矩增加，导致膝关节屈曲和膝塌陷步态。表现出膝塌陷步态，常见于胫神经损伤。

9. 疼痛步态　当各种原因引起患腿负重时疼痛，病人尽量缩短患腿的支撑期，使对侧下肢快速向前摆动。

10. 短腿步态　如果一侧下肢比另一侧缩短超过 3cm 时，患腿支撑期时可见同侧骨盆及肩下沉，需要足尖着地走路来代偿。

11. 平足　是指足部正常的内侧纵弓的丧失，行走距离长时表现出足部酸胀不适。

第十二节　日常生活自理能力评定

一、概述

（一）日常生活活动能力（ADL）

日常生活功能是指人们为了维持生存以及适应生存环境而每天必须反复进行的、最基本的活动，包括基础性的日常生活活动能力及工具性的日常生活活动能力，日常生活能力对每个人来说都是至关重要的，正常的日常生活能力及自理能力对普通人来说不难，但对于自理能力障碍的人来说却很难，特别是老年人群、慢性病患者及中枢神经系统障碍导致的功能障碍患者，一般来说，残疾的程度越重，对ADL的依赖就越大，作为康复医学专业人员应该多多关注患者的日常生活活动，而不是只专注于躯体结构方面的恢复，我们应该尽最大可能地帮助他们建立起日常生活能力，帮助他们重返家庭及重返社会，这也是康复医学的最终目标。

（二）日常生活活动能力分类（表2-12-1）

1. 基本性的日常生活活动能力（basic or physical ADL，简称BADL or PADL）　是指人们为了维持生存及改善社交每天必须完成的最基础、最基本的活动，它包括穿衣、梳妆、进食、洗脸、刷牙、如厕、大小便的管理、翻身、坐起、驱动轮椅、转移及行走等。

2. 工具性日常生活活动能力（instrumental ADL，简称IADL）　是指人们在社区中生活及融入社会所必需的较高级的功能活动，如家务、做饭、购物、驾车、旅游、服药、理财、处理突发情况等必须借助或大或小的工具来进行。

表2-12-1　ADL分类

项目	基础性的ADL	工具性的ADL
基本概念	是指人们为了维持生存及改善社交每天必须完成的最基础、最基本的活动	是指人们在社区中生活及融入社会所必需的较高级的功能活动
具体活动	穿衣、进食、梳妆、洗脸、刷牙、如厕、大小便的管理、翻身、坐起、驱动轮椅、转移及行走等	家务、做饭、购物、驾车、旅游、服药、理财、处理突发情况等，必须借助或大或小的工具来完成
适用范围	常常用于较重的残疾，一般在医疗机构内使用，特别是刚入院的患者，评定者多为医院医务人员	适用于较轻的残疾，特别是恢复情况较好，基础性的ADL基本能完成且准备出院回家的患者的预评估，也常用于社会调查，评定者为医院医务人员及社区工作者

二、日常生活自理能力的评定目的及注意事项

（一）日常生活自理能力的评定目的

1. 评估人们在残疾发生时在ADL方面的表现如何。

2. 根据ADL评定结果的分析，结合患者及其家属的康复需求，确定合适的康复目标及

有针对性 ADL 训练计划。

3. 定期进行 ADL 方面的评定评价康复治疗效果，便于调整康复治疗方案。

4. 有助于判断患者的功能预后。

5. 增强患者的信心。

6. 为环境改造设计提供科学依据。

7. 科研的需要。

（二）日常生活自理能力的评定注意事项

1. 应记录患者实际完成情况，而不是可能或应达到什么程度。

2. 评定时，通常由评定者给患者一个总的动作指令，让患者完成某个具体动作，而不告诉患者动作的具体步骤。

3. 在评定中，只有当患者需要辅助器或支具时，才可提供，不能依赖和滥用。

4. 除非评定表中有说明，否则使用辅助器、支具或采取替代的方法，均认为是独立完成活动，但应注明。

5. 任何需要体力帮助的活动都被认为是没有能力独立完成和检查方法要取得患者配合。

三、日常生活自理能力评定方法

（一）观察法

1. 直接观察法　要求患者在一个设定的环境中去完成具体的 ADL 活动，评估者观察患者执行 ADL 活动的表现，而不是通过简单地采用询问患者完成的情况，这种方法行之有效，比较准确及客观评估患者的 ADL 表现，缺点是直接观察法所需要的评定时间较长，对于体弱的被检查者，为避免疲劳可分几次进行评估。

2. 间接观察法　指对一些不方便直接观察的项目，可通过简单地询问进行评估，一般的询问对象包括家属、护工等照料者，比如大小便的控制及如厕等，此方法的优点是利于评定一些不便直接观察的较私密的活动（如穿脱内衣、大小便、洗澡等），可以在较短时间内得到评定结果，评定较为简便，缺点是其准确性不如直接观察法，一般来说间接观察法与直接观察法合并使用较多。

3. 观察法的优缺点　优点是简便易行，能第一时间做出定性分析，缺点是不够量化，主观性太强，下面介绍一张 ADL 观察记录表供大家参考，见表 2-12-2，填写说明：在完成情况栏下填写（独立完成 / 小部分帮助 / 大部分帮助 / 完全依赖）中的一项，根据患者参与程度判断，备注描述填写是否存在跌倒风险？借助辅助器具（进食辅助器具、拐杖、腋拐、轮椅等）。

表 2-12-2　ADL 观察记录表

项目	完成情况（独立完成 / 小部分帮助 / 大部分帮助 / 完全依赖）	备注描述
吃饭		
穿衣		
洗脸、刷牙		
床椅转移		

续表

项目	完成情况（独立完成 / 小部分帮助 / 大部分帮助 / 完全依赖）	备注描述
上厕所		
大小便控制		
洗澡		
上下楼梯		
行走		

（二）量表评定

除了观察法比较适用以外，量表法能半定量评估患者的 ADL 表现，临床上应用也较多，主要包括 Barthel 指数，FIM 功能独立性评定，改良 PULSES 评定，Katz 指数（Katz index）、临床常用快速残疾评定量表 -2（Rapid Disability Rating Scale-2，RDRS2）、Frenchay 活动指数及功能活动问卷（FAQ）等。

1. Barthel 指数　该项评估方法是由美国 Florence Mahoney 和 Dorothy Barthel 等人开发，目前该量表在国内的众多康复医疗机构广泛应用，包括护理上也常常用于入院前的评估确定护理等级，Barthel 指数包括进食、洗澡、修饰、穿衣、控制大便、控制小便、用厕、轮椅转移、平地行走及上下楼梯 10 大项，原则上该项评估要在一个专门评估室进行，要求在一个安静的环境下进行，观察患者在进食、洗澡、修饰、穿衣、控制大小便、用厕、轮椅转移、行走及上下楼梯的表现，总分 100 分，如果得分 60 分以上：生活可以自理，60~40 分需要帮助，40~20 分需要极大帮助，20 分以下需要完全帮助，但是由于 Barthel 指数评分分级较粗，后面经过改良形成了新的改良 Barthel 指数，下面是 Barthel 指数具体评分标准供大家参考：

进食：

10 分：能独立完成进食活动，必要时可借助辅助器具如加粗的勺子，防洒碗等等，但不包括做饭。

5 分：需要部分帮助（如夹菜、搅拌食物、需要帮忙佩戴辅助器具等）或需要较长时间来完成进食。

0 分：整个进食活动需要依赖他人。

洗澡：

5 分：能独立完成洗澡整个过程（可为浴池、盆浴或淋浴）无需他人帮助。

0 分：不能独立完成，需依赖他人，如需要人帮忙擦拭身体、放热水等。

修饰：

5 分：能独立完成刷牙、洗脸、梳头、剃须（如使用电动剃须刀者应会插插头）、化妆等，必要时可借助辅助器具。

0 分：不能独立完成，需依赖他人，如帮忙拧干毛巾、插插座、挤好牙膏等。

穿衣：

10 分：能独立穿脱全部衣服，包括系扣子、开关拉链、穿脱鞋子、系鞋带等。

5 分：需要部分帮助，自己能参与 50% 的活动。

0 分：较大或完全依赖他人。

控制大便:

10分:能控制大便,无失禁情况,如需要能使用栓剂或灌肠剂。

5分:偶尔失禁,频率较低,一般来说每周少于1次失禁。

0分:经常失禁或昏迷。

控制小便:

10分:能控制小便,没有失禁,如需要可使用器具自行处理小便。

5分:偶尔失禁,每24小时少于1次。

0分:失禁或昏迷。

用厕:

10分:能独立进出厕所或使用便盆,能解穿脱裤子、便后擦拭肛门、冲洗或清洁便盆。

5分:自己能完成大部分活动,但在保持平衡、穿脱衣裤或处理卫生等方面需要帮助。

0分:完全依赖他人。

床椅转移:

15分:能独立完成床到轮椅、轮椅到床的转移,包括从床上坐起,锁住车闸,移开脚踏板,必要时可借助转移板。

10分:需较小帮助或语言的提示、监督以策安全。

5分:可以从床上坐起,但在进行转移时需较大帮助。

0分:不能坐起,完全依赖他人完成转移过程。

平地行走45米:

15分:能独立在平地行走45米,必要时可以使用矫形器、假肢、拐杖、助行器,但不包括带轮的助行器。

10分:在1人帮助(体力帮助或语言指导)下能平地行走45米。

5分:如果不能走,能独立使用轮椅行进45米。

0分:不能完成。

上下楼梯:

10分:能独立完成,必要时可以使用辅助器械。

5分:活动中需要帮助或监护。

0分:不能完成。

2. 功能独立性评定(FIM) 功能独立性评定(FIM)是1987年美国纽约州功能评估研究中心的研究人员提出来的ADL评估方法,相比较Barthel指数来说添加了认知功能和社会功能部分,FIM量表共18项:进食、梳妆修饰、洗澡、穿裤子、穿上衣、上厕所、膀胱管理、直肠管理、床椅轮椅间转移、如厕、盆浴或淋浴、步行/轮椅、上下楼梯、理解、表达、社会交往、解决问题、记忆,评分为7分制,最高7分,最低1分,总积分最高126分,最低18分,评定时机为入院后的72小时,中期疗效评估及出院前72小时,评估时要询问患者之前的生活习惯及自理情况,FIM较Barthel指数等评估方法更全面,简便,目前临床应用也较多,具体见FIM量表使用。

3. 改良PULSES评定量表 改良PULSES评定量表是按照患者的依赖程度来评分的,评定内容有躯体情况(P)、上肢功能(U)、下肢功能(L)、感觉功能(S)、排泄功能(E)、精神及情感功能(S),每一项分为四个等级:1级为无功能障碍,为1分;2级为轻度功能障碍,为2

分;3 级为中度功能障碍,为 3 分;4 级为重度功能障碍,为 4 分;得分越高,障碍越严重,ADL 能力越差,具体结果分析为:得分小于 6 分,表明功能良好;得分大于 12 分,表明日常生活自理能力需中等部分帮助;得分大于 16 分,表明日常生活自理能力需大量帮助,患者参与较少;得分 24 分为最差,表明日常生活自理能力完全缺失。

4. 临床常用快速残疾评定量表 -2　临床常用快速残疾评定量表 -2(rapid disability rating scale-2,RDRS2)是临床上用于评估 IADL,它主要用于在社区中生活的老年人群、慢性病患者、出院回家生活的功能障碍患者,量表总共有 18 项,每一项最高分 4 分,最低分 1 分,总分 72 分,分数越高,残疾越严重。

5. Frenchay 活动指数及功能活动问卷(FAQ)　Frenchay 活动指数及功能活动问卷对 IADL 进行评定,此量表信度较高,临床应用较为广泛,共分为 10 大项,每一项最高分 3 分,最低分 0 分,总分 30 分,分数越高,残疾越严重,如果得分≦ 5 分为正常,>5 分表示该患者在家庭和社区中不可能独立。

第十三节　心肺功能功能评定

一、概述

良好的心肺功能是康复治疗计划实施的基础,系统化的心肺功能评定能让我们更好了解到患者的心肺功能状态,为制定康复处方提供依据及最大化的规避治疗中存在的风险,并且更好的评价患者治疗效果。

二、心功能评定

心功能评定贯彻与康复治疗的全过程。如何在治疗前评定患者是否存在心功能障碍及严重程度分级,功能训练中的运动反应评估及患者心功能恢复的效果评估是心功能评定的重要组成部分。

(一) 治疗前评估

该阶段评估的重点在于根据患者的主诉及病史、系统化的物理检查、运动试验去判断患者是否存在心功能障碍及心功能障碍的严重程度分级,评定患者是否适合进行运动训练或为患者制定运动处方提供依据,也是评估患者治疗效果的重要组成部分。

1. 患者主诉　通过患者的主诉初步了解患者的基本情况,需要注意的是患者对症状的描述特别是胸痛、呼吸短促、心悸、头重脚轻等与心脏有关的症状,患者需要解决的问题和期望值等方面。

2. 询问病史　建立在患者主诉的基础上,详细询问患者相关病史尤其是心血管系统方面的病史,表 2-13-1 列举出部分相关病史询问。询问患者的病史主要有以下作用:

(1) 评定患者的心功能分级。

(2) 了解患者的病史情况及确定存在的影响心功能的因素。

(3) 确定患者进一步检查的重点。

(4) 为康复治疗计划的制订提供一定的依据。

表 2-13-1 相关病史询问举例

(1) 是否有过心脏病病史？如冠心病、心肌梗死、心衰等。如果存在，询问并根据患者一般体力活动后疲劳、心悸、呼吸困难等主观症状根据表 2-13-2 评定患者的心功能等级
(2) 是否存在其他会导致心功能异常的问题如长时间卧床、肥胖、神经肌肉异常、结缔组织疾病等？如果存在，结合下一步检查对患者的心功能检查对患者进行心功能评定
(3) 是否存在心血管疾病的危险因素如吸烟、高血压、高脂血症等。如果存在，继续询问了解详细情况如吸烟量及吸烟年限、高血压分级等，记录作为评定心功能的依据
(4) 是否有做过心脏相关检查如心电图、心脏彩超、心脏生化检查等？如果有其结果是否提示心脏异常？如果异常，记录作为评定患者心功能情况及下一步检查的依据
(5) 了解患者相应的家居环境、生活习惯、职业情况。活动较少的患者其心功能相对会差一点，了解患者的相应生活情况能为患者制订康复计划
(6) 了解患者的药物使用情况，确定是否存在对心功能有影响的药物。记录避免影响进一步的评估
(7) 其他：询问其他与心血管有关的问题如下肢是否有过水肿

表 2-13-2 心功能分级

分级	描述
Ⅰ	病人的心脏疾病并不限制其身体活动：日常生活活动不会引起过度的疲乏、心悸、呼吸困难或者心绞痛
Ⅱ	日常生活活动上有轻微限制；休息时觉得舒服，但是一般活动会引起疲乏、心悸、呼吸困难或者心绞痛
Ⅲ	日常生活活动有明显的限制；休息时觉得舒服，但是比一般还轻的活动会引起以上症状
Ⅳ	做任何活动时都会出现不舒服；甚至在休息时都会有心脏功能不足与心绞痛的症状；从事活动时会更不舒服

患者的心功能分级越高，其风险越大；存在的危险因素越多，对其心功能影响越大。

3. 医学评估 在病史询问的基础上，进一步对患者进行的体格检查和临床医学检查（心电图、心脏超声等）。如针对患者存在长期卧床的情况，对患者胸部进行详细体格检查确定是否存在影响心功能的肌肉骨骼问题如胸部畸形等；针对患者存在的高血压问题进一步评定确定患者的高血压分级及危险程度；通过检查如生化检查确定是否存在糖尿病、高脂血症等影响心功能的危险因素。

4. 运动试验 通过患者的主诉、病史询问、物理检查对患者有初步了解之后，根据患者的情况确定患者是否有需要继续进行运动试验的适应证，然后排出相应的禁忌证、选择合适的方式进行运动试验更准确、详细的了解患者的功能状况。

(1) 适应证：心肌缺血与冠状动脉疾病的评估，心肌梗死后缺血性疾病的风险、预后及残存功能的评估，临床制定修改运动处方及治疗效果的评价，心功能能力的评定以及运动诱发心律失常的检测。

(2) 主要禁忌证：各种急性和未受控制的心脏病如：急性心肌梗死、急性心肌炎和急性心包炎、未控制的心心力衰竭及严重的高血压等，严重的运动功能障碍，全身性急性炎症或传染病、肺栓塞等。

(3) 运动试验的选择：较常用的运动试验方式有较简便且广泛被接受的六分钟步行试验，以及较为常用的心电运动试验。

1）六分钟步行试验：该试验方法较为实用、简便、安全，适用于一般运动能力和心血管反应患者，适合心功能分级Ⅲ~Ⅳ级患者。嘱患者在主观安全和无症状（胸痛、不能忍受的气短、头晕、心悸等）的前提下，要求患者尽可能快的速度在平直的走路上行走，测定六分钟步行的距离作为评定的依据。分级标准如下表 2-13-3。级别越低心肺功能越差，达到 3 级与 4 级者，心肺功能接近于或达到正常。

表 2-13-3 六分钟步行试验分级

分级	六分钟步行试验距离
1	患者步行的距离少于 300 米
2	患者步行的距离为 300~374.9 米
3	患者步行的距离为 375~449.5 米
4	患者步行的距离超过 450 米

2）心电运动试验：心电运动试验是指在心电图设备监测下，通过逐渐增加运动负荷试验，观察测试者测试不同时期的心电图，症状、体征的变化来判断患者心肺功能的方法。心电运动试验方法较六分钟步行试验对患者及设备的要求更高，但量化了患者的心功能状态，能更好地为患者制定运动处方提供依据。常见的心电运动试验有活动平板运动试验，踏车运动试验。

（二）治疗期间评估

该阶段的评估重点在于运动训练中的反应评估，在治疗前评估的基础上保证安全、有效地进行运动训练，避免运动中出现不良症状或出现运动强度过大及过度训练的表现。即如何在运动训练中检测患者的功能状态。表 2-13-4 列举一些较常见的检测指标。

表 2-13-4 常见的运动反应

指标	参考解析
心率	如果患者在训练过程中没有不良反应，运动或活动时心率增加 <10 次 / 分，次日进入下一阶段。运动中心率增加在 20 次 / 分，则在同一级别运动。心率超过 20 次 / 分，则应该退回前一阶段，并立即停止运动
血压	运动负荷增加时收缩压不升高反而降低，低于安静时收缩压 >10mmHg 以上；运动负荷增加时舒张压上升超过 >110~120mmHg；或舒张压上升，超过安静 >15~20mmHg
呼吸困难	患者是否出现呼吸困难症状，根据表 2-13-5 评定患者的呼吸困难分级，如果评定在 3 级以上，则停止运动
心绞痛、心悸等	患者是否出现心绞痛、心悸等症状，如果存在建议停止运动。由医生排除原因或休息后再决定是否继续训练

续表

指标	参考解析
缺氧	可通过指脉氧或患者是否出现发绀等症状判断患者是否处于缺氧的状态,如果有表示出现运动不耐受,停止运动
运动过量	如果存在以下表现提示运动过量:慢性持续性疲劳、运动当日失眠、运动后持续关节酸痛、运动后心率突然明显变快或者变慢或感觉不适等。需要减少运动量
其他	出现其他临床病情加重的情况,应立即停止运动

表 2-13-5 呼吸困难主观评分级量表

分级	描述
1	轻微、几乎没有察觉
2	中度,轻微感觉不适
3	中度至严重、感觉非常不舒服
4	非常困难、病人无法继续呼吸

(三)治疗后评估

该阶段的评估重点在于患者治疗效果的评价,为患者调整或修改运动训练方案提供依据。效果的评价可通过患者活动受限、呼吸困难、心悸等主观症状的改善、运动试验数据的优化等治疗前评估方法去衡量。如运动训练前患者主诉日常生活活动明显受限心功能分级为Ⅲ级,训练后患者主诉活动受限较前减轻很多心功能为Ⅱ级,则判定训练是有效的。又如患者六分钟步行试验从训练前的 200 米增加至训练后的 400 米则提示训练有效。当然有条件的话可以通过运动试验去评定患者的运动训练效果,运动试验是最为精确和具有更强的指导意义的方法。

表 2-13-6 心功能评定记录表

姓名:	年龄:	性别:	科室床号:	住院号:
诊断: 临床检查结果: 家庭详细住址: 联系电话: 患者期望: 影响心功能的危险因素: 心功能分级 六分钟步行试验距离 米,六分钟步行试验分级: 运动试验结果记录: 运动反应: 记录者: 日期:				

三、肺功能评定

呼吸系统的主要功能是气体交换，为机体提供氧气及排出机体内的二氧化碳。肺功能评定是对呼吸系统进行的功能性评定。主要的肺功能评定包括简易肺功能评定、咳嗽能力评定、通气功能评定、运动试验方法评定。

（一）简易肺功能评级

具体评定方法见表 2-13-7，通过让患者做一般性活动，根据患者出现气短的情况对肺功能进行简单的评定，可用于指导呼吸系统疾病患者的日常生活活动和康复治疗。

表 2-13-7　简易肺功能评级表

分级	表现
0	虽存在不同程度的肺气肿，但活动如常人，对日常生活无影响，活动时无气短
1	一般劳动时出现气短
2	平地步行无气短，速度较快或登楼、上坡时，同行的同龄健康人不觉得气短而自己有气短
3	慢走不及百步即有气短
4	讲话或穿衣等轻微动作时即有气短
5	安静时出现气短、无法平卧

（二）咳嗽能力评定

畅通的气道是正常呼吸的前提，有效的咳嗽能较好的清除患者气道分泌物，咳嗽能力评定是对患者是否能有效清除气道分泌物而进行的评定，通常把咳嗽能力分为三级具体如表 2-13-8。

表 2-13-8　咳嗽能力分级

等级	功能状态	表述
1	有效的咳嗽	咳嗽声音清脆有力，能有效地清除痰液
2	弱功能的咳嗽	咳嗽声音略软，但可以清除呼吸道的痰液
3	无功能的咳嗽	声音像叹气或只是在清除喉咙，不能有效地清除痰液

（三）呼吸困难评定

呼吸困难是呼吸系统疾病的常见症状，呼吸困难的评定也是肺功能评定的重要组成部分之一，也是判断患者运动反应最直接的方法。具体评定方法及标准可参考表 2-13-5 呼吸困难主观评分级量表或 Borg 评定量表，具体标准如表 2-13-9。

表 2-13-9 Borg 呼吸困难评定量表

0分	一点也不觉得呼吸困难或疲劳
0.5分	非常非常轻微的呼吸困难或者疲劳,几乎难以察觉
1分	非常轻微的呼吸困难或疲劳
2分	轻度的呼吸困难或疲劳
3分	中度的呼吸困难或疲劳
4分	略严重的呼吸困难或疲劳
5分	严重的呼吸困难或疲劳
6~8分	非常严重的呼吸困难或疲劳
9分	非常非常严重的呼吸困难或疲劳
10分	极度的呼吸困难或疲劳,达到极限

(四)肺通气功能评定

肺通气是指机体与外界进行气体交换的过程。肺通气功能评定是利用测量相关指标对患者肺通气功能进行评价,可用来判断通气功能障碍类型及程度和指导呼吸训练。

1. 禁忌证　呼吸功能衰竭,其他系统严重病变,严重不配合者。

2. 设备与用具　肺量计。

3. 评价指标　最常用的通气指标有时间肺活量、每分通气量、最大通气量等指标,详细内容可参考相关书籍。

(五)运动试验

通过运动试验,可进一步评估患者的心肺能力和运动能力,掌握患者运动能力的大小,了解其在运动时最大耗氧量,保证患者安全、适量、个性化的进行运动训练。

1. 心电运动试验　通过活动平板或踏车试验进行运动试验获得最大吸氧量、最大心率等相关量化指标来评定患者的运动能力。

2. 六分钟步行试验　是最为简便的运动试验方法,可用于判断患者的运动能力及运动中发生低氧血症的可能性。具体操作方法与评定可参考心功能评定。

表 2-13-10 肺功能评定记录表

姓名:	年龄:	性别:	科室床号:	住院号:
诊断:				
临床检查结果:				
家庭详细住址:				联系电话:
患者期望:				
简易肺功能评定				
咳嗽功能分级				

续表

呼吸困难评定:Borg 评分　　分
六分钟步行试验距离　　米,六分钟步行试验分级:
肺通气功能评定:
运动反应:
记录者:　　　日期:

第三章　基层实用康复医学治疗技术

第一节　关节活动技术

一、概述

概念:关节活动技术,是利用各种方法以维持和恢复因组织粘连和肌肉痉挛等因素引发的关节功能障碍的运动疗法技术,训练方法分为徒手训练和器械训练两种。

(一) 关节分类

全身关节可依关节运动轴的数量和关节面的形状、参与构成关节骨的数量、关节运动的方式等进行分类。

1. 按关节运动轴的数量和关节面的形状分类

(1) 单轴关节:只能绕一个轴运动,包括有滑车关节和圆柱关节,又称车轴关节。

1) 滑车关节:关节头呈滑车状,另一骨为相应的关节窝。运动关节绕额状轴在矢状面做屈伸运动。如肱尺关节、指关节。

2) 圆柱关节:关节头呈圆柱状,另一骨为相应的环状窝。运动关节只能绕自身的垂直轴做回旋运动。如桡尺近侧和远侧的关节。

(2) 双轴关节:可绕两个运动轴运动,包括椭圆关节和鞍状关节。

1) 椭圆关节:关节头是椭圆体的一部分,关节窝为椭圆形的凹面。运动关节绕额状轴在矢状面做屈伸运动。绕矢状轴在额状面做内收、外展运动。如桡腕关节。

2) 鞍状关节:两骨关节面呈马鞍状,并做十字形交叉接合。运动关节可绕额状轴和矢状轴做屈、伸运动和内收、外展运动。如拇指腕掌关节。

(3) 多轴关节:可绕多个运动轴运动,包括球窝关节和平面关节。

1) 球窝关节:关节头为球体的一部分,关节窝较浅,头与窝松弛相接。运动幅度大,方向多,灵活程度最高,如肩关节、髋关节。

2) 平面关节:此种关节面可看做直径很大的球体的一部分,但两骨的关节面曲度很小,接近平面,大小一致,关节囊紧张而坚固。这种关节运动范围很小,故又称微动关节。如肩锁关节、骶髂关节。

2. 按构成关节的骨数量分类

(1) 单关节:由两块骨组成,一骨为关节头,另一骨为关节窝。如肩关节、髋关节等。

(2) 复关节:由 3 个以上的骨组成,且包在一个关节囊内,每一个骨都能单独活动。如肘关节、腕关节等。

3. 按关节的运动方式分类

(1) 单动关节:能单独进行活动的关节。人体大多数的关节均属此种关节。如肩关节、髋关节。

(2) 联合关节:两个或两个以上的关节,结构上是独立的,但功能上是联合的。如前臂的旋内、旋外运动,是由桡尺近、远端关节的共同运动构成的。

(二) 运动平面

不同的关节,运动平面可能为一个,也可能为多个运动平面。

1. 矢状面 关节在矢状面的运动是屈曲、伸展,围绕冠状轴产生。

2. 冠状面(额面) 关节在冠状面的运动是内收、外展,围绕垂直轴产生。

3. 水平面(横断面) 关节在水平面的运动是旋转运动,围绕垂直轴产生。

(三) 改善关节活动的技术与方法

改善关节活动度的训练技术是根据借助外力与否来分类,主要分为主动运动、主动助力运动和被动运动三种。

1. 主动运动 最常用的是各种徒手训练体操。根据患者关节活动受限的方向和程度,设计一些有针对性的动作。主动运动可以促进血液循环,牵伸僵硬或挛缩的组织,预防关节周围组织粘连或挛缩,有助于维持和改善关节活动范围。

2. 主动助力运动 在借助外力帮助的同时,由患者主动收缩肌肉来完成的运动。助力可由治疗人员、患者、引力、浮力、器械的牵引力或弹力来提供。主动助力运动是被动运动向主动运动过渡的运动模式,主要作用于不能自主运动或关节活动范围小于正常参考值的患者,其目的是活动目标关节的同时,逐步增强关节周围肌肉力量,向主动运动模式过渡。

1) 悬吊训练:是利用悬吊系统,将目标肢体悬吊起来,使其在减重的情况下做主动训练。

2) 自我辅助训练:是以健侧肢体帮助对侧肢体活动的训练方法,适用于因疼痛引起关节活动受限的患者。

3) 器械训练:以器械提供助力,带动受限的关节进行训练活动。如肩关节练习器、肘关节练习器、踝关节练习器等。

3. 被动运动 被动运动是以维持关节的正常形态和活动范围为目的,关节周围肌肉组织不主动收缩用力,而是借助外力来辅助完成的训练方法。根据外力的来源可分为两种:一种是由治疗师或者患者健侧提供的外力,另一种是由器械提供的外力,目的均是被动活动患侧关节,维持关节的正常形态和活动范围。

(四) 关节活动技术的临床应用

1. 适应证

1) 被动关节活动度训练:骨折固定后的患者,昏迷、绝对卧床的患者,因软组织挛缩或粘连、软组织疼痛、肌痉挛的患者等。

2) 主动助力运动:肌力 3 级以下,能在外力帮助下进行主动运动的患者;关节粘连、挛缩、造成关节活动受限,且能进行主动运动的患者等。

3) 主动运动:肌力 3 级以上,能主动运动的患者;关节粘连、挛缩、造成关节活动受限但能进行主动运动的患者,本体感觉减退、协调稳定性差的患者等。

2. 禁忌证 关节稳定性差、骨折未愈合、关节及周围组织炎症、关节皮肤组织受损未愈合、关节肿胀、肿瘤等。

（五）关节活动技术注意事项

1. 治疗师必须熟练掌握关节的解剖结构和关节活动技术操作手法和步骤。

2. 在治疗前，治疗师需要告知患者及家属此次治疗的目的和意义及可能出现的问题，寻求治疗期间患者及家属的密切配合。

3. 训练时，给予适当的鼓励，以增强训练效果。

4. 对于有引流管、皮肤破损、骨折未愈合的患者，在相关位置应给予充分的支持和保护，防止脱落和二次损伤。

5. 关节活动训练时，尽可能让患者主动运动；不能主动的患者可给予适当的助力辅助；完全不能主动活动关节的患者，则由治疗师进行被动活动训练，已达到最好的治疗效果。

6. 治疗严格遵循循序渐进的原则，训练强度由小到大，训练时间由短到长，训练频率由低到高。

二、关节活动技术

（一）躯干活动技术

脊柱是由33块椎骨（颈椎7块，胸椎12块，腰椎5块，骶骨、尾骨共9块）和韧带、关节及椎间盘共同连接而成。由于椎骨间关节相连，并有肌肉、韧带包绕，使其具有相当程度的活动能力，主要包括脊柱的屈伸、侧弯、旋转和牵拉压缩。

1. 颈区活动技术　颈部关节有寰枕关节，寰枢关节和关节突关节。寰枕关节是由寰椎的上关节面和枕骨的枕髁组成，有两个运动自由度，两个寰枕关节联合运动产生头与脊柱之间的运动，其关节活动技术如下：

（1）被动关节活动技术：患者仰卧位，下肢伸展。治疗师双手分别放在患者双侧，依次做颈前屈、后伸、侧屈、旋转活动。

（2）主动活动技术：患者坐位，分别做颈前屈、后伸、侧屈、旋转活动。

2. 腰区活动技术　腰椎的椎体及椎间盘较大，前纵韧带和髂嵴韧带强而厚，所以在站立位时才能承受上身及躯干的重量。腰椎关节突关节面呈半月形，位于矢状和额状面上。

（1）被动活动技术：患者侧卧位，上侧的下肢屈膝，下侧的下肢伸直，治疗师一手固定患者上面的髋关节，另一只手放在同侧骨盆部位，使髋和骨盆向相反的方向旋转并停留一会，以达到充分牵拉躯干的作用。

（2）主动活动技术：患者站位，分别做腰部的前屈、后伸、侧屈、旋转活动。

（二）上肢关节活动技术

1. 肩部关节　肩部的6个关节，分别是：盂肱关节、肩锁关节、胸锁关节、喙锁关节、肩峰下关节、肩胸关节。

（1）被动关节活动：

1）肩前屈：患者仰卧，治疗师一手托住患者手部，另一手握住肘关节下方，将上肢抬离床面并继续活动上肢，达到肩关节前屈最大活动范围。

2）肩后伸：患者侧卧，治疗师站其背后，一手托住前臂，另一手放在肩部，做后伸运动。

3）肩外展：患者仰卧位，患侧肘关节微屈，治疗师站在床边，一手托住肘部，另一手握住腕关节上方，做上肢外展动作。在肩外展到90°时，需要肩的外旋和肩胛骨的上旋才能完成全范围的外展。

4）肩水平外展和内收：患者仰卧，肩靠近床沿，上肢外展 90°。治疗师站在患者躯干和上肢之间，一手握住肘部，另一手托住腕部，先向地面活动上肢（水平外展），再将上肢抬起向身体内侧运动，身体随之转动，面向患者（水平内收）。

5）肩内旋和外旋：患者仰卧，肩外展、屈肘 90°，治疗师一手握住其肘部，另一手握住腕关节上方，将前臂向足的方向转动（内旋）或向头的方向转动（外旋）。

6）肩胛骨活动 患者俯卧，上肢放在体侧，治疗师面向患者站在床边，一手放在肩胛下角，另一手放在肩部，两手同时将肩胛骨向上、下、内、外各方向活动；也可以让患者侧卧位，治疗师面向患者站立，身体前倾，一手从其上臂下方穿过，虎口卡住肩胛骨下角，另一手放在肩部，两手同时向上、下、内、外方向活动肩胛骨，做上抬、下降、伸（向外）、缩（向内）的运动。

（2）主动助力运动：可用于改善肩部关节活动范围的训练器械有：肩轮、肋木、吊环、肩墙梯、肩关节旋转器、体操棒等。

（3）主动活动技术：患者主动训练肩关节的前屈、后伸、内收、外展、水平内收、水平外展、旋内、旋外动作。练习时要求动作平稳，动作均要达到关节可耐受的最大活动范围。

2. 肘关节 肘关节是由肱骨远端与尺、桡骨近端构成的三个关节，分别是：肱桡关节、肱尺关节和桡尺近端关节。

（1）被动关节活动技术：

1）肘关节屈伸：患者仰卧，上肢放在体侧，肘窝向上。治疗师一手握住肘后部，另一手握住前臂远端，做屈肘、伸肘运动。

2）前臂旋转：患者仰卧，前臂伸直、肩关节轻微外展，屈肘 90°。治疗师一手托住其肘后部，另一手握住前臂远端，做前臂旋前和旋后运动。

（2）主动助力运动：可用于改善肘关节活动范围的训练器械有：肘屈伸牵引椅，前臂旋转牵引器、滑轮训练等。

（3）主动活动技术：患者主动训练肘关节的屈曲、伸展、前臂旋转训练，训练时肘关节可以出现 5°~10° 的过伸现象。主动训练时，可让双手摸对侧或同侧肩关节，也可将手和前臂置于桌面上，进行前臂旋转训练。

3. 腕关节 腕部骨骼包括桡骨远端、尺骨远端以及 8 块腕骨，它们共同构成了 3 个关节，分别是：桡腕关节、腕中关节、腕掌关节。

（1）被动关节活动技术：患者仰卧位或坐位，屈肘 90°，前臂中立位，治疗师一手握住前臂远端，另一手握住手掌，分别做腕的掌屈、背伸、桡偏、尺偏动作。

（2）主动助力运动：可用于改善腕关节活动的训练器械有：腕屈伸牵引器、体操球等。

（3）主动活动技术：患者可以进行掌屈、背伸、桡偏、尺偏 4 种运动；桡尺远端关节与近端关节共同完成旋前和旋后运动。

4. 手指关节 手部骨骼由 8 块腕骨、5 块掌骨、14 块指骨以及数个籽骨构成，除拇指为 2 节指骨外，其余均为 3 节指骨。

（1）被动关节活动技术：

1）腕掌及腕骨间关节：患者仰卧位或坐位，前臂旋前。治疗师双手握住其手部，拇指置于手背，指向肘部，其余 4 指放在掌部。双手同时将腕骨及掌骨向手掌方向来回运动。

2）指间关节：患者仰卧位或坐位，治疗师一手固定其掌部，另一手活动其近端指间关节，也可以一手固定近端指骨，另一手活动中端指骨，或者固定中端指骨，活动远端指骨。

（2）主动助力运动：可用于改善手部关节的训练器械有：分拇圆锥、分指板、拇指屈伸牵引架、拇指外展牵弓架等。

（3）主动活动技术：患者可在日常生活活动中，自主进行掌指关节的屈曲、伸展、外展、内收动作及指间关节的屈伸、伸展训练。

（三）下肢关节活动技术

1. 髋关节　髋关节由髋臼与股骨头构成，属多轴的球窝关节，股骨头和髋臼的关节面相互适配，连接牢固，增强了关节的稳定性但同时也限制了运动灵活性。

（1）被动关节活动技术

1）屈髋屈膝：患者仰卧，治疗师站在一侧下肢旁，一手托住腘窝部，另一手托住足跟，双手同时将下肢抬起向患者腹部方向活动，做屈髋屈膝动作。

2）髋后伸：患者俯卧位，治疗师站在身后，患肢伸直，一手托在髌骨上沿做髋的后伸，一手按压骨盆。

3）髋外展：患者仰卧，下肢中立位。治疗师站在患者患肢侧，一手放在腘窝处托住大腿，另一手握住踝关节后方托住小腿，双手同时做下肢的外展动作。

4）髋旋转：患者仰卧，治疗师站在患侧，一手放在小腿后方，将下肢托起至屈膝 90°，另一手抵在膝关节外侧，避免大腿外展。托起小腿的手将小腿向外（髋内旋）或向内（髋外旋）运动。

（2）主动助力运动

1）髋关节屈曲训练：患者取仰卧位，先将滑轮套在踝关节正上方，再将绳通过滑轮，绳索两端固定把手，滑轮位于正前上方，患者通过双手握住绳两端的把手的拉力，完成髋关节的屈曲运动。

2）髋关节内收、外展训练：患者取仰卧位，先将滑轮套在踝关节正上方，再将绳通过滑轮，绳索两端固定，患者近似水平位进行髋关节的内收、外展训练。

（3）主动活动技术：患者主动做屈、伸、内收、外展、内旋、外旋运动，训练动作平稳，训练遵循循序渐进的原则。

2. 膝关节　参与构成膝的骨骼有股骨、胫骨、腓骨和髌骨。膝关节是由股骨下端、胫骨上端和髌骨构成，它包括以下 3 个关节：髌骨关节、内侧胫股关节、外侧胫股关节。

（1）被动关节活动技术：患者仰卧位，治疗师一手托住足跟，另一手托住腘窝进行膝关节的屈伸训练。

（2）主动助力运动：可用于改善膝部关节的训练器械有：下肢 CPM、屈膝牵引架等。

（3）主动活动技术：患者在卧位、坐位、站位下，均可进行膝关节的屈伸训练。

3. 踝及足关节　参与构成踝部的骨骼有胫骨、腓骨和距骨，三者构成 2 个关节：距小腿关节、足部关节。

（1）被动关节活动技术

1）踝背伸：患者仰卧，下肢伸直。治疗师站在患肢外侧，上方手握住小腿远端，下方手托住足跟，前臂掌侧抵住足底部。活动时下方手将足跟稍向远端牵引，同时前臂将足向头侧推动。

2）踝跖屈：患者仰卧，下肢伸展。治疗师一手放在足背，另一手向下推压踝关节。

3）踝关节内外翻：患者仰卧，踝中立位。治疗师站在患肢外侧，上方手握住小腿远端，下方手拇指和其余4指握住足跟两侧，前臂掌侧接触足底。内翻时将足跟向内侧转动，外翻时将足跟向外侧转动。

4）跗跖关节旋转：患者仰卧，踝中立位。治疗师站在患肢外侧，上方手托住足跟，下方手放在跗跖关节处。活动时上方手不动，下方手将跖骨先向足底方向转动，后向足背方向转动。

5）跖趾关节屈伸：患者仰卧，踝中立位。治疗师站在患肢外侧，上方手握跖骨，下方手放在近节趾骨处。活动时上方手不动，下方手将足趾向足底方向活动或向足背方向活动。

（2）主动助力运动：可用于改善踝部关节的训练器械有：踝关节楔形垫，踝屈伸练习器，踝内翻、踝外翻练习器。

（3）主动活动技术

1）跖屈—背伸：患者坐位，小腿伸出治疗床沿。跖屈时，同时屈曲足趾；背伸时，同时伸展足趾。

2）内翻—外翻：患者坐位，小腿伸出治疗床沿。内翻时，同时屈曲足趾；外翻时，同时伸展足趾。

第二节　软组织牵伸技术

一、概述

概念：利用外力（人工或器械）牵伸短缩或挛缩的组织使其延长，做轻微超过组织阻力和关节活动范围内的运动。治疗目的是重新获得关节周围软组织的伸展性、降低肌张力，改善或恢复关节的活动范围。

（一）牵伸技术的原理

1. 缓慢持续牵拉时，高尔基腱器官（肌肉的张力感受器，位于肌肉 - 肌腱结合处）兴奋，激发抑制反应，使肌张力降低，放松肌肉，肌纤维变长，从而恢复肌肉的柔韧性（伸展性和弹性）。

2. 快速牵拉肌肉时，肌梭（感受肌肉长度变化或牵拉刺激的梭形感受器）被牵拉，产生兴奋，传入神经纤维，产生牵张反射，导致被牵拉的肌肉收缩以对抗牵拉。

（二）牵伸技术种类与方法

1. 被动牵伸

（1）手法牵伸：最常用的牵伸技术，主要是通过治疗师来控制牵伸的时间、强度和方向，达到延长挛缩组织的长度和增加关节的活动范围。每次治疗牵伸4~6次，每次牵伸维持10~20秒，具体治疗时间和强度，由患者的耐受能力来决定。

（2）机械（电动）牵伸：借助于器械装置，利用低强度的牵引力，进行长时间的牵伸，每次牵伸的时间20~30分钟左右。在牵伸过程中要询问患者感受，防止过度牵伸导致组织二次损伤。

（3）自我牵伸：又称为主动牵伸，是患者自己完成的一种肌肉牵伸训练，牵伸力量来源于自身重力，牵伸强度和时间可参考机械牵伸的标准。

2. 主动抑制　在主动抑制牵拉肌肉治疗前，患者有意识放松肌肉，使肌肉收缩机制受人为抑制，以使牵拉阻力最小。主动抑制技术主要对具有收缩弹性的肌肉组织有作用，对于挛缩的肌肉组织没有作用。

（1）收缩—放松：让牵伸的肌肉处于容易被拉伸的位置，对其进行等长抗阻收缩5~10

秒，使肌肉感觉疲劳，再让患者主动放松肌肉，最后治疗师通过被动活动肢体，通过增加活动范围来牵伸目标肌肉。

（2）收缩—放松—收缩：在收缩 - 放松技术的基础上，增加拮抗肌的向心收缩，对抗挛缩肌肉来增加关节活动范围，牵伸目标肌肉。

（3）拮抗肌收缩：对挛缩肌肉的拮抗肌做等张收缩，允许产生关节活动，利用交互抑制的作用，使紧张的肌肉得到放松。

（三）牵伸的作用

1. 增加关节的活动范围。

2. 预防组织发生不可逆性挛缩。

3. 降低肌张力。

4. 缓解疼痛。

5. 提高肌肉的兴奋性。

（四）适应证和禁忌证

1. 适应证　挛缩、粘连、瘢痕引起的关节活动受限；肌力减退，肌张力增加；肌肉骨骼系统疾病、神经系统疾病引起的受限等。

2. 禁忌证　肿瘤，骨折未固定期，关节周围的急性炎症、感染、血肿和组织外伤时，神经吻合术后一个月内，严重骨质疏松，严重认知功能障碍等。

（五）牵伸技术参数设置及其调节

1. 患者体位　一般选择卧位、坐位和站立位（根据不同牵伸方法选择）。

2. 治疗师位置和规范术语　根据患者体位及牵伸部位灵活调整。

3. 牵伸方向　牵伸的方向应与肌肉紧张或挛缩的方向相反。

4. 牵伸强度　低强度长时间的持续牵伸效果优于高强度短时间的牵伸，且遵循循序渐进的原则。

5. 牵伸时间　被动牵伸持续时间为每次 10~20 秒，也可达 30~60 秒，每次之间要休息 10~15 秒左右；机械性牵伸每次 20~30 分钟。

6. 牵伸疗程　21 天为一个疗程，具体时间由患者病情而定。

7. 治疗反应　在康复过程中需对患者询问治疗反应，并根据具体情况和个体差异制定合理的治疗参数。

二、软组织牵伸技术

（一）上肢软组织牵伸技术

上肢的关节活动范围广，因而牵伸技术较为复杂，包括肩部肌肉、肘部肌肉、腕及手部肌肉的牵伸，我们主要从被动牵伸，自我牵伸两个方面来进行论述。

1. 肩关节牵伸技术　肩关节运动可分为肩前屈、后伸、外展、内收、内旋和外旋，其中许多与肩关节运动的肌肉附着于肩胛骨，因此，在牵伸肩部肌肉时，要预防肩胛骨的代偿性运动，以免引起肩部肌肉的过度牵伸。

（1）徒手被动牵伸

1）肩关节前屈（图 3-2-1）

牵伸肌群：肩关节后伸肌群。

牵伸目的：增加肩关节前屈的活动范围。

患者体位：仰卧位，屈肘，上肢前屈，前臂及手放松。

治疗师位置：面向患者站在牵伸一侧，上方手从内侧握住肘关节/肱骨远端的后方，下方手放在肩胛骨腋缘固定肩胛骨。

牵伸手法：上方手将上肢向上高举过头，使肩关节被动前屈到最大范围，以拉长肩后伸肌群，牵拉大圆肌，或者固定胸椎或骨盆上部以牵拉背阔肌。

2）肩关节后伸（图 3-2-2）

牵伸肌群：肩关节前屈肌群。

牵伸目的：增加肩关节后伸的活动范围。

患者体位：俯卧位，面朝下，上肢放在体侧，前臂及手放松。

治疗师位置与步骤：面向患者站在牵伸一侧，为防止代偿运动，上方手放在肩胛骨上固定肩胛骨，下方手从掌侧握住肘关节。

牵伸手法：下方的手从掌侧托起肱骨远端，将肱骨被动后伸至最大范围，以拉长肩前屈肌群，注意固定好肩胛骨后部并防止代偿运动。

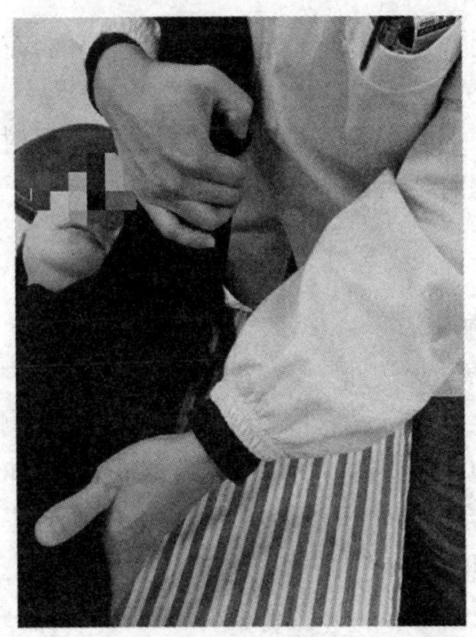

图 3-2-1 肩关节前屈

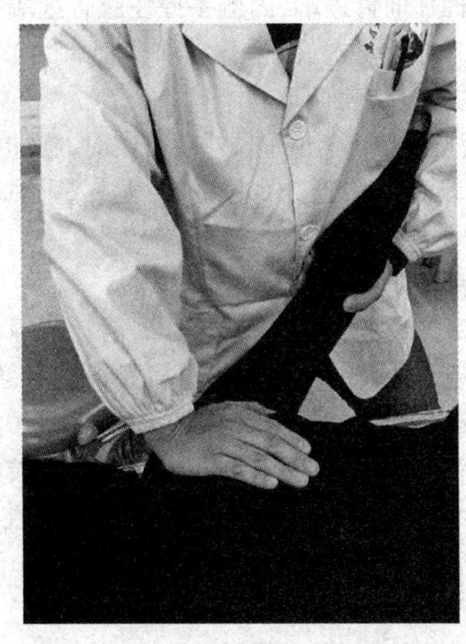

图 3-2-2 肩关节后伸

3）肩关节外展

牵伸肌群：肩内收肌群。

牵伸目的：增加肩外展活动范围。

患者体位：仰卧位，面朝上，肩外展，屈肘 90°。

治疗师位置：面向患者站在牵伸侧，上方手托住肘部，下方手放在腋下。

牵伸手法：上方手托住肱骨远端，将肱骨被动外展至 90° 时，要注意将上肢外旋后再继续移动直至最大范围，以牵伸肩内收肌群。

4）肩关节的外旋（图 3-2-3）

牵伸肌群：肩内旋肌群。

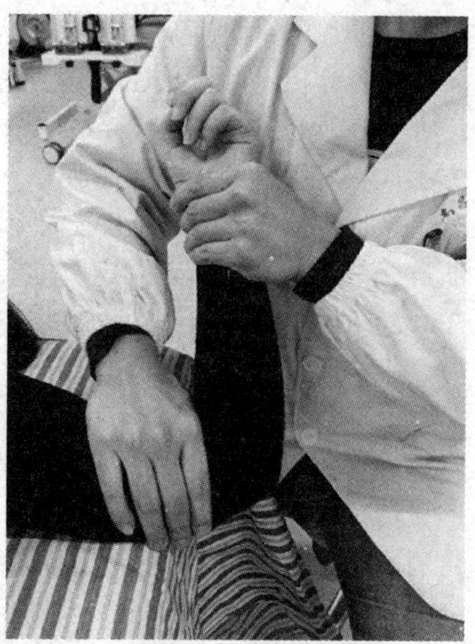
图 3-2-3 肩关节外旋

牵伸目的:增加肩外旋活动范围。

患者体位:仰卧位,外展患者肩关节至一舒服的位置(30°~45°)或肩关节稳定在外展 90°,屈肘 90°。

治疗师位置与步骤:面向患者的足,站在牵伸一侧。内侧手握住肱骨远端,外侧手握住前臂远端。

牵伸手法:内侧手固定肱骨远端,外侧手将前臂向头方向朝床面被动活动至最大范围,充分拉长肩关节内旋肌群。

5) 肩关节内旋

牵伸肌群:肩外旋肌群。

牵伸目的:增加肩关节内旋(以牵拉肩内旋肌)。

患者体位:仰卧位,外展患者肩关节至一舒服的位置(30°~45°),如果肩关节稳定则外展至 90°,屈肘 90°。

治疗师位置与步骤:面向患者站在牵伸的一侧,外侧手握住前臂远端,内侧手握住肱骨远端。

牵伸手法:内侧手移动前臂使肩关节外旋,将前臂向床面被动运动至最大范围,充分拉长肩关节外旋肌群。

注意:当牵拉肩内、外旋肌肉时,施加的牵拉力通过肘关节达到肩关节,必须确保肘关节稳定、无痛和较低的牵拉强度,尤其是骨质疏松的患者要特别当心。

6) 肩关节水平外展

牵伸肌群:胸肌。

牵伸目的:增加肩水平外展活动范围(以牵拉胸肌)。

患者体位:仰卧位,患侧肩靠近床沿,肩关节外展。

治疗师位置与步骤:站在牵伸一侧,内侧手抓住肱骨远端,外侧手握住前臂远端掌侧。

牵伸手法:双手水平外展肩关节至最大范围,以牵伸肩关节水平胸肌。胸肌的牵伸也可以在坐位下进行,患者双手十指交叉放在枕骨处,治疗者位于患者身后,双手分别掰住肘关节向后水平外展运动,同时让患者配合作深吸气后呼气。

7) 增加肩胛骨的活动

牵伸肌群:提肩胛肌。

患者体位:坐位,头转向非牵伸侧,稍向前屈,直至颈部后外侧有酸胀感。牵伸侧上肢外展、屈肘、手放在头后部。

治疗师位置:站在患者身后牵伸侧,外侧手从托住上臂远端,内侧手按压在牵伸侧颈肩部变界处。

牵伸手法:外侧手向上抬,内侧手向下压;同时配合深呼吸,以牵伸提肩胛肌。

(2) 自我牵伸:在治疗师的指导下,独立完成的一种牵伸手法。主要是通过抑制作用来牵伸关节周围软组织。

1) 长轴牵伸:坐位,上肢下垂,利用重力或绑重物来牵伸上肢,提高肩关节活动范围。

2) 分离牵伸:坐位,患侧夹一毛巾卷,肩关节内收。主要增加肩关节外展活动。

3) 增加肩前屈活动范围:站立在肩梯前方,伸肘,前臂旋前,手指放置肩梯上,向上移动手指，以牵伸肩后伸肌群。

4）增加肩后伸活动范围：患者背对桌子而坐，牵伸侧上肢后伸，手放在桌上，对侧手固定患侧肩部，身体向前并向下运动，以牵伸肩前屈肌群。

5）增加肩外展活动范围：侧立在肩梯前方，伸肘，前臂旋前，手指放置肩梯上，向上移动手指，进行自我牵伸。

6）增加肩旋转活动范围：患者侧坐桌旁。牵伸侧上肢放在桌上，屈肘 90°，牵伸内旋肌群时，前臂掌面离开桌面；牵伸外旋肌群时，前臂掌面向桌面运动。

7）增加肩胛骨活动范围：患者靠墙站立，牵伸侧上肢外展，屈肘，肘部接触墙壁，手放在枕骨处，头部转向非牵伸侧，稍前屈。牵伸时身体稍向下蹲，使肩胛骨上旋。也可以坐在治疗床沿，牵伸侧手抓住床沿，头转向对侧并前屈，对侧手放在头的患侧。牵伸时双手同时反方向用力，使肩胛骨向下运动。

2. 肘部肌肉

（1）被动徒手牵伸

1）肘关节伸直

牵伸肌群：屈肘肌群。

牵伸目的：增加肘关节伸直的活动范围。

患者体位：仰卧位，肩关节外展。

治疗师位置与步骤：面向患者，站在患侧，内侧手握在肱骨近端，外侧手按压前臂远端掌侧。固定患者肩胛骨和肱骨近端的前部。

肘关节伸直牵伸手法：外侧手被动牵伸肘关节至最大范围，以牵拉屈肘肌群。

2）肘关节屈曲

牵伸肌群：伸肘肌群。

牵伸目的：增加肘关节屈曲的活动范围。

患者体位：仰卧位，肩关节稍外展。

治疗师位置与步骤：站在牵伸一侧，上方手握住前臂远端掌侧，下方手握住肘部，前臂固定肱骨。

牵伸手法：上方手屈曲肘关节至最大范围，牵伸伸肘肌群。

3）增加前臂旋前和旋后

牵伸肌群：牵伸旋后肌群可增加旋前活动范围；牵伸旋前肌群可增加旋后活动范围。

牵伸目的：前臂旋后、旋前活动范围。

患者体位：仰卧位，肘关节屈曲 90°。

治疗师位置：面向患者站在牵伸侧。上方手握住前臂远端掌侧，下方手握住肱骨远端，以固定肱骨。

增加前臂旋前和旋后牵伸手法：上方手握住前臂远端掌侧，作旋前或旋后至最大的活动范围。

（2）自我牵伸

1）增加屈肘活动范围：坐位，在牵伸侧肘关节下方放一毛巾垫，将肘关节放在桌上，非牵伸侧手握住前臂远端，屈肘至最大范围，以牵伸肱三头肌。

2）增加伸肘活动范围：坐位，在牵伸侧肘关节下方放一毛巾垫，将肘关节放在桌上，伸肘,借助上身重量或手上抓握一重物,牵伸屈肘肌群。

3）增加屈伸肘关节活动范围:悬吊肋木或双手握住单杠,足尖点地,借助身体重量牵伸肩、肘部肌群。

4）增加旋前或旋后:非牵伸侧手握住对侧前臂的远端,牵伸侧前臂主动旋前或旋后牵伸,使旋前或旋后活动达到最大的范围。

3. 腕及手部肌肉

（1）被动徒手牵伸

1）增加腕关节伸展（图 3-2-4）

牵伸肌群:屈腕肌群。

牵伸目的:腕背伸关节活动范围。

患者体位:患者坐在桌旁。前臂旋前掌心向下,腕伸出桌沿,手指放松。

治疗师位置:治疗师坐在牵伸一侧,一手固定前臂远端,另一手握住患者的手掌。

增加腕关节伸展牵伸手法:牵拉腕屈肌,使被动伸腕至最大范围。

2）增加腕关节屈曲（图 3-2-5）

牵伸肌群:伸腕肌群。

牵伸目的:腕屈曲关节活动范围。

患者体位:仰卧位,上肢平放治疗床上,前臂旋后或中立位,手指放松。

治疗师位置:在牵伸一侧,一手握住前臂远端固定,另一手握住手掌背面。

牵伸手法:屈曲患者腕部,并允许手指自然伸直,使被动屈腕至最大范围。将患者肘关节伸直,可进一步牵拉腕伸肌。

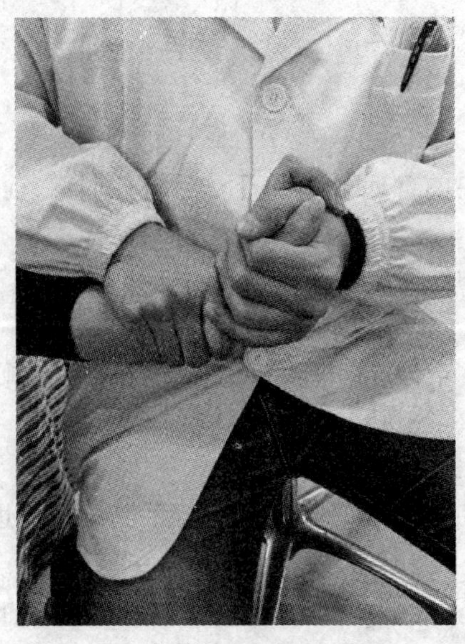

图 3-2-4 腕关节伸展

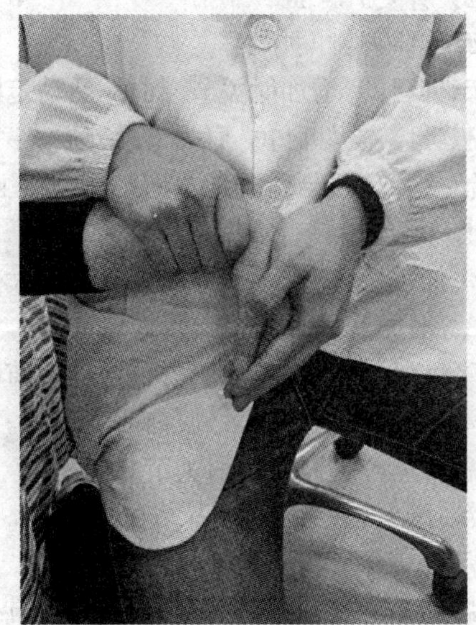

图 3-2-5 腕关节屈曲

3）手腕桡侧偏

牵伸肌群:尺侧偏肌群。

牵伸目的:增加桡侧偏活动范围。

患者体位：坐位，前臂放在治疗桌上。

治疗师位置：取坐位，上方手握住前臂的远端，下方手握住第五掌骨。

手腕桡侧偏牵伸手法：上方手固定前臂的远端，下方手向桡侧活动手掌，以牵伸尺侧肌群。

4）手腕尺侧偏（图 3-2-6）

牵伸肌群：桡侧偏肌群。

牵伸目的：增加尺侧偏活动范围。

患者体位：患者取坐位，前臂放在治疗桌上。

治疗师位置：取坐位，上方手握住前臂的远端，下方手握住第二掌骨。

牵伸手法：上方手固定前臂的远端，下方手向尺侧活动手掌，以牵伸桡侧肌群。

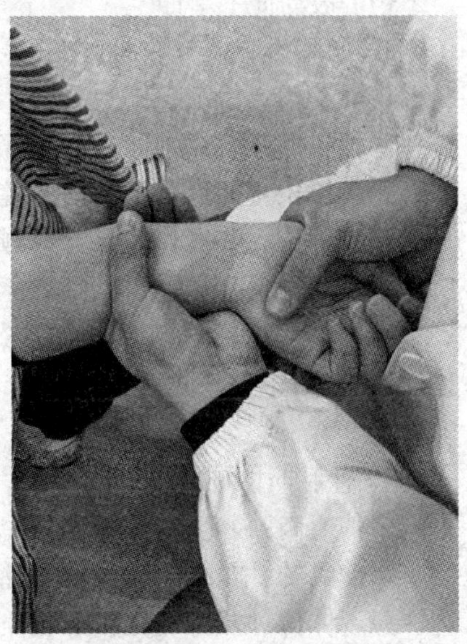

图 3-2-6 手腕尺侧偏

5）增加伸指

牵伸肌群：屈指肌群。

牵伸目的：伸指关节活动范围。

患者体位：仰卧位，肩关节稍外展，屈肘 90°。

治疗师位置：站或坐在患侧。上方手握住前臂远端，下方手放在手指掌侧五指相接触。

牵伸手法：下方手被动伸腕至最大范围，再将手指完全伸直。

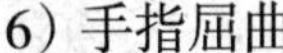

6）手指屈曲

牵伸肌群：伸指肌群。

牵伸目的：增加屈指关节活动范围。

患者体位；仰卧位或坐位，肩稍外展，屈肘 90°。

治疗师位置：站或坐在牵伸一侧。上方手握住前臂远端，下方手握住手指。

牵伸手法：下方手被动屈腕至最大范围，再将手指完全屈曲。

（2）自我牵伸

1）增加屈腕活动范围：双手在胸前手背相对，手指向下，做腕关节屈曲运动，以牵伸伸腕肌群。

2）增加伸腕活动范围：双手在胸前双掌相对，手指向上，做腕关节伸展运动，以牵伸屈腕肌群。

3）增加桡侧、尺侧偏（斜）活动范围：前臂旋前放在桌上，增加桡侧偏时，将手掌向下，对侧手放在手背上，向桡侧偏牵伸尺侧肌群。增加尺侧偏时，正好相反。

4）增加掌指关节屈、伸活动范围：①增加掌指关节屈曲：牵伸侧手握拳，对侧手放在牵伸侧手背上（掌指关节处），将近端指骨向手掌方向屈曲，以牵伸掌指关节伸肌群。②增加掌指关节伸展：牵伸侧四指并拢，对侧拇指放在牵伸侧背侧（掌指关节处），四指放在手指掌侧向背侧伸展，牵伸掌指关节屈肌群。

5）增加指间关节屈、伸活动范围：①增加指间关节屈曲：牵伸侧手屈曲近端及远端指间关节，对侧手握住其手指背侧，同时屈曲近端及远端指间关节，以牵伸伸指肌腱。②增加指间关节伸展：牵伸侧手指伸直，对侧拇指放在近端指骨背面，示指放在远端指骨掌面，同时牵伸近端及远端关节屈指肌腱。

（二）下肢软组织牵伸技术

1. 髋部肌肉

（1）被动徒手牵伸

1）屈膝时髋关节屈曲（图 3-2-7）：

牵伸肌肉：臀大肌。

牵伸目的：增加屈膝时屈髋的活动范围。

患者体位：仰卧位，下肢稍屈髋屈膝。

治疗师位置和操作步骤：治疗师面向患者站在被牵伸患侧，远端手握住足跟且前臂抵住脚底，近端手托住患肢股骨远端。

牵伸手法：双手托起患侧下肢，同时被动屈髋屈膝至最大范围。在牵伸过程中固定非牵拉侧股骨，防止骨盆向后方倾斜移动患者的臀部和膝部，使其充分屈曲以达到牵拉髋关节的伸肌群。

2）伸膝时的屈髋

牵伸肌肉：腘绳肌。

牵伸目的：增加伸膝时的屈髋活动范围。

患者体位：仰卧位，健侧下肢伸直，患肢放在治疗师手和肩上。

治疗师位置和操作步骤：治疗师面向患者头部站在患侧，一侧手托住患肢腘窝处，并利用同侧肩部支撑患侧下肢，另一手放在股骨远端以固定骨盆和股骨。

牵伸手法：保持患肢膝关节充分的伸展，另一手沿大腿的前面固定对侧的下肢使其保持在膝 0° 伸展位，髋关节中立位，同时尽量屈曲牵伸侧髋关节至最大范围。

注意：髋外旋时，屈髋的牵拉力量作用于腘绳肌中间，髋内旋时，屈髋的牵拉力量作用于腘绳肌外侧。

3）髋关节后伸（图 3-2-8）

牵伸肌肉：髂腰肌。

牵伸目的：增加髋后伸活动范围。

患者体位：俯卧位，牵伸侧下肢稍屈膝，非牵伸侧下肢伸膝。

治疗师位置和操作步骤：面向患者站在患侧，上方手压住臀部固定骨盆，防止骨盆运动；下方手放在股骨远端托住大腿。

牵伸手法：下方手托起大腿离开治疗床面进行牵拉，后伸髋关节至最大范围。

注意：如果患者不能采用俯卧位，也可以取仰卧位，非牵拉侧下肢置于床面上，屈曲髋、膝关节均朝向胸壁方向以稳定髋和脊柱。将被牵伸的下肢悬垂于治疗床沿，使髋关节后伸超过中立位。

4）伸髋伴屈膝

牵伸肌群：股直肌。

牵伸目的：增加伸髋和屈膝的活动范围。

患者体位：俯卧位，牵伸侧下肢稍屈膝，对侧下肢伸膝。

治疗师位置与步骤：一手保持髋关节完全伸直，另一只手握住胫骨远端，并逐渐屈曲膝

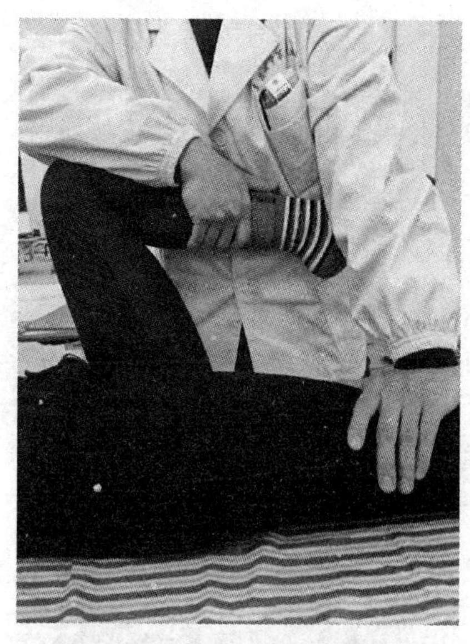

图 3-2-7 屈膝时髋关节屈曲

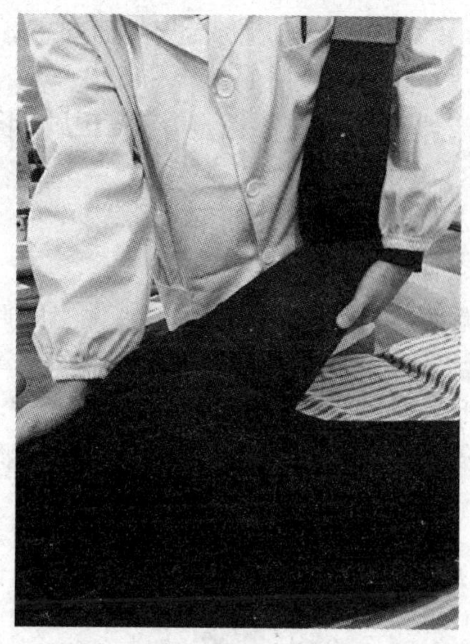

图 3-2-8 髋关节后伸

关节，但不要使髋外展或旋转，从而使股直肌得到最大的牵伸。

5）髋关节外展

牵伸肌群：髋内收肌群。

牵伸目的：增加髋外展活动。

患者体位：仰卧位，下肢伸直。

治疗师位置：面向患者站在牵伸一侧，上方手放在对侧大腿内侧，下方手从腘窝下托住牵伸侧大腿使其外展。

还可以利用绑带固定健侧下肢膝部，使健侧下肢固定在轻度外展位治疗师用双手托起患侧下肢，做外展内收运动。

髋关节外展牵伸手法：上方手支撑患者大腿的远端，并按压对侧髂前上棘或保持对侧下肢轻度外展来固定骨盆，并尽可能外展髋关节至最大范围，以牵拉内收肌。

6）髋关节内收

牵伸肌群：髋外展肌群。

牵伸目的：增加髋关节内收。

患者体位：侧卧位于床沿，牵伸侧在上方腿伸髋，下方腿屈髋屈膝 90°。

治疗师位置与步骤：站于患者的背后，上方手固定于髂嵴上，下方手放在牵伸侧股骨远端的外侧。

牵伸手法：上方手按压髂嵴使骨盆固定，屈膝、伸髋至中立位或轻度髋后伸位，轻度向上方牵伸。让患者的髋部利用重力内收，或治疗师下方手施加一定的力至大腿远端的外侧面以增强内收髋关节。

7）髋关节外旋（图 3-2-9）

牵伸肌群：髋内旋肌群。

牵伸目的：增加髋外旋。

患者体位：患者俯卧位，伸髋屈膝 90°。

治疗师位置与步骤：治疗师面向患者站在牵伸一侧，上方手按压在臀部固定骨盆，下方手握住小腿远端外踝处。

牵伸手法：上方手固定骨盆，下方手将外旋髋关节至最大范围，以牵拉髋内旋肌群。

8）髋关节内旋（图 3-2-10）

牵伸肌群：髋外旋肌群。

牵伸目的：增加髋外旋。

患者体位：患者俯卧位，牵伸侧下肢伸髋屈膝 90°，对侧下肢伸直。

治疗师位置与步骤：面向患者站在牵伸一侧，上方手按压在臀部固定骨盆，下方手握住小腿远端外踝处。

牵伸手法：上方手固定骨盆，下方手将内旋髋关节至最大范围，以牵拉股外旋肌群。

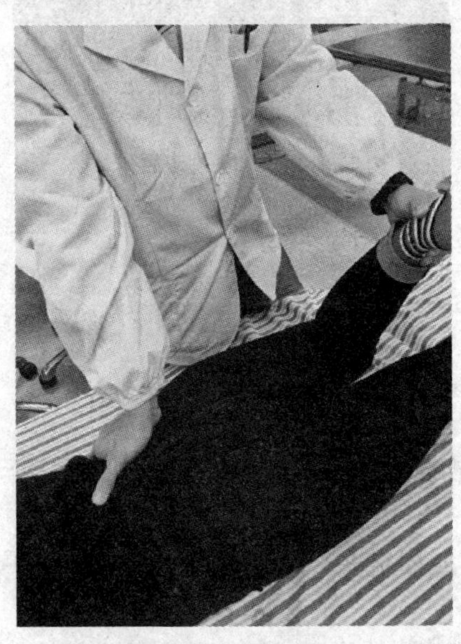

图 3-2-9 髋关节外旋

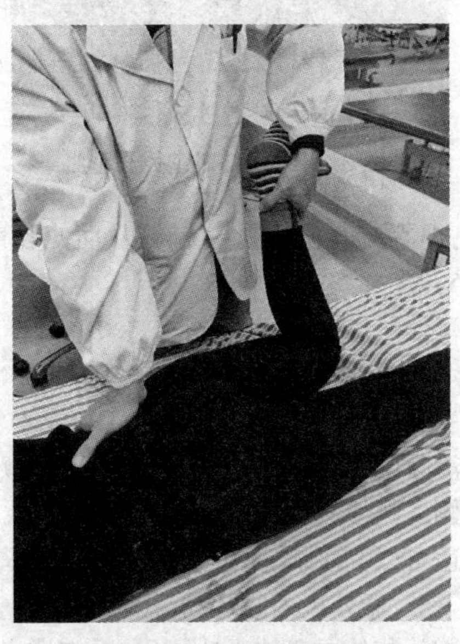

图 3-2-10 髋关节内旋

（2）自我牵伸

1）增加屈髋活动范围：患者手膝跪位，腰部保持稳定，臀部向后下方运动至最大范围，以牵伸伸髋肌群。

2）增加伸髋活动范围：患者俯卧位，下肢伸直贴于治疗床上，双掌支撑在治疗床面，双手用力上抬躯干至最大范围，以牵伸髂腰肌。

3）增加交叉伸屈髋活动范围：患者取前弓健步，牵伸侧屈髋、屈膝 90°，对侧下肢向后伸直，双手放在牵伸侧的髌骨上方，挺胸，身体下压，此方法可同时牵伸侧伸髋肌群和后伸侧下肢的屈髋肌群。

4）增加髋内收、外展活动范围：站立位，牵伸侧上肢外展 90°，前臂伸直，手掌支撑在墙上，下肢外旋放在非牵伸侧下肢后方。牵伸时躯干向外侧屈，骨盆向内侧移动，以牵伸髋外展、内收肌群。

2. 膝部肌肉

(1) 被动徒手牵伸

1) 膝关节屈曲(图 3-2-11)

牵伸肌群:伸膝肌群。

牵伸目的:增加膝关节屈曲。

患者体位:俯卧位。牵伸侧下肢屈膝于床沿边,在大腿下垫一毛巾垫,非牵伸侧下肢伸直。

治疗师位置与步骤:面向患者站在牵伸一侧。上方手放在臀部固定骨盆,下方手握住小腿远端内外踝处。

牵伸手法:上方手按压臀部固定骨盆,下方手被动屈膝至最大范围,以牵拉膝部伸肌群。

2) 膝关节伸直(图 3-2-12)

牵伸肌群:屈膝肌群。

牵伸目的:增加膝关节伸直活动范围。

患者体位:俯卧位,下肢伸直。在大腿远端、髌骨前面放一毛巾垫,以减少对患者髌骨的挤压。

治疗师位置与步骤:站在牵伸一侧,上方手按压在大腿后方,下方手握住小腿远端内外踝处。

牵伸手法:上方手固定股骨和骨盆,防止髋关节在牵伸过程中屈曲。下方手将小腿缓慢地向下按压至伸膝最大范围,以牵拉膝关节屈肌群。

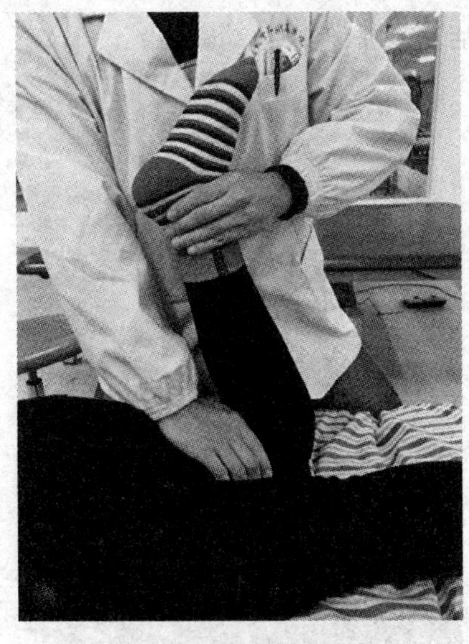

图 3-2-11 膝关节屈曲

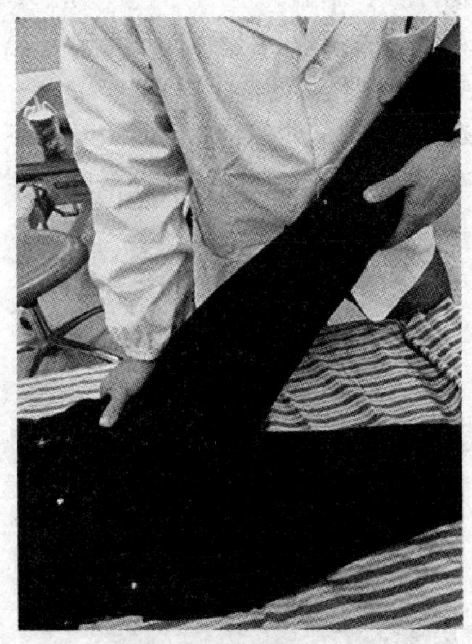

图 3-2-12 膝关节伸直

(2) 自我牵伸

1) 增加伸膝活动范围:患者坐在床沿,牵伸侧下肢伸膝于床上,非牵伸侧下肢悬垂于床外,上身前倾至最大范围,以牵伸屈膝肌群。

2) 增加屈膝活动范围:根据屈膝活动受限程度可取不同牵伸手法。如果屈膝明显受限

(ROM>0°),取站立位,牵伸侧下肢放在一小凳上,双手重叠放在髌骨上方向下压,身体前倾,同时小腿向前运动,牵伸伸膝肌群。

3. 踝与足部肌肉

(1) 被动徒手牵伸

1) 踝关节背伸(图 3-2-13)

牵伸肌群:踝跖屈肌群(牵伸腓肠肌)。

牵伸目的:伸膝时增加踝关节背屈活动范围。

患者体位:仰卧位,膝关节伸直。

治疗师位置与步骤:站立于牵伸下肢的外侧。上方手握住内外踝处固定小腿,下方手握住患者足跟,前臂掌侧抵住足底,并使距腓关节保持在中立位。

踝关节屈曲牵伸手法:下方手一方面向身体远端牵拉足跟,背屈踝关节中的距踝关节;另一方面用前臂向身体近端运动,并施加适当压力于近侧的跖骨,以牵拉腓肠肌,使踝背伸至最大的活动范围。注意:上述手法在屈膝时,增加踝关节背屈活动范围,主要牵伸的肌肉是比目鱼肌。

2) 踝关节跖屈

牵伸肌群:踝背伸肌群。

牵伸目的:增加踝关节跖屈活动范围。

患者体位:坐位或仰卧位。

治疗师位置与步骤:站在牵伸侧下肢外侧。上方手托住踝关节的后部固定小腿,下方手握住足背。

牵伸手法:下方手用力向下活动足至最大跖屈活动范围,使踝被动跖屈。

3) 踝的内翻(图 3-2-14)

牵伸肌群:足外翻肌群。

牵伸目的:增加踝内翻活动范围。

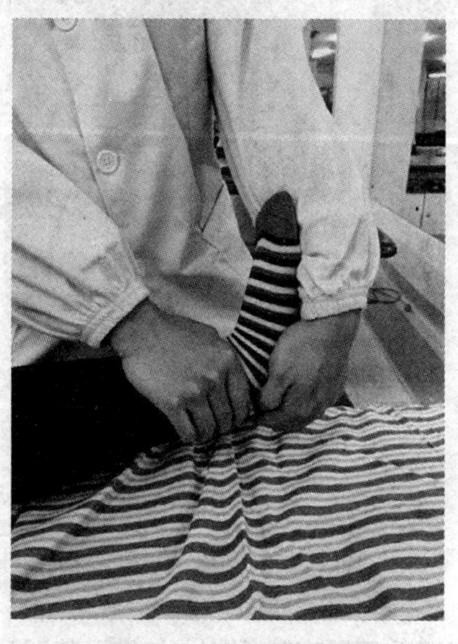

图 3-2-13 踝关节背伸

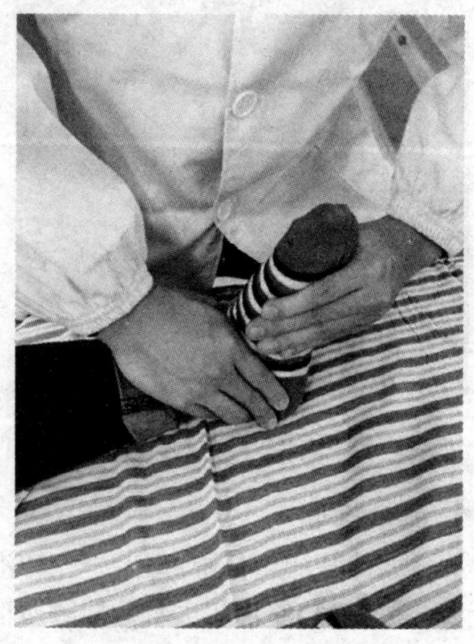

图 3-2-14 踝的内翻

患者体位:仰卧位,下肢伸直。

治疗师位置与步骤:站立于牵伸下肢的外侧。上方手握住内外踝下方的距骨处,下方手握住足跟。

牵伸手法:上方手固定胫骨远端,下方手将踝内翻达到最大的活动范围,牵伸腓侧肌群。

4）踝的外翻

牵伸肌群:足内翻肌群。

牵伸目的:增加踝外翻活动范围。

患者体位:仰卧位,下肢伸直。

治疗师位置与步骤:站立于牵伸下肢的外侧。上方手握住内外踝下方的距骨处,下方手握住足背。

踝的外翻牵伸手法:上方手固定胫骨远端,下方手握住足的背面,跖屈、足外翻牵伸胫骨前肌,使踝外翻至最大的活动范围。如牵伸胫骨后肌,上方手固定胫骨远端,下方手握住足底部,背屈、足外翻牵伸胫骨后肌,在肌腱拉力的反方向上调整运动和力量,使踝外翻至最大的活动范围。

5）足趾的屈伸

牵伸肌群:脚趾的屈曲和伸直肌群。

牵伸目的:增加脚趾的屈伸活动范围。

患者体位:仰卧位或坐位。

治疗师位置与牵伸手法:上方手固定趾骨近端防止代偿,下方手握住趾骨的远端朝着需要的方向活动,使脚趾的屈曲或伸直达到最大的活动范围,分别牵拉每一块限制脚趾活动的肌肉组织。

（2）自我牵伸:小腿三头肌是最常出现紧张或挛缩的肌肉,主要是影响踝的背伸功能,而踝背伸肌的挛缩发生较少。主要通过自我牵伸增加踝背伸活动范围。

1）患者可站在一斜板上,应根据踝关节受限程度来调节斜板的牵伸角度。

2）双足站在台阶上,足跟悬空,借助重力进行自我牵伸。

3）患者面对墙壁站立,双足保持不动,双手支撑墙面,身体前倾,使腹部尽可能接近墙面,每次5~10秒,反复10~20次,根据肌肉的紧张程度,调节双足与墙壁的距离。

4）患者背靠墙,健腿在前,患腿在后,屈膝下蹲,利用自身重力对小腿三头肌进行牵伸。

（三）脊柱周围软组织牵伸技术

1. 颈椎牵伸技术

（1）徒手被动牵伸

1）颈椎前屈

牵伸肌群:颈部伸肌群。

牵伸目的:增加颈椎屈曲的关节活动范围。

患者体位:坐位。

治疗师位置与步骤:站立位,上方手放在患者顶枕部,下方手放在上段胸椎后方棘突部位。

牵伸手法:下方手固定脊柱,上方手放置于头部,向下按压颈部伸肌群,使颈部屈曲达到最大的活动范围。

2）颈椎的后伸

牵伸肌群:屈颈肌群。

牵伸目的:增加颈椎后伸活动范围。

患者体位:坐位。

治疗师位置:站立位,上方手放在患者前额部,下方手放在上段胸椎部位。

牵伸手法:下方手固定脊柱,上方手在前额部向后用力,牵拉屈颈肌群,使颈部后伸达到最大的活动范围。

3）颈椎侧屈

牵伸肌群:对侧颈侧屈肌群。

牵伸目的:颈侧屈活动范围。

患者体位:坐位。

治疗师位置:站立位,上方手放在牵拉侧的颞部,下方手放在同侧的肩部。

牵伸手法:下方手固定牵拉侧肩部,防止肩关节代偿运动;上方手轻柔的向对侧推动患者头部,以牵拉对侧颈侧屈肌,使颈部侧屈运动达到最大的活动范围。

（2）自我牵伸

1）颈椎后伸肌群牵伸:坐在靠背椅子上,颈部前屈,牵伸颈部后伸肌群,增加颈椎前屈活动范围。

2）颈椎前屈肌群牵伸:坐在靠背椅子上,颈部后伸,牵伸颈部前屈肌群,增加颈椎后伸活动范围。

3）颈侧屈肌群牵伸:坐在靠背椅子上,颈部向一侧做侧屈运动,牵伸对侧颈屈肌群。

2. 腰椎牵伸技术

（1）徒手被动牵伸

1）腰椎后伸

牵伸肌群:腰部屈肌群。

牵伸目的:增加腰椎后伸活动范围。

患者体位:站立位,头部靠在治疗师的肩上。

治疗师位置:站立位,上方手放在胸骨前,下方手放在腰骶部。

牵伸手法:下方手固定腰骶部,上方手在胸前轻柔的向后推,牵拉腰屈肌群,使腰椎后伸达到最大的活动范围。

2）腰椎前屈（图 3-2-15）

牵伸肌群:腰背部伸肌群。

牵伸目的:增加腰椎前屈活动范围。

患者体位:站立位。

治疗师位置:站立位,上方手放于胸椎背部,下方手放于腰骶部。

牵伸手法:下方手固定腰骶部;上方手在胸背部,轻轻向下压,牵拉腰椎伸肌群,使腰椎前屈达到最大的活动范围。老年人骨质疏松应特别注意,低强度、动作缓慢地进行牵伸,避免动作太大导致椎体压缩性骨折的发生。

3）腰椎侧屈（图 3-2-16）

牵伸肌群:腰部侧屈肌群。

牵伸目的:增加腰椎侧屈活动范围。

患者体位:站立位。

治疗师位置:站立位,上方手放在牵拉侧肩膀,下方手放在对侧髂部。

牵伸手法:下方手固定腰骶部,上方手向对侧推肩部,牵拉对侧屈腰肌群,使腰椎侧屈达到最大的活动范围。

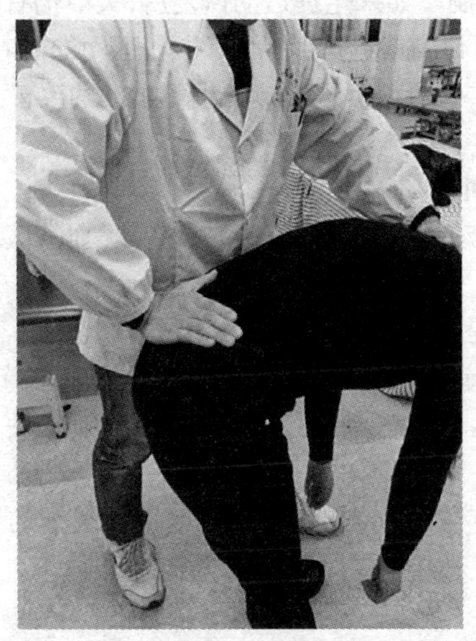

图 3-2-15 腰椎前屈

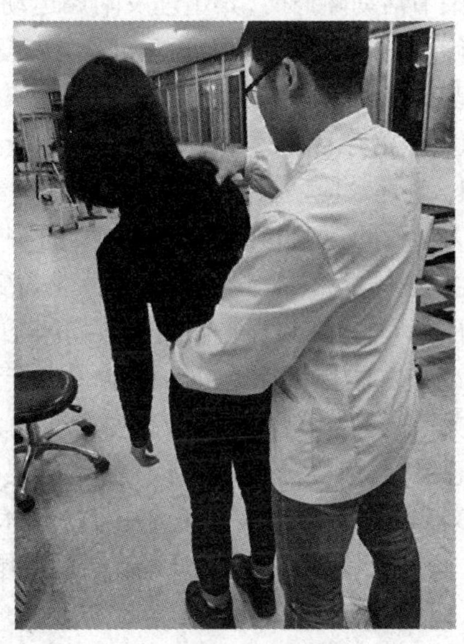

图 3-2-16 腰椎侧屈

(2)自我牵伸

1)腰椎后伸肌群牵伸:站立位,上肢放松,腰椎前屈运动至最大的活动范围,牵伸腰部后伸肌群。

2)腰椎前屈肌群牵伸:站立位,双手前臂旋后拇指在前,四指在后叉腰,腰椎后伸至最大的活动范围,牵伸腰部前屈肌群。

3)腰侧屈肌群牵伸:站立位,一手前臂旋前拇指在后,四指在前叉腰,另一手上举向对侧作腰部侧屈动作,运动至最大的活动范围,牵伸腰部侧屈肌群。

第三节 关节松动技术

一、概述

关节松动技术(jiont mobilization)是治疗师在关节活动的可动范围内给患者完成的一种手法操作技术,常选择关节的生理运动和附属运动作为手法操作的治疗手段,属于被动运动的范畴,以增加关节间隙、改善关节活动范围为主要目标。

(一)关节的生理运动

生理运动:指关节在生理范围内完成的运动,如:关节的内收、外展、屈、伸、内旋、外旋等。关节的生理运动是可以主动完成的,也可以由他人帮助被动完成。

关节的附属运动：是指在自身及关节周围组织允许的范围内完成的运动，叫附属运动，是维持关节正常活动不可缺少的一种运动。一般不能主动完成，需由治疗师帮助才能完成，如摆动、分离、髌骨的侧方移动等。

（二）生理运动和附属运动的关联

任何一个关节都存在生理运动和附属运动，并且两者相互影响。当关节因疼痛、僵硬而导致关节活动障碍时，其生理及附属运动均受到限制。如果生理运动恢复后，关节仍有疼痛或僵硬，则可能是附属运动尚未完全恢复正常。所以，在治疗患者关节生理运动的同时，要优先改善患者的附属运动；而关节的附属运动改善，又可以促进关节的生理运动的改善。

（三）治疗目的

1. 生理效应　可分为力学目的和神经目的两种。

力学目的：利用关节松动术可以促进关节液流动，增加关节软骨和软骨盘无血管区域的营养供应，缓解疼痛，预防关节退行性病变。

神经目的：抑制脊髓和脑干致痛因子的释放，提高痛阈。

2. 增加本体反馈　关节松动术直接目的于关节的本体感受器，如：韧带、肌腱、关节囊。通过关节的静止位置和运动速度及变化，关节的运动方向，肌肉张力及变化，来刺激关节的本体感受器，最终提高关节本体感觉的灵敏度。

3. 改善关节活动范围　关节松动术可以牵伸关节周围的软组织，增加软组织的延展性，松解组织粘连，从而增加关节活动范围。

（四）手法分级

1. Matland分级标准　是以关节活动的可动范围为标准，根据松动关节起止点和活动范围不同，将关节松动术分为4级。

（1）Ⅰ级—治疗师在患者关节活动的起始端，小范围，节律性地来回松动关节。

（2）Ⅱ级—治疗师在患者关节活动允许的活动范围内，大范围，节律性来回松动关节，但不接触关节活动起始和终末端。

（3）Ⅲ级—治疗师在患者关节活动允许的活动范围内，大范围，节律性来回松动关节，每次均接触到关节活动的终末端，并能感到关节周围软组织的紧张。

（4）Ⅳ级—治疗师在患者关节的终末端，小范围、节律性地来回松动关节，每次接触到关节活动的终末端，并能感觉到关节周围软组织的紧张。

2. 手法应用选择　手法分级是由关节可动范围的变化而变化的，而且不同级别治疗手法针对的关节活动障碍的症状是不同的。Ⅰ、Ⅱ级手法主要用于治疗因疼痛引起的关节活动障碍；Ⅲ级手法治疗关节疼痛且伴有关节僵硬；Ⅳ级手法主要适用于关节周围组织粘连，挛缩而导致的关节活动障碍。

3. 凹凸定律　关节松动术定律是指，移动骨骼为凸面则滑动方向与动作方向是相反，移动骨骼凹面则滑动方向与动作方向是相同。如肩关节的前屈，是凸面在凹面上滑动，滑动方向与动作方向是相反的；肘关节的屈伸则是凹面在凸面上的滑动，滑动方向与动作方向是相同的。

（五）适应证和禁忌证

1. 适应证　关节囊紧张、肌肉紧张、关节疼痛、关节活动受限、关节粘连、关节退化等。

2. 禁忌证　关节活动度过大、关节周围皮肤破损、关节炎症、骨折未愈合处、肿瘤等。

二、关节松动技术操作

(一) 肩关节

肩部关节主要由:盂肱关节 、肩锁关节、胸锁关节、肩胛胸壁关节构成,可以进行前屈、后伸、内收、外展、旋转等生理运动和分离、长轴牵引、挤压、前后向滑动等附属运动。

1. 分离牵引

目的:缓解疼痛。

患者体位及姿势摆放:仰卧位,肩外展、内旋,前臂中立位。

治疗师操作体位及摆放:站在患者躯干及外展上肢之间。外侧手托住上臂远端及肘部,内侧手四指放在腋窝下肱骨头内侧,拇指放在腋前。

操作手法:内侧手向外侧持续推动肱骨,然后放松。操作中要保持分离的牵引力与治疗平面垂直。

2. 长轴牵引(图 3-3-1)

目的:缓解疼痛。

患者体位及姿势摆放:仰卧位,肩稍外展。

治疗师操作体位及摆放:坐在患者躯干与上肢之间的治疗椅上,外侧手握住肱骨远端,内侧手放在腋窝下肱骨头内侧,拇指放在腋前。

操作手法:外侧手向足侧持续牵拉肱骨,使肱骨在关节盂内滑动,然后放松,所施加的牵引力沿肱骨长轴方向。

3. 外展向足侧滑动(图 3-3-2)

目的:增加肩外展活动范围。

患者体位及姿势摆放:仰卧位,上肢外展 90°,肘微屈,前臂旋前放在治疗师前臂内侧。

治疗师操作体位及摆放:坐在患者体侧,外侧手握住肘关节内侧,内侧手虎口放在肱骨近端外侧,四指指向足侧。

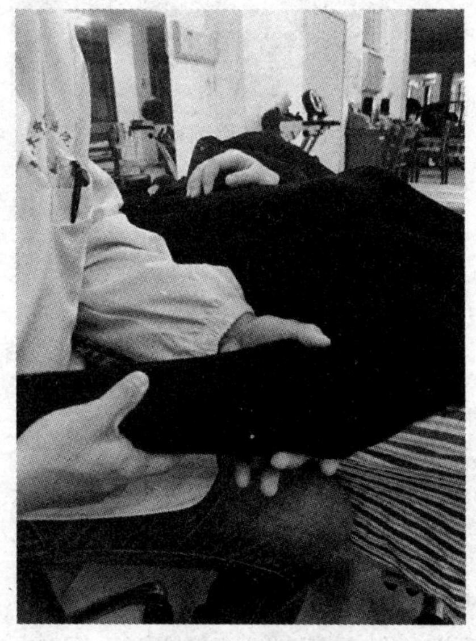

图 3-3-1 长轴牵引

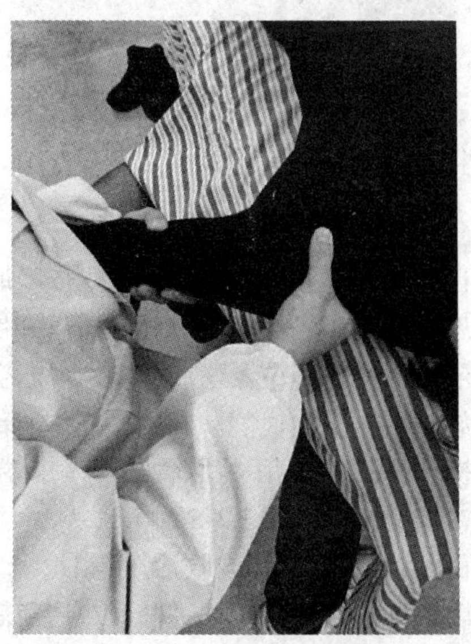

图 3-3-2 外展向足侧滑动

操作手法:外侧手稍向外牵引,内侧手向足的方向推动肱骨。

4. 前后向滑动(图 3-3-3)

目的:增加肩前屈、内旋活动范围。

患者体位及姿势摆放:仰卧位。

治疗师操作体位及摆放:站在患肩外侧,上方手放在肱骨头上,下方手放在肱骨远端内侧,将肱骨托起。

操作手法:下方手固定,上方手将肱骨向后推动。

5. 后前向滑动(图 3-3-4)

目的:增加肩后伸、外旋活动范围。

患者体位及姿势摆放:仰卧位,屈肘,前臂旋前放在胸前。

治疗师操作体位及摆放:下蹲在患肩外侧,双手拇指放在肱骨头后方,其余四指放在肩部及肱骨前方。

操作手法:双手拇指同时将肱骨头向前推动。

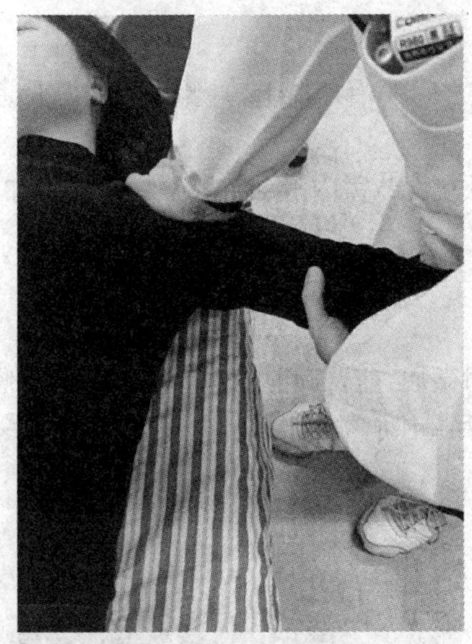

图 3-3-3 前后向滑动

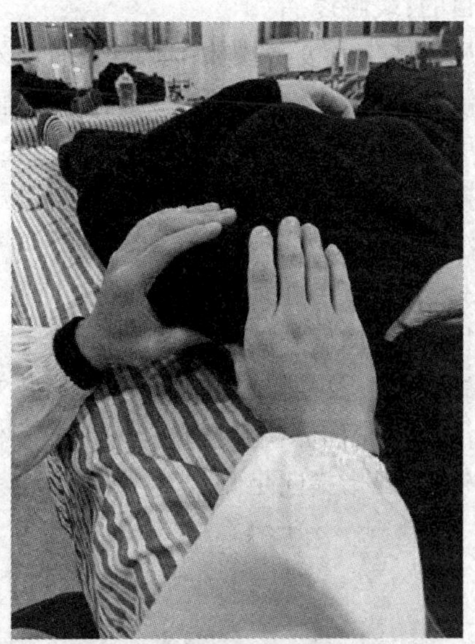

图 3-3-4 后前向滑动

6. 外展摆动

目的:当外展超过 90° 时,进一步增加外展的活动范围。

患者体位及姿势摆放:仰卧位,肩外展至活动末端,屈肘 90°,前臂旋前。

治疗师操作体位及摆放:站在上肢与躯干之间,内侧手从肩背部后方穿过,固定肩胛骨,手指放于肩上防止代偿。外侧手托住肘部,使肩稍后伸、外旋。

操作手法:外侧手将肱骨在外展末端范围内摆动。

7. 侧方滑动(图 3-3-5)

目的:增加肩水平内收活动范围。

患者体位及姿势摆放:仰卧位,肩前屈 90°,屈肘。

治疗师操作体位及摆放;站在躯干一侧,内侧手握住肱骨近端内侧,外侧手握住肱骨远端及肘部。

操作手法：双手向外，肩部向内同时推动肱骨。

8. 水平内收摆动

目的：增加肩水平内收活动范围。

患者体位及姿势摆放：坐位，肩前屈至水平位，肘关节屈曲，前臂旋前，手放在对侧肩关节上方。

治疗师操作体位及摆放：站在患侧肩后方，同侧手托住患侧肘部，对侧手握住另一侧肩部。

操作手法：双手同时将患侧上肢作水平内收摆动。

9. 后前向转动

目的：增加肩内旋活动范围。

患者体位及姿势摆放：健侧卧位，肩稍内旋，肘微屈，前臂放在背后。

治疗师操作体位及摆放：站在患者后方，双手拇指放在肱骨头后面，其余四指放在肩部及肱骨近端前面。

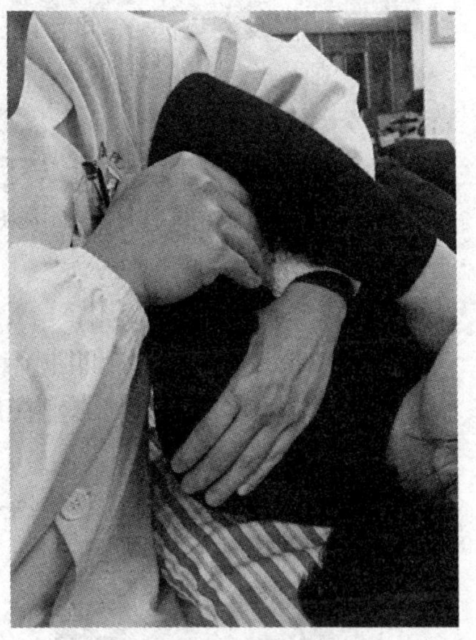
图 3-3-5 侧方滑动

操作手法：双手拇指同时由后向前转动肱骨。

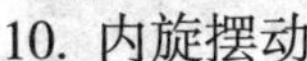

10. 内旋摆动

目的：增加肩内旋活动范围。

患者体位及姿势摆放：仰卧位，肩外展 90°，屈肘 90°，前臂旋前。

治疗师操作体位及摆放：站在患肩外侧，上方手握住肘窝，下方手握住前臂远端及腕部。

操作手法：上方手固定，下方手将前臂向床面运动，使肩内旋。

11. 外旋摆动

目的：增加肩外旋活动范围。

患者体位及姿势摆放：仰卧位，肩外展，屈肘 90°。

治疗师操作体位及摆放：站在患肩外侧，上方手握住前臂远端，下方手放在肱骨头前面。

操作手法：下方手固定肩部并向下加压，上方手将前臂向床面运动，使肩外旋。

12. 肩胛胸壁关节（图 3-3-6）

目的：增加肩胛骨活动范围。

患者体位及姿势摆放：健侧卧位。

治疗师操作体位及摆放：面向患者站立，上方手放在肩部，下方手从上臂下面穿过，拇指与四指分开，虎口固定肩胛骨下角。

操作手法：双手同时向各方向活动肩胛骨，使肩胛骨作上抬、下降、前伸、回缩、旋转等运动。

（二）肘关节

肘部关节由肱尺关节、肱桡关节　、桡尺近端关节构成。其生理运动包括屈、伸；附属运动包括分离牵引、长轴牵引、前后向滑动、后前向滑动、侧方滑动等。

1. 肱尺关节

1）分离牵引

目的：增加屈肘活动范围。

患者体位及姿势摆放：仰卧位，屈肘 70°，前臂旋后 10°。

治疗师操作体位及摆放：站在患侧，上方手放在前臂近端，下方手握住前臂远端和腕部背面。

操作手法：下方手固定，上方手向足侧推动尺骨。

注：如果患者屈肘有困难，可以在肘关节最大屈肘位置进行训练。

2）长轴牵引（图 3-3-7）

目的：增加屈肘活动范围。

患者体位及姿势摆放：仰卧位，肩稍外展，伸肘到最大范围，前臂旋前。

治疗师操作体位及摆放：坐在患侧的治疗椅上，内侧手握住肱骨远端内侧，外侧手握住前臂远端桡侧。

操作手法：内侧手固定，外侧手沿着长轴牵引尺骨。

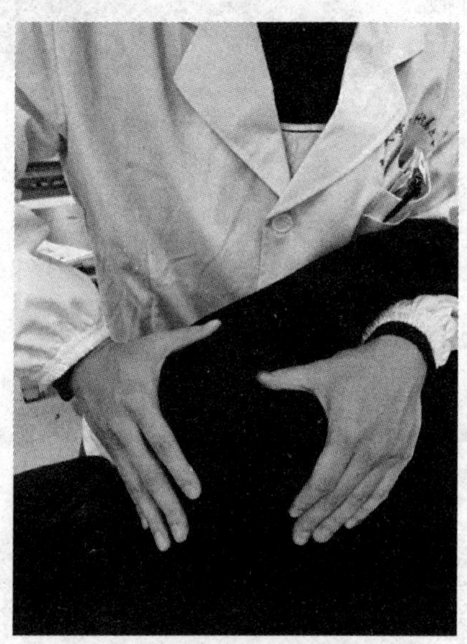

图 3-3-6 肩胛胸壁关节

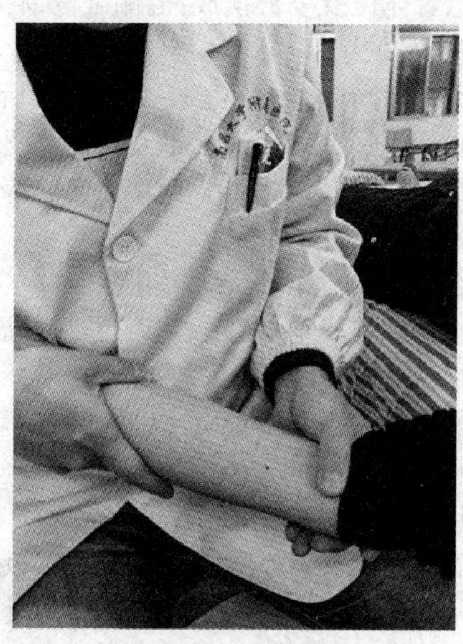

图 3-3-7 长轴牵引

3）侧方滑动

目的：增加肱尺关节的侧方活动。

患者体位及姿势摆放：仰卧位，肩外展，伸肘，前臂旋后。

治疗师操作体位及摆放：站在患侧，上方手放在肱骨远端外侧，下方手握住前臂远端尺侧。

操作手法：上方手固定，下方手向桡侧推动尺骨。

4）屈肘摆动

目的：增加屈肘活动范围。

患者体位及姿势摆放：仰卧位，肩外展，屈肘，前臂旋前。

治疗师操作体位及摆放：站在患侧，上方手握住肘窝，下方手握住前臂远端。

操作手法：上方手固定，下方手将前臂稍作长轴牵引后，再做屈曲肘关节。

5）伸肘摆动

目的:增加伸肘活动范围。

患者体位及姿势摆放:仰卧位,肩外展,前臂旋后。

治疗师操作体位及摆放:站在患侧,上方手握住肘窝,下方手握住前臂远端尺侧。

操作手法:上方手固定,下方手在伸肘活动受限的末端摆动。

2. 肱桡关节

1）分离牵引

目的:增加屈肘和伸肘活动范围。

患者体位及姿势摆放:仰卧位,肩外展,屈肘 90°,前臂位于中立位。

治疗师操作体位及摆放:站在患侧,上方手握住肘窝,下方手握住前臂远端和手腕。

操作手法:下方手固定,上方手向外侧推动桡骨,使肱桡关节分离。

如果肱关节比较僵硬,上方手的手掌可以放在前臂近端桡侧。

2）长轴牵引

目的:增加屈肘和伸肘活动范围。

患者体位及姿势摆放:仰卧位,肩外展,肘关节在伸肘活动的末端,前臂旋后。

治疗师操作体位及摆放:站在外展上肢及躯干之间,内侧手握住肱骨远端,外侧手握住前臂远端桡侧。

操作手法:内侧手固定,外侧手沿桡骨长轴向远端牵拉。

3）侧方摆动

目的:增加伸肘活动范围。

患者体位及姿势摆放:仰卧位,肩外展,伸肘,前臂旋后。

治疗师操作体位及摆放:站在患侧,上方手握住肱骨远端内侧,下方手握住前臂远端桡侧及腕部。

松动手法:上方手固定,下方手将前臂向尺侧摆动。

3. 桡尺近端关节

1）长轴牵引

目的:牵伸关节周围软组织。

患者体位及姿势摆放:仰卧位或坐位,屈肘,前臂旋后。

治疗师操作体位及摆放:面向患者站立,双手分别握住桡骨和尺骨的远端。

操作手法:一手固定,一手将桡骨或尺骨沿长轴牵引。

2）前后向滑动（见图 3-3-8）

目的:增加前臂旋前的活动范围。

患者体位及姿势摆放:仰卧位,伸肘,前臂旋后。

治疗师操作体位及摆放:面向患者坐在治疗椅上,双手分别握住桡骨和尺骨的近端,拇指在上,四指在下。

操作手法:一手固定尺骨,一手向背侧推动桡骨。

3）后前向滑动（图 3-3-9）

目的:增加前臂旋后活动范围。

患者体位及姿势摆放:仰卧位,屈微肘。

治疗师操作体位及摆放：面向患者坐在治疗椅上，上方手拇指放在桡骨小头处，四指放在肘窝，下放手握住前臂远端及腕部。

操作手法：上方手向掌侧推桡骨小头。

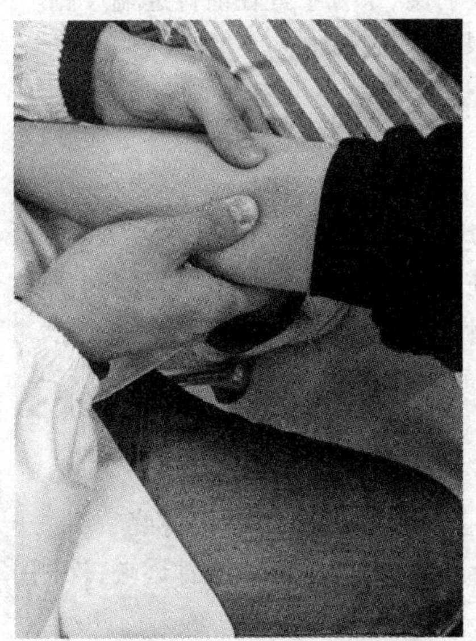

图 3-3-8 前后向滑动

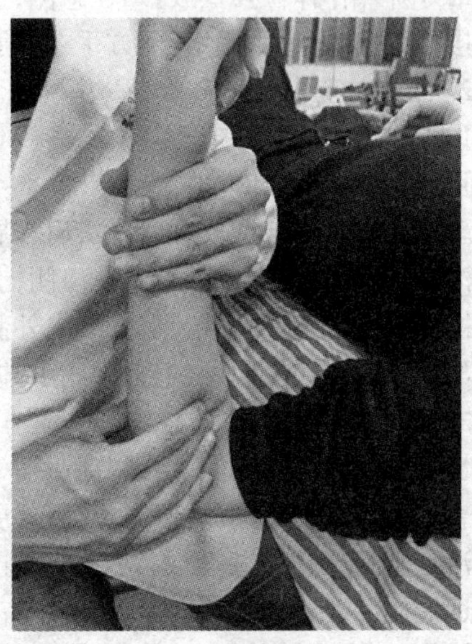

图 3-3-9 后前向滑动

4）前臂转动

目的：增加前臂旋转活动范围。

患者体位及姿势摆放：仰卧位或坐位，屈肘 90°。

治疗师操作体位及摆放：站在患侧，上方手握住肱骨远端，下方手握住前臂远端掌侧。

操作手法：上方手固定，下方手将前臂做旋前和旋后摆动。

（三）腕部关节

腕部关节包括桡尺远端关节、桡腕关节、腕骨间关节。生理运动包括屈腕、伸腕，桡偏、尺偏、旋转，附属运动有分离牵引、前后向滑动、后前向滑动、侧方滑动等。

1. 桡尺远端关节

1）前后向滑动

目的：增加前臂旋前活动范围。

患者体位及姿势摆放：仰卧位或坐位，前臂旋后。

治疗师操作体位及摆放：面向患者，双手分别握住桡骨和尺骨远端，拇指在掌侧，其余四指在背侧。

操作手法：尺侧手固定，桡侧手拇指将桡骨远端持续向背侧推动。

2）后前向滑动

目的：增加前臂旋后活动范围。

患者体位及姿势摆放：仰位或坐位，前臂旋前。

治疗师操作体位及摆放：双手分别握住桡骨和尺骨远端，拇指在背侧，其余四指在掌侧。

操作手法：桡侧手固定，尺侧手拇指将尺骨远端向掌侧推动。

2. 桡腕关节

1）分离牵引（图 3-3-10）:

目的:缓解疼痛。

患者体位及姿势摆放:仰卧位,前臂旋前放在治疗床上,腕关节伸出治疗床沿。

治疗师操作摆放及手法:一手握住前臂远端固定。另一手握住近排腕骨处,向远端牵拉腕骨。

2）前后向滑动

目的:增加屈腕活动范围。

患者体位及姿势摆放:坐位或仰位,屈肘 90°。

治疗师操作摆放及手法:一手握住腕关节的近排腕骨处固定,另一手放在前臂远端桡侧的掌面,向背侧推桡骨。

3）后前向滑动

目的:增加伸腕活动范围。

患者体位及姿势摆放:坐位或仰卧位,屈肘 90°。

治疗师操作摆放及手法:一手握住腕关节的近排腕骨处固定,另一手放在前臂远端桡侧背面,向掌侧推桡骨。

4）尺侧滑动（图 3-3-11）

目的:增加腕桡侧偏的活动范围。

患者体位及姿势摆放:俯卧位,肩外展、内旋,伸肘,前臂旋前,腕关节伸出治疗床边。

治疗师操作摆放及手法:一手固定前臂远端,一手握住近排腕骨桡侧,并向尺侧推动。

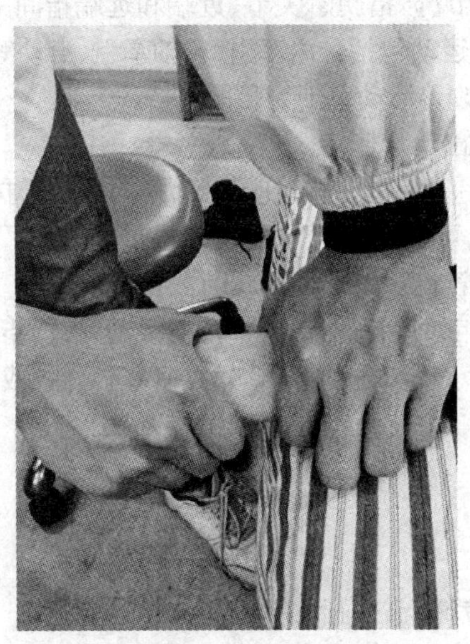

图 3-3-10 分离牵引

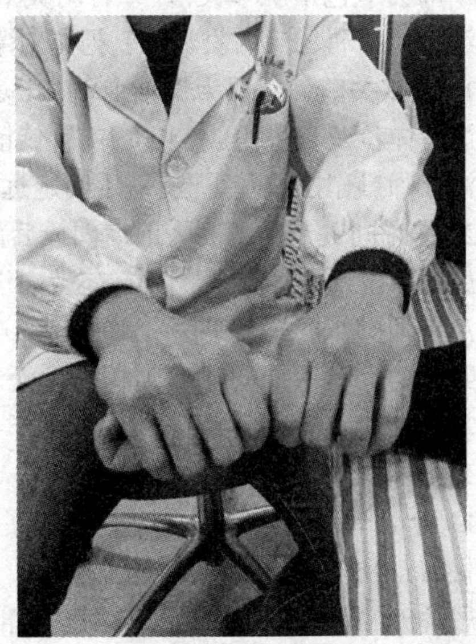

图 3-3-11 尺侧滑动

5）桡侧滑动

目的:增加腕尺侧偏的活动范围。

患者体位及姿势摆放:坐位或俯卧位。肩外展、内旋,伸肘,前臂旋前,腕关节伸出治疗床边。

治疗师操作摆放及手法:一手固定前臂远端尺侧,一手握住近排腕骨尺侧,并向桡侧推动。

6)旋转摆动

目的:增加腕关节旋转活动范围。

患者体位及姿势摆放:坐位或仰卧位,屈肘 90°。

治疗师操作摆放及手法:一手握住前臂远端固定,一手握住近排腕骨,将腕骨顺时针转动或逆时针转动。

3. 腕骨间关节

1)前后向滑动

目的:增加屈腕活动范围。

患者体位及姿势摆放:坐位,前臂旋后。

治疗师操作摆放及手法:面向患者,双手拇指分别放在相邻腕骨的掌面,示指放在相应腕骨的背面。一手固定,一手向背侧推腕骨。

2)后前向滑动

目的:增加伸腕活动范围。

患者体位及姿势摆放:坐位,前臂旋前。

治疗师操作摆放及手法:面向患者,双手拇指分别放在相邻腕骨的背面,示指放在相应腕骨的掌面。一手固定,一手向掌侧推动腕骨。

(四)手部关节

手部关节包括腕掌关节、掌骨间关节、掌指关节、拇指腕掌关节、近端和远端指间关节。生理运动包括屈、伸、内收、外展,拇指对掌等,附属运动包括分离牵引、长轴牵引、滑动等。

1. 腕掌关节　主要为长轴牵引,以缓解疼痛、改善活动范围为目的。

患者体位及姿势摆放:坐位,前臂旋前,腕部伸出治疗床沿。

治疗师操作摆放及手法:一手固定远端腕骨,另一手握住相对应的掌骨,向远端牵拉。

2. 掌骨间关节　主要为前后向或后前向滑动,可以增加相邻掌骨间的活动范围。

患者体位及姿势摆放:坐位,前后向滑动时前臂旋后,后前向滑动时前臂旋前。

治疗师操作摆放及手法:面向患者,双手放在相邻掌骨的远端,前后向滑动时,拇指在掌侧,四指在背侧;后前向滑动则相反。松动时,一手固定,另手将相邻的掌骨向背侧,或由背侧向掌侧推动。

3. 掌指关节

1)分离牵引

目的:增加掌指关节的活动范围。

患者体位及姿势摆放:坐位,前臂旋前放在治疗床上,手指关节屈曲 90°。

治疗师操作摆放及手法:一手固定掌骨远端,另一手握住指骨近端,将指骨沿长轴向掌骨远端牵拉。

2)长轴牵引

目的:增加掌指关节的屈伸活动范围。

患者体位及姿势摆放:坐位,前臂旋前放在治疗床上。

治疗师操作摆放及手法:一手固定掌骨远端,另一手握住指骨近端,将指骨沿长轴向远端牵拉。

3）前后向或后前向滑动

目的:前后向滑动增加掌指关节屈,后前向滑动增加伸展。

患者体位及姿势摆放:坐位,前臂旋前放在治疗床上,腕关节伸展。

治疗师操作摆放及手法:一手固定掌骨远端,另一手握住指骨近端,将近端指骨向背侧或向掌侧推动。

4）侧方滑动

目的:增加掌指关节内收、外展活动范围。

患者体位及姿势摆放:坐位,前臂旋前放在治疗床上。

治疗师操作摆放及手法:一手固定掌骨远端,另一手握住指骨的近端内外侧,将指骨向桡侧或尺侧推动。

5）旋转摆动

目的:增加掌指关节活动范围。

患者体位及姿势摆放:坐位,前臂旋前放在治疗床上。

治疗师操作摆放及操作手法:一手固定掌骨远端,另一手握住指骨近端,将指骨稍作长轴牵引后再向掌侧或背侧转动。

4. 拇指腕掌关节

1）长轴牵引

目的:缓解疼痛。

患者体位及姿势摆放:坐位,前臂放在治疗床上,腕伸出治疗床沿。

治疗师操作摆放及手法:一手握住远端腕骨的大多角骨固定,另一手握住拇指近端指骨,将拇指近端指骨沿长轴向远端牵拉。

2）前后向滑动

目的:增加拇指腕掌关节屈的活动范围。

患者体位及姿势摆放:坐位,前臂旋后放在治疗床上。

治疗师操作摆放及手法:一手握住前臂远端及大多角骨,另一手握住第一掌骨并向背侧推动。

3）后前向滑动

目的:增加拇指腕掌关节伸的活动范围。

患者体位及姿势摆放:坐位,前臂旋后放在治疗床上。

治疗师操作摆放及手法:一手握住前臂远端掌侧,固定远排腕骨的大多角骨,另一手握住第一掌骨,向掌侧推动。

4）尺侧滑动

目的:增加拇指外展活动范围。

患者体位及姿势摆放:坐位,前臂中立位放在治疗上,腕伸出治疗床沿,拇指掌侧内收。

治疗师操作体位及摆放:面向患者站立,一手握住舟状骨及大多角骨固定,另一手握住第一掌骨。

操作手法:向尺侧推动。

5）桡侧滑动

目的:增加拇指对掌活动范围。

患者体位及姿势摆放:坐位前臂旋后放在治疗床上,拇指掌侧内收。

治疗师操作体位及摆放:面向患者站立,一手握住手腕背侧,手指放在舟状骨,大多角骨及第二掌骨近端固定,另一手放在第一掌骨处。

操作手法:将第一掌骨向桡侧推动。

5. 指间关节　包括近端指间关节和远端指间关节,操作手法相同,手法的治疗目的,治疗师操作摆放及手法与掌指关节相同,可参阅本节掌指关节这一部分内容,不详述。

（五）髋部关节

髋关节由髋臼和股骨头构成,其生理运动包括屈、伸、内收、外展、内旋和外旋,附属运动包括分离牵引、长轴牵引、前后向滑动、后前向滑动以及旋转摆动等。

1. 长轴牵引（图 3-3-12）

目的:缓解疼痛。

患者体位及姿势摆放:仰卧位,下肢中立位,双手抓住治疗床头。

治疗师操作体位及摆放:双手握住大腿远端,将患者小腿夹在上肢与躯干之间。

操作手法:双手同时用力,身体后倾,沿股骨长轴方向向足部牵拉。

2. 分离牵引（图 3-3-13）

目的:缓解疼痛。

患者体位及姿势摆放:仰卧位,屈髋、屈膝,小腿放在治疗师的肩上,对侧下肢伸直,双手抓住床头。

治疗师操作体位及摆放:面向患者站立,肩部置于患腿的腘窝下方,双手四指交叉抱住大腿近端。

操作手法:身体向后倾,双手同时用力将股骨向足部方向牵拉。

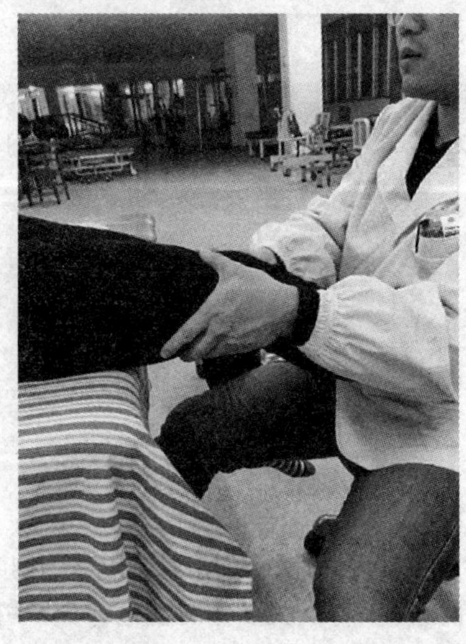

图 3-3-12　长轴牵引

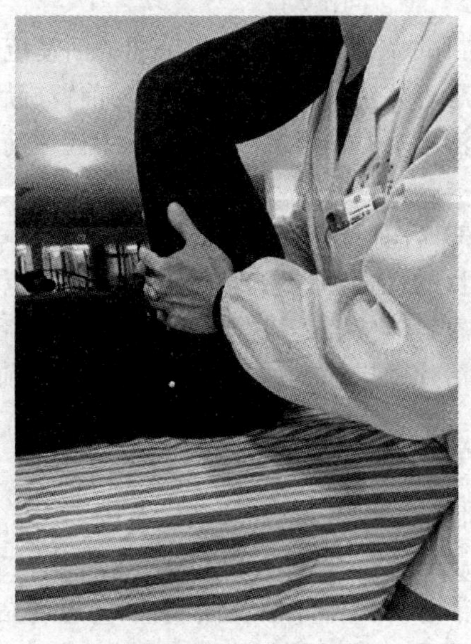

图 3-3-13　分离牵引

3. 前后向滑动(见图 3-3-14)

目的:增加屈髋、外旋髋活动范围。

患者体位及姿势摆放;仰卧位,髋关节稍外展。

治疗师操作体位及摆放:面向患者站立,上方手放在大腿近端前外侧,下方手放在腘窝内侧。

操作手法:下方手将大腿稍托起,上方手不动,借助身体及上肢力量将股骨向背侧推动。

4. 后前向滑动(见图 3-3-15)

目的:增加髋后伸、内旋活动范围

患者体位及姿势摆放:俯卧位,患侧下肢屈膝、健侧下肢伸直。

治疗师操作体位及摆放:面向患者患侧站立,上方手放在大腿近端后面,下方手托住膝部和大腿远端。

操作手法:下方手稍向上抬起,上方手固定,上身前倾,将股骨向腹侧推动。

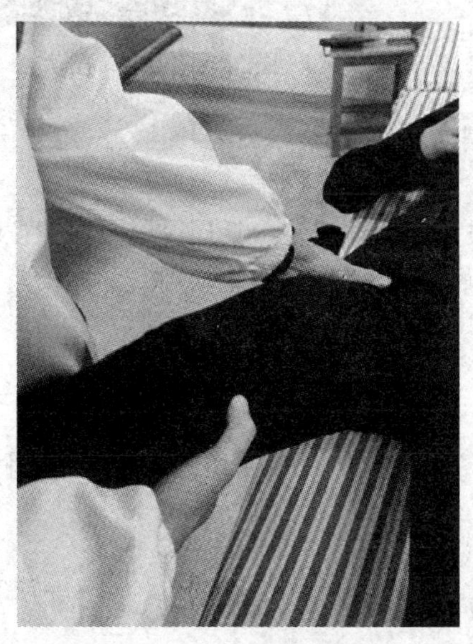

图 3-3-14 前后向滑动

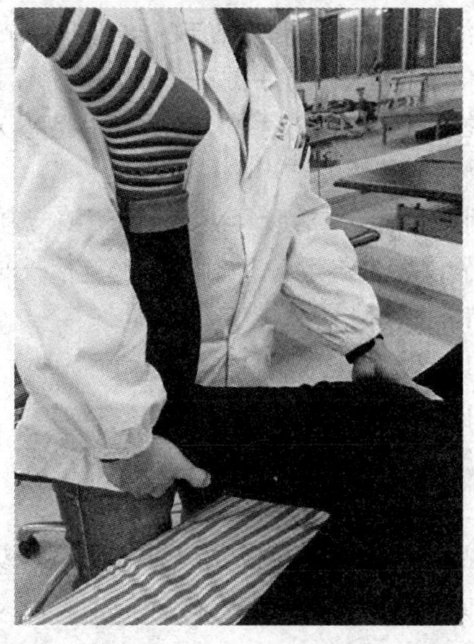

图 3-3-15 后前向滑动

5. 屈曲摆动

目的:增加髋屈曲活动范围。

患者体位及姿势摆放:仰卧位,患侧下肢屈髋、屈膝,健侧下肢伸直。

治疗师操作体位及摆放:面向患者,上方手放在膝关节上,下方手托住小腿。

操作手法:上身前倾,双手同时将大腿向腹侧摆动。

6. 旋转摆动(图 3-3-16)

目的:增加髋的内旋、外旋活动范围。

患者体位及姿势摆放:俯卧位,患侧下肢分别屈髋、屈膝,健侧下肢伸直。

治疗师操作体位及摆放:面向患者站立,上方手放在臀部,下方手握住小腿远端内外踝处。

操作手法:内旋时,上方手放在臀部固定,下方手向外摆动小腿;外旋时,上方手放在臀部固定，下方手向内摆动小腿。

7. 内收内旋摆动

目的：增加髋内收、内旋活动范围。

患者体位及姿势摆放：仰卧位，患侧下肢屈髋，屈膝，健侧下肢伸直。

治疗师操作体位及摆放：面向患者站立，上方手放在患侧髋部，下方手放在患膝外侧。

操作手法：上方手固定，下方手将大腿向对侧髋部方向摆动。

8. 外展外旋摆动

目的：增加髋外展、外旋活动范围。

患者体位及姿势摆放：仰卧位，患侧下肢屈膝，足放在对侧膝关节上，健侧下肢伸直。

治疗师操作体位及摆放：面向患者站立，上方手放在对侧骨盆上，下方手放在患侧膝关节。

操作手法：上方手固定，下方手将膝关节向下摆动。

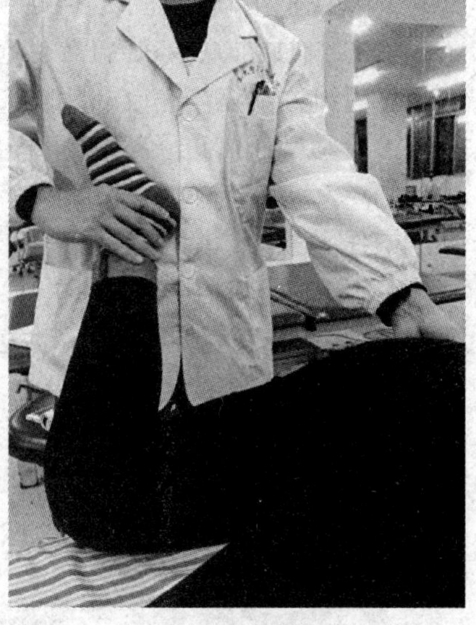

图 3-3-16 旋转摆动

（六）膝部关节

膝部关节包括股胫关节、髌骨关节和上胫腓关节。生理运动包括屈、伸，及屈膝位时小腿可做内旋外旋运动。附属运动包括长轴牵引、前后向滑动、后前向滑动、侧方滑动等。

1. 股胫关节

1）长轴牵引（图 3-3-17）

目的：缓解疼痛。

患者体位及姿势摆放：坐在治疗床上，患肢屈膝垂于床沿，腘窝下可垫一毛巾垫，身体稍后倾，双手在床上支撑。

治疗师操作体位及摆放：面向患者，双手握住小腿远端。

操作手法：双手固定，身体后下方倾斜，将小腿向足端牵拉。

2）前后向滑动

目的：增加膝关节伸的活动范围。

患者体位及姿势摆放：坐位，下肢屈膝 90° 腘窝下垫一毛巾垫。

治疗师操作体位及摆放：面向患者坐在治疗椅上，双手握住小腿近端，，双膝夹住患者的踝部。

操作手法：双手固定，上身前倾，将胫骨向背侧推动。

3）后前向滑动（见图 3-3-18）

目的：增加膝关节屈曲活动范围。

患者体位及姿势摆放：坐位，患侧下肢屈髋、屈膝，小腿置于治疗床下。

治疗师操作体位及摆放：坐在治疗椅上，双手握住小腿近端，拇指放在髌骨下缘，四指放在腘窝后方。

操作手法：双手固定，身体后倾，将胫骨向前推动。

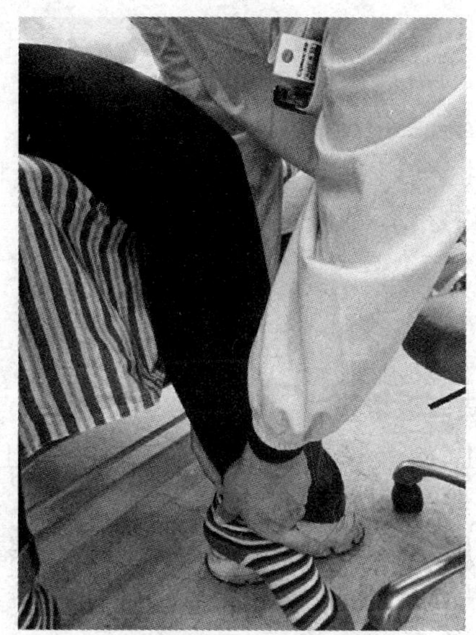

图 3-3-17 长轴牵引

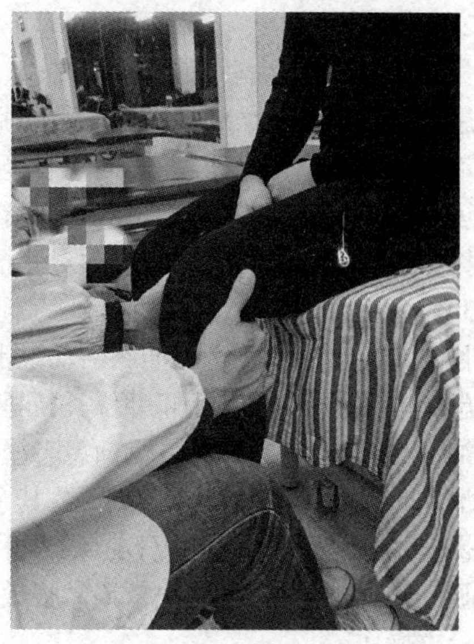

图 3-3-18 后前向滑动

4）侧方滑动

目的：增加膝关节活动范围。

患者体位及姿势摆放：仰卧位，下肢伸直。

治疗师操作体位及摆放：面向患者站立，双手将下肢托起，内侧手放在小腿近端内侧，外侧手放在大腿远端外侧，将小腿夹在前臂与躯干之间。

操作手法：外侧手固定，内侧手将胫骨向外侧推动。

5）伸膝摆动

目的：增加膝关节伸展的活动范围。

患者体位及姿势摆放：仰卧位，髋关节稍外展，屈膝。

治疗师操作体位及摆放：面向患者站立，将患侧下肢置于上方上肢与躯干之间，双手握住小腿远端。

操作手法：双手稍将小腿向下牵引，并同时将小腿向上摆动。

6）旋转摆动

目的：内旋摆动增加小腿内旋活动范围，外旋摆动增加小腿外旋活动范围。

患者体位及姿势摆放：坐位，小腿垂于治疗床下。

治疗师操作体位及摆放：面向患者坐在治疗椅上，双手握住小腿近端。

操作手法：双手稍向下牵引，内旋时，向内转动小腿，外旋时，向外转动小腿。

2. 髌骨关节

1）分离牵引

目的：增加髌骨活动范围。

患者体位及姿势摆放：仰卧位，屈膝，腘窝下垫一毛巾垫。

治疗师操作体位及摆放：侧向患者坐在治疗椅上，双手拇指与示指分别放在髌骨两侧。

操作手法：双手握住髌骨，同时向上抬动。

2）侧方滑动

目的：增加髌骨活动范围。

患者体位及姿势摆放：仰卧位，稍屈膝，腘窝下垫一毛巾垫。

治疗师操作体位及摆放：侧向患者坐在治疗椅上，向内侧滑动时，站在患侧膝外侧，向外侧滑运动时，站在健侧膝外侧。双手拇指放在髌骨侧方，示指放在对侧。

操作手法：双手固定，将髌骨向对侧推动。

3）上下滑动

目的：向上滑动时，增加伸膝活动范围；向下滑动时，增加屈膝活动范围。

患者体位及姿势摆放：仰卧位，稍屈膝，腘窝下垫一毛巾垫。

治疗师操作体位及摆放：侧向患者坐在治疗椅上，向下滑动时，双手拇指放在髌骨上端；向上滑动时，双手拇指放在髌骨下端，其余四指放在髌骨两侧。

操作手法：双手固定，上身前倾，双手上肢同时用力将髌骨向上或向下推动如果髌骨活动明显受限，可以将一手的虎口或掌根放在髌骨的上端或下端，另一手放在其前臂远端或腕部的上方操作。

3. 上胫腓关节

1）前后向滑动

目的：缓解疼痛。

患者体位及姿势摆放：仰卧位，患侧下肢屈髋，屈膝，对侧下肢伸直。

治疗师操作体位及摆放：坐在治疗床旁，大腿压住患者的足前部。双手拇指放在腓骨小头上，其余四指放在两侧。

操作手法：双手固定，上身前倾，将腓骨小头向后推动。

2）后前向滑动

目的：缓解疼痛。

患者体位及姿势摆放：俯卧位，小腿下方垫一枕头，或将小腿放在治疗师的大腿上。

治疗师操作体位及摆放：站在患侧，或治疗师将自己的内侧腿屈膝放在治疗床上托住患者小腿。双手拇指放在腓骨小头后面，其余四指放在小腿两侧。

操作手法：双手固定，身体前倾，将腓骨小头向前推动。

（七）踝部关节

踝部关节包括下胫腓关节、胫距关节、距下关节以及跗骨间关节。生理运动包括跖屈、背伸、内翻、外翻等，附属运动包括长轴牵引、前后向滑动、后前向滑动、上下滑动等。

1. 下胫腓关节

目的：增加踝关节活动范围。

患者体位及姿势摆放：俯卧位，患侧下肢屈膝 90°，踝关节放松。

治疗师操作体位及摆放：站立患侧。前后向滑动时，上方手掌根部放在内踝后面，下方手掌根放在外踝前面；后前向滑动时，上方手掌根部放在外踝后面，下方手掌根部放在内踝前面。

操作手法：前后向滑动时，上方手固定，下方手将外踝向后推动；后前向滑动时，下方手固定，上方手将外踝向前推动。

2. 胫距关节

1）分离牵引

目的:缓解疼痛。

患者体位及姿势摆放:俯卧位,屈膝 90°。

治疗师操作体位及摆放:面向患者站立患侧,双手握住内外踝远端,相当于距骨处。也可用一侧下肢屈膝压住患者大腿后面固定。

操作手法:双手同时向上用力牵引。

2）前后向滑动

目的:增加踝关节背伸活动范围。

患者体位及姿势摆放:俯卧位,患侧下肢屈膝 90°,踝关节稍跖屈。

治疗师操作体位及摆放:面向患者站立,下方手放在距骨前面,上方手放在内、外踝后方。

操作手法:上方手固定腿,下方手将距骨向后推动。

3）后前向滑动(图 3-3-19)

目的:增加踝关节跖屈活动范围。

患者体位及姿势摆放:俯卧位,患侧下肢伸直,踝关节置于床沿外。

治疗师操作体位及摆放:侧向患者站立,上方手虎口放在距骨后面,下方握住踝关节。

操作手法:下方手固定小腿,上方手将距骨向前推动。

4）向内侧滑动

目的:增加踝关节外翻活动范围。

患者体位及姿势摆放:俯卧位,下肢伸直,踝关节伸出治疗床外,小腿前面垫一毛巾垫。

治疗师操作体位及摆放:侧向患者站在患侧足外侧,上方手握住内、外踝后面,下方手握住跟骨及距骨。

操作手法:上方手固定小腿,上身前倾,将跟骨及距骨向内侧推动。

5）向外侧滑动

目的:增加踝关节内翻活动范围。

患者体位及姿势摆放:患侧卧位,患肢于下方并伸直,踝关节伸出治疗床外。

治疗师操作体位及摆放:面向患者站立,上方手握住内、外踝后面,下方手握住跟骨及距骨。

操作手法:上方手固定小腿,上身前倾,下方手将跟骨及距骨向外侧推动。

6）屈伸摆动

目的:增加踝关节屈、伸活动范围。

患者体位及姿势摆放:俯卧位,患侧下肢屈膝 90°,健侧下肢伸直。

治疗师操作体位及摆放:面向患者站立,上方手握住内、外踝后面,下方手握住底。

操作手法:上方手固定小腿,下方手将足作屈、伸摆动。

7）翻转摆动(图 3-3-20)

目的:内翻摆动增加踝内翻活动范围,外翻摆动增加踝外翻活动范围。

患者体位及姿势摆放:俯卧位,患侧下肢屈膝 90°,健侧下肢伸直。

治疗师操作体位及摆放:面对患者站立,上方手握住足跟后部,下方手握住足跟前部。

操作手法：内翻摆动时，双手将跟骨向内侧翻转；外翻摆动时，双手将跟骨向外翻转。

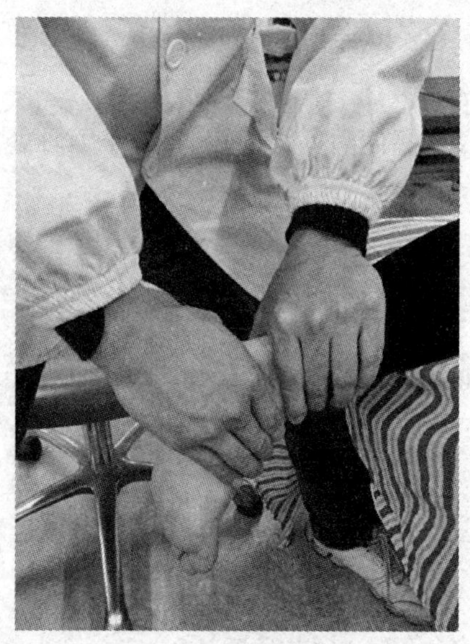
图 3-3-19 后前向滑动

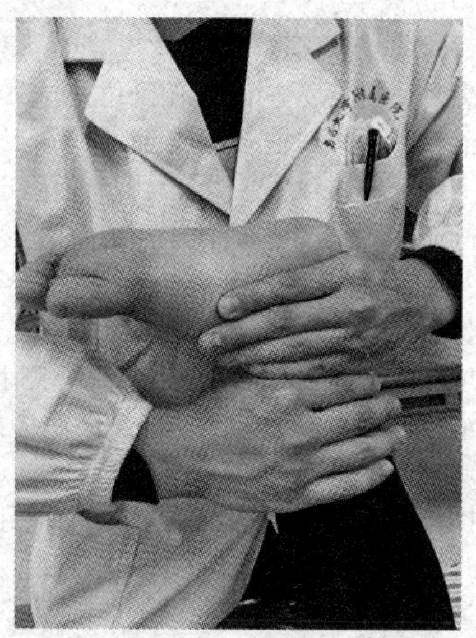
图 3-3-20 翻转摆动

3. 距下关节

1）分离牵引

目的：缓解疼痛。

患者体位及姿势摆放：仰卧位，下肢伸直，踝关节伸出治疗床外。

治疗师操作体位及摆放：面向患者站在床尾，内侧手放在内、外踝远端距骨前面，外侧手握住跟骨。

操作手法：上方手固定，向上方手将跟骨向远端牵拉。

2）前后向滑动

目的：增加踝关节背伸活动范围。

患者体位及姿势摆放：俯卧位，患侧下肢屈膝 90°，健侧下肢伸直。

治疗师操作体位及摆放：面向患者站立，上方手握住内、外踝及距骨后面，下方手虎口放在距骨前下方的跗骨上。

操作手法：上方手固定，下方手将距下关节的远端向后推动。

3）后前向滑动

目的：增加踝关节跖屈活动范围。

患者体位及姿势摆放：俯卧位，患侧下肢屈膝 90°，健侧下肢伸直。

治疗师操作体位及摆放：面向患者站立，上方手握住足跟，手掌放在跟骨后，下方手虎口或掌根部放在距骨前面。

操作手法：下方手固定，上方手借助上肢力量将跟骨向前推动。

由于侧方滑动、屈伸摆动和翻转摆动被动操作与胫距关节的手法操作基本相同，主要区别在于操作时固定手要尽量靠近距骨，操作手法就不一一详述。

4. 跗骨间关节　跗骨是由相邻跗骨构成关节的凹面和凸面。与腕骨的松动技术基本相同，主要为上下滑动。

目的：向足底滑动可增加背伸活动范围；向足背滑动可增加跖屈活动范围。

患者体位及姿势摆放：仰卧位，屈髋屈膝；或坐位，稍跖屈。

治疗师操作体位及摆放：站立或坐位，双手拇指分别放在相邻跗骨的背侧，示指放在足底相应跗骨的跖面。

操作手法：向足底滑动时，一手固定，另一手拇指向足底方向推动相邻跗骨；向足背滑动时，则是由示指向足背方向推动相邻跗骨。

5. 跗跖关节

1）上下滑动

目的：增加跗跖间活动范围

患者体位及姿势摆放：仰卧位或坐位。

治疗师操作体位及摆放：面向患者，上方手握住跗骨，下方手握住跖骨。

操作手法：上方手固定，下方手将跖骨上下推动。如果要松动某个单一跗跖关节，则用双手拇指分别放在相邻的跗骨和跖骨近端的背面，示指放在足底相应的跗骨和跖骨的跖面，上方手固定，下方手将跖骨近端向足背或足底方向推动。

2）旋转摆动

目的：旋前摆动增加踝关节外翻活动范围，旋后摆动增加踝关节内翻活动范围。

患者体位及姿势摆放：仰卧位或坐位。

治疗师操作体位及摆放：面向患者，双手分别握住跗骨和跖骨近端，拇指在足背，四指在足底。

操作手法：上方手固定，下方手将跖骨旋前或旋后。

（八）足部关节

足部关节包括跖骨间关节、跖趾关节以及趾骨间关节（包括近端趾骨间关节和远端趾骨间关节）。生理运动有屈、伸、内收、外展，附属运动有上下滑动、侧方滑动、长轴牵引、旋转等。

1. 趾骨间关节　主要使用上下滑动。

目的：增加相邻跖骨间活动范围。

患者体位及姿势摆放：仰卧位、俯卧位或坐位。

治疗师操作体位及摆放：面向患者，双手分别握住相邻跖骨。

操作手法：一手固定，另一手将相邻的跖骨上下推动。

2. 跖趾关节　主要使用上下滑动。

目的：增加跖趾关节活动范围。

患者体位及姿势摆放：俯卧位，屈膝 90°。

治疗师操作体位及摆放：面向患者站立，上方手放在跖骨上，拇指在足底，示指在足背，下方手放在相应的趾骨近端，拇指在足底，示指在足背。

操作手法：上方手固定，下方手将趾骨上下推动。

3. 趾骨间关节　操作手法与指骨间关节的手法操作基本相同，此外不再重述。

（九）脊柱关节

1. 颈椎　颈椎由七节椎骨构成，主要关节有寰枕关节、寰枢关节以及椎骨间的小关节。生理运动包括前屈、后伸、侧屈、旋转等，附属运动包括分离牵引、棘突滑动、横突滑动椎骨间关节松动等。由于颈椎关节小,皮下组织少且薄,因此手法松动的力量比四肢关节及脊柱其他关节都要小很多,防止手法过重引起不必要的损伤。

1）分离牵引（图 3-3-21）

目的:缓解疼痛。

患者体位及姿势摆放:仰卧位,头部伸出治疗床外。

治疗师操作体位及摆放:坐在床前的治疗椅上,一手托住患者头后部,另一手放在下颌。

操作手法:双手固定,身体后倾,将头部向后牵拉。如果是上段颈椎病变,在颈部中立位时牵引,如果是中、下段颈椎病变,则在头前屈 10°~15° 体位牵引。

2）垂直按压棘突（图 3-3-22）

目的:增加颈椎屈、伸活动范围。

患者体位及姿势摆放:去枕俯卧位。

治疗师操作体位及摆放:面向患者头部坐在治疗椅上。双手拇指并排放在同一椎骨的棘突上,其余四指分别放在颈部两侧。

操作手法:拇指将棘突向腹侧垂直推动。如果颈部症状集中在单侧时,操作为单侧拇指推动棘突;如果症状偏向于头侧或足侧时,操作手法则相应地偏向头侧或足侧。

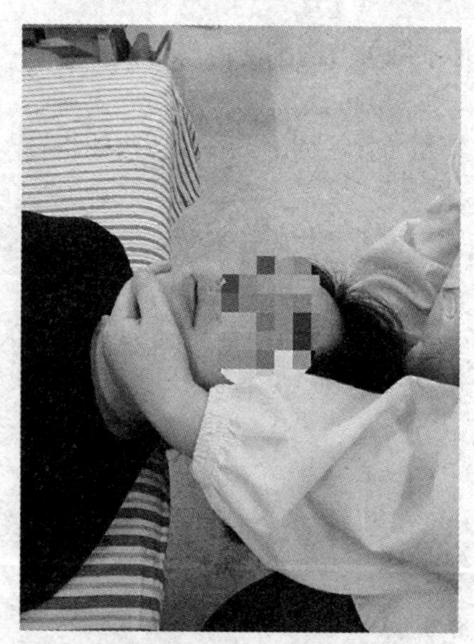

图 3-3-21 分离牵引

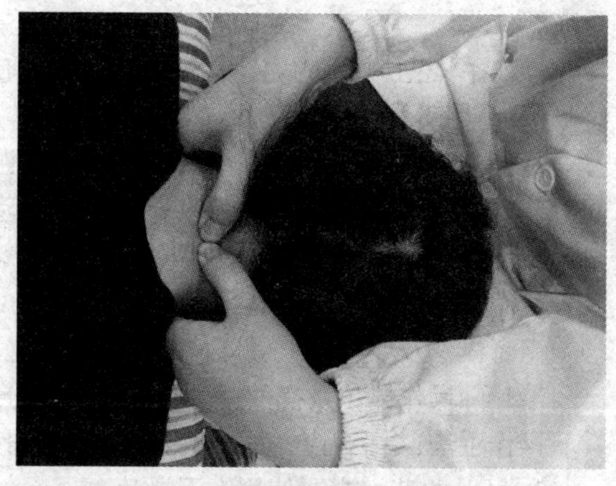

图 3-3-22 垂直按压棘突

3）侧方推棘突

目的:增加颈椎侧屈活动范围。

患者体位及姿势摆放:去枕俯卧位,双手五指交叉,掌心向上放在前额上。

治疗师操作体位及摆放:侧向患者站在患侧,双手拇指指尖并排放在相邻棘突的一侧,其余四指分别放在两侧。

操作手法:一手固定,另一手将棘突向对侧推动。

4）垂直按压横突

目的:增加颈椎旋转活动范围。

患者体位及姿势摆放：去枕俯卧位，双手五指交叉，掌心向上放在前额上。

治疗师操作体位及摆放：侧向患者头部站立，双手拇指并排指尖正对同一椎体的一侧横突上。

操作手法：双手拇指指尖将横突垂直向一侧推动。

5）垂直松动椎间关节：

目的：增加颈椎侧屈和旋转活动范围。

患者体位及姿势摆放：去枕俯卧位，双手拇指交叉，放在前额上，头部向患侧旋转约 30°。

治疗师操作体位及摆放：面向患者头部站立，双手拇指放在横突与棘突之间（相当于钩椎关处），其余四指放在颈部前后。

操作手法：双手拇指固定，同时向腹侧推动。如果症状偏向棘突，外侧手固定，内侧手用力方向稍偏向棘突；如果症状偏向横突，内侧手固定，外侧手用力方向稍偏向横突。

6）后伸摆动（图 3-3-23）

目的：增加颈椎屈、伸活动范围。

患者体位及姿势摆放：去枕仰卧位，头部伸出治疗床外，枕在治疗师的大腿上。

治疗师操作体位及摆放：面向患者头部坐在治疗椅上，大腿托住患者头后部，双手从枕部两侧托起。

操作手法：双手固定，向双侧上提，颈部向后伸。

7）侧屈摆动（图 3-3-24）

目的：增加颈椎侧屈活动范围。

患者体位及姿势摆放：去枕仰卧位，头部伸出治疗床外。

治疗师操作体位及摆放：面向患者头部坐在治疗椅上。向右侧屈时，右手放在颈部后方，拇指和其余四指分别放在相邻椎体横突左右，左手托住下颌；向左侧屈时，正好相反。

操作手法：左手及前臂固定，上身向左微转，使颈椎向右侧屈，向左侧屈时则相反。

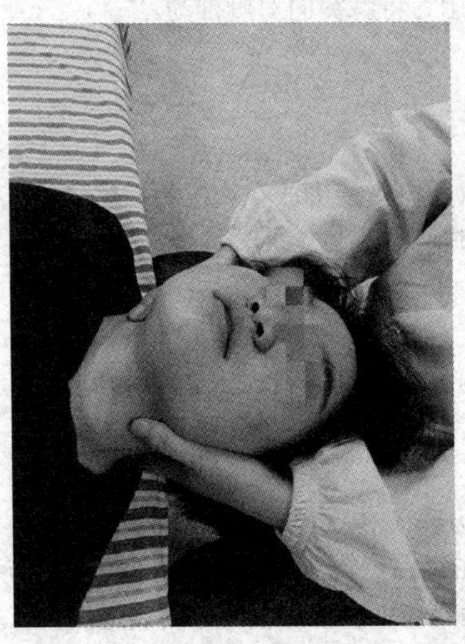

图 3-3-23　后伸摆动

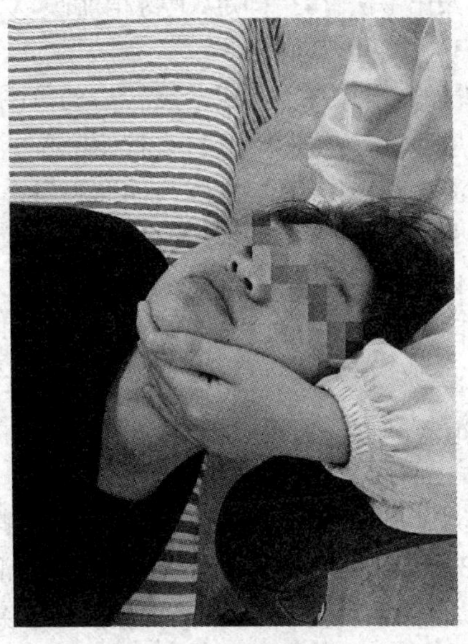

图 3-3-24　侧屈摆动

8）旋转摆动

目的：增加颈椎旋转的活动范围。

患者体位及姿势摆放：去枕仰卧位，头部伸出治疗床外。

治疗师操作体位及摆放：面向患者头部站立，向左旋转时、左手托住下颌，右手放在枕骨上，向右旋转则相反。

操作手法：双手固定，向左旋转时，左手向左、右手向右同时发力，使头部向左转动，向右旋转时则相反。

2. 胸椎　胸椎由12节椎骨构成，与颈椎及腰椎相比，胸椎的活动范围要少得多。其生理运动为屈、伸、侧屈、旋转，附属运动包括垂直按压棘突、侧方推棘突、垂直按压横突等。

1）垂直按压棘突

目的：增加胸椎的屈伸活动范围.

患者体位及姿势摆放：去枕俯卧位，上段胸椎（$T_{1\sim4}$）病变时，脸向下，双手五指交叉，手掌向上放在前额；中、下段胸椎（$T_{5\sim8}$，$T_{9\sim12}$）病变时，头转向一侧，上肢放在体侧，胸部放松。

治疗师操作体位及摆放：上段胸椎病变，面向患者头部站立；中、下段胸椎病变，站在体侧。双手拇指放在胸椎棘突上，指尖相对或指背相接触，其余四指分开放在胸椎两侧。

操作手法：双手拇指固定上身前倾，借助双上肢力量将棘突向腹侧按压。如果症状单侧分布，可以一手固定，另一手操作；如果症状偏向头部或足部，手用力方向可以偏向症状重的一侧。

2）侧方推棘突

目的：增加胸椎旋转活动范围。

患者体位及姿势摆放：去枕俯卧位。

治疗师操作体位及摆放：面向患者站在患侧，双手拇指分别放在相邻的棘突对侧方，或双手拇指重叠放在拟松动棘突的侧方，其余四指分开放在胸背部。

操作手法：拇指固定，上身稍前倾，双上肢同时用力将棘突向对侧推动。

3）垂直按压横突

目的：增加胸椎侧屈及旋转活动范围。

患者体位及姿势摆放：去枕俯卧位。

治疗师操作体位及摆放：面向患者站在患侧，双手拇指指尖放在胸椎的一侧横突上。

操作手法：双手固定，上身前倾，将横突垂直向腹侧按压。

4）旋转摆动

目的：增加胸椎旋转活动范围。

患者体位及姿势摆放：坐在治疗床上，双上肢胸前交叉，双手分别放在对侧肩部。

治疗师操作体位及摆放：向右旋转时，站在患者左侧，左手放在其右肩部前面，右手放在左侧背面；向左旋转时则相反。

操作手法：双手固定，同时用力，使胸椎随所需方向旋转。

3. 腰椎　腰椎有5节椎骨组成，其活动范围在脊柱仅次于颈椎，可以进行前屈、后伸，侧屈、旋转等生理运动，以及垂直按压棘突，侧方推棘突，垂直按压横突等附属运动。

1）垂直按压棘突

目的：增加腰椎屈、伸活动范围。

患者体位及姿势摆放：去枕俯卧位。

治疗师操作体位及摆放：面向患者站在患侧，下方手掌根部放在腰椎上，豌豆骨放在拟松动的棘突上，五指稍屈，上方手虎口与下方手虎口相对抓握。

操作手法：双手固定，上身前倾，借助上肢力量将棘突垂直向腹侧按压。

2）侧方推棘突

目的：增加腰椎旋转活动范围。

患者体位及姿势摆放：去枕俯卧位。

治疗师操作体位及摆放：面向患者站在患侧，双手拇指指尖放在相邻棘突同侧。

操作手法：双手固定，上身前倾，将棘突向对侧推动。

3）垂直按压横突

目的：增加腰椎侧屈及旋转活动范围。

患者体位及姿势摆放：去枕俯卧位。

治疗师操作体位及摆放：面向患者站在患侧，双手拇指放在腰椎的一侧横突上。

操作手法：双手固定，上身前倾，将横突向腹侧推动。

4）旋转摆动（图 3-3-25）

目的：增加腰椎旋转活动范围。

患者体位及姿势摆放：健侧卧位，屈髋、屈膝。屈髋角度根据松动的腰椎节段而定，节段越上，屈髋小角度越小，节段越偏下，屈髋角度越大。

治疗师操作体位及摆放：站在患者身后，双手放在上方髂嵴上。

操作手法：双手固定，两上肢同时用力将髂骨向前推动。

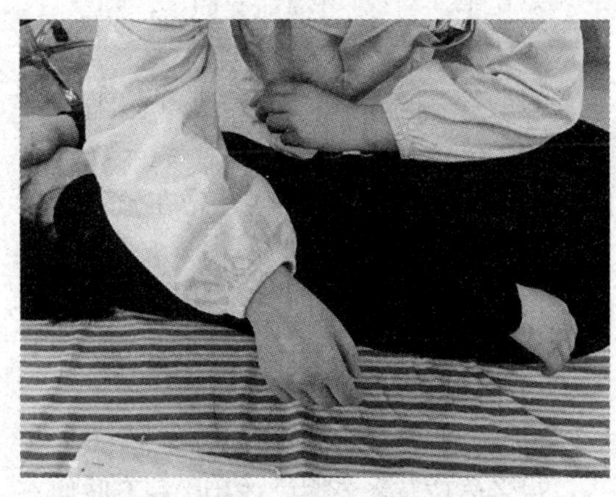
图 3-3-25 旋转摆动

如果关节比较僵硬，治疗师可以一手放在髂嵴上，一手放在上方肩部内侧，双手同时反方向来回用力摆动，这一手法对中段腰椎病变的效果比较好，如果是下段腰椎病变，可以让患者将上方下肢垂于治疗床沿一侧，借助下肢的重力增加摆动幅度。

（十）骨盆

骨盆由骶骨、尾骨及两侧的髋骨构成，主要关节有腰骶关节、骶髂关节、骶尾关节及耻骨联合关节。其中骶髂关节和骶尾关节属于微动关节，活动性少，腰骶关节活动稍大。骨盆的生理运动主要为旋转、前屈和后伸。附属运动包括分离、挤压以及滑动。

1. 骨盆分离

目的：增加耻骨联合活动范围。

患者体位及姿势摆放：仰卧位，下肢伸直，髋外旋。

治疗师操作体位及摆放：站在患者身体一侧，双手交叉放在对侧髂前上棘处。

操作手法：双手固定，上肢内收，两上肢同时向外下方用力，使骨盆向外分离。

2. 骨盆挤压

目的：增加骶髂关节活动范围。

患者体位及姿势摆放:仰卧位,下肢伸直,髋内旋。

治疗师操作体位及摆放:站在患者体侧,双手分别放在两侧髂嵴外侧,屈肘,上身前倾。

操作手法:双手固定,两上肢同时向中线方向用力,向内挤压骨盆。

3. 向头足侧滑动

目的:增加骨盆前后活动范围。

患者体位及姿势摆放:仰卧位。

治疗师操作体位及摆放:站在患者患侧,内侧手放在髂前上棘下方。

松动的手法:上身前倾,借助上肢力量将骨盆向足的方向并稍向下前推动。

4. 腰骶关节

1)前屈摆动

目的:增加腰骶关节屈的活动范围。

患者体位及姿势摆放:俯卧位,下肢伸直。

治疗师操作体位及摆放:站在患者身体一侧,面向足部,手掌根放在骶骨上端,手指向足。

操作手法:将骶骨向前并向下推动。

2)后伸摆动

目的:增加腰骶关节伸的活动范围。

患者体位及姿势摆放:仰卧位,下肢伸直。

治疗师操作体位及摆放:站在患者身体一侧,面向头部,手掌根放在骶骨下端,手指向头部。

操作手法:将骶骨向前并向上推动。

5. 骶髂关节

1)侧方旋转

目的:增加骶髂关节活动范围。

患者体位及姿势摆放:俯卧位,下肢伸直。

治疗师操作体位及摆放:站在患者一侧,双手交叉分别放在对侧骶髂关节外侧的髂骨上。

操作手法:双手固定,上身前倾,将髂骨向外侧并向下推动。

2)交叉旋转

目的:增加骶髂关节活动范围。

患者体位及姿势摆放:俯卧位,下肢伸直,一侧髋关节内旋,另一侧侧髋关节外旋。

治疗师操作体位及摆放:站在患者一侧,上方手放在左侧骶髂关节外侧的髂骨上,下方手放在右侧髂嵴的前侧面。

操作手法:上身前倾,上方手将左侧髂骨向下并向外按压,下方手将右侧髂嵴向上并向内提拉,使双侧骶髂关节发生反向旋转。

3)髂嵴前旋

目的:增加骨盆前倾活动范围。

患者体位及姿势摆放:半俯卧位,健侧下肢的足底着地,患侧下肢由治疗师托住。

治疗师操作体位及摆放:站在患者身后,右手放在左侧髂后上棘,左手及前臂托住患者下肢。

操作手法:右手固定,左上肢将患者左下肢后伸、内收、借助上肢力量将左髂嵴向下并向外推动。

4)髂嵴后旋

目的:增加骨盆后倾活动范围。

患者体位及姿势摆放:健侧卧位。健侧下肢伸直,患侧下肢屈髋、屈膝 90°,上半身外旋,上肢屈肘,手放在上腹部。

治疗师操作体位及摆放:面向患者站立,上身前倾,上方手放在髂嵴处,下方手放在坐骨结节处。

操作手法:双手固定,借助上肢力量,转动髂嵴(上方手向后,下方手向前同时转动)。

5)髂嵴内旋

目的:增加骶髂关节活动范围。

患者体位及姿势摆放:俯卧位,患侧下肢屈膝 90°。

治疗师操作体位及摆放:面向患者站立,上方手放在对侧骶髂关节的髂骨上,下方手握住踝关节外侧。

操作手法:上身稍前倾,上方手固定,借助上肢力量将髂骨向下并向内推动,下方手同时将小腿向外运动,使髋关节内旋。

6)髂嵴外旋

目的:增加骶髂关节活动范围。

患者体位及姿势摆放:俯卧位。

治疗师操作体位及摆放:面向患者站立,上方手插到腹前侧,放在髂前上棘处,下方手放在髂后上棘处。

操作手法:上身前倾,下方手将髂后上棘向前并向内推动,上方手将髂前上棘向后并向外拉动,使整个髂嵴发生外旋。

第四节 肌力训练技术

一、概述

肌力是肌肉收缩时表现出来的能力,是肌肉发挥其生理功能的形式。肌力障碍是康复医学中最常见的功能障碍之一,肌力障碍常影响各项日常生活如:穿衣、行走等。肌力障碍我们可用通过康复训练使肌力提高,改善功能障碍。临床上肌力训练的具体方法有很多,如神经传递冲动、助力训练及抗阻训练等;本章主要介绍临床上常用的肌力训练技术及方法。

(一)骨骼肌的力学作用

精确、协调的关节运动依靠关节周围肌肉紧密合作来完成,肢体的每一个动作都需要多组肌肉才能协调完成。根据肌肉在某一动作中起的作用,分类如下:

1. 原动肌　产生原动力,直接完成动作的肌群成为原动机。其中起主要作用者称主动肌,协助完成动作或仅在动作的某一阶段起作用者成为副动肌。如肘关节伸展,主动肌为肱三头肌。

2. 拮抗肌　每一关节至少配备两组运动方向相反的肌肉，这些在作用上相互对抗的肌肉成为拮抗肌。如屈肘时，肱三头肌是肱二头肌和肱肌的拮抗肌。

3. 固定肌　固定一端所附着的骨骼的肌肉，以防止产生不必要的动作。

4. 中和肌　其作用为抵消原动肌收缩时所产生的一部分不需要的动作。

（二）肌肉收缩的类型及影响因素

骨骼肌有三类不同的收缩形式，即：等张收缩、等长收缩、等速收缩。

1. 等张收缩　又称动力性收缩，肌肉收缩时肌纤维张力基本保持不变，而肌纤维长度发生改变，从而产生关节运动的收缩方式称为等张收缩。人类大部分活动都属于等张收缩。根据肌肉收缩时肌纤维长度的改变分为：

（1）等张向心性收缩：肌肉收缩时，肌纤维长度变短，肌肉起止点相互接近，如肱二头肌向心性收缩可使关节屈曲。

（2）等张离心性收缩：肌肉收缩时，肌纤维长度变长，肌肉起止点相互远离，如肘关节伸展时，肱二头肌离心性收缩控制上肢坠落速度。

2. 等长收缩　又称静力性收缩，指肌肉收缩时，肌纤维的长度没有改变，也不产生关节活动，肌纤维收缩的做功表现为肌张力增高。肌肉等长收缩在做对抗较重阻力活动中常见。如半蹲位时股四头肌收缩。

3. 等速收缩　指肌肉收缩时，产生的肌张力变化，而带动的关节运动是速度是设定不变的。一般在生理活动下很难产生等速收缩，只有在特定仪器如等速仪上才能进行。

肌力大小与肌肉生理横断面大小、肌肉的初长度、肌肉的募集、肌纤维走向与肌腱长轴的关系、杠杆效率与中枢神经功能的调节有关。

二、肌力训练技术

（一）肌力训练的目的

肌力训练最终目的是改善肌力功能障碍，使原有肌肉肌力增强，改善日常生活能力，或者部分病人通过肌力训练回归正常工作岗位。

（二）肌力训练的基本原则

肌力主要训练主要有以下基本原则：

1. 循序渐进原则　肌力恢复是一个长期过程，通常以月计算，比如脑卒中，在康复锻炼时遵循循序渐进。

2. 个体化原则　康复患者每个人功能障碍不一样，年龄、体力、认知等不一样，需要给每个个体制定不同训练方案。

3. 适度疲劳原则　肌肉或肌群经过适当的训练后，产生适度的疲劳对肌力恢复的常见症状。一般来说，肌力训练后患者有一定的疲劳感，但第二天仍然感觉精力充沛，则这个运动量适当，应继续训练及逐渐加大强度，以适度疲劳为准；如果第二天精神欠佳，则运动量过大应减量。

（三）肌力训练的基本方法

根据肌力大小及肌肉收缩方式不一样选择不同的训练方法，基层医院常用的方法有：

1. 传递神经冲动训练

适应证：适用于肌力 0~1 级的患者。

训练方法:尽量要求患者做到“眼到、心到、耳到”,通过治疗师发号施令,患者心里用意念的方式,眼睛尽量看着肌肉竭力去引发瘫痪肌肉的主动收缩(图 3-4-1)。

2. 助力训练

适应证:适用与肌力 1~3 级患者。

训练方法:根据患者肌力大小,选择助力的大小,让患者完成一个肌肉运动。患者肌力 1 级时只能有肌肉收缩,不能引起关节运动,通常选择的是辅助力量为主,患者本身力量为辅的锻炼;这方法治疗师和患者是一对一模式,是最有效的训练方法;肌力为 2 级或 3 级时进行肌力训练时一般去除重力或者减轻重力下进行肌力训练。常用的方法有:悬吊、减重器、水的浮力、治疗师的徒手辅助,等等。比如下肢肌力 3 级患者在减重器作用下进行步行训练;上肢肌力 2 级时通过悬吊法,进行上肢外展、内收训练(图 3-4-2)。

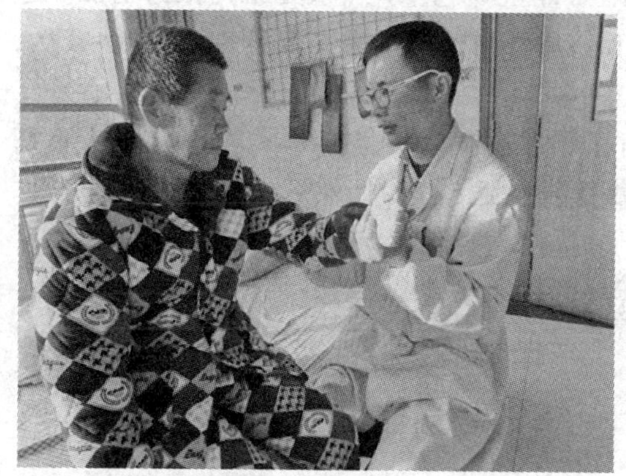

图 3-4-1 神经冲动训练

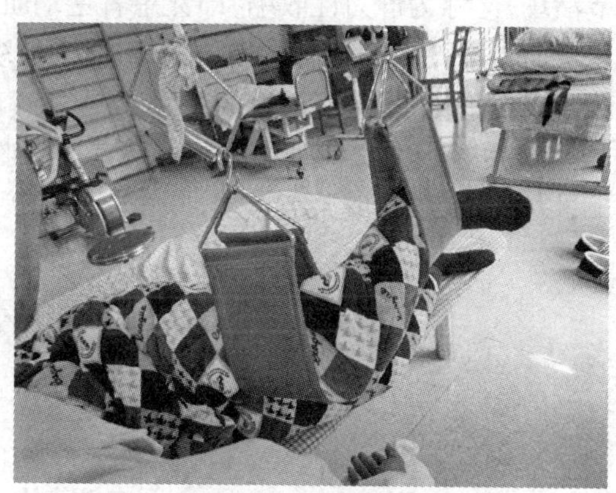

图 3-4-2 悬吊助力训练

3. 抗阻训练

适应证:适用于肌力 3 级以上患者。

训练方法:根据患者肌力情况,选择阻力大小,4 级抗中等阻力,5 级抗较大阻力,进行肌力训练。一般阻力施加于运动肢体远端。常用施加阻力方法有:沙袋、重锤、治疗师的徒手施加阻力、水,等等(图 3-4-3,图 3-4-4)。

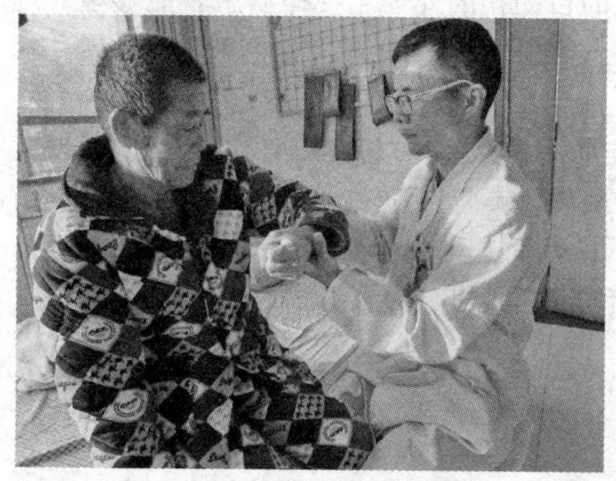

图 3-4-3 徒手抗阻主动训练

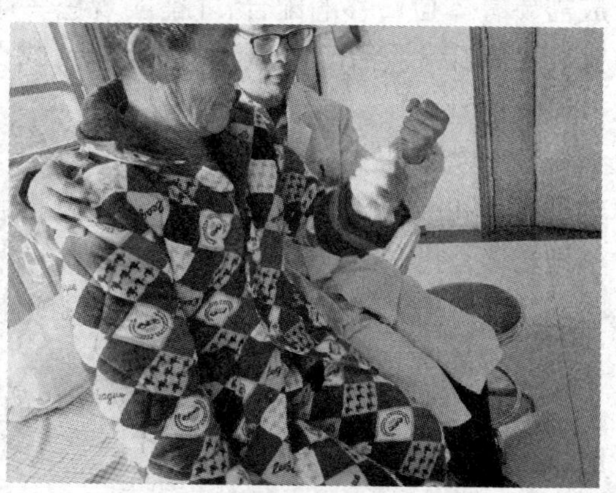

图 3-4-4 加沙袋抗阻训练

4. 等张收缩肌力训练　等张收缩肌肉收缩时肌纤维张力基本保持不变，而肌纤维长度发生改变，从而产生关节运动的收缩方式成为等张收缩。根据肌肉收缩时肌纤维长度的改变分为：

（1）等张向心性收缩：肌肉收缩时，肌纤维长度变短，肌肉起止点相互接近，如肱二头肌向心性收缩可使关节屈曲。

（2）等张离心性收缩：肌肉收缩时，肌纤维长度变长，肌肉起止点相互远离，如肘关节伸展时，肱二头肌离心性收缩控制上肢坠落速度。肌力 3~5 级的肌肉都可以进行等张收缩。等张训练方法：以最大阻力的 1/2、3/4 及完全抗阻依次进行训练，每组 4 分钟，每组间休息 1 分钟，每天一次。

5. 等长收缩肌力训练　等长收缩，指肌肉收缩时，肌纤维的长度没有改变，也不产生关节活动，又称为静力性收缩，即让患者主动肌肉用力，但不产生动作，仅见肌肉张力增加。适用于肌力 2~5 级的患者。方法：每次肌肉收缩 10 秒后休息 10 秒，总共 5 分钟，每天 2~4 次，对于外伤、骨折手术后固定的患者适用。

6. 短暂最大负荷训练　这方法是等长收缩和等张收缩相结合的练习方法：在最大负荷下，以等张收缩完成关节运动，并在完成时接着做等长收缩 5~10 秒，然后放松，总共 10 分钟。

第五节　体位转移技术

一、概述

1. 定义　体位（body position）是指人体所处的某种姿势。应用在临床上通常指的是根据治疗、护理和康复的需要所采取并能保持的身体姿势和位置。临床上常用的各种体位包括：仰卧位、侧卧位、俯卧位、长坐位、端坐位、跪位、立位等姿势。

体位转移（transfer）是指人体从一种姿势转移到另一种姿势的过程，包括床上翻身，坐起，从卧位到坐位、从坐位到站位、轮椅与床、轮椅与坐便器之间的转移等。定期的体位转移，可促进血液循环，预防因长期卧床而引起的坠积性肺炎、压疮、肌肉萎缩、关节挛缩和深静脉血栓等并发症发生，最大限度地保持各关节活动范围。另外各项日常生活活动的完成需要有体位转移的配合，才能实现患者康复的目的。因此为了使瘫痪患者能够独立地完成各项日常生活活动，提高生活质量，减少家人负担，必须尽早教会他们各种体位转移的方法。

2. 分类　根据体位转移完成过程中患者主动用力程度，可将体位转移分为独立转移、辅助转移和被动转移三大类。独立转移指完全由患者本人主动用力来完成体位转移过程；辅助转移是指在治疗师或护理人员外力的协助下，患者主动努力来完成完成体位转移过程；被动转移指患者完全通过外力来完成完成体位转移过程，可分为人工搬运和机械搬运。

3. 基本原则

（1）根据需要，选择适当体位及转移的方式、方法、范围等。有多种转移方法可供选择时，优先选择最安全、最容易的方法。

（2）转移前，向患者家属说明转移的要求和目的，取得家属和患者的信任和配合。

（3）相互转移的两个平面的物体应相对稳定并尽可能靠近，同时两个平面之间的高度应尽可能相等。

（4）转移中，应做到动作协调轻稳，不可拖拉，并鼓励患者尽可能发挥自己的残存能力，被动转移应作为最后选择的转移方法。

（5）转移后，确保患者舒适、稳定和安全，并保持肢体的功能位。

（6）利用机械搬运时，转移前应检查器械是否完好，并保证空间通畅，没有障碍。

4. 体位转移方法的选择

（1）最小帮助原则，患者能够独立转移时则尽量不要帮助，能提供少量帮助时则不要提供大量帮助，而被动转移作为最后选择的转移方法。

（2）认知障碍、预期功能无法提高时的保守原则，患者残疾较重或存在认知障碍时不要勉强训练其独立转移活动。

（3）转移距离过远时，难以依靠一个人的帮助，准备多量帮助。

（4）转移频繁时，不便使用升降机。

5. 体位转移的临床应用

（1）适应证

1）辅助转移：完成转移动作相关的主要关键肌肉的肌力低于2级，无法完成独立转换和生活自理的患者。

2）独立转移：完成转移动作相关的主要关键肌肉的肌力大于2级，要求恢复独立转移能力和提高生活自理能力的患者。

（2）禁忌证

1）辅助转移：骨折未愈合、关节不稳或脱位、骨关节肿瘤、重要脏器衰竭、严重感染和其他危重情况等。

2）独立转移：较为严重的认知功能障碍不能配合训练者，其余同辅助转移的禁忌证。

二、体位转移技术

（一）床上翻身训练

翻身训练作为患者自理生活的第一步，看起来是简单动作，但却是非常有预防和治疗意义的活动。患者应尽可能利用残存肢体的功能，在辅助下或独立地进行翻身活动。各种原因所致肢体瘫痪性疾病的急性期，因生命体征不稳定、瘫痪肢体不能活动或肢体制动等原因，患者被迫卧床。患者早期学会床上翻身有助于预防褥疮等并发症的发生，并激发患者康复的动力。

1. 偏瘫患者的床上翻身训练

（1）从仰卧位向患侧翻身：患者仰卧，双下肢屈髋屈膝，双手Bobath握手伸肘，肩上举约90°，健侧上肢带动患侧上肢先摆向健侧，再反方向摆向患侧，以借摆动的惯性翻向患侧（图3-5-1）。①双手Bobath握手（双手十指交叉相握，患手拇指在上方）；②握手伸肘上举屈膝后左右摆动翻向患侧。

（2）从仰卧位向健侧翻身：患者仰卧，健足置于患足下方，双手Bobath握手上举后向左、右两侧摆动，利用躯干的旋转和上肢摆动的惯性向健侧翻身（图3-5-2）。

2. 脊髓损伤患者的翻身训练

（1）四肢瘫患者从仰卧位到侧卧位的翻身训练（向右侧翻身）：患者仰卧，双上肢伸展上

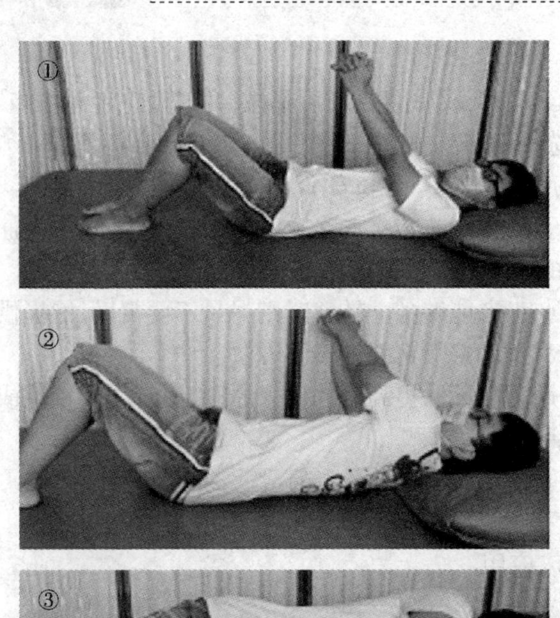

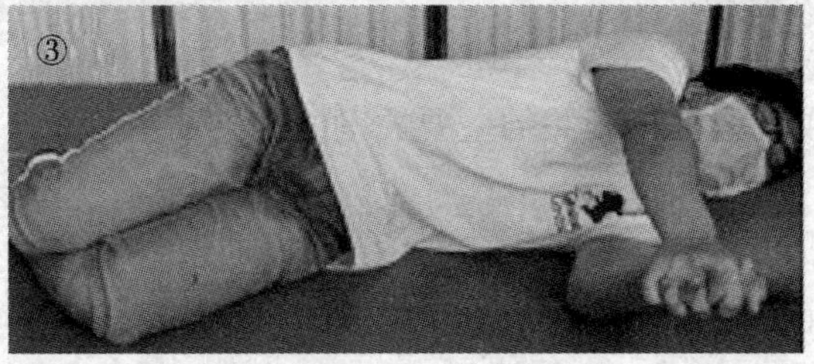

图 3-5-1　偏瘫患者从仰卧位向患侧翻身（左侧为患侧）

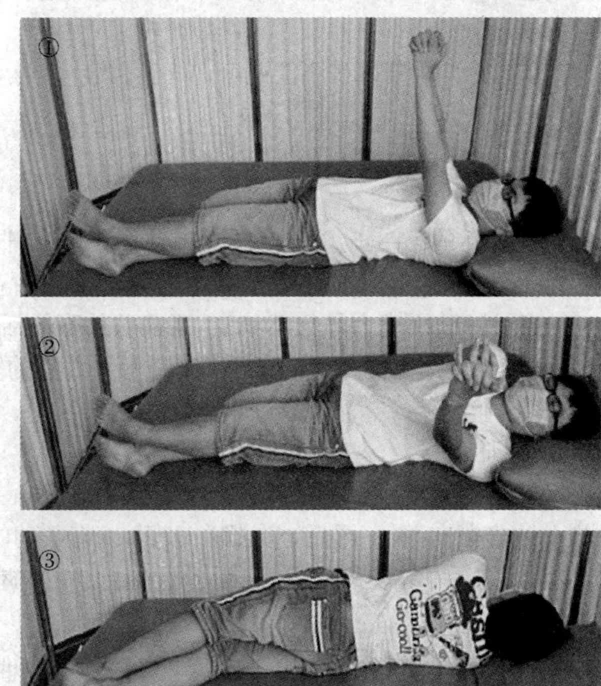

图 3-5-2　偏瘫患者从仰卧位向健侧翻身（左侧为患侧）

举后向左右两侧摆动做钟摆样运动，头转向右侧的同时双上肢用力甩向右侧，带动躯干及下肢旋转完成向右侧翻身活动（图 3-5-3）。

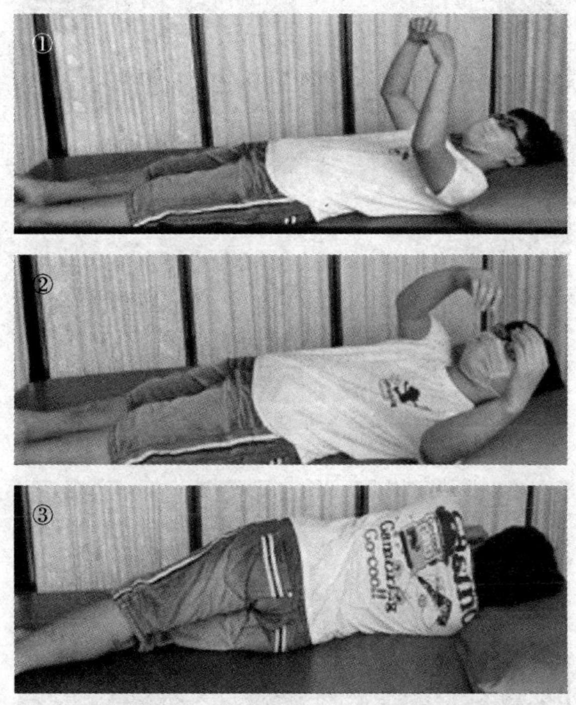

图 3-5-3 四肢瘫患者从仰卧位到侧卧位的翻身训练（向右侧翻身）

（2）胸、腰段脊髓损伤的截瘫患者的翻身训练：此类患者双上肢功能完全正常，下肢完全瘫痪或者部分瘫痪，因此这类患者能够较轻松完成床上翻身活动。具体训练方法基本同四肢瘫患者的翻身方法一致或者可以直接利用肘部和手的支撑向一侧翻身来完成翻身的活动。

（二）卧位与坐位之间的转换

1. 偏瘫患者卧位与坐位之间的转换

（1）独立从健侧坐起：①患者健侧卧位，患腿跨过健腿；②用健侧前臂支撑自己的体重，头、颈和躯干向上方侧屈；③用健腿将患腿移到床缘下；④改用健手支撑，使躯干直立，完成床边坐起动作（图 3-5-4）。

（2）独立从患侧坐起：①患者患侧卧位，用健手将患臂置于胸前，提供支撑点；②健腿跨过患腿，在健腿帮助下将双腿置于床缘下；③健手横过胸前置于床面上用力支撑躯干，同时头、颈向上方侧屈，使躯干侧屈起身、坐直（图 3-5-5）。

（3）辅助下坐起：①患者侧卧位（健侧、患侧均可），两膝屈曲；②治疗师先将患者双腿放于床边，然后一手托着位于下方的腋下或肩部，另一手按着患者位于上方的骨盆或两膝后方，命令患者向上侧屈头部；③治疗师抬起下方的肩部，以骨盆为枢纽转移成坐位（图 3-5-6）。

（4）独立从患侧躺下：①患者坐于床边，健手从前方横过身体，置于患侧髋部旁边的床面上；②将健腿置于患腿下方，并将其上抬到床上；③当双腿放在床上后，患者逐渐将患侧身

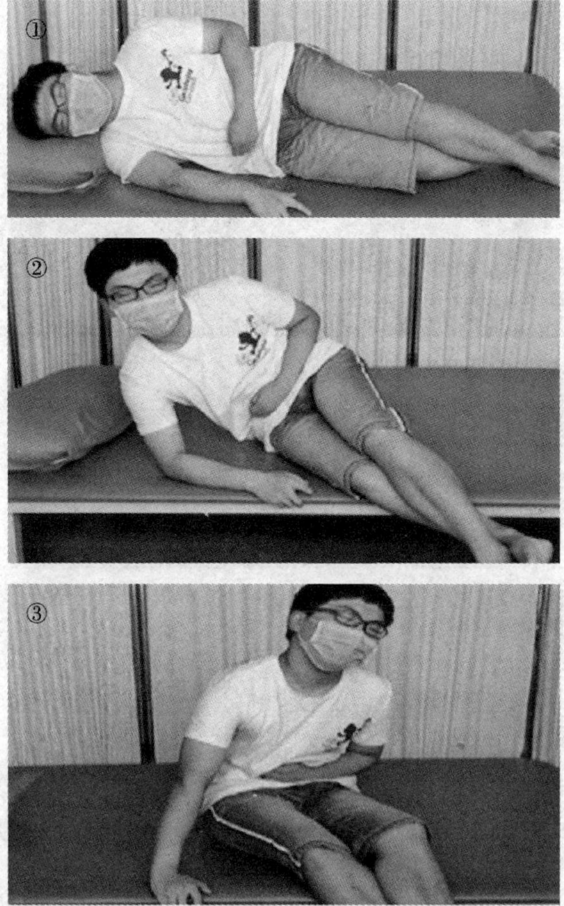

图 3-5-4 偏瘫患者独立从健侧坐起（左侧为患侧）

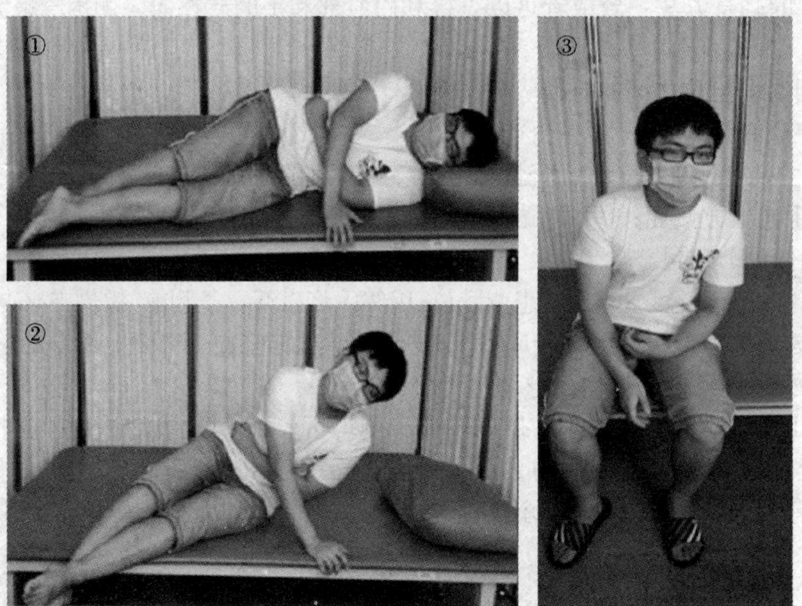

图 3-5-5 偏瘫患者独立从患侧坐起（左侧为患侧）

体放低，最后躺在床上（图 3-5-7）。

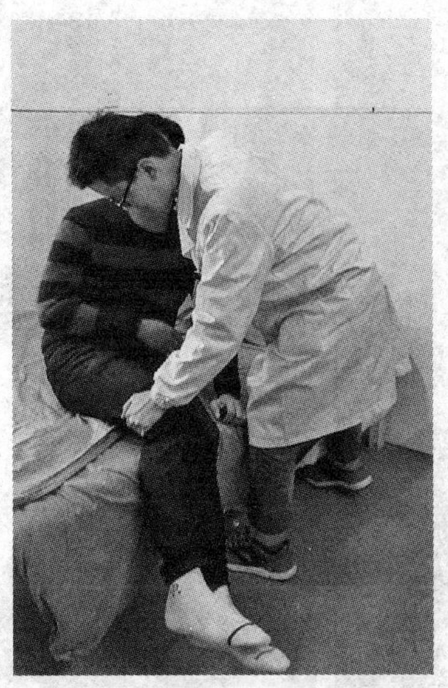

图 3-5-6 偏瘫患者床上辅助下坐起（右侧为患侧）

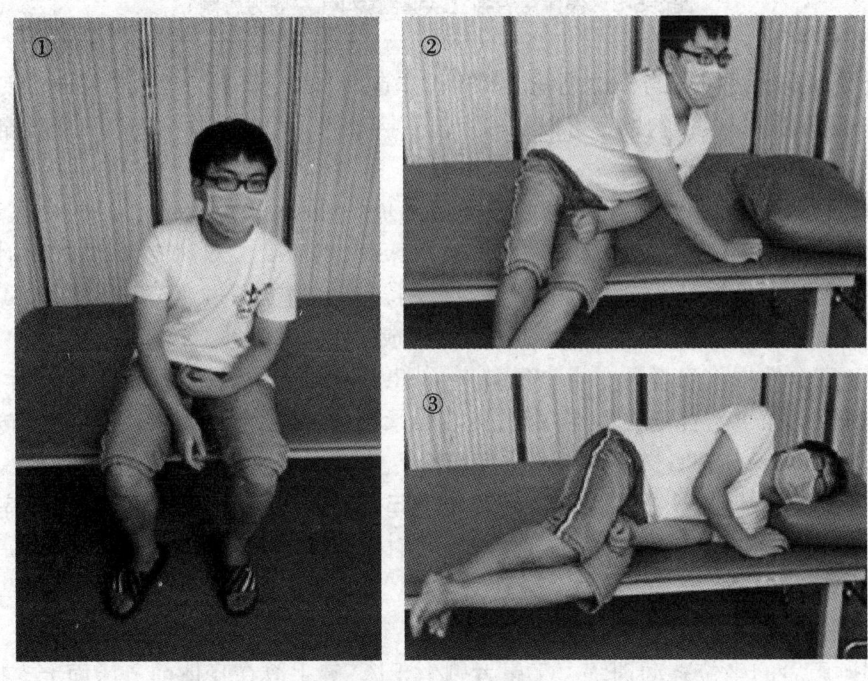

图 3-5-7 偏瘫患者独立从患侧躺下（左侧为患侧）

（5）独立从健侧躺下：①患者坐于床边，健腿置于患腿后方；②躯干向健侧倾斜，健侧肘部支撑于床上，同时用健腿带动患腿上抬到床上（图 3-5-8）。

（6）治疗师辅助躺下：①患者坐于床边，患手放在大腿上，健腿置于患腿后方；②治疗师站在其患侧（左侧），右上肢托住患者的颈部和肩部，将左手置于患者的腿下；③当患者从患侧躺下时帮助其双腿抬到床上，躺下后调整好姿势，取舒适的患侧卧位。

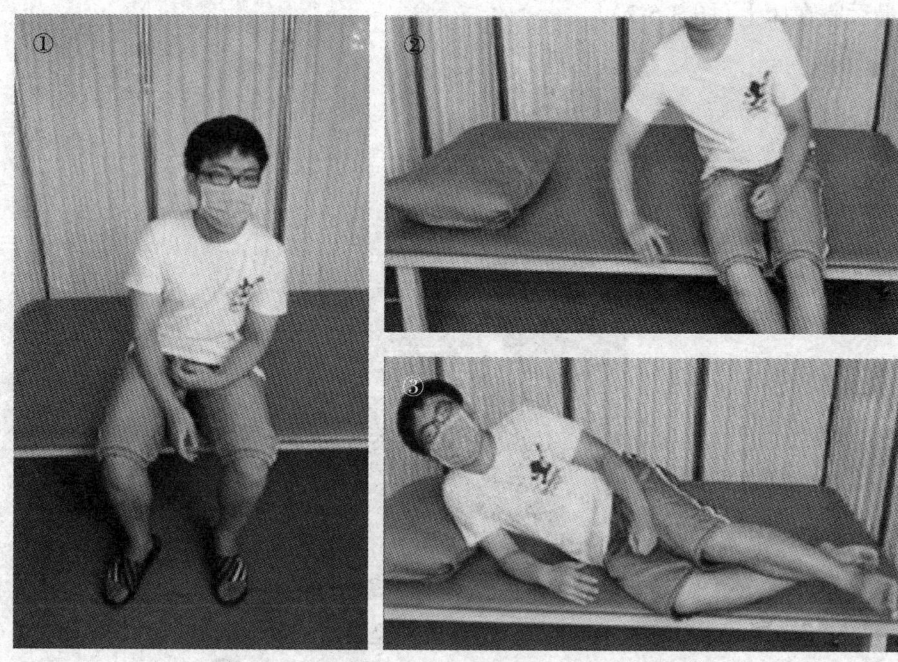

图 3-5-8　偏瘫患者独立从健侧躺下（左侧为患侧）

2. 脊髓损伤患者卧位与坐位之间的转换　坐起时，需要躯干的柔软性和至少一侧上肢的伸展功能，所以，C_7 损伤的患者可以从仰卧位直接坐起，而 C_6 损伤的患者则需要翻身至侧卧或俯卧位后再坐起。

（1）C_6 完全性损伤患者独立由仰卧位坐起：①患者仰卧，上举双臂，用力左右摆动躯干，利用摆动惯性完成向右侧翻身；②先用右肘支撑床面，然后变成双肘支撑，左右两肘交替用力，逐渐抬起上身；③保持头、肩前屈，通过身体的转动使肘支撑过渡至双手支撑；④慢慢交替将双手向前移动，直至重心转移到双下肢上，完成坐起动作（图 3-5-9）。

（2）C_6 完全性损伤患者独立由坐位躺下：①患者在床上取长坐位，双手在髋后支撑，保持头、肩向前屈曲；②身体向右后侧倾倒，用右肘承重；③屈曲左上肢，将一半体重转移至左肘；④仍然保持头、肩屈曲，交替伸直上肢直到躺平。

（3）胸、腰段脊髓损伤患者独立由仰卧位坐起：患者利用双上肢向两侧翻身，完成双肘支撑，再将身体重心左右交替变换，同时变成手支撑，完成坐起动作。按相反顺序完成由坐位至仰卧位。

（三）坐位移动训练

1. 偏瘫患者的坐位移动训练　①患者侧坐于床，健手放在身体前方床面上支撑身体；②健侧下肢屈曲向健手处移动；③以膝关节为支点，移动臀部（图 3-5-10）。

2. 脊髓损伤患者的坐位移动训练　床上直腿坐位（长坐位）是指脊髓损伤患者在床上取屈髋、伸膝的坐位方式，此种坐位方式是脊髓损伤患者在床上完成各项功能性活动的基础。以 C_6 完全性脊髓损伤患者直腿坐位移动为例，因该类患者肱三头肌瘫痪，缺乏伸肘能力，转移较为困难。而截瘫患者双上肢功能正常，较易完成床上长坐位移动。

（1）支撑向前方移动：①患者取长坐位，双手置于身体两边床面上；②双上肢用力伸肘

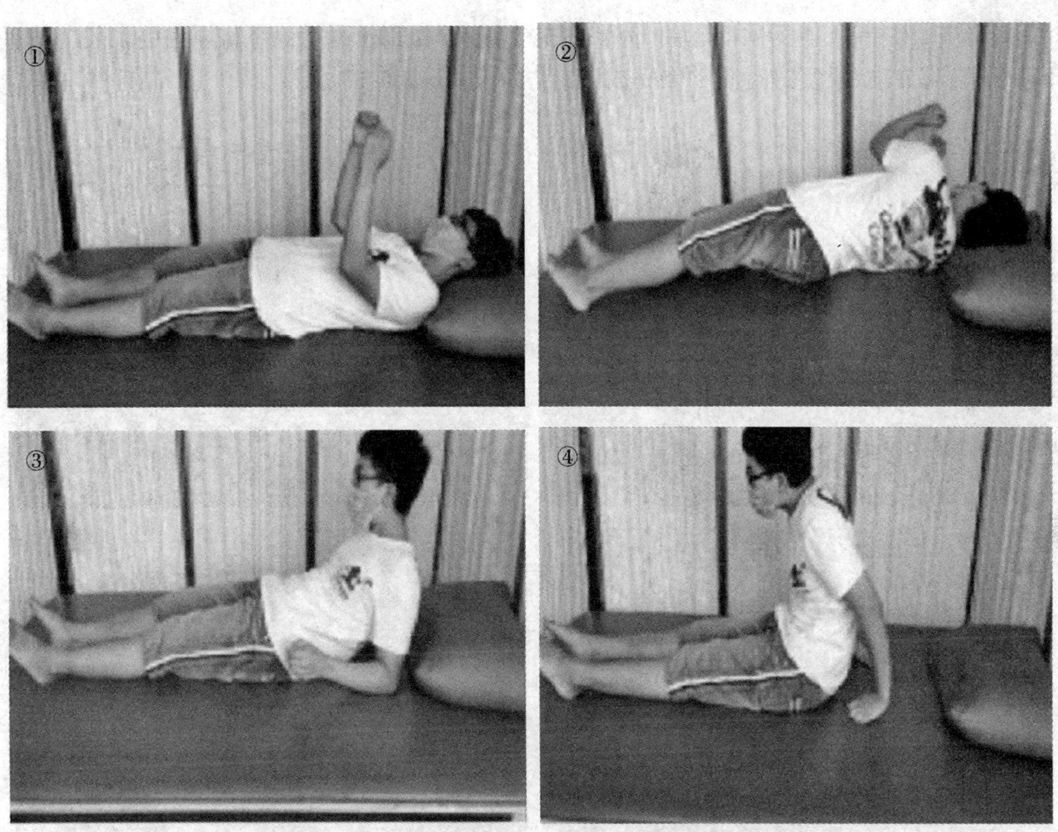

图 3-5-9 C6 完全性损伤患者独立由仰卧位坐起

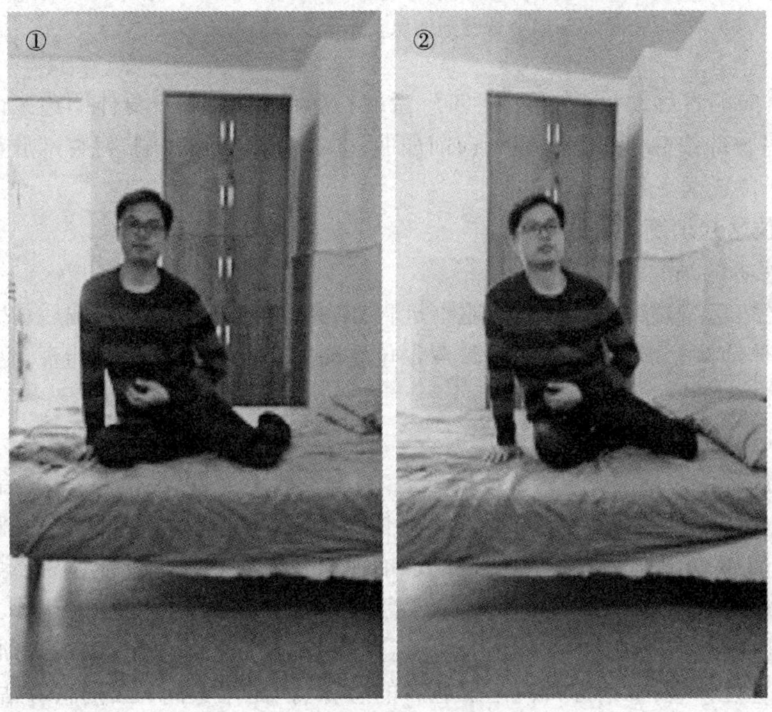

图 3-5-10 偏瘫患者的坐位移动训练

将臀部抬起，保持头、躯干向前屈曲，使臀部向前移动；③此时再用双手将屈曲的膝关节放平于床面上；④屈肘，反复进行此动作完成向前方移动（图3-5-11）。

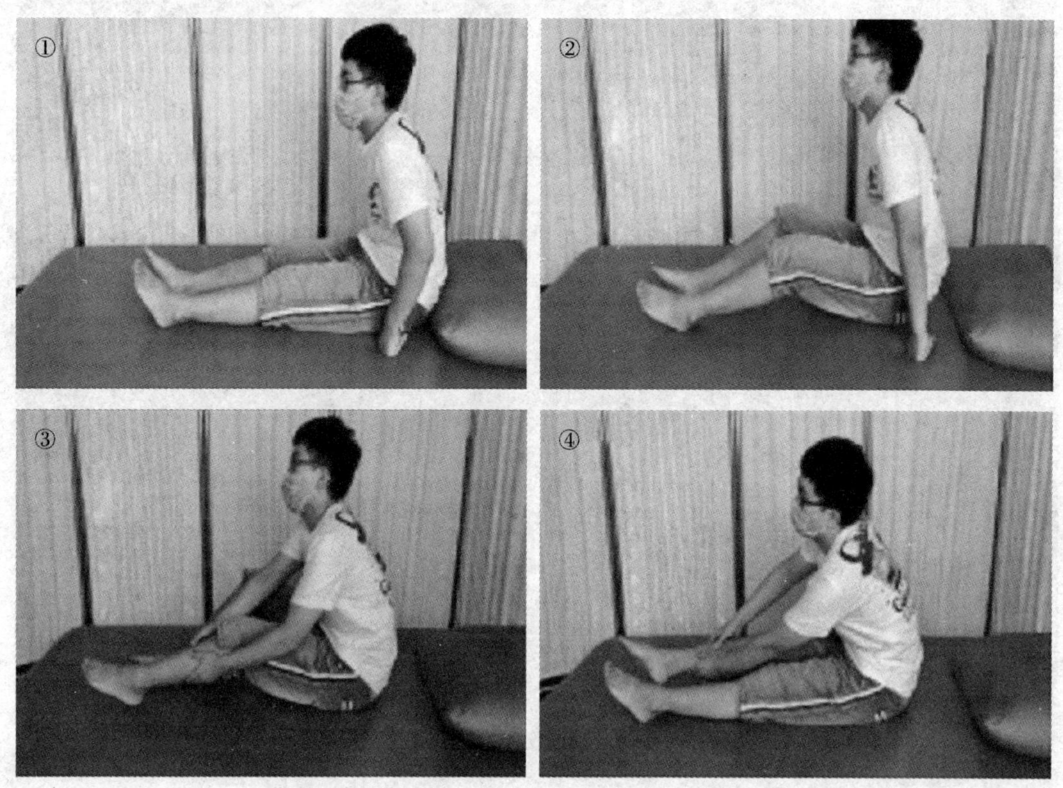

图 3-5-11 脊髓损伤患者床上支撑向前方移动

（2）支撑向侧方移动（向右移动）：①患者取长坐位，双手置于身体两边床面上；②双上肢用力伸肘将臀部抬起，保持头、躯干向前屈曲；③将身体移向右侧，将臀部放至床面，再用双上肢将双腿位置摆正（图3-5-12）。

（四）坐位站起训练

1. 偏瘫患者的站起训练

（1）独立站起：①患者坐于床边，躯干挺直，两脚平放地上，患足稍偏后；②患者 Boabth 握手伸肘，身体前倾；③当双肩向前超过双足位置时，立即抬臀，膝关节伸直，躯干伸直站起（图3-5-13）。

由立位到坐位：与上述顺序相反。

（2）辅助站起：①患者坐于床边或椅子上，两脚平放地上，患足稍偏后；②治疗师站在患者偏瘫侧（左侧），用膝顶住患者膝部，双手抓住患者腰部；③患者 Bobath 握手伸肘，躯干充分前倾，重心前移；④患者在治疗师的帮助下抬臀离开床面后保持躯干直立姿势，双下肢应对称负重，治疗师可继续用膝顶住患膝以防“打软”（图3-5-14）。

由立位到坐位：与上述顺序相反。（注意：①无论是站起还是坐下，患者必须学会向前倾斜躯干，保持脊柱伸直；②治疗师向下压患者的患膝（向足跟方向），鼓励患者站立时两腿充分负重；③治疗师应教会患者在完全伸膝前将重心充分前移。）

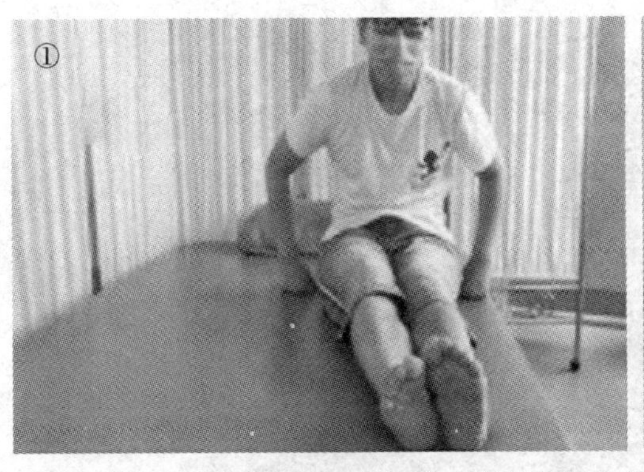

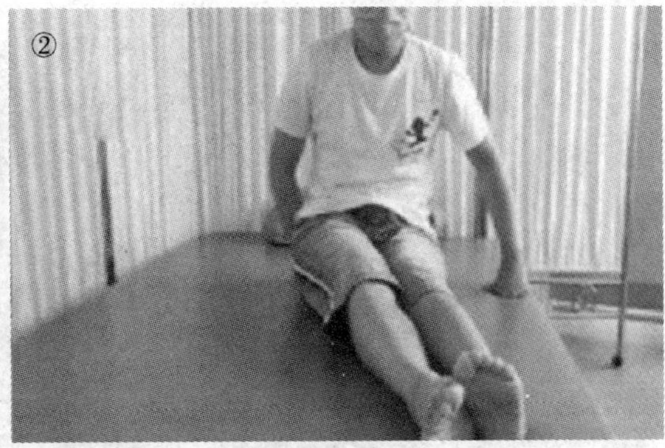

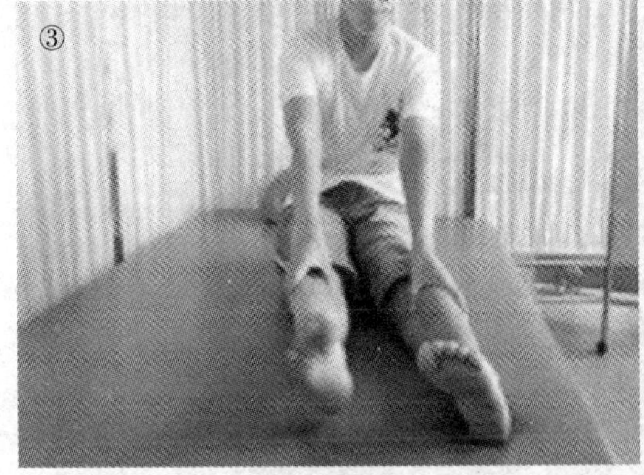

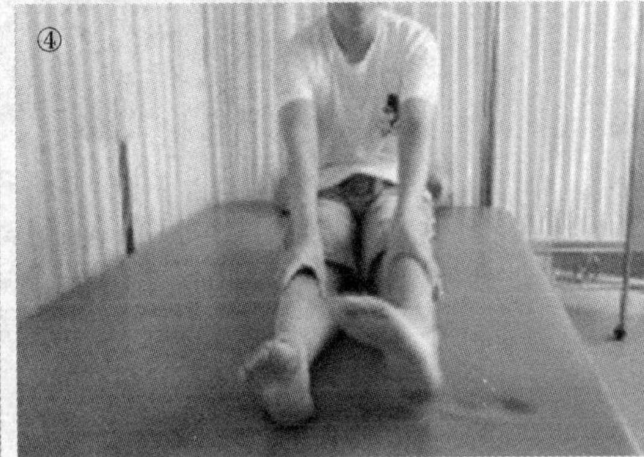

图 3-5-12 脊髓损伤患者床上支撑侧方移动（向右移动）

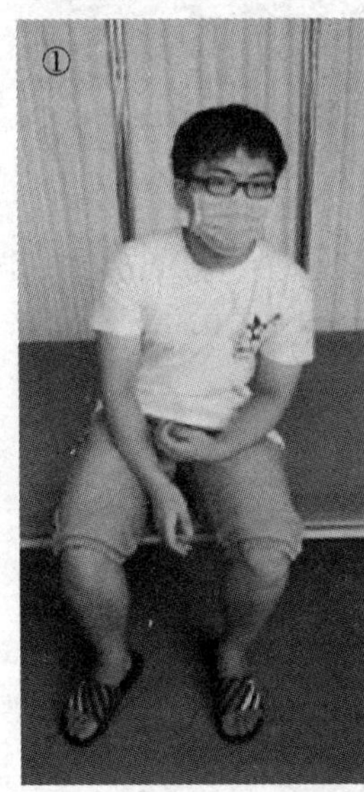

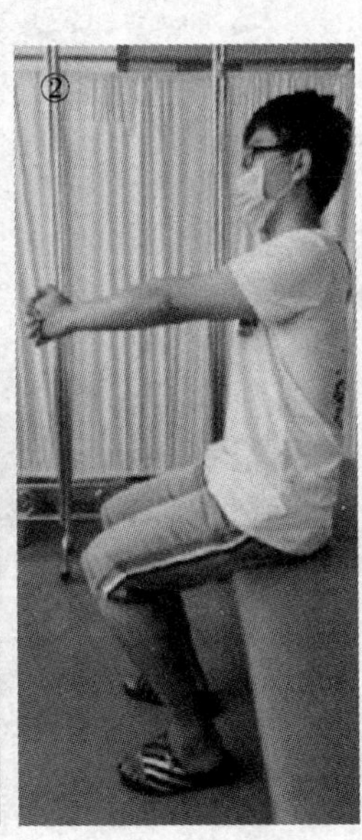

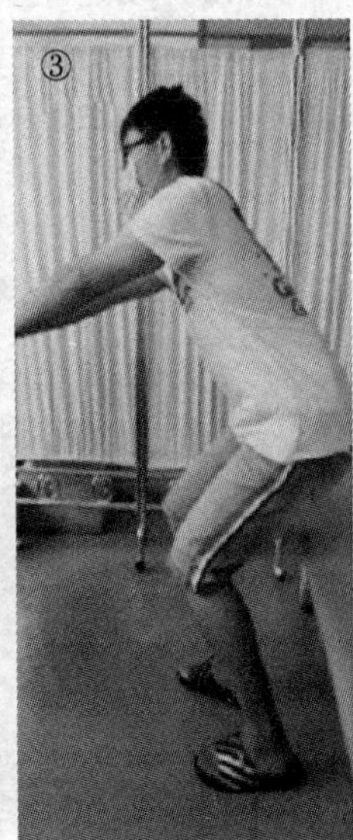

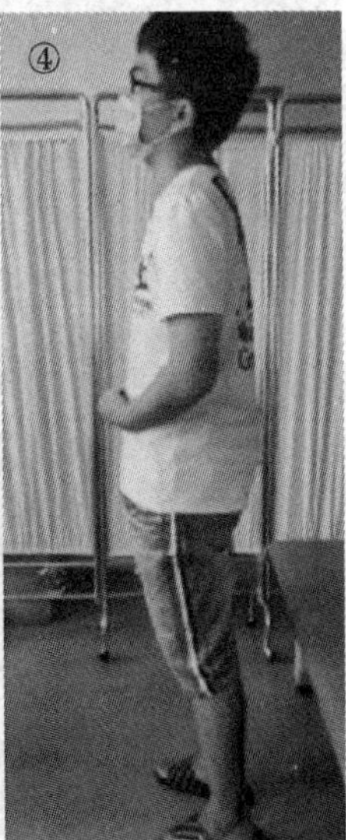

图 3-5-13 偏瘫患者独立站起训练

2. 脊髓损伤患者的站起训练

（1）四肢瘫患者的辅助站起：①患者坐在轮椅中，双足平放于地面上；②治疗师面向患者，双手抱住患者的臀部，用膝顶住患者膝部；③然后治疗师用力将患者向上提起，呈站立位（图 3-5-15）。

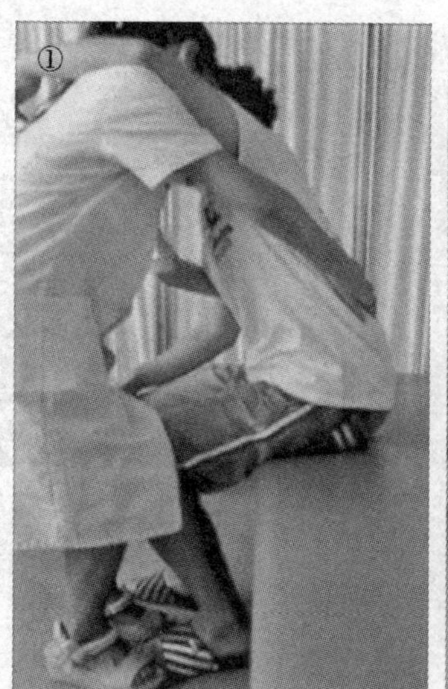

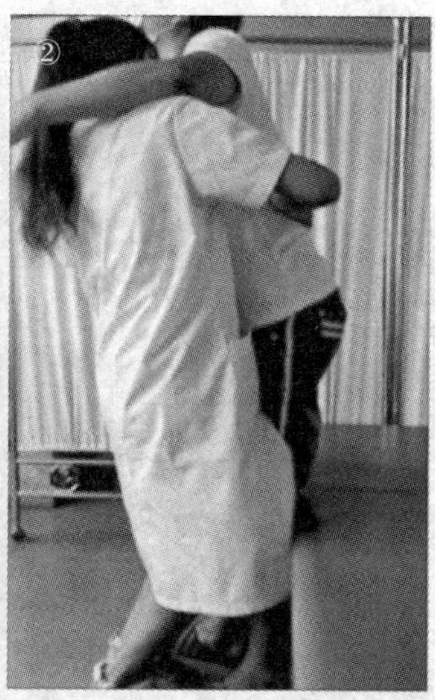

图 3-5-14 偏瘫患者辅助下站起训练

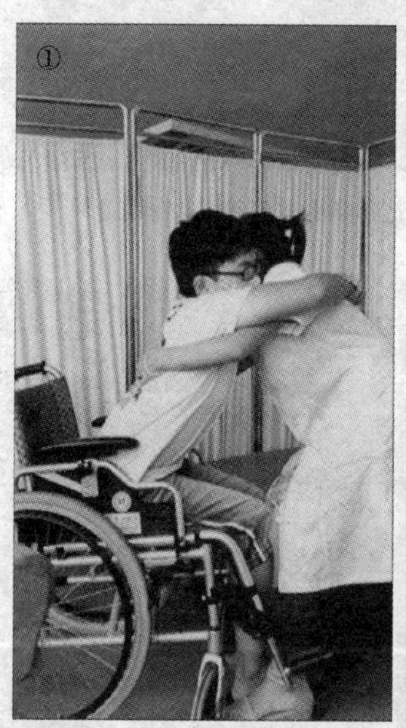

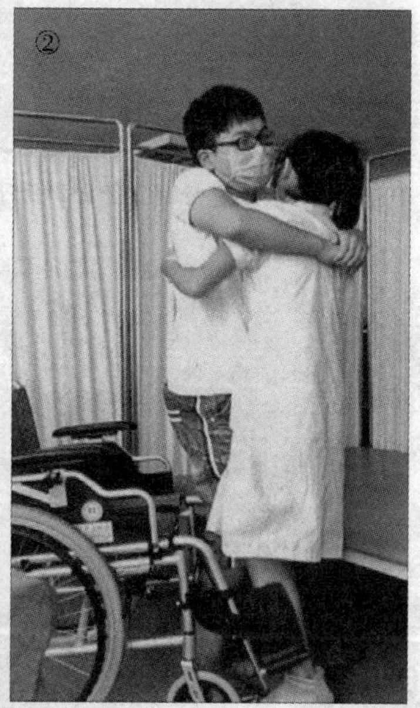

图 3-5-15 四肢瘫患者的辅助站起

（2）截瘫患者佩戴矫形器站起：①患者坐位，将躯干尽量前倾，双手握杠；②双手同时用力，将身体拉起，臀部向前，保持躯干直立姿势（图 3-5-16）。

（五）床与轮椅之间的转换

1. 偏瘫患者轮椅与床之间的转移

（1）独立由床到轮椅的转移：①患者坐在床边，双足平放于地面上。轮椅置于患者健侧，与床成 45° 角，制动，卸下近床侧扶手，移开近床侧脚踏板。②患者健手支撑于轮椅远侧扶手，患手支撑于床上。③患者向前倾斜躯干，健手用力支撑，抬起臀部，以双足为支点旋转身体直至背靠轮椅。④确信双腿后侧贴近轮椅后正对轮椅坐下，将双足放于脚踏板，躯干坐

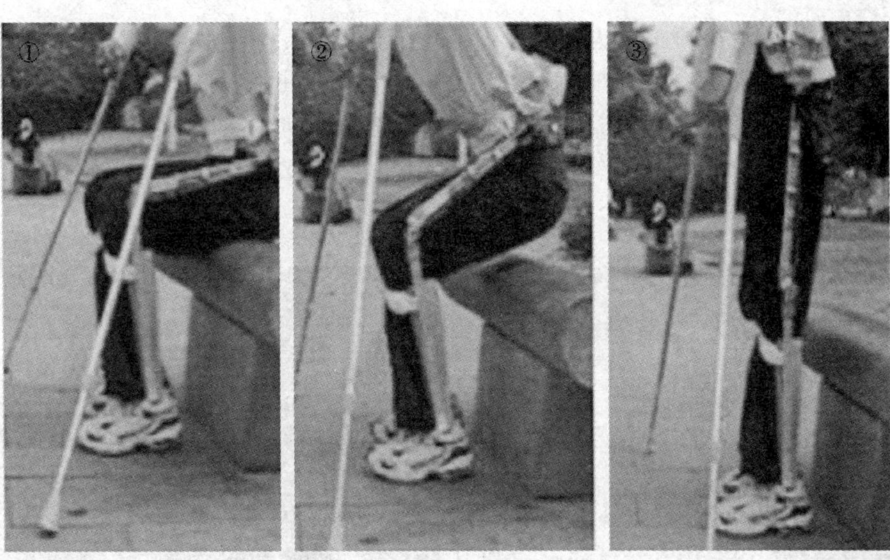

图 3-5-16 截瘫患者佩戴矫形器站起

直(图 3-5-17)。

由轮椅返回床的转移与上述顺序相反。

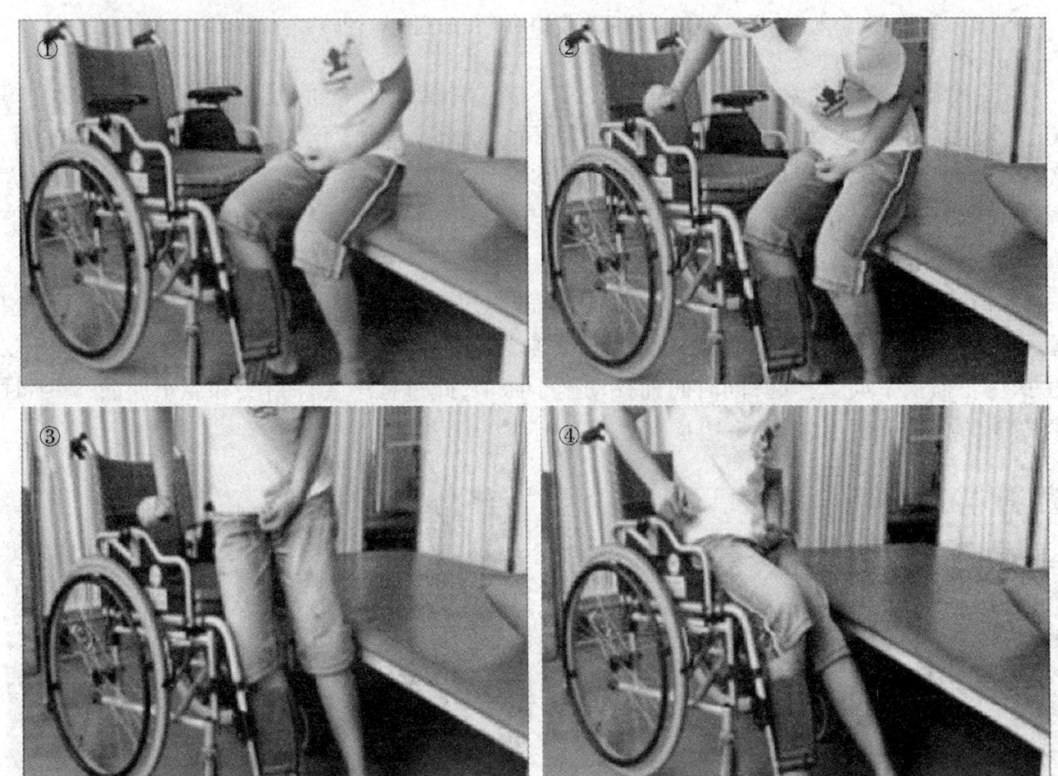

图 3-5-17 偏瘫患者独立由床到轮椅的转移

(2) 辅助下由床到轮椅的转移:①同上①;②治疗师面向患者站立,双膝微屈,夹住患者膝盖，腰背挺直；③治疗师一手从患者腋下穿过置于患者患侧肩胛上或双侧裤袋上，并将患侧前臂放在自己的肩上，抓住肩胛骨的内缘，另一上肢托住患者健上肢，使其躯干向前倾。然后将患者的重心前移至其脚上，直至患者的臀部离开床面；④治疗师引导患者转身坐于轮椅上，然后将双足放于脚踏板，躯干坐直（图 3-5-18）。

由轮椅返回床的转移与上述顺序相反。

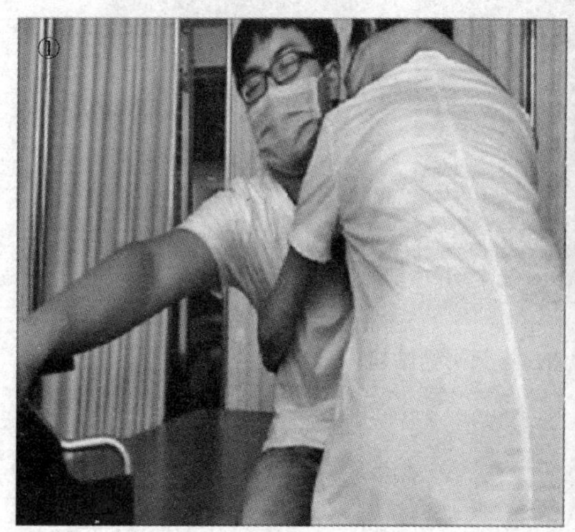

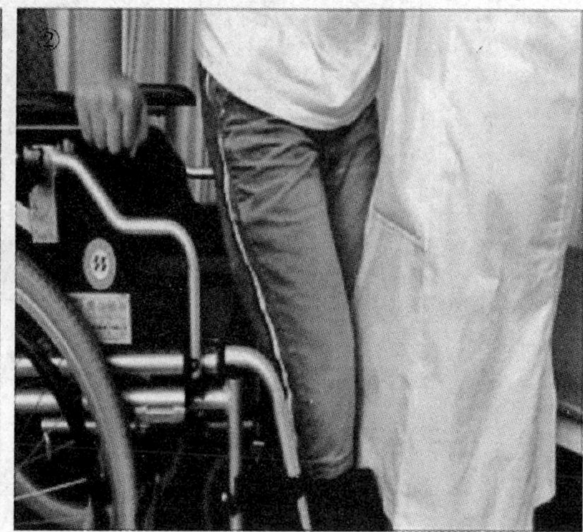

图 3-5-18 偏瘫患者辅助下由床到轮椅的转移

2. 脊髓损伤患者床与轮椅之间的转移 根据脊髓损伤平面、残存肌力、关节活动度等情况不同，转移训练要求也不同。训练包括正面、侧面、后面等不同转移方法。在训练初期，对于高龄、坐位不稳、上肢肌力较弱的患者，多采用正面转移的方法。采用侧面平行和侧方成角转移时，最好是轮椅侧方挡板可以取下，以便臀部的转移。正面转移适用于四肢瘫和上位胸髓损伤的患者。具体训练如下：

（1）从轮椅到床的正面转移：①轮椅正面靠近床，在能将腿抬起至床面的位置轮椅制动。②脱鞋将双下肢放到床上。打开轮椅手闸，向前推动轮椅紧贴床缘，再关闭手闸。③双手扶住轮椅扶手向上撑起，同时向前移动坐于床上，此过程中要保持头和躯干屈曲，并不时将屈曲的膝关节摆正（图 3-5-19）。

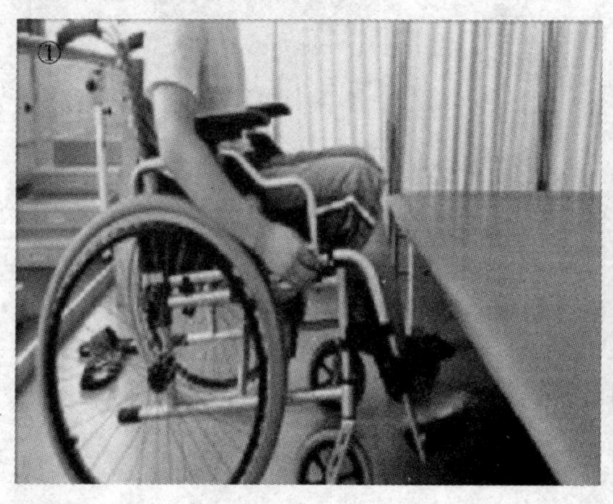

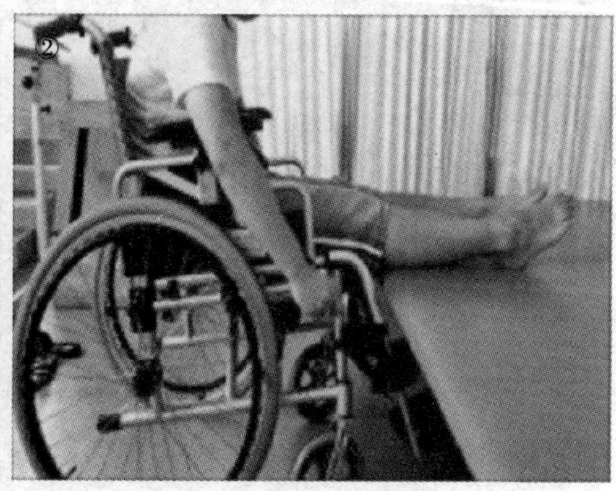

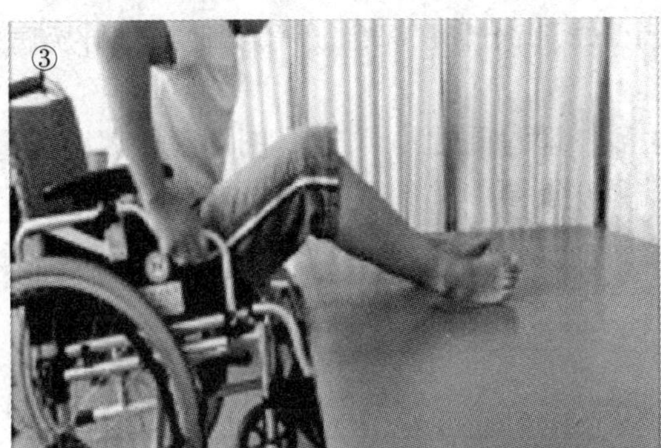

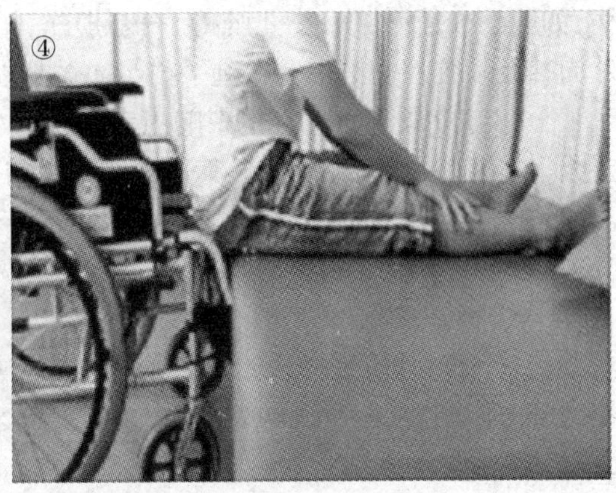

图 3-5-19 脊髓损伤患者从轮椅到床的正面转移

（2）从轮椅到床的侧方平行转移（左侧身体靠床）：①轮椅与床平行，制动；②卸下近床侧扶手，患者将双腿抬上床；③应用侧方支撑移动的方法，左手支撑于床上，右手支撑于轮椅扶手上，头和躯干前屈，双手支撑抬起臀部并向床移动。

亦可借助于滑板将其架在轮椅和床之间，完成由轮椅向床的侧方平行转移。

（3）从轮椅到床的侧方成角转移（从左侧转移）：①轮椅左侧靠近床，与床成 20°~30° 角，制动，移开左侧脚踏板；②患者在轮椅中先将臀部向前移动，左手支撑床面，右手支撑轮椅扶手，同时撑起臀部并向前、向左侧方移动到床上（图 3-5-20）。

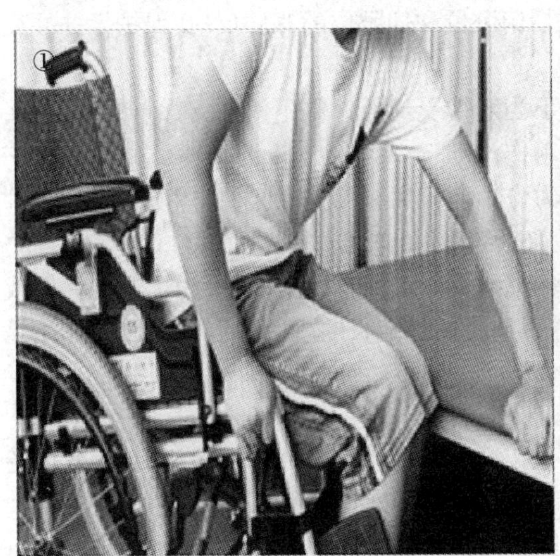

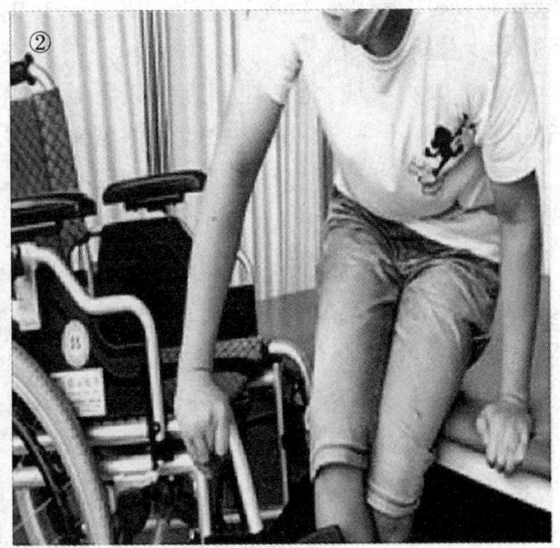

图 3-5-20 脊髓损伤患者从轮椅到床的侧方成角转移（从左侧转移）

第六节 平衡与协调训练技术

良好的平衡与协调功能是人体保持体位完成各项起居动作和步行等日常生活动作的基本保证。人体平衡与协调的维持是一个综合神经肌肉协同运动的过程。

许多疾病均会表现出不同程度的平衡与协调功能障碍，最常见的是中枢神经系统的疾病,如脑卒中、脑外伤、小儿脑瘫、脊髓损伤,帕金森病或帕金森综合征等,其他如骨科疾病、外周神经系统疾病等也会影响平衡与协调功能。

平衡与协调功能障碍是影响患者行走及生活自理的重要因素,也是制约康复训练的重要因素。因此,帮助患者恢复其良好的平衡与协调功能至关重要。

一、平衡功能训练

(一) 概述

1. 定义 平衡是指人体所处的一种姿势或稳定状态。以及不论在何种位置,当运动或受到外力作用时,能自动的调整并维持所需姿势的过程。当人体重心垂线偏离稳定的支撑面时,能立即通过主动或反射性的活动,使重心垂线返回到稳定的支撑面内,这种能力称为平衡能力。它是人类的一项基本运动技能,在日常生活中,人的站立、行走、伸手够物等动作都需要一定的平衡能力才能防止摔倒。

支撑面(基底面)(base of support)指人体在各种体位下(卧、坐、站立、行走)所依靠的接触面。站立时的支撑面是指包括两足底在内的两足之间的面积。支撑面的改变直接影响维持平衡的能力。支撑面大,体位稳定性好。反之,随着支撑面的变小,身体中心的提高,体位的稳定性就需要较强的平衡能力来维持。

2. 平衡反应 当人体突然受到外界刺激引起重心变化时,四肢和躯干会出现一种自主运动,以恢复重心到原有的稳定状态,人体的这种自主反应称为平衡反应。它是人体维持特定的姿势和运动的基本条件,是人体为恢复被破坏的平衡作出的保护性的反应,是受大脑皮层控制,属于高级水平的发育性反应。主要包括俯卧位和仰卧位的倾斜反应、保护性伸展反应、跨步及跳跃反应等。

(1) 倾斜反应:是指在仰卧位或者俯卧位下当躯体受到外力作用偏离支撑点时,出现头部挺直,双侧上下肢出现保护性的伸展和支撑动作。

(2) 保护性伸展反应:是指当身体受到外力作用而偏离原支撑点时,身体所发生的一种平衡反应,表现为上肢和(或)下肢伸展,其作用在于支持身体,防止摔倒。

(3) 跨步及跳跃反应:是指当外力使身体偏离支撑点或在意外情况下,为了避免摔倒或受到损伤,身体顺着外力的方向快速跨出一步,以改变支撑点,建立新平衡的过程,其作用是通过重新获取新的平衡,来保护自己避免受到伤害。

3. 分类 人体平衡可以分为以下两大类。

(1) 静态平衡:又称一级平衡,是指身体不动时,维持身体于某种姿势的能力,主要依赖于相关肌肉的等长收缩来完成,如坐、站立、单腿站立、倒立、站在平衡木上维持不动等姿势。

(2) 动态平衡:是指运动过程中调整和控制身体姿势稳定性的能力,主要依赖于相关肌肉的等张收缩来完成。动态平衡从另外一个角度反映了人体随意运动控制的水平。坐或站着进行各种作业活动,站起和坐下、行走等动作都需要具备动态平衡能力。主要包括自动态平衡和他动态平衡。

1) 自动态平衡:又称二级平衡,指在无外力作用下从一种姿势调整到另外一种姿势的过程,在整个过程中保持平衡状态,例如行走过程中的平衡。

2) 他动态平衡:又称三级平衡,指人体在外力的作用下(包括加速度和减速度)如推、拉等,当身体重心发生改变时,迅速调整重心和姿势,保持身体平衡的过程,例如在行驶的汽车中行走。

4. 人体平衡的维持机制　人体能够在各种情况下(包括来自本身和外环境的变化)保持平衡,有赖于中枢神经系统控制下的感觉系统和运动系统的参与、相互作用以及合作。

(1) 感觉系统(输入):包括视觉、躯体感觉和前庭系统的信息输入。视觉可提供周围环境及身体运动和方向的信息;躯体感觉可收集身体各部位的空间定位及肌紧张状态的信息;前庭系统可感知与人体加速度运动和与直线重力加速有关的头部位置改变的信息。各种感觉在平衡维持中有着不同的地位,它们相互作用,使身体根据当时的具体情况、具体环境而做出变化,维持躯体的平衡状态。

(2) 中枢整合:三种感觉信息输入在包括脊髓、小脑及大脑皮层等多级平衡觉神经中枢中进行整合加工,并形成产生运动的方案。当姿势变化时,中枢神经系统将三种感觉信息进行整合,迅速选择出那些提供准确定位信息的感觉输入,放弃错误的感觉输入,准确判断躯体处于何种状态。

(3) 运动系统(输出):当平衡发生变化时,人体通过踝、髋关节的屈伸调节重心,保持平衡,当两者仍无法调节,则出现跨步运动,保持身体平衡,为三种运动调节机制。

在身体重心达到稳定极限时,为了防止跌倒,上肢、头和躯干也参与到维持平衡的运动中即出现各种姿势反应(调整反应和平衡反应)。诱发出何种姿势反应受当事者的经验、特定的感觉输入、干扰刺激以及身体在失平衡时的体位等因素的影响。

(二) 平衡的评定

包括主观评定和客观评定两个方面。主观评定以观察和量表为主,客观评定主要是指平衡测试仪评定,具体评定方法详见第二章第六节。

(三) 平衡功能训练的临床应用

人体可以根据需要进行有意识的平衡功能训练,以提高或改善平衡能力,例如体操、技巧等项目的运动员,或舞蹈杂技演员的平衡能力明显高于普通人群;各种原因引起平衡能力受损后,通过积极的治疗和平衡训练,可以使平衡功能得到改善或恢复。

1. 影响平衡训练的因素

(1) 与平衡有关的感觉的作用:视觉、本体感觉、前庭感觉与平衡有重要关系。不同的传入途径可以改变平衡的训练难度。

(2) 与平衡有关的运动控制系统:主要有牵张反射、不随意运动和随意运动三个系统。运动控制系统功能下降,则平衡功能下降。

(3) 支撑面积:人坐位时与接触物之间的面积或站立时两足之间的面积为支撑面积,支撑面大、硬、平整时有利于保持平衡,小、软、不平时则不利于平衡。

(4) 重心:经过人体重心所作的垂线,必须落在支撑面之上才有可能保持平衡,否则将不利于平衡。重心越低,越容易保持平衡,重心越高,越难保持平衡。

(5) 摆动频率:摆动的频率越低,平衡越好,摆动的频率越高,则越易失去平衡。

2. 平衡功能训练的适应证与禁忌证

(1) 适应证

1) 中枢神经系统损害:脑外伤、脑血管意外、帕金森病、多发性硬化、小脑疾病、脑肿瘤、脑瘫、脊髓损伤,椎—基底动脉供血不足引起的眩晕等。

2) 前庭功能损害。

3）肌肉骨骼系统疾病或损伤：下肢骨折及骨关节疾患、骨质疏松症、截肢、关节置换、影响姿势与姿势控制的颈椎与腰椎损伤以及各种运动性损伤、肌肉疾患及外周神经损伤等。

（2）禁忌证

1）严重认知功能障碍不能理解训练目的和过程者。

2）骨折、关节脱位未愈者。

3）严重疼痛或肌力、肌张力异常而不能维持特定平衡功能障碍的患者。

4）严重的心肺疾患。

3. 平衡训练的原则

（1）循序渐进原则：平衡训练要从相对最稳定的体位开始，逐步过渡到不稳定的体位。重心由低到高；从静态平衡过渡到动态平衡；逐步减少人体支撑面的面积；在保持稳定性的前提下逐步增加头颈、躯干、上肢的运动；从睁眼到闭眼训练等。但是需要注意的是平衡的训练的难度要有挑战而又应该让患者能够完成。太简单的训练达不到训练的目的，而过于困难的训练项目则不仅难以达到目的，而且会影响患者的主动性和训练的安全性。

（2）个体化原则：因人而异制定个体化训练方案。每个患者的病情不一样，导致平衡功能障碍的原因都不一样，因此需要对其进行细致化的康复评定制定个性化的训练方案。

（3）综合训练原则：存在平衡功能障碍的患者往往同时具有肌力、肌张力、关节活动度或步态等异常，因此，在平衡训练同时，也要进行肌力、言语、认知、步态等综合性训练，如此不仅能促进平衡功能的改善，也能促进患者各项功能的恢复。

（4）安全性原则：训练平衡功能的原则是在监护下，先将患者被动地向各个方向移动到失衡或接近失衡的点上，然后让他自行返回中位或平衡的位置上。训练中要注意从前面、后面、侧面或在对角线的方向上推或拉患者，让他达到或接近失衡点；要密切监控以防出现意外，但不能扶牢患者，否则患者因无需做出反应而失去效果；一定要让患者有安全感，否则因害怕而诱发全身痉挛出现联合反应，加重病理模式。

总而言之，在注意安全性的前提下，因人而异，循序渐进，逐渐增加训练的难度和复杂性，逐步改善平衡功能。

4. 平衡训练的方法　平衡训练方法按不同的因素可以分为不同的种类。按患者的体位可以分为卧位、前臂支撑下的俯卧位训练、肘膝跪位训练、双膝跪位训练、半跪位训练、坐位训练、站立位训练。

平衡训练时，一般先从卧位（如前臂支撑下的俯卧位）开始。因为卧位的支撑面最大，最稳定，患者比较容易掌握平衡技巧，逐渐过渡到最不稳定的体位（如站立位）。

对于截瘫的患者，主要训练体位是前臂支撑下的俯卧位→肘膝跪位→双膝跪位→半跪位→坐位→站立位。

对于偏瘫患者则主要训练体位是仰卧位→坐位→站立位。

按是否借助器械如平衡板、训练球或平衡仪等可以分为徒手平衡训练和借助器械平衡训练；按患者保持平衡的能力可分为静态平衡训练、自动态平衡训练和他动态平衡训练；按患者的疾病类型可以分为脑卒中或脑外伤患者的平衡训练、脊髓损伤患者的平衡训练、帕金森综合征患者的平衡训练等等。本节中平衡具体的训练方法按体位顺序叙述如下。

（1）仰卧位：此种体位下的平衡训练主要适合于偏瘫患者。平衡训练的主要内容是躯干的平衡训练。稳定的躯干是完成高级行为活动的先决条件，当躯干可以有效地运动和稳定时，患者上下肢的控制能力就得到改善。脑卒中患者腰腹部及骨盆处核心肌肉力量不足，影响患者的姿势控制，导致平衡能力的下降。因此，脑卒中患者早期病情稳定后应尽早进行躯干的平衡训练，而其训练的主要方法是桥式运动。

其步骤为：①患者仰卧位，双手放于体侧；②双膝关节屈曲，双足底平踏在床面上；③用力使臀部抬离床面，尽量抬高。双侧下肢同时完成此动作为双桥运动，单侧下肢完成此动作为单桥运动（图 3-6-1）。

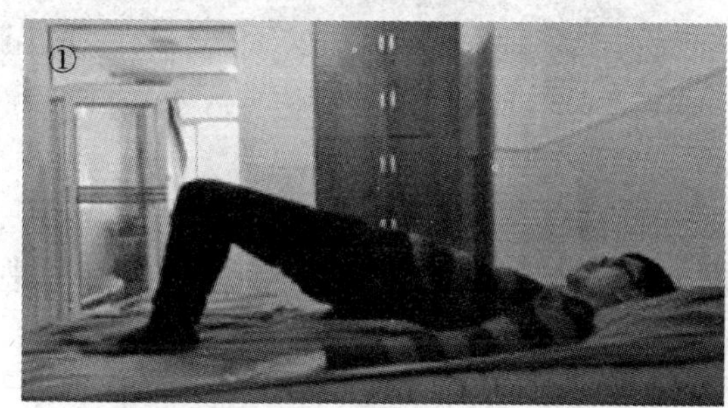

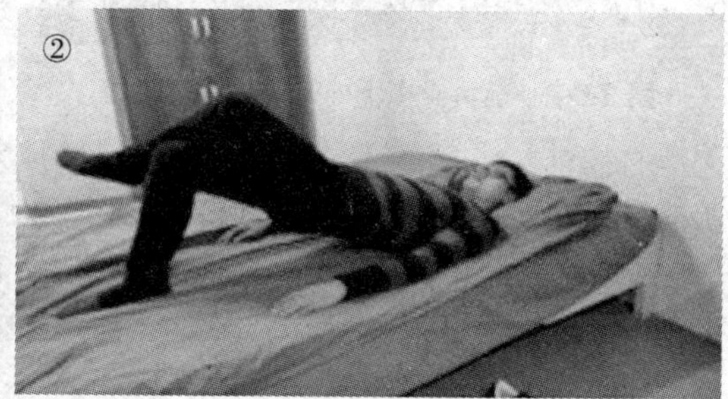

图 3-6-1 桥式运动

治疗师可用下述方法帮助患者完成该动作：用一只手掌放于患侧膝关节的稍上方固定患膝；另一只手拍打患侧臀部，刺激臀肌收缩，帮助患髋抬起。随着患者的进步，治疗师可逐渐减少对患者的帮助，要求患者学会自己控制，不能让患侧膝关节伸展或向侧方倾倒，并由双桥运动过渡到单桥运动。

（2）前臂支撑下的俯卧位：主要适合截瘫患者，是上肢和肩部的强化训练及持拐步行前的准备训练。

其步骤为：①患者取俯卧位，前臂支撑上肢体重，保持静态平衡；②然后治疗师向各个方向推动患者的肩部，保持躯干平衡，进行他动态平衡训练；③最后进行自动态平衡训练，患者自己向各个方向活动并保持平衡（图 3-6-2）。

（3）肘膝跪位：主要适合截瘫患者、运动失调症和帕金森综合征等具有运动功能障碍的患者。

其步骤为：①患者取肘膝跪位，以肘部和膝部作为体重支撑点，保持肢体平衡；②治疗师向各个方向推动患者，推动的力度和幅度逐渐由小到大，让患者在推动过程中保持平衡；③患者自己向各个方向活动或者躯干侧屈或旋转并保持平衡；然后可让患者将一侧上肢或下肢抬起并保持平衡，随着稳定性的增强，再将一侧上肢和另一侧下肢同时抬起并保持平衡（图 3-6-3）。

（4）双膝跪位和半跪位：主要适合于截瘫患者。此训练可以增加头、躯干与骨盆的控制能力。

其步骤为：①患者取双膝跪位或半跪位，头颈、躯干直立，保持平衡，如跪立不稳可给予一定扶持；②治疗师向各个方向推动患者，推动的力度和幅度逐渐由小到大，让患者在推动过程中保持平衡；③患者头颈、肩、躯干部及双侧上肢向各个方向活动或者和治疗师进行抛接球训练，保持平衡；④患者双膝跪立位，保持稳定。然后将重心移向患膝，健侧慢慢抬起，如能稳定，可屈髋屈膝呈单膝跪立位。练习中注意要保持腰背直立，患侧髋关节伸展。然后

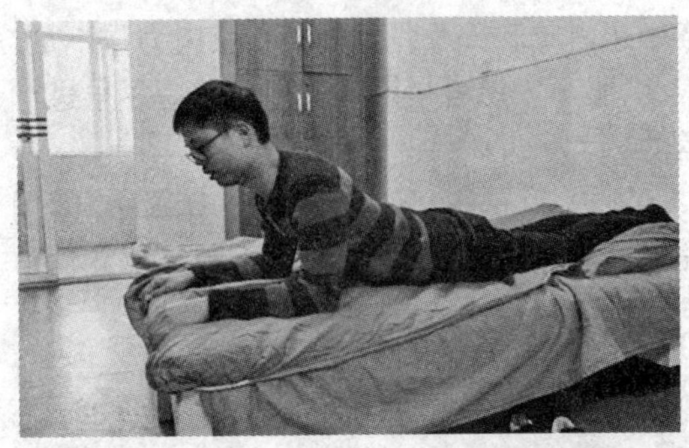

图 3-6-2 前臂支撑下的俯卧位平衡训练

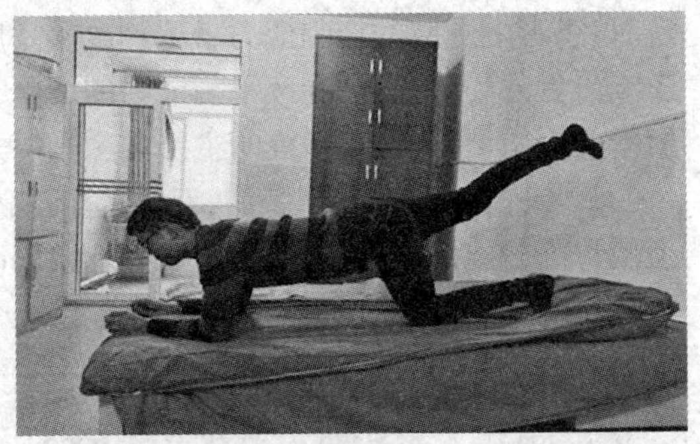

图 3-6-3 肘膝跪位平衡训练 - 抬起一侧下肢

恢复双膝跪立位，再重心逐渐向健侧移动，患侧向前抬起，呈单膝跪立位（图 3-6-4）。

无论是患者自己活动，还是抛接球训练，都可以先在治疗床上进行，然后在平衡板上进行，逐渐增加训练的复杂性。

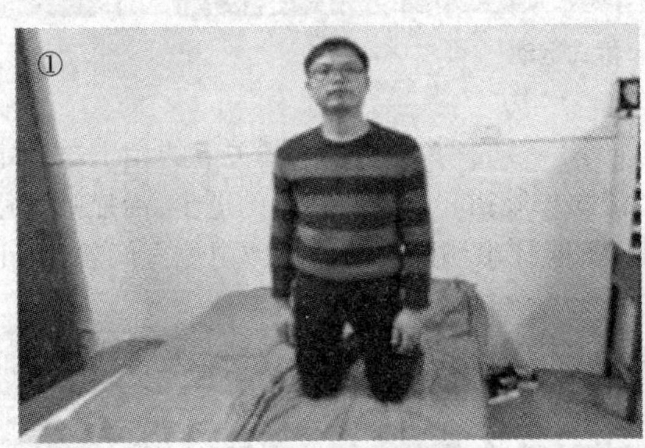

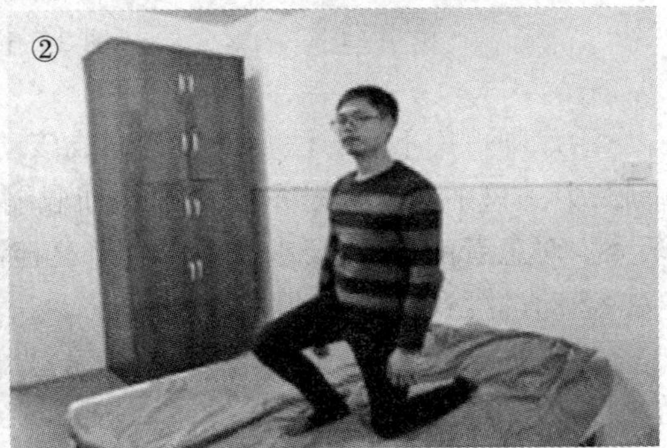

图 3-6-4 双膝跪位和半跪位平衡训练

（5）坐位：坐位平衡训练主要包括长坐位平衡训练和端坐位平衡训练，前者多适用于截瘫患者，后者多适用于偏瘫患者。

其步骤为：①患者取端坐位或者床上长坐位，治疗师立于患者后方，患者在通过语言、姿势镜等辅助下，保持姿势自然端正，身体平衡；②治疗师在患者身后向各个方向推动患者破坏其平衡，让患者在推动过程中保持平衡；③让患者在坐位下学习重心的前后、左右的转移，躯干能够左右旋转或者和治疗师进行抛接球训练，保持平衡（图 3-6-5）。

当患者在床面上这个稳定的支撑面上具备一定的坐位平衡的情况后，可让患者在训练球上进行坐位平衡训练。因为治疗球是一个活动的而且较软的支撑面，更难保持平衡，从而增加了训练的难度。

（6）站立位：早期站立平衡训练不仅可以有效改善患者痉挛程度，预防关节挛缩等各类并发症，还可以增强患者主动康复意识和自信心。无论是偏瘫、截瘫还是其他原因引起的平衡功能障碍，进行站立位的平衡训练，都是为步行做好准备，并最终达到步行的目的。

其步骤为：

1）让患者在扶持的保护下（可以由治疗师扶助患者，也可以由患者自己扶助肋木、助行架、平衡杠、手杖或腋杖等，或者悬吊带等保护性装置下），通过语言、姿势镜等辅助下，保持

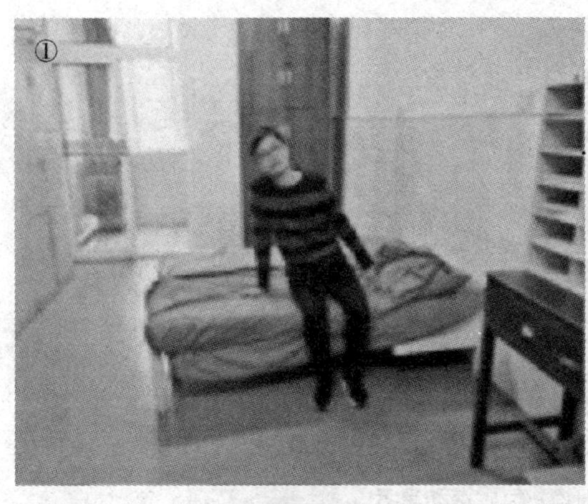
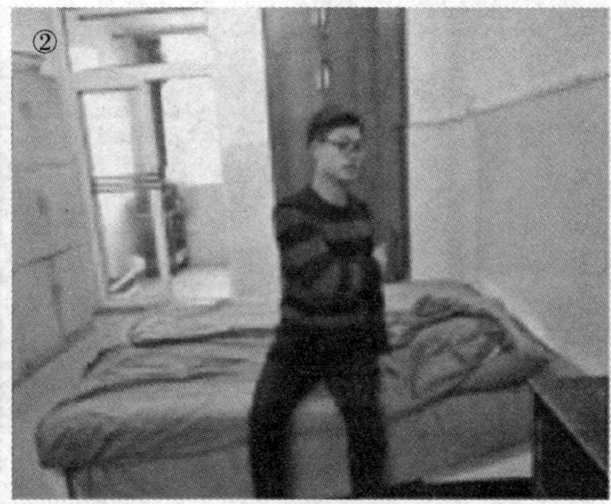
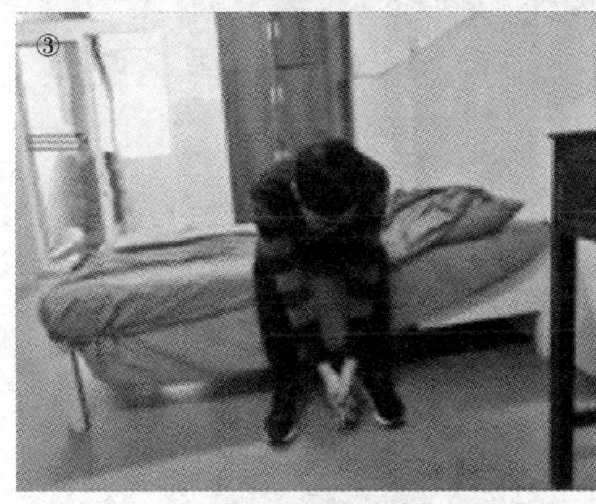
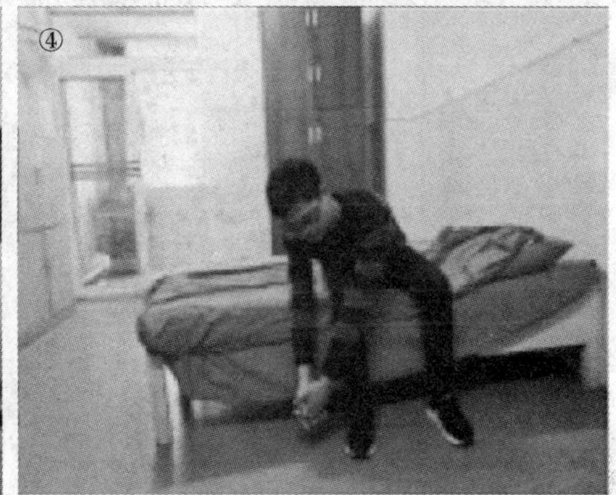

图 3-6-5 坐位平衡训练 - 学习重心的上下、左右的转移

姿势自然端正，双下肢均匀负重，保持站位平衡。当平衡功能进一步改善，可去掉相应扶持装置。

2）治疗师站在患者后方，在充分安全的保护下，对肩、骨盆做突然向前后的推动，要求病人恢复并保持平衡（图 3-6-6）。随着平衡功能改善，可以让患者站在柔软的支撑面上如气垫上，也可以让患者并足站立，或单足站立，或站在活动的支撑面如平衡板上，然后治疗师向各个方向推动患者，使其保持站立平衡。

3）患者面对镜子站立，治疗师站于患者旁边，让患者在站位下学习重心的前后、左右的转移，躯干的左右旋转或者和治疗师进行抛接球训练，保持平衡。亦可以通过步骤②处的软垫或者平衡板等方式增加平衡训练的难度（图 3-6-7）。

5. 其他特殊的平衡训练方法

（1）太极拳和八段锦：近些年来，在传统的平衡训练基础上有学者将中国传统健身方法太极拳和八段锦应用到平衡功能的恢复训练中。太极拳和八段锦动作缓慢柔和，在练习过程中通过重心的转移、身体旋转、单腿支撑站立的重复练习，可使全身各关节、韧带、肌肉得到锻炼，增加了关节控制与肌肉的协调能力，长期的练习有助于改善恢复期脑卒中患者及具有轻度平衡功能障碍的老年人的平衡功能。

（2）平衡仪反馈训练法：随着计算机技术在医学领域中的广泛应用，平衡仪的出现为具

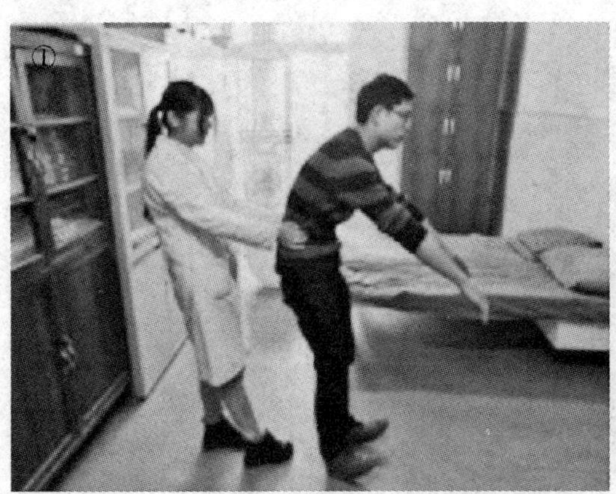

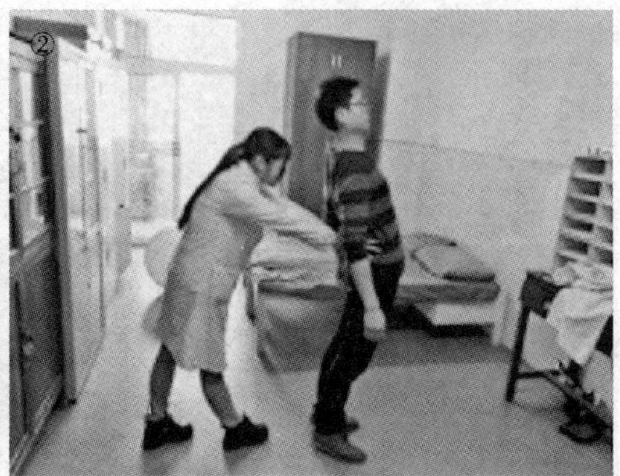

图 3-6-6 站位平衡训练 - 前后推动患者

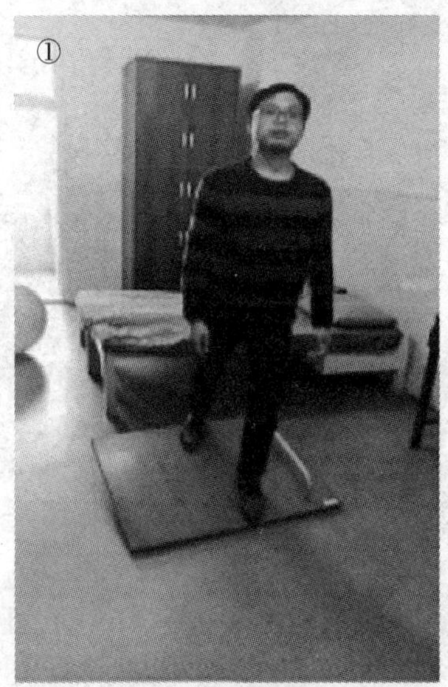

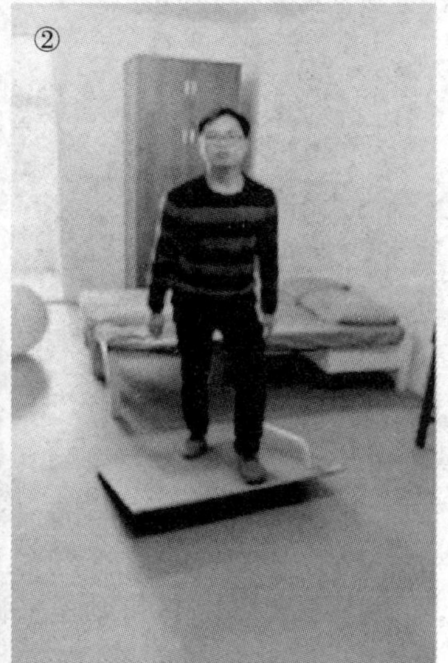

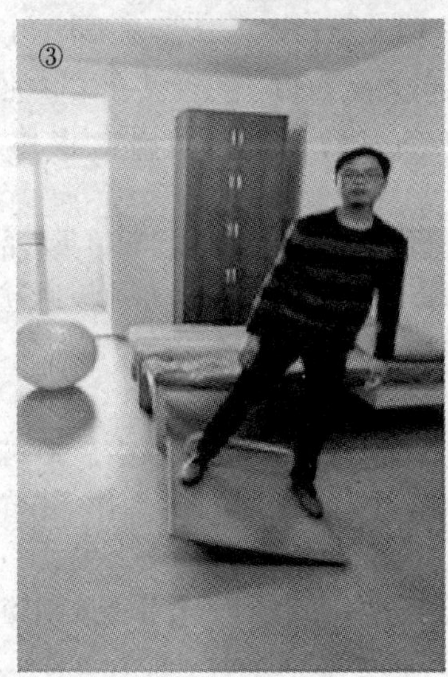

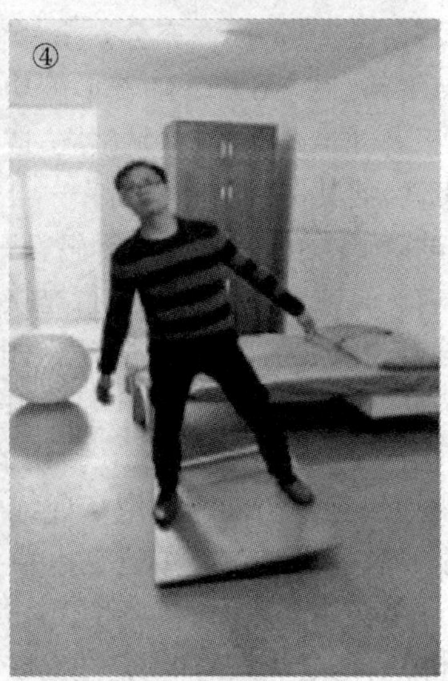

图 3-6-7 平衡板下前后倾斜及侧方倾斜平衡训练

有平衡功能障碍患者的平衡功能评定和训练提供一种新途径。它是一套利用视觉反馈，对人体平衡的各个组成部分进行综合训练的系统，通过设置参数，改变训练的难易程度。患者利用视觉反馈，通过前后、左右方向转移重心以保证身体平衡完成设定的目标。通过这种方法患者可完成静态平衡功能训练，动态平衡功能训练和平衡反应训练。训练时，患者双足放在测试仪的测力平台上，在仪器的显示屏上通过不同的图标来显示双足所承担的体重。正常人每侧足承受体重的50%，通过有意识地将体重转移到一侧下肢，可以提高对自动态平衡能力的训练。

在进行站立位平衡训练时，要注意随时纠正患者的站立姿势，防止患膝过伸等异常姿势。

（3）前庭功能训练：前庭主要是感受人体运动时的加速度或减速度。前庭功能训练可有效改善患者站立、步行及日常生活活动中平衡功能。具体方法为：

1）患者双足尽可能靠拢，必要时双手或单手扶墙保持平衡，然后左右转头，再单手或双手不扶墙站立，时间逐渐延长并仍保持平衡，双足再靠拢些。

2）患者站立位，双足逐渐靠拢至1/2足长，保持站立平衡。在进行训练时，双眼先断续闭拢，然后闭眼时间逐渐延长，同时，前臂先伸展，然后放置体侧，再交叉于胸前。

3）患者在行走中转圈练习，从转大圈开始，逐渐变得越来越小，两个方向均应练习。

4）患者坐在电动轮椅上，脚放在踏板上身体放松，用绑带分别绑住患者的胸部、下腰部和脚踝部，通过治疗师控制旋转的速度，使患者被动感受加速度的变化。

6. 平衡训练的注意事项

（1）平衡训练前，需要跟患者及家属说明训练的相关事宜，减少患者紧张及恐惧心理，让患者学会放松。

（2）训练前、训练中和训练疗程结束后，要注意平衡功能评定，综合分析患者情况，针对性地制定或修改训练方案。

（3）当患者具有严重的心率失常、心力衰竭、严重感染或严重的痉挛等，则暂不宜进行平衡训练。

（4）训练时应以安全为基本，治疗师要在患者旁边密切监护，以免发生跌倒。

（5）训练强度、训练时间等应很好掌握，以避免患者产生过度疲劳。若训练中发生头晕、头痛或恶心症状时，应减少运动量或暂停训练。

（6）要注意综合训练。平衡训练不是单独进行的，要保持平衡还需要患者有适当的肌力、肌张力和关节活动度等，因此在进行平衡训练的同时，还要进行相关的肌力等其他方面的训练。

二、协调功能训练

（一）概述

1. 定义　协调（coordination）是人体自我调节，完成平滑、准确且有控制的随意运动的一种能力。协调功能强调动作的完成质量，包括动作的方向节奏、适当的力量和速度及达到准确的目标等这几个方面的内容。因此，协调是完成精细运动和技能动作的必要条件（如用筷子进食）。协调功能训练是指恢复平稳、准确、高效的协调运动能力的锻炼方法，它是作业治疗师的重要工作内容。

2. 分类 协调功能障碍又称为共济失调(dystaxia)。人体通过小脑、脊髓、和锥体外系的共同参与而完成精确的协调运动。因此根据中枢神经系统的病变部位不同而将共济失调分为以下三个类型:小脑性共济失调、大脑性共济失调和感觉性共济失调。

(1) 小脑共济失调:病变部位在小脑,症状主要表现为受试者对运动的速度、距离、力量不能准确估计而发生辨距不良、动作僵硬、行走时步态不规则(步长、步宽及步速不规则变化)、容易发生跌倒。

(2) 基底节共济失调:病变部位在基底节,此类病变主要表现为肌张力及随意运动功能控制障碍,如在进行某一项活动时出现肢体抖动、肌张力过高或低下、随意运动减少或不自主运动增多(如舞蹈症、手足徐动)。

(3) 脊髓后索共济失调:病变部位在脊髓后索,此类受试者主要表现运动觉及位置觉的障碍,人体不能辨别肢体的位置和运动方向,所以往往患者在行走时会出现随意迈步且不规则,落地不知深浅,抬足过高或拖地,而且有时患者需要用视觉来代偿,总是低头走路,生怕跌倒。

3. 协调的维持机制 保持人体协调与平衡一样,也需要健全的中枢神经系统、感觉系统和运动系统三个环节相互作用,无论哪一个出现问题,都会导致协调功能障碍的产生。中枢神经系统参与协调控制的为小脑、大脑和脊髓后索等,其中小脑是重要的运动调节中枢,其主要功能是维持身体的平衡、调节肌张力和随意运动,协调的感觉输入主要包括视觉和深感觉,而前庭觉所起的作用不大;运动控制要依靠肌群的力量。

(二) 协调的评定

主要是观察被测试对象动作的完成质量,包括动作的方向节奏、适当的力量和速度及达到准确的目标等这几个方面的内容。具体有指鼻试验、指 - 指试验、轮替试验、示指对指试验、拇指对指试验、握拳试验、拍膝试验、跟 - 膝 - 胫试验、旋转试验和拍地试验等。

协调的具体评定方法详见第二章第六节。

(三) 协调功能训练的临床应用

1. 影响协调训练的因素

(1) 与协调有关的感觉的作用:视觉、本体感觉与协调有重要关系。两者互相补偿,有益于协调的维持。视觉和听觉的暗示可以使肌肉兴奋。

(2) 与协调有关的运动控制系统:中枢神经系统和肌肉骨骼系统的功能越接近正常,则协调功能越接近正常。

(3) 动作的频率:协调动作的频率越低,越易保持协调,反之,协调动作的频率越高,则越易失去协调性。

(4) 其他因素:如精神、心理、认知和患者的主动性等。患者有抑郁或焦虑情绪会影响协调训练的效果,认知功能差则训练效果可能不明显,主动性差也会影响训练效果。因此,有必要通过减少干扰、增加训练的趣味性及降低训练复杂程度来减轻上述因素的不良影响。

2. 协调功能训练的适应证与禁忌证

(1) 适应证:①大脑性、小脑性、前庭迷路性、深感觉性协调运动障碍及帕金森和不自主运动等疾病;②中枢神经系统损害:脑外伤、脑血管意外、脊髓损伤等所致的偏瘫、截瘫和四肢瘫;③周围神经损伤:多发性神经炎、脊髓灰质炎等;④肌肉骨骼系统疾病或损伤:骨关节疾患、骨质疏松症、关节置换以及各种运动性损伤、肌肉疾患等。

（2）禁忌证：①严重认知功能障碍不能理解训练目的和过程者；②疾病的急性期或亚急性期；③严重疼痛或肌力、肌张力异常而不能维持特定平衡功能障碍的患者；④有心功能不全或失代偿者。

3. 协调训练的原则 协调训练的目的是改善动作的质量，即改善完成动作的方向和节奏、力量和速度，以达到准确的目标。其训练的基本原则是：

（1）循序渐进：由易到难，逐步增加训练的难度和复杂性。训练难度过大，影响患者训练的主动性。

（2）重复性训练：每个动作重复练习，才能被大脑记忆，从而促进大脑的功能重组，才能起到强化的效果，从而进一步改善协调功能。

（3）针对性训练：针对具体的协调障碍而进行针对性的训练，这样更具有目的性。

（4）综合性训练：在进行针对性协调训练的同时，也需要进行肌力、耐力及认知等相关的训练。

4. 协调训练的方法 协调训练的基础是利用残存部分的感觉系统以及利用视觉、听觉和触觉来管理随意运动，其本质在于集中注意力，进行反复正确的练习。协调功能评定的方法如指鼻试验、轮替试验等，这些动作既可以用来进行评定，同时也可以用来进行协调训练。早期协调训练开始时均在睁眼的状态下进行，当功能改善后，可根据具体情况，将有些训练项目改为闭眼状态下进行，且训练速度应逐渐增加以增加训练的难度，如：指鼻练习、对指练习等。具体的训练方法如下：

（1）上肢协调训练

1）双上肢交替上举活动：左、右侧上肢交替举过头顶高度，手臂尽量保持伸直，速度可逐渐加快。

2）双上肢交替摸肩上举：左、右侧上肢交替屈肘、鹰嘴尖朝下，手摸同侧肩，然后上举（图 3-6-8）。

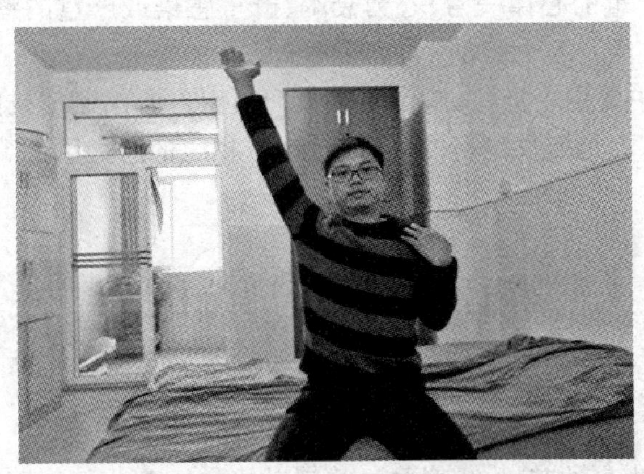

图 3-6-8 双上肢交替摸肩上举训练

3）双上肢交替屈肘：双上肢肩关节前屈 90°，然后左、右侧交替屈肘，手拍同侧肩部。逐渐加快速度。

4）前臂旋前、旋后：双上肢肩关节前屈 90°，肘伸直，左右侧同时快速进行前臂旋前、旋后的练习。或一侧练习一定时间，再换另一侧练习。速度可逐渐加快。

5）双手交替掌心拍掌背：双手放于胸前，左手掌心拍右手掌背，然后右手掌心拍左手掌背，如此交替进行，逐渐加快速度。亦可掌心拍掌心或掌背拍掌背。

6）腕屈伸：双侧同时快速进行腕屈伸练习，或一侧练习一定时间，再换另一侧练习。

7）指鼻练习：左、右手交替以示指指鼻尖，或一侧以示指指鼻，反复练习一定时间，再换另一侧练习。

8）对指练习：双手相应的手指互相触碰，由拇指到小指交替进行；或左手的拇指分别与其余四个手指进行对指，练习一定时间，再换右手，或双手同时练习。以上练习同样要逐渐加快速度。

9）指敲桌面：双手同时以五个手指的交替敲击桌面，让其发出有节奏的声音。

10）插木棒、拔木棒：从大到小、依次将木棒插入孔中，然后再将木棒拔出，反复多次练习。

（2）下肢协调训练

1）交替屈髋屈膝：患者仰卧位，左右侧交替屈髋屈膝至90°，并逐渐加快速度。

2）坐位交替踏步：患者坐于床边，双下肢交替踏步，并逐渐加快速度。

3）拍地练习：患者站位或坐位，足跟触地，脚尖抬起做拍地动作，可以双脚同时或分别做并逐渐加快速度。

4）原地摆臂踏步走：患者站立位进行原地踏步训练，踏步的同时双上肢交替摆臂，逐渐加快速度。

5）其他：跳绳、跳方格、踢毽子等。

5. 协调训练的注意事项

1）训练前，要求患者学会放松，减少紧张及恐惧心理，避免因害怕、紧张而诱发全身痉挛。

2）对于下肢运动失调的患者应特别注意预防跌倒。

3）当患者具有严重的心律失常、心力衰竭、严重感染或严重的痉挛等，则暂不宜进行训练。

4）训练前、训练中要注意协调功能评定，以了解问题所在，制定或修改训练方案。

5）协调功能训练不是孤立进行的，要同时进行相应的肌力训练、平衡功能训练等其他训练。

第七节　步行训练技术

一、概述

步行转移是人类生存的基础，人类的社会活动也离不开步行。不能正常步行将给患者的日常生活活动、工作和心理上带来极大的困难。步行训练是促进步行转移能力的恢复、预防和矫治异常步态、提高患者的生活质量为目的的训练方法。然而，顺利步行对患者整体功能要求比较高，包括体能、肌力、关节活动范围、平衡协调、感觉以及疼痛等因素。每一个因素出现问题都会影响患者步行能力。步行训练是基于对患者步行功能的详细评定及分析，制定个体化的步行训练计划。改善患者步行功能的方法包括步行康复训练、药物治疗、手术治疗、理疗。

1. 康复训练主要针对肌力不足、关节活动度受限、平衡协调障碍等进行训练。对于中枢性损伤引起的偏瘫步态、共济失调步态等,康复训练方法则应以矫治异常步行模式为主。

2. 手术主要针对严重的关节挛缩、关节畸形的患者,常用手术方式有:关节松解术、肌腱延长术、截骨矫形术;对某些肌性异常可进行肌肉移位术或重建手术,对某些严重的内收肌痉挛者,可行选择性脊神经根切断等手术。

3. 药物主要是针对患者存在的痉挛、疼痛、认知功能障碍,配合给以中枢性解痉药、止痛药和促进脑代谢,改善脑循环及认知类药物等;例如:使用巴氯芬缓解肌肉痉挛。对疼痛步态、帕金森步态,应先控制基础病,再结合步态训练。

4. 装配合适的辅具对改善步态有时可以起到不可替代的作用。例如:对两腿长度不一,可以配增高鞋垫;对于关节挛缩畸形或肌肉软弱无力造成下肢支撑障碍的患者,可配以适当的矫形器。如:踝足、膝踝足、髋膝踝足等及各种拐杖、助行推车等辅具。

5. 理疗主要进行功能性电刺激,缓解痉挛及疼痛,具体操作方法参照理疗章节。

二、步行训练

(一)步行基础训练

步行基础训练包括体位适应性训练、躯干和下肢肌力训练、耐力训练、平衡协调性训练、步态训练、过障碍物步行训练、辅助具步行训练等。首先应进行必要的评估,掌握患者的一般情况,再进行有针对性的训练。

1. 体位适应性训练　对较长时间卧床,或是年老体弱的患者,在开始站立步行前,我们都需要进行体位适应性训练。主要原因是为了减轻体位性低血压反应,同时也可以让心肺功能得到很好地适应。

方法一:摇床坐起训练,开始时先将床头摇起30°,进行靠坐训练,并维持15~30分钟,观察患者的反应,2~3天未有明显异常反应者即可增加摇起的角度,一般每次增加15°,如此反复,逐渐将床摇至90°。如病人在坐起时感觉头晕、心率加快、面色苍白等应立即将床摇平使患者休息,待患者恢复正常后再继续进行适应性训练。

方法二:电动起立床站立训练,调整起立的角度,帮助患者达到站立状态。

2. 肌力训练　长期卧床往往致使患者身体软弱无力;因此,在下床活动接受行走训练之前,需要对上肢、躯干、下肢等肌力不足的肌群进行肌力训练。

(1)"桥式运动"和床上训练:鼓励病人于病情稳定后尽早进行桥式运动。目的是训练腰背肌和提高骨盆的控制能力。一旦患者能较轻松的完成特别是患侧单腿桥式运动(图3-7-1),就能有效地促进行走中膝关节的稳定性,为步行训练打下良好的基础。床上训练包括床上翻身、床上移动及独立坐起。应鼓励并指导病人主动变换体位和进行床上移动。

(2)上肢主要肌群力量的训练:主要用于截瘫等需用拐杖或轮椅转移的患者,重点是肩带肌、肘伸肌、腕伸肌的肌力训练。可徒手抗阻,也可借助沙袋、哑铃、弹力带等康复器具进行抗阻训练。

(3)下肢主要肌群力量的训练:如跪位起立训练、侧踢腿、后踢腿训练、屈伸膝训练等。下肢重点训练伸髋肌、髋外展肌和膝关节伸肌群。若患者下肢截肢,则需指导其进行残端肌群和腹部肌肉力量的训练。

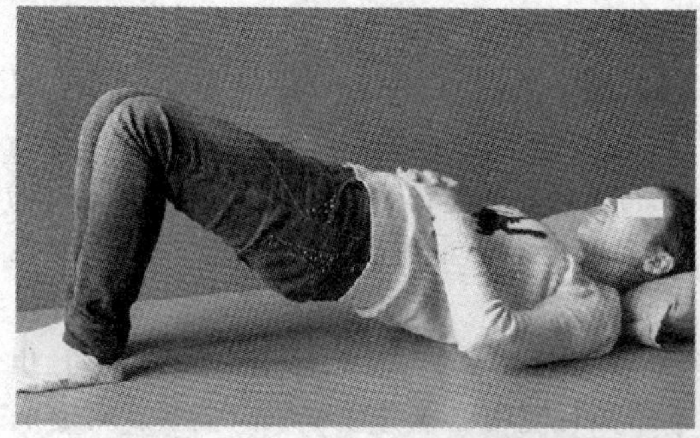
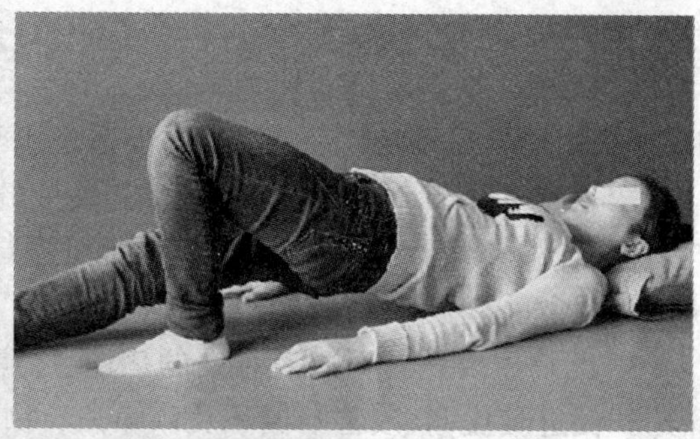
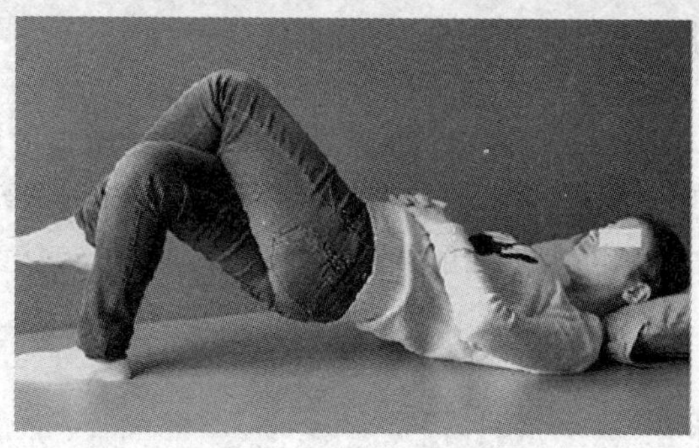

图 3-7-1 桥式运动

3. 躯干及四肢关节活动度训练。

4. 平衡训练 训练中注意安全保护,详见本书平衡训练章节。

5. 协调训练 上肢、下肢、躯干分别在卧位、坐位、站立位、步行中和增加负荷的步行中训练。

6. 感觉训练 感觉功能直接影响步行功能的恢复,应重视感觉功能的训练。常用的方法有:各种皮肤感觉的刺激,脚踩踏不同质地的物品,如踏软垫、踩鹅卵石地面等;冷热水交替浸泡;垂直叩击足底、脚底震动、增加步行时负重等提高本体感觉。

7. 疼痛的处理 疼痛不仅影响功能,同时也影响人的情绪,因此要重视对疼痛的处理,可根据患者的具体情况给以温热疗法、冷疗法、必要时配合药物控制。

(二)步行分解训练

步行训练是一个复杂的过程,许多因素都会影响步态。为了使患者不仅能通过步行训练提高步行能力,还要能走出较好的步态,需要在训练中按步行周期的支撑相和摆动相的条件和要求进行严格训练。下面以偏瘫为例,按照由易到难,由简单到复杂的原则,将步行进行分解训练,分为 6 个基本步骤:

1. 单腿负重 负重是指肢体能够承受身体的重量而站立的状态,负重程度分为:①零负重即患肢不承受任何身体的重量,呈完全不受力状态;②部分负重即患肢仅承受身体部分的重量,呈部分受力状态,通常遵医嘱,确定体重的百分比加诸于患肢;③全负重是指肢体承受身体全部的重量,此为行走训练必备的功能状态。

单腿负重主要是提高下肢的支撑能力,促进机体平衡稳定。开始训练时,为保障患者安全,同时减少患者恐惧心理,可选择背靠墙站立、借助肋木或扶手的方法。通过重心靠一侧或使用踏板等方式使患侧下肢站立负重(图 3-7-2),并根据患者情况,选择负重程度,必要时治疗师可给予辅助伸膝。一般单腿站立可从持续1分钟开始,逐渐延长单腿站立的时间,及减少手的扶持。

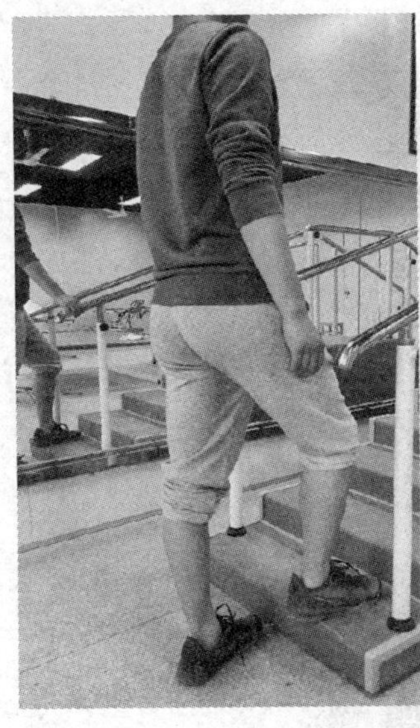
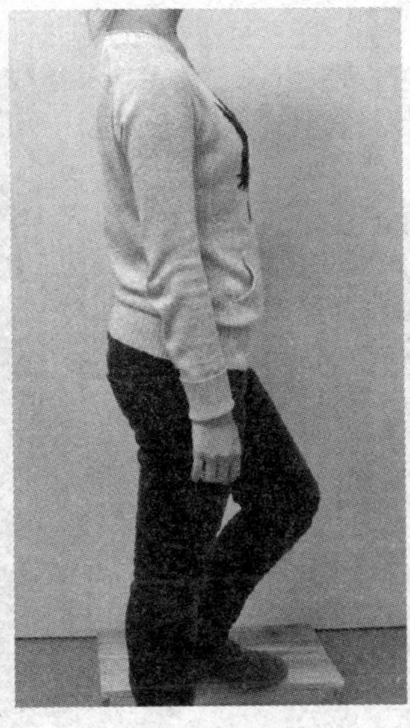
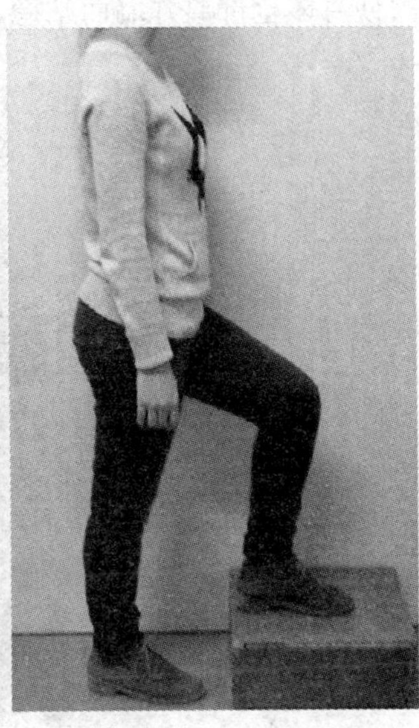

图3-7-2 单腿负重

2. 患腿上下台阶 主要目的是强化患侧下肢肌力,完成患腿支撑,同时促进下肢拮抗肌协调收缩,利于摆动相顺利完成屈髋、屈膝、为迈步做准备。方法:肌力较差的腿先上楼梯,或将肌力较差的腿直接置于台阶上,让另一腿连续上下台阶,开始时治疗师位于患侧,一手辅助患腿伸膝,另一手抓住患者裤腰带保护安全。随着患者能力提高,再逐渐减少辅助,使患者可以独立完成上下台阶(图3-7-3)。一般10~20次/组,重复3~5组。

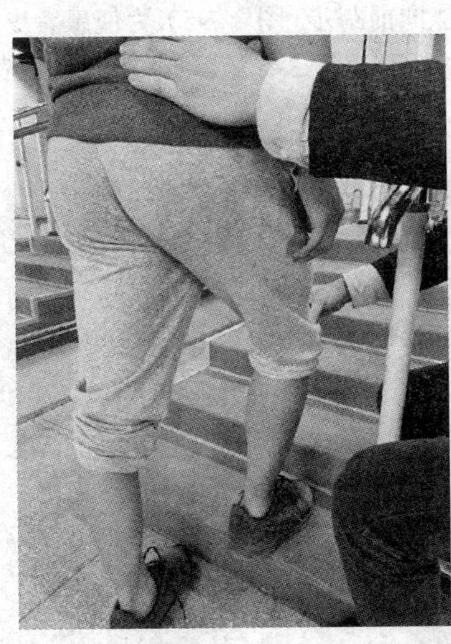
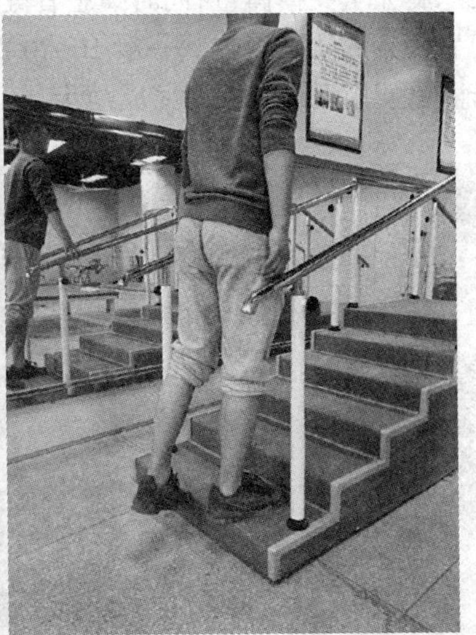

图3-7-3 患腿上下台阶

3. 靠墙伸髋→离墙站立 主要是提高伸髋肌力,促进髋部和躯干控制,打破下肢步行时的共同运动,建立随意控制的步行模式。方法:令患者背靠墙站立,脚跟离开墙20cm以上,然后向前挺髋,使背及臀部离开墙,仅以头肩撑墙(图3-7-4),保持10秒,最后头肩用力向前,使身体全部离开墙而站稳。一般重复10次。

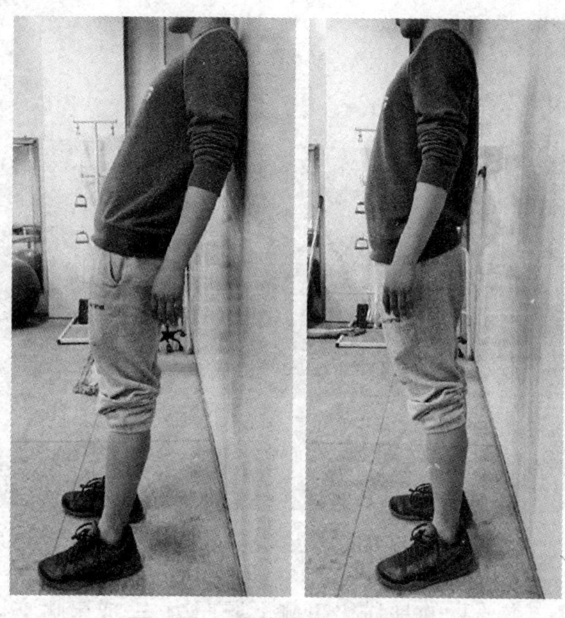

图 3-7-4 靠墙伸髋→离墙站立

4. 患腿支撑,健腿踏步训练 主要目的是强化患侧髋部和膝部控制,提高下肢支撑能力,促进正确的步行模式的建立。方法:患者站立位,开始时治疗师可坐于患侧以给予辅助,一手辅助患腿伸膝,另一抱住患者腰部保护安全。治疗师将患者身体往患侧靠,辅助完成重心转移,使患腿完全支撑体重,同时嘱患者健腿向前跨步(图3-7-5),为使患者更好地完成动作,可在患者前方放置障碍物。一般10~20次/组,重复3~5组。同样,随着患者能力提高,逐渐减少辅助,使患者可以独立完成踏步。

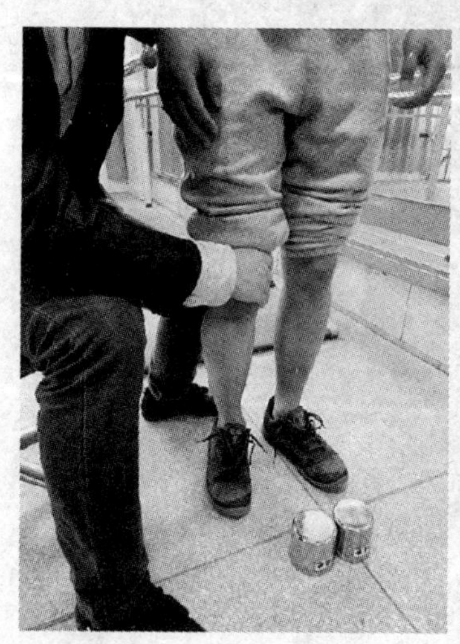

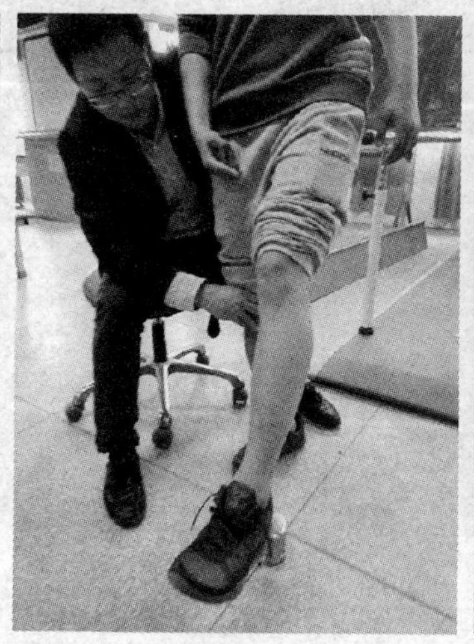

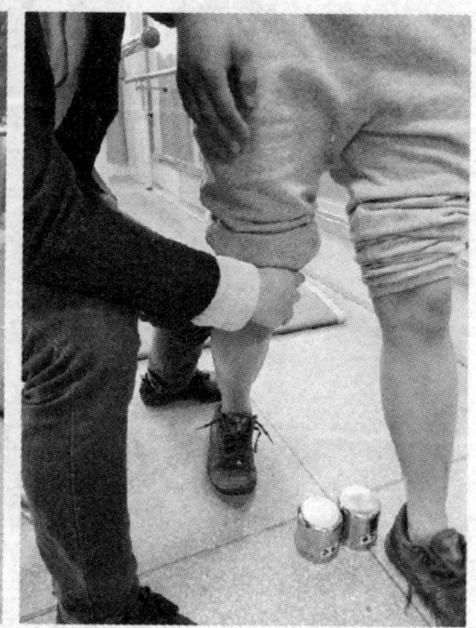

图 3-7-5 患腿支撑,健腿踏步训练

5. 靠墙踏步训练　主要目的是在强化髋部控制的基础上，强化患侧下肢的协调运动，促进下肢精细运动的分离，提高步行能力。方法：患者背靠墙站立，在患者身前地面的前方、左侧、右侧不同位置做标记，要求患者迈患腿按标记做踏步的训练（图 3-7-6）。

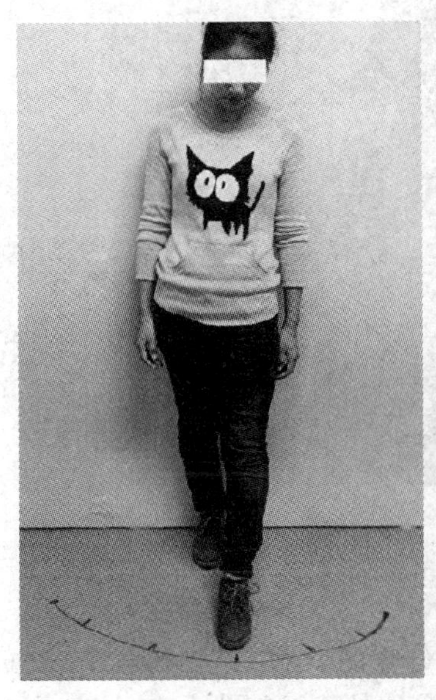
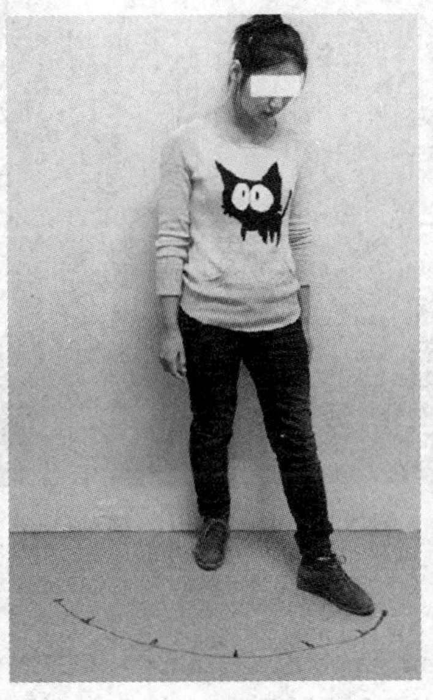
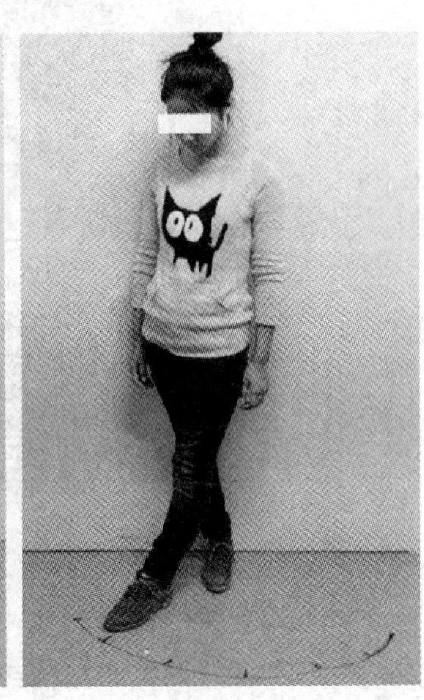

图 3-7-6　靠墙踏步训练

6. 侧方迈步、前后迈步　目的是使患者学会正确的重心转移，建立正常的步行模式，为独立步行做好准备。方法：选择在平行杠内或靠墙进行训练，其一端放置一面矫正镜，使患者能够看到自己的姿势、步态，以便及时矫正。现以右侧步行训练为例，令患者背靠墙或肋木，先将身体重心移至左腿，右脚提起向右侧方迈一步，再将身体重心移至右腿，左脚跟上放置于右脚内侧，如此往复，左右侧向交替进行转移重心和迈步训练（图 3-7-7）。当患者能够顺利完成左右重心转移后，即可进行前后迈步训练。

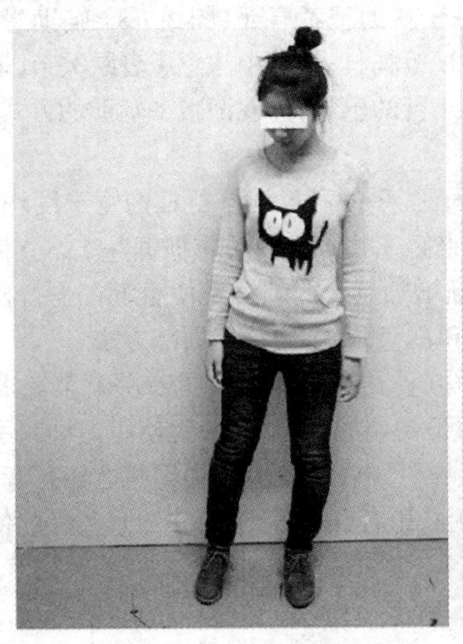
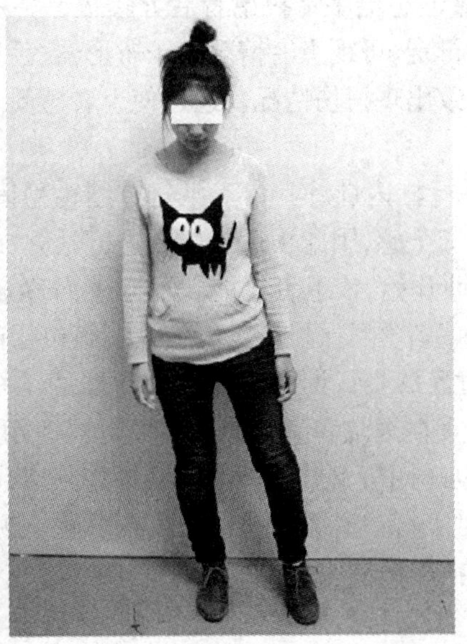

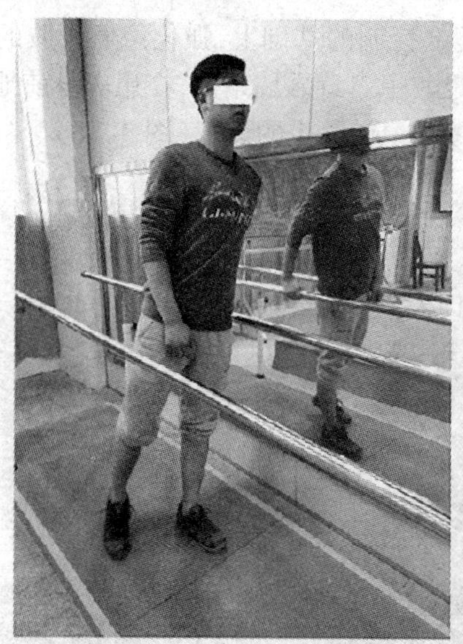
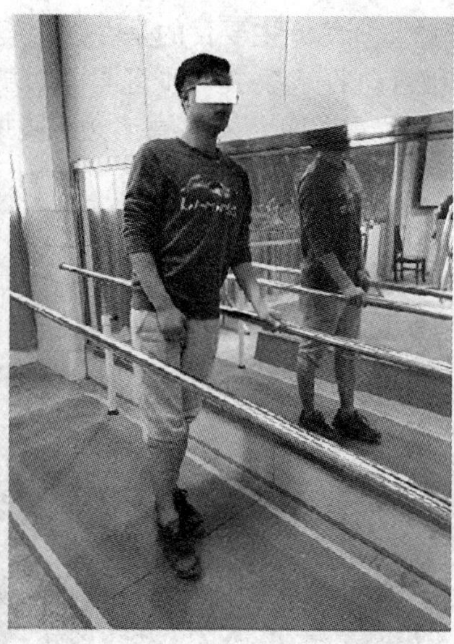

图 3-7-7 侧方迈步、前后迈步

（三）减重步行训练

减重步行训练(body weight support gait trainer)又称部分重量支撑(partial body weight support,PBWS)步行训练，是指通过器械悬吊的方式将患者身体的重量部分向上吊起，使患者步行时下肢的负担减轻，以帮助患者尽早进行步行训练、平衡训练，提高患者日常生活活动能力，早日回归家庭和社会。如果配合运动跑台进行训练，效果更好。

三、步行能力训练

（一）室内功能性步行训练

1. 辅助步行训练　在完成基础步行训练特别是髋、膝、踝关节控制能力训练后，为让患者尽快步行，可使用辅助步行训练方法。使用保护腰带绑牢于患者骨盆部位，治疗师站于患者患侧，靠近患侧手牵拉患者后方腰带，另一手扶助患者肩部(图 3-7-8)，辅助患者站立、重心转移及行走；可视患者情况给予矫形器、手杖等辅具；训练中注意患者踝关节，避免因内翻等原因导致出现扭伤情况。通过使患者感受步行的感觉，并逐渐减少辅助的方式，提高患者步行能力。

2. 平行杠内训练　由于平行杠结构稳固，扶手的高度和平行杠的宽窄度均可调整，给患者一种安全感，因此很适于患者进行站立训练、平衡训练及负重训练等。站立训练以每次10~20 分钟开始，依患者体能状况改善而逐渐增加。平衡训练是使患者在平行杠内逐渐减少扶扶手重新学习保持稳定。负重训练包括单腿负重、上下蹲等训练方法。

3. 助行器步行训练　各类助行器的结构、种类和适应证参见有关章节。助行器可移动、携带，宜在医院和家中使用。助行器适用于初期的行走训练，为使用拐杖或手杖前的准备训练；也适用于下肢无力但无双腿瘫痪者、股骨颈骨折或股骨头无菌性坏死者、偏瘫或截肢患者；对于行动迟缓的老年人或有平衡问题的患者，助行器亦可作为永久性的依靠。助行器仅适宜在平地使用(图 3-7-9)。

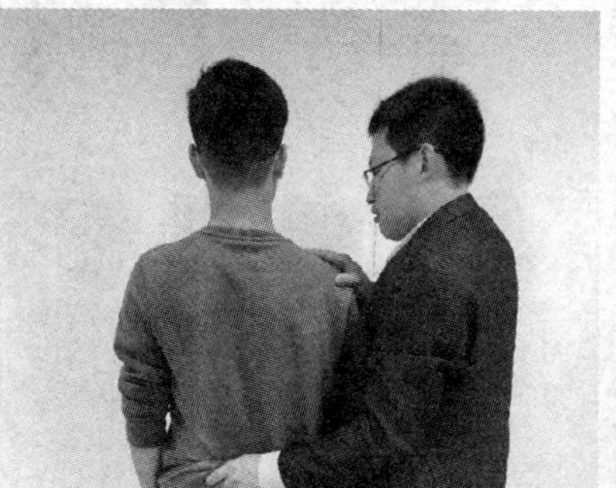
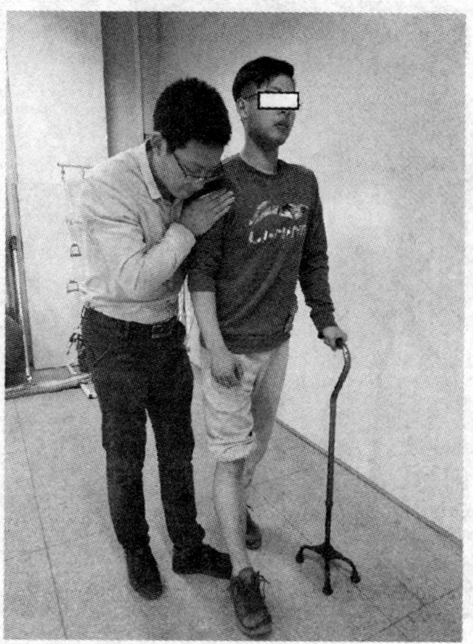

图 3-7-8 辅助步行训练

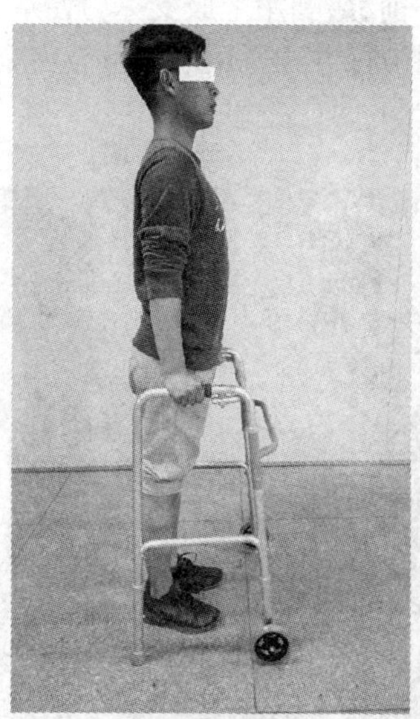
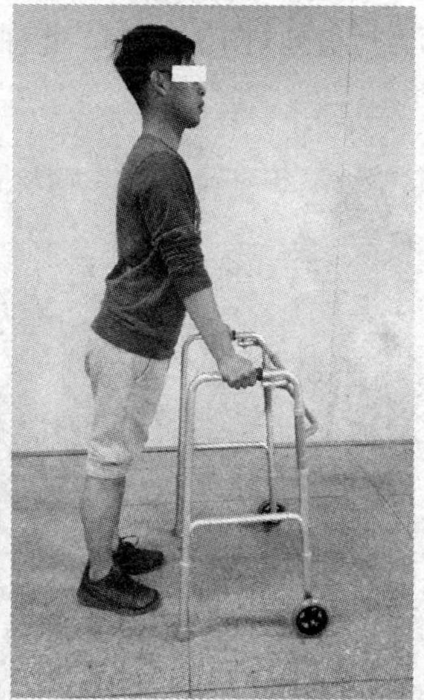

图 3-7-9 助行器步行训练

助行器辅助行走的操作方法为：用双手分别握住助行器两侧的扶手，提起助行器使之向前移动 20~30cm 后，迈出患侧下肢，再移动健侧下肢跟进，如此反复前进。长期使用助行器辅助行走者，需要避免因长期保持前倾姿势导致髂腰肌挛缩情况。

4. 腋拐步行训练 包括拖地步行（又称蹭步）、摆至步、摆过步、四点步态、两点步态、三点步态。

（1）拖地步行：将左拐向前方伸出，再伸右拐，或双拐同时向前方伸出，身体前倾，重量由腋拐支撑，双足同时向前拖移至拐脚附近（图 3-7-10）。

（2）摆至步：移动速度较快，采用此种步行方式可减少腰部及髋部肌群的用力。

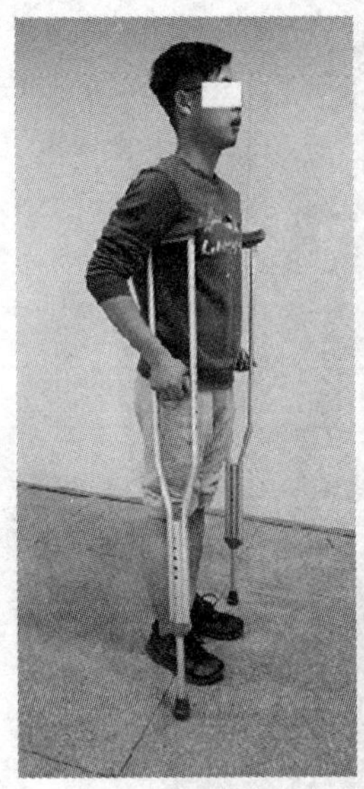
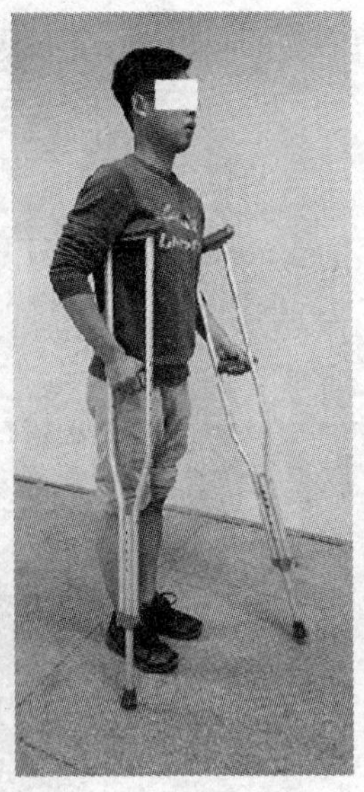
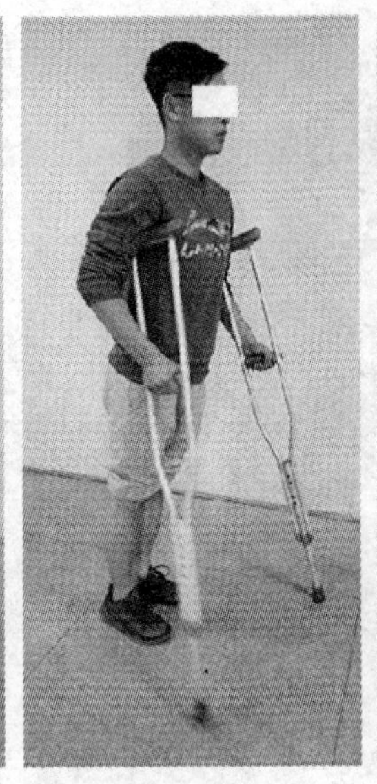
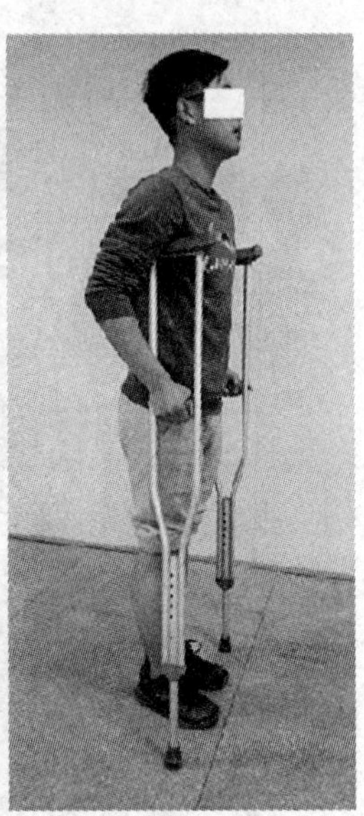

图 3-7-10　拖地步行

双侧拐杖同时向前方伸出，患者身体重心前移，利用上肢支撑力使双足离地，下肢同时摆动，双足在拐脚附近着地（图 3-7-11）。此种步行方式适用于双下肢完全瘫痪而使下肢无法交替移动的患者。

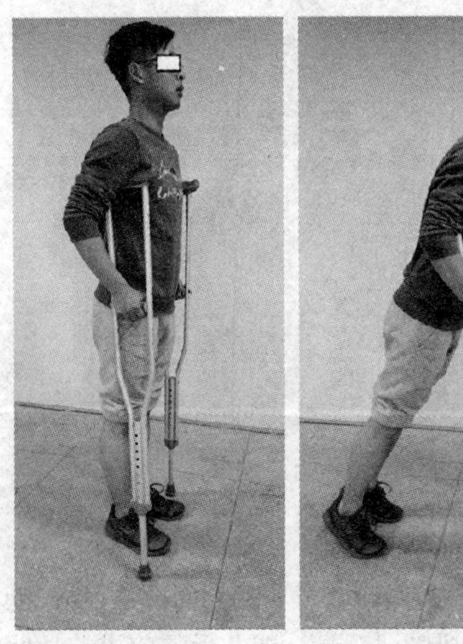
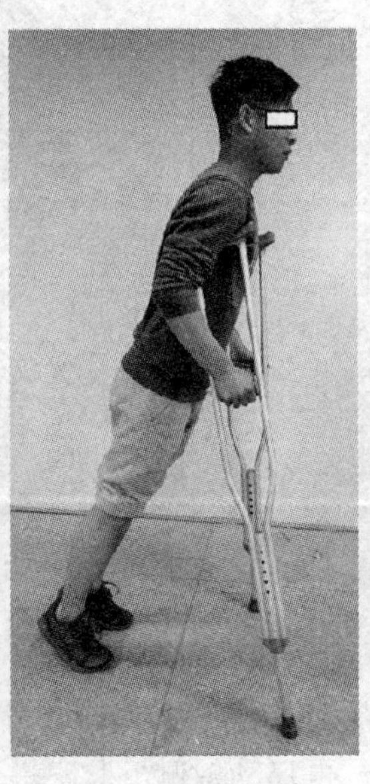
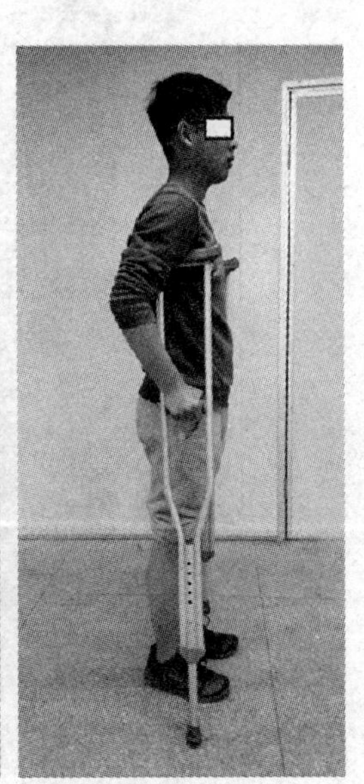

图 3-7-11　摆至步

（3）摆过步：拄拐步行中最快速的移动方式。双侧拐同时向前方伸出，患者用手支撑，使身体重心前移，利用上肢支撑力使双足离地，下肢向前摆动，双足落在拐杖着地点连线的前方位置（图 3-7-12）。开始训练时容易出现膝关节屈曲，躯干前屈而跌倒，应加强保护。适用于路面宽阔，行人较少的场合，也适用于双下肢完全瘫痪，上肢肌力强壮的患者。

（4）四点步行：是一种稳定性好、安全而缓慢的步行方式。每次仅移动一个点，始终

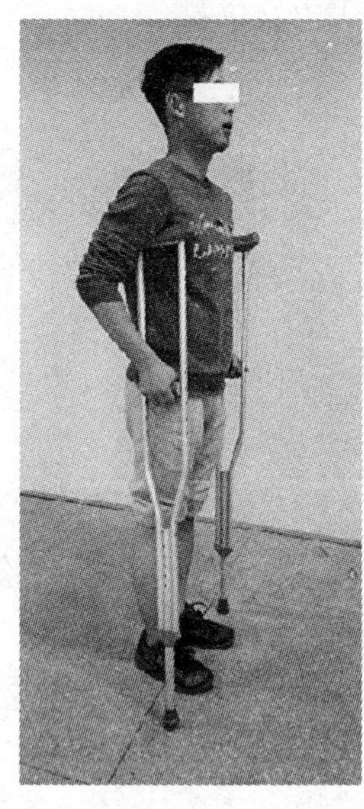
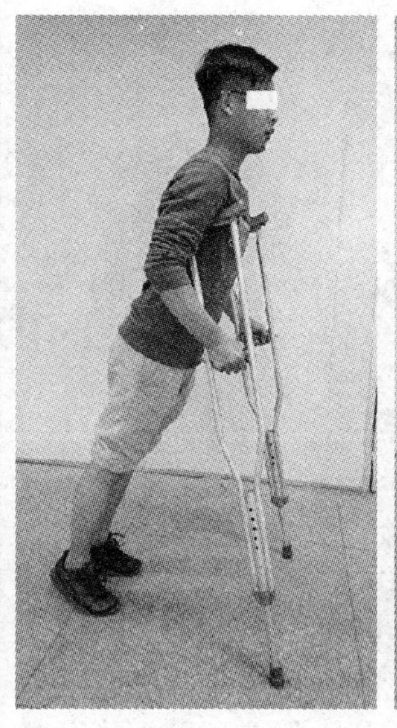
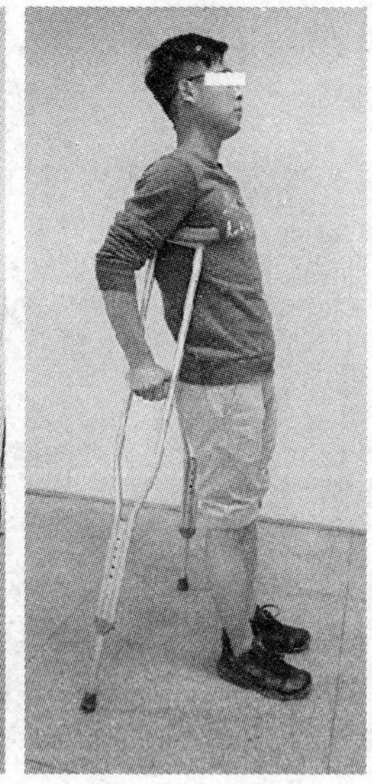
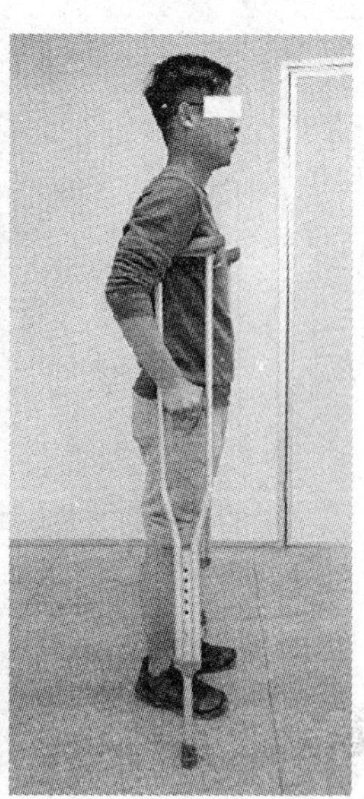

图 3-7-12 摆过步

保持四个点在地面，即左拐→右足→右拐→左足，如此反复进行(图 3-7-13)。步行环境与摆至步相同，步行方式适用于骨盆上提肌肌力较好的双下肢运动障碍者、老人或下肢无力者。

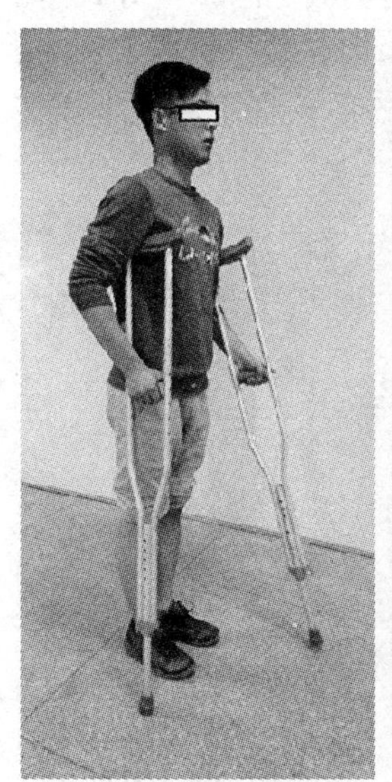
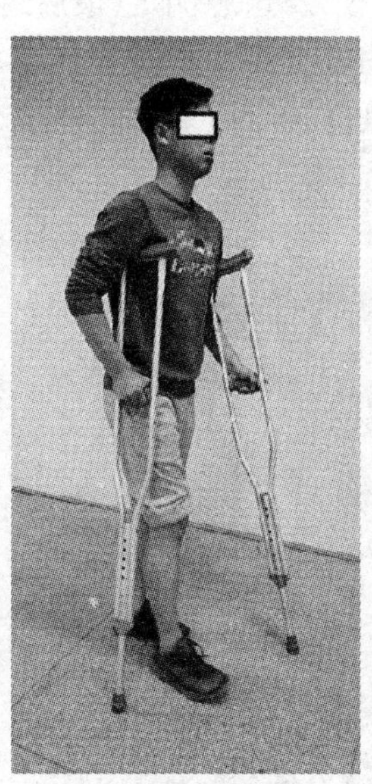
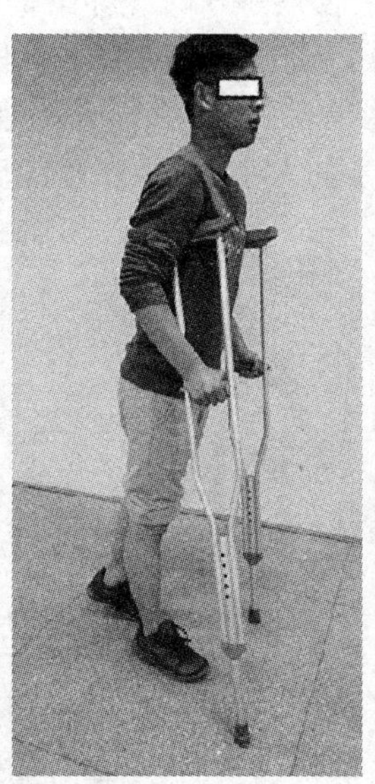
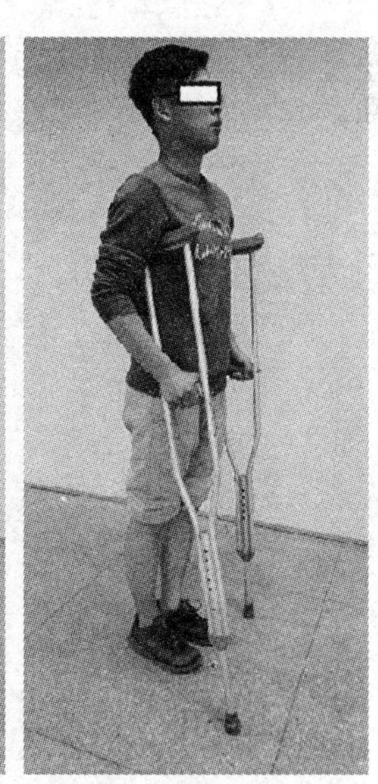

图 3-7-13 四点步

(5) 两点步行：与正常步态基本接近、步行速度较快。一侧拐杖与对侧足同时伸出为第一着地点，然后另一侧拐杖与相对的另一侧足再向前伸出作为第二着地点(图 3-7-14)。步行环境与摆过步相同。步行方式适用于一侧下肢疼痛需要借助于拐杖减轻其负重，以减少疼痛的刺激；或是在掌握四点步行后练习。

(6) 三点步行：是一种快速移动、稳定性良好的步态；患侧下肢和双拐同时伸出，双拐先

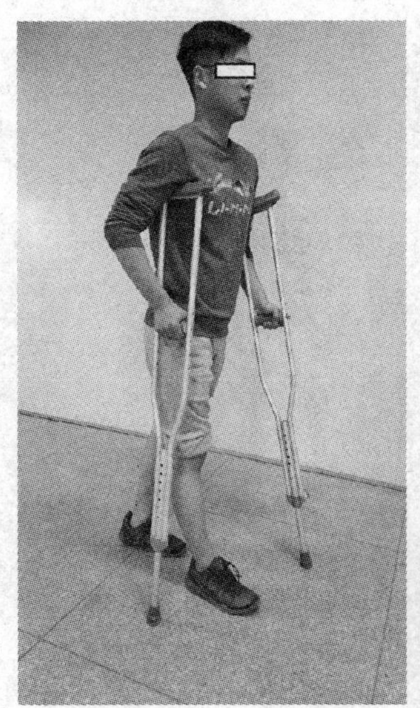
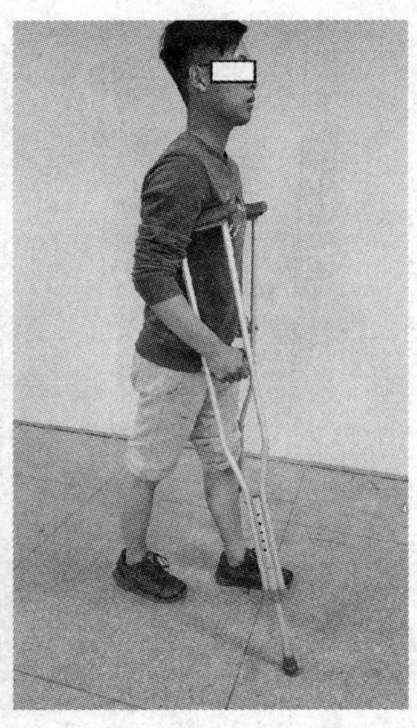

图 3-7-14　两点步

落地，健侧待三个点支撑后再向前迈出；适用于一侧下肢功能正常，能够负重，另一侧不能负重的患者，如一侧下肢骨折，小儿麻痹后一侧下肢麻痹等患者。

5. 使用手杖的步行训练

（1）三点步行：患者使用手杖时先伸出手杖，再迈患侧足，最后迈健侧足的步行方式（图3-7-15）。此种步行方式因迈健侧足时有手杖和患足两点起支撑作用，因此稳定性较好，除一些下肢运动障碍的患者常采用外，大部分偏瘫患者习惯采用此种步态。根据患者的基本情况，练习时按健侧足迈步的大小，又可分为后型，并列型和前型三种。

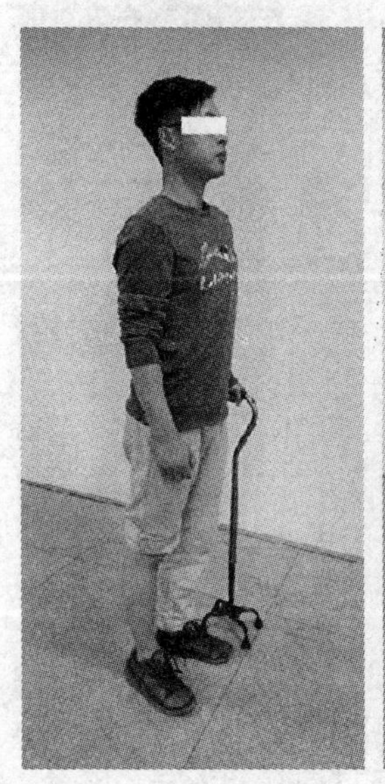
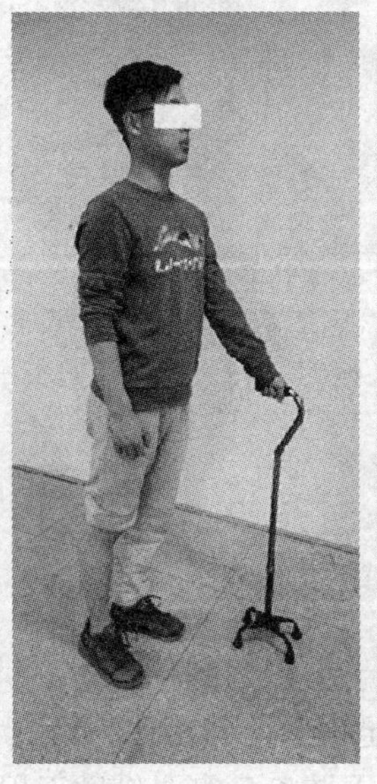
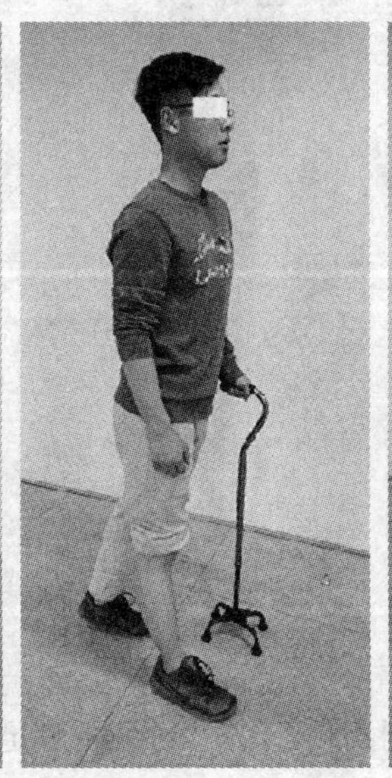
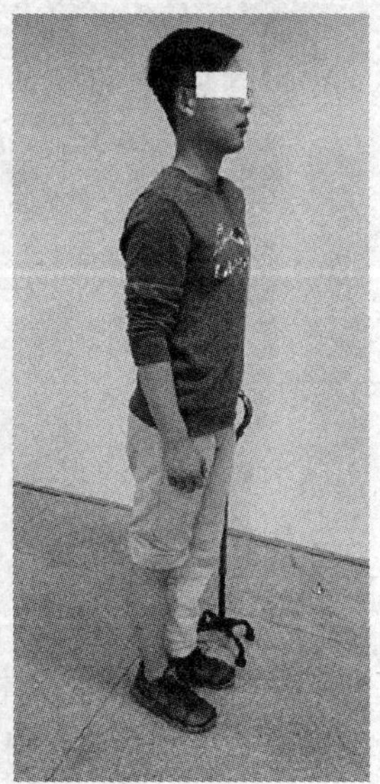

图 3-7-15　手杖三点步

（2）二点步行：手杖和患足同时伸出并支撑体重，再迈出健足。手杖与患足作为一点，健侧足作为一点，交替支撑体重，称为两点步行（图 3-7-16）。此种步行速度快，有较好的实用价值，当患者具有一定的平衡功能或是较好地掌握三点步行后，可进行两点步行练习。

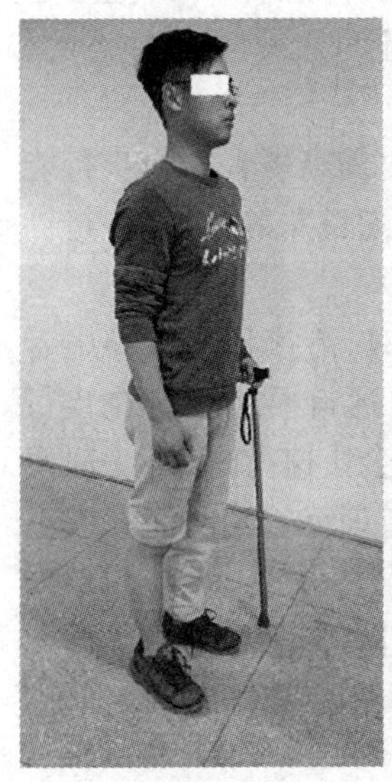
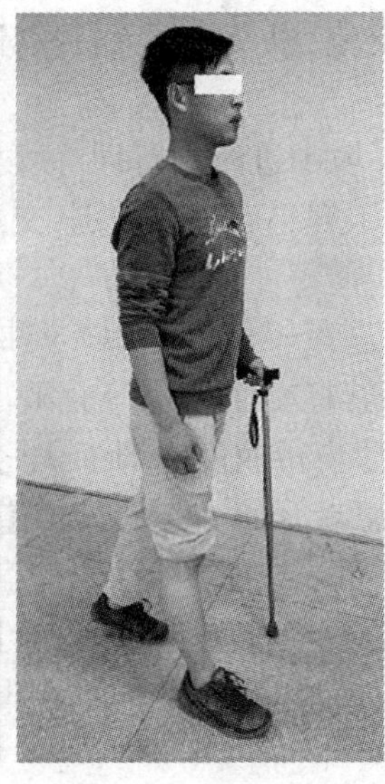
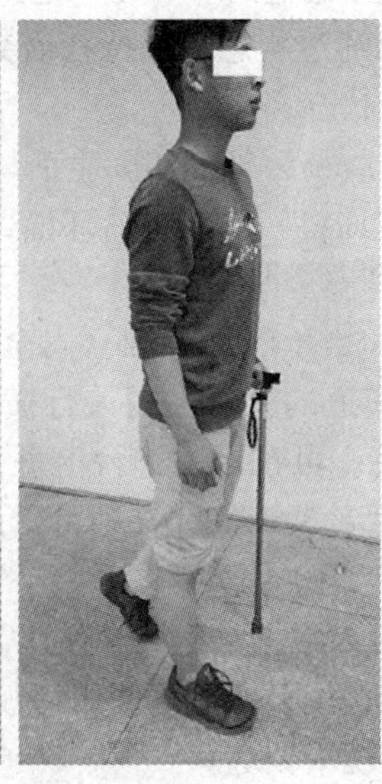
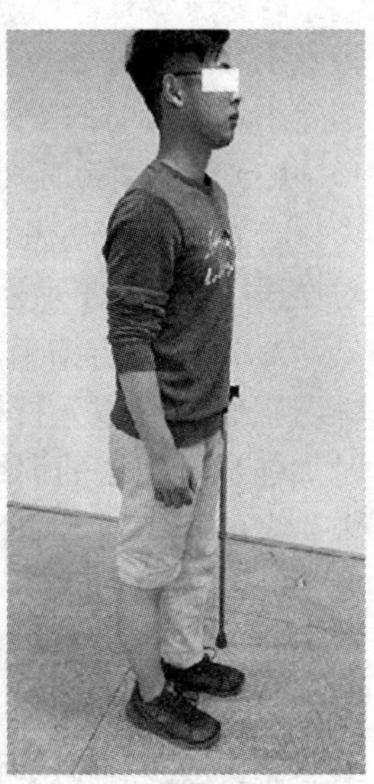

图 3-7-16 手杖二点步

6. 注意事项

（1）注意安全：行走训练时，要提供安全、无障碍的环境及减少不必要的困扰；衣着长度不可及地，以防绊倒；穿着合适的鞋及袜，鞋带须系牢，不可赤足练习行走。

（2）要借助于辅助具行走时，要选择适当的行走辅助具和行走步态。

（3）要根据患者的身高和手臂长度，帮助患者选择高度和长度适合的助行架、腋拐或手杖。腋拐的腋托高度是从患者的腋前襞到足外侧 15cm 处地面的距离或腋前襞垂直到地面的距离再加 5cm，把手的高度为伸腕握住把手时，肘部呈 30° 屈曲，或手柄与股骨大转子持平。手杖的手柄高度与腋拐的手柄高度相同，平股骨大转子。

（4）如使用腋拐，嘱患者通过把手负重而不是靠腋托，以防伤及臂丛神经，腋托应抵在侧胸壁上；使用手杖时，把手的开口应向后；使用四脚拐时，与手支撑杆垂直间距大的两脚在外，间距小的两脚靠近身体，以利于稳定支撑。

（5）当患侧下肢支撑力 < 体重的 50% 时，不宜使用单腋拐；患侧下肢支撑力 < 体重的 90% 时，不宜使用手杖；双下肢支撑力总和 < 体重的 100% 时，不宜使用助行架。

（二）社区性步行训练

当患者具有室内安全步行能力后，为提高耐力和步行的实际应用能力，做好患者出院前的准备，使患者能早日回归家庭和社会，提高患者的生活质量，应鼓励患者进行社区步行训练。社区性步行是指患者借助 AFO、手杖等，独立地完成在社区内步行，包括穿越人行横道、上下斜坡及台阶、乘坐交通工具等。

1. 环境适应性训练　患者从室内走出室外往往担心室外不平整的道路可能导致摔倒等情况，对自己缺乏信心，比较紧张，表现为迈步困难，迈步短，依赖搀扶。针对以上情况，需要对患者进行环境适应性训练。

（1）给予安全监护，选择平整并且人流相对少的道路先进行短距离步行训练，逐渐延长步行距离。

（2）当患者一次独立稳定的步行距离达到100m以上，治疗师应指导患者学习停止、起步及拐弯行走。还可以通过与患者保持言语交流，以及与行人打招呼的方式，分散注意力，消除患者步行时的紧张状态。

（3）让患者到院外或小区外的实际生活环境中进行步行训练，以提高患者实际步行能力。首先需要评估患者即将回归的生活环境，了解患者生活范围、交通道路等情况，进行针对性适应训练，期间注意安全监护。

2. 穿越人行横道　当患者能够独立安全进行一般的路面步行时，治疗师应指导患者学习正确的穿越人行横道的方法。因人行横道有交通信号等时限，通常要让患者在步行时加强步行速度的训练。可在运动跑台上进行步行速度的训练，学会快速行走后，一般要求患者的步行速度能达到3.6km/h时，则可带患者开始穿越人行横道训练。期间注意安全监护。

3. 上下斜坡及台阶　在日常生活中往往需要经过上下斜坡及台阶等不平道路，在出院前需对患者进行相关训练。开始可以使用踏板、训练用斜坡等康复训练设备进行模拟训练，最后需要过渡到真实环境中训练。

4. 乘坐交通工具　患者要能真正回归社会，还要学会正确使用交通工具。

（1）上下出租车：患者坐出租车以后排座为宜。进入出租车时，应以健手拉开车门，然后背对车门，臀部先入座车座上，调整坐稳后，再将双腿移入车内；下车时，先将脚移出车外，落地踏实，然后头部再移出车外，最后手扶车身站起，关门站稳安全离开快车道，走上人行道。

（2）乘坐中巴车或公共汽车：有乘坐公共汽车需要时。治疗师首先需要考虑患者是否能安全上车，患者相关能力包括：屈髋活动范围是否能踏上50cm左右汽车踏板，下肢力量及平衡能力等。同样可以使用高的踏板、肋木等康复训练设备进行模拟登车训练，最后过渡到真实环境中训练。在治疗师指导下完成，并有家属陪同，必要时给予帮助。

5. 注意事项

（1）注意安全，严格遵守交通规则。

（2）专人保护，治疗师应站在患者的患侧，提高患者的安全感，利于消除紧张情绪。

（3）患者必须具有他动态平衡能力。

（4）遵循循序渐进的原则，逐步延长步行的距离和速度。

（5）先选择较平整的路面行走，逐渐到较复杂的路面行走。

（6）所有实用技术的应用，应先在治疗室内进行模拟训练，待熟练后再到实际环境中训练，以逐步适应。

四、常用异常步态的矫治训练

1. 偏瘫步态　即典型的划圈步态，表现为下肢伸肌张力过高，患者步行时患脚拖地，肩及骨盆一边高一边低。迈步时通过身体带动骨盆向前摆动，膝关节不能正常屈曲而划圈迈出患腿。

矫治训练:①持续牵张降股四头、腘绳肌、小腿三头肌、内收肌等肌张力;②单腿前后原地踏步步行分解训练;③患腿单腿负重及平衡训练;④上下台阶训练,以及侧方上下台阶训练;⑤膝关节屈伸控制性训练等。

2. 足下垂步态　矫治方法:①胫前肌肌力训练:坐位、站位勾脚尖练习,根据患者情况,脚背上可放置沙袋以抗阻训练;②对足下垂严重的患者有条件的可给以踝足矫形器(AFO);③对中枢性损伤所致的足下垂及合并有足内翻的患者。

除上述训练外,可配合站斜板牵伸小腿三头肌及胫后肌、功能性电刺激(FES)或肌电触发功能性电刺激等,以抑制小腿三头肌张力,提高胫前肌的肌力和运动控制能力。对局部小腿三头肌张力过高的患者,有条件的可行局部肌肉神经阻滞,以帮助缓解痉挛。

3. 剪刀步态　多见于内收肌高度痉挛、髋外展肌肌力相对或绝对不足的脑瘫、脑卒中后偏瘫、截瘫等。

矫治训练方法:①牵伸内收肌:手法外展牵伸,患者卧床时使用枕头等物品放于患者两腿中间做牵伸,卧位屈膝脚底对脚底牵伸;②对顽固性痉挛,手法牵伸效果不理想,可考虑神经肌肉阻滞治疗;如为全身性肌张力增高,可给以口服巴氯芬;③强化拮抗肌即臀中肌的肌力训练;④温热敷;⑤步行训练时要有足够的步宽,如在地上划两条平行直线,训练患者两脚踏线步行。

4. 膝塌陷　矫治方法:①加强拮抗肌股四头肌肌力训练如靠墙马步蹲、功率自行车训练、登山器踏踩训练、直腿抬高训练、上下楼梯训练等;②对腘绳肌痉挛导致的伸膝障碍,首先可行站斜板和手法牵伸训练、功能性电刺激(FES)或肌电触发功能性电刺激等,以抑制腘绳肌肌张力,同时强化小腿三头肌肌力训练如踮脚步行、前脚掌踏楼梯上下训练等;③对痉挛严重的患者,有条件的可行局部肌肉神经阻滞,必要时有条件的可给以伸膝矫形器以辅助治疗。

5. 膝过伸　一般是代偿性改变如股四头肌肌力不足、膝塌陷步态或伸髋肌肌力不足时采用膝过伸代偿;支撑相伸膝肌痉挛;躯干前屈时重力线落在膝关节中心前方,促使膝关节后伸以保持平衡。

矫治方法:①股四头肌牵伸训练。②股四头肌肌力训练,方法同上。③膝关节控制训练。④臀大肌肌力训练。

6. 臀大肌步态　臀大肌是主要的伸髋及脊柱稳定肌。臀大肌无力的步行特征表现为仰胸挺腰凸肚。

矫治方法:臀大肌肌力训练如伸膝后踢腿、抗阻后踢腿;俯卧背飞;靠墙伸髋踏步;倒退步行,随患者能力的提高,可上运动跑台上训练退步走,并可逐步增加坡度和速度等。

7. 臀中肌步态　典型的双侧臀中肌无力步态俗称鸭步。

矫治方法:加强臀中肌肌力训练如侧踢腿、抗阻侧踢腿等;侧方上下楼梯训练,如为一侧肌无力,训练时采用患侧腿先上楼梯,健侧腿先下楼梯的方法;站立位在矫正镜前训练调整姿势,包括单腿站立时,躯干保持稳定不许动;侧方迈步(横行)步行训练,开始横行训练时,可让患者背靠墙走,以增加安全性,随患者能力的提高,可上运动跑台上训练横行,并可逐步增加坡度和速度。

第八节 现代神经发育学疗法技术

神经发育学疗法（neurodevelopmental therapy，NDT）又称神经生理学疗法（neurophysiological therapy，NPT）。

人体从婴幼儿发育至成熟，其神经功能的形成和完善，均遵循一定的规律。人们从20世纪40年代开始在临床上参照神经发育学的规律，创造了一系列的技术，来改善脑损伤后肢体运动功能障碍，称为神经发育学疗法

其技术要点包含二方面的内容，促进兴奋（易化）和促进抑制，故又称为促进技术、易化技术或促通技术。其典型代表为Brunnstrom技术、Bobath技术、Rood技术等，其中任何一项技术，都有非常复杂的理论与技术操作，此处仅选择一些基层临床康复常用的方法与简单的理论，给予介绍。

一、Brunnstrom技术

（一）概述

1. Brunnstrom技术简介　Brunnstrom技术是二战期间瑞典物理治疗师Signe Brunnstrom在美国对脑卒中偏瘫患者的运动功能进行长时间临床观察和分析，提出了脑损伤后恢复的6个阶段，并利用这个规律创立了一套治疗脑损伤后运动功能障碍的方法。

Brunnstrom训练法作为神经生理学疗法于1961年在哥伦比亚大学物理疗法科内应用并推广，直到1970年她才出版了《偏瘫的运动疗法》，书中详细地介绍了治疗偏瘫的方法，因此Brunnstrom技术也称为运动治疗技术。Signe Brunnstrom所提出的对中枢性瘫痪本质的认识，为康复医学的发展奠定了坚实的理论基础，她提出的偏瘫康复治疗技术当时在国际上产生了很大的影响，为后来康复治疗技术的发展提供了宝贵的经验。

2. 基本治疗原理　主要包括正确认识原始反射和合理利用运动模式这两方面的内容。

（1）正确认识原始反射：正常的发育进程中，脊髓与脑干反射等原始反射，可以在幼儿期看到，随着脑的逐渐成熟，在大脑皮质高级中枢调节下，原始反射会得到修整，逐步消失，并重新组合成有目的整体运动功能。

发生脑血管意外后，因高级中枢调控失常，原始的反射如肢体的共同运动，姿势反射和联合反应等重新出现，这意味着倒退回早期的发育阶段，临床康复中，曾经广泛使用各种方法试图抑制这些原始反射，以便恢复正常的运动能力，均告失败。

因此，Brunnstrom认为原始反射是运动功能正常恢复顺序中的一部分，应予利用而不是加以抑制。强调在患者尚未恢复任何主动运动之前，能够而且应该运用人体发育早期本属正常的各种原始反射活动，去引出我们需要的运动，使瘫痪肌肉能产生收缩反应，以启动运动的恢复过程。常用的原始反射包括紧张性颈反射（TNR）、紧张性迷路反射、阳性支持反射、同侧屈伸反射、交叉屈伸反射等。

（2）合理利用运动模式：脑损伤患者，在进行活动时，会出现一些共同的特征，其中肢体的共同运动、联合反应等原始反射的运动特征，被称为异常运动模式，使得我们一眼就能容易地识别一名脑损伤患者。

该技术理论认为，异常的运动模式是脑损伤患者在恢复正常自主运动之前必须经过的

一个过程。在恢复早期阶段应充分利用这些原始反射导致的异常运动模式,从而诱发协同动作,以及利用联合反应引起患侧的肌肉收缩,然后与主观努力相结合,产生出某种程度的协同动作,再运用各种方法抑制协同成分,使其分离为较单一的动作,通过日常生活活动反复训练,实现无限接近正常的协调灵活的功能运动。

1）联合反应:健肢作全力抗阻收缩,可诱发患肢发生非随意运动或反射性肌张力增高,称为联合反应,有痉挛存在时更易发生。它是一种比较原始的运动模式,根据两侧肢体运动是否相同又分为对称性和不对称性两种。上肢联合反应一般为对称性运动,下肢联合反应一般为非对称性运动。在仰卧位下,当健侧下肢抗阻力外展或内收时,患侧髋关节可出现相同动作,下肢的这种联合反应又称为 Raimiste 现象(图 3-8-1)。Brunnstrom 治疗技术中常利用这一现象进行诱发随意收缩与随意运动。

2）共同运动:是指当让患者活动患侧上肢或下肢的某一个关节时,相邻的关节甚至整个肢体都可出现一种不可控制的运动,并形成特有的运动模式,这种模式就称为共同运动。在用力时共同运动表现特别明显。它是脑损伤后常见的一种肢体异常活动表现,是没有实用价值的运动,可在随意控制的早期阶段出现。患侧的上下肢可以表现为屈曲共同运动模式和伸展共同运动模式。上、下肢共同运动特征(表 3-8-1)。

表 3-8-1 上、下肢共同运动模式

	屈肌共同运动	伸肌共同运动
肩胛骨	上提、后撤	前突
肩关节	屈曲、外展、外旋	伸展、内收、内旋
肘关节	屈曲	伸展
前臂	旋后	旋前
腕关节	掌屈、尺偏	背伸
手指	屈曲	伸展
髋关节	屈曲、外展、外旋	伸展、内收、内旋
膝关节	屈曲	伸展
踝关节	背屈、外翻	跖屈、内翻
足趾	伸展	屈曲

（二）Brunnstrom 评定方法

1. 概念 Brunnstrom 通过对大量偏瘫患者进行临床观察,发现偏瘫患者的恢复几乎是一个固定的连续过程,从而提出了著名的六阶段恢复理论,为康复临床记录脑损伤患者的肢体运动功能情况、交流、研究等,提供了一个相当有用的工具,因而得到世界各国的广泛赞誉和普遍运用:

第 1 阶段:弛缓期,患侧肌肉呈弛缓状态,肌张力消失,无任何运动。

第 2 阶段:联合反应期,开始出现痉挛及共同运动模式,患者试图活动时出现不伴有关节活动的微弱肌肉收缩。

第3阶段:共同运动初期,异常运动模式达到高峰,痉挛加重,患者可以完成始终伴共同运动的随意运动。

第4阶段:共同运动期,出现一些分离运动,痉挛开始减弱,运动模式开始脱离共同运动模式的控制。

第5阶段:分离运动初期,分离运动为主,痉挛明显减弱。

第6阶段:协调性运动期,协调运动正常或接近正常,共同运动及痉挛消失。

2. Brunnstrom偏瘫运动功能评定　Brunnstrom以脑损伤偏瘫患者从疾病发生、发展规律作为基础,把患侧上肢、手、下肢功能各分为Ⅰ~Ⅵ期,各期判断标准(表3-8-2)。

表3-8-2　Brunnstrom偏瘫运动功能评估

分级	上肢	手	下肢
Ⅰ	弛缓,无任何运动	弛缓,无任何运动	弛缓,无任何运动
Ⅱ	只有共同运动模式	只有细微屈伸	极少的随意运动
Ⅲ	可随意产生共同运动	钩状抓握,不能伸指	坐位或站立位时,有髋、膝、踝关节共同性屈曲
Ⅳ	1. 肩0°,肘屈90°时,前臂可旋前旋后 2. 肩前屈90°可伸直肘 3. 手背可触及腰骶部	能侧捏及松开拇指,手指有半随意的小范围伸展活动	1. 坐位屈膝90°下,可使足后滑动到椅子后方 2. 在足跟不离地情况下,能使脚踝背屈
Ⅴ	1. 肘伸直位肩外展90° 2. 肘伸直位肩前屈30~90°前臂旋前旋后 3. 肘伸直位,前臂中立位,上肢上举过头顶	可做球状和圆柱状抓握,手指同时伸展,但不能单独伸展	1. 健腿站立位,患侧腿可先屈膝后伸髋 2. 健腿站立位,伸膝下做踝背屈(重心落在健腿上)
Ⅵ	运动协调接近正常,手指指鼻无明显不良,但速度与健侧比稍慢(<5秒)	所有抓握均能完成,但速度和准确性比健侧要差	1. 站位:髋外展至超出该侧骨盆所能达到范围 2. 坐位:伸直膝可内外旋下肢,能完成合并足内外翻

(三) Brunnstrom技术的临床应用

1. Brunnstrom技术的适应证与禁忌证

(1) 适应证:中枢神经系统损伤后导致的运动功能障碍,如脑梗死、脑出血、蛛网膜下出血、高血压脑病、脑外伤和儿童脑瘫等及运动控制障碍疾患。

(2) 禁忌证:严重认知及意识障碍、生命体征不稳定等。

2. Brunnstrom技术的治疗原则

(1) 根据发育顺序有规律进行,即:反射、随意运动、功能活动。

(2) 无主动运动时,利用本体感受和体外皮肤刺激诱发协同动作,以及利用联合反应引起患侧的肌肉收缩,促进运动的出现。

（3）有主动运动时，须使肢体定位并保持，即做等长收缩，之后再进行离心收缩，最后做向心收缩。

（4）有随意运动时，应尽快停止各种刺激。首先停止反射刺激，然后停止触觉刺激。Brunnstrom 第三阶段以上不可使用原始反射（含联合反应）。

（5）加强主动训练，当出现正确动作时，应反复练习，最后融入功能活动训练中。

3. Brunnstrom 治疗方法 Brunnstrom 技术最基本的治疗方法是早期充分利用一切方法引出肢体的运动反应，并利用各种正常或异常的运动模式如联合反应、共同运动，再从异常模式中引导、分离出正常的运动成分。最终脱离异常运动模式，逐渐向正常、功能性模式过渡。

在基层临床当中，有许多实用的技术，可以容易地学会并运用，下面按照偏瘫患者 Brunnstrom 分期来具体介绍 Brunnstrom 技术的一些简单治疗方法。

（1）Brunnstrom 分期Ⅰ~Ⅱ期：患者无主动运动，这时可以利用联合反应、姿势反射等，提高患侧肢体的肌张力和肌力，促使肢体功能部分恢复如：翻身训练、患肢被动活动训练，利用联合反应及共同运动等。

1）床上翻身训练：患者尽早学会向两侧翻身，以免长期保持一种姿势出现继发性压疮及肺部感染等并发症。具体训练方法可参照本章第五节体位转移技术。为方便患者翻身动作更容易完成，可利用原始反射达到更好的效果。例如床上翻身时，可让患者先将头转向翻身侧以此利用紧张性腰反射、非对称性紧张性颈反射的作用协同完成该动作。

2）被动运动及辅助主动运动：关节被动活动，除了可以防止关节挛缩以外，对肢体关节相关部位的反复刺激，还有助于促进肢体肌肉反射的出现，从而提高肌肉的张力，并能够促进感觉恢复，全身各个关节均需要进行，随着肢体肌肉张力的提高，肌肉收缩的出现，逐渐进行辅助主动运动。活动范围除了四肢外还应包括头、颈及躯干等关节。

3）应用联合反应和共同运动：①当上肢无随意运动时，可使健侧上肢屈曲抗阻收缩，以引起患侧上肢屈曲的联合反应；反之亦可使健侧上肢伸肌抗阻收缩，以引起患侧上肢伸肌的联合反应。屈肘时，若让患者面向健侧，会由于非对称性紧张性颈反射的影响，可进一步强化屈肘动作。②仰卧位时，对健侧下肢的内收、外展或内旋、外旋施加阻力，可以引起患侧下肢出现相同的动作倾向，而促进活动的出现。③双侧抗阻划船样动作：治疗师坐在患者对面，相互交叉前臂再握手做类似划船时推拉双桨的动作，向前推时前臂旋前，向回拉时前臂旋后。治疗师在健侧施加阻力以引导患侧用力（利用健侧肢体和躯干的本体冲动对患者难以进行的推、拉或往复运动进行促进），见图 3-8-1。④上肢屈曲共同运动：通过对肢体近端肌肉的牵拉、叩击等刺激引起上肢的屈曲反应；如轻扣上、中斜方肌、菱形肌和肱二头肌引起上肢屈曲的共同运动；亦可从肩胛带上提开始，颈向患侧屈曲，让患者用耳朵接触肩峰，治疗师用手给予抵抗，当阻力足够大时，可诱

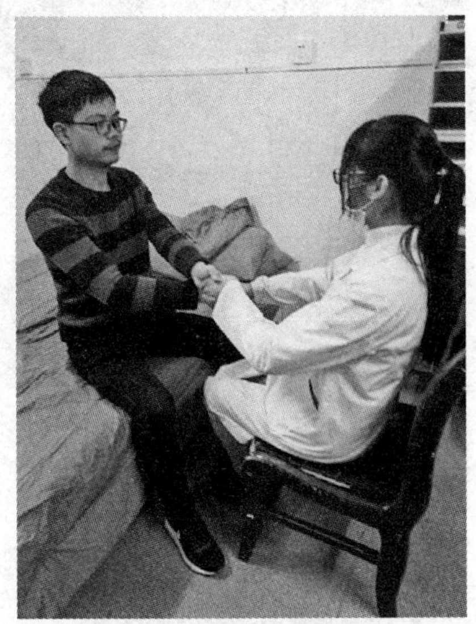

图 3-8-1 双侧抗阻划船样动作

发肩上举及耸肩活动。

4）躯干训练：主要包括躯干平衡能力训练和躯干肌肉活动训练两个方面。①平衡训练：一般在坐位下进行躯干的平衡训练，先让患者坐在有靠背的椅子上，帮助患者躯干离开靠椅，保持躯干直立对称，逐渐去除帮助，嘱患者保持坐位平衡。重点对患侧、健侧躯干肌的控制力进行训练，以提高躯干平衡反应，改善坐位平衡。②躯干肌肉活动训练：一般先练习屈肌，然后练伸肌，最后练习旋转肌。躯干屈曲及伸展训练时，让患者坐在椅子上，双上肢保持抱肘姿势，治疗师坐在患者对面，扶住患者双肘，随着躯干的前倾，诱导患者完成肩肱关节及肩胛骨的运动。然后分别向左前方及右前方运动，提高躯干的控制能力（图 3-8-2）。在躯干屈曲至最大活动范围时，给予患者口令坐直即返回正直坐位，做躯干的伸展训练；做躯干的旋转训练时，患者坐位，健手托住患侧肘关节，治疗师站在患者身后，一手放在患者患侧肩部，另一手放置于躯干处给予辅助，嘱患者目视前方，肩向左侧旋转时，头向右侧旋转，左右交替，动作应缓慢。

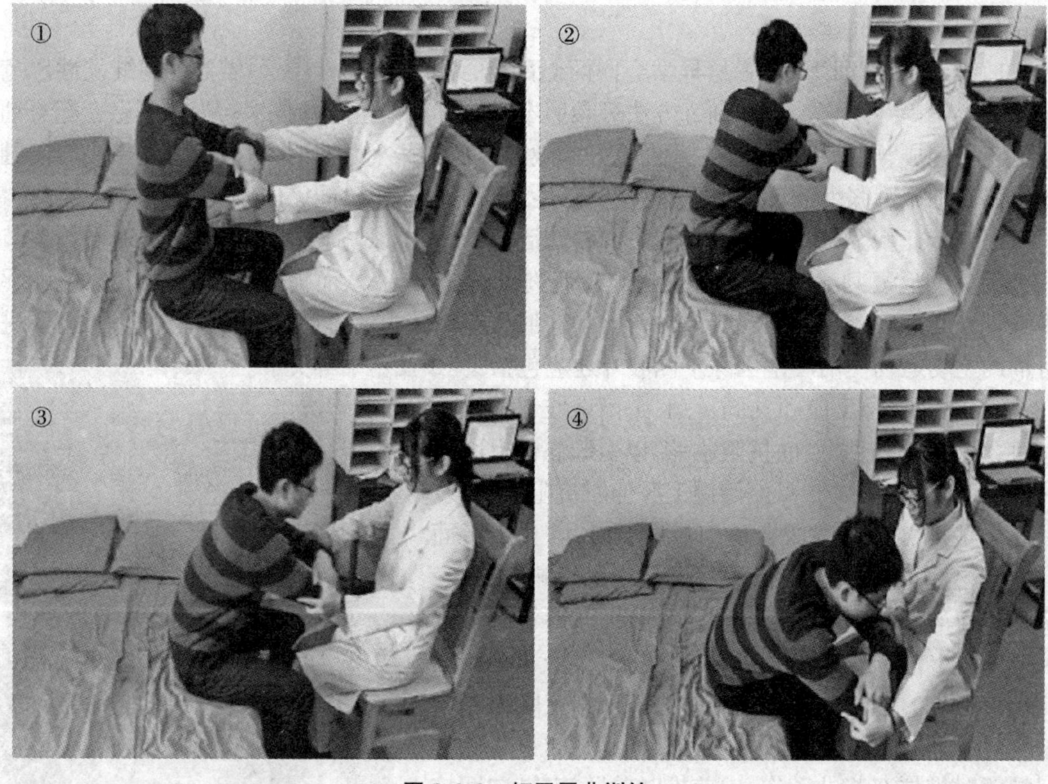

图 3-8-2 躯干屈曲训练

（2）Brunnstrom 分期Ⅲ期：此时患者已经出现了许多主动的运动，但是痉挛也达到相当明显的程度，因此，治疗目的是控制住过度的痉挛，并开始学会随意控制屈、伸共同运动，促进伸肘、屈膝、伸腕和踝背伸，诱发手指的抓握与放松，并将屈伸共同运动与功能活动结合起来。

1）促进上肢伸展：①利用 Raimiste 现象促进上肢共同运动：患者坐位，将患者健侧上臂外展 45° 后，让其将臂向中线内收，在健臂内侧近端施加阻力，以诱发患侧胸大肌收缩。上

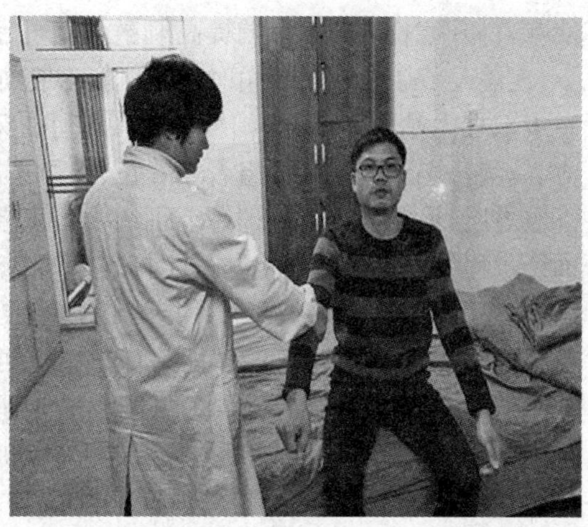

图 3-8-3 利用 Raimiste 现象促进上肢共同运动

臂内收，进而引发上肢伸肌协同运动，胸大肌收缩时肱三头肌也可收缩，引起伸肘（图 3-8-3）。②利用原始反射：利用紧张性迷路反射，在仰卧位促进伸肌群的收缩；利用不对称性紧张性颈反射，使头转向患侧，降低屈肌群的张力，增加伸肘肌群的张力。③感觉刺激：轻叩肱三头肌肌腹，在皮肤上刷擦，刺激肌肉收缩。

2）促进伸腕与屈腕：①轻拍伸腕肌并令其作伸腕的动作，如患者能握拳并能维持时，可轻叩伸腕肌使握拳与伸腕同步，或者伸腕握拳时伸肘，屈腕放松时屈肘；②将臂保持在外展 90° 位置，对手掌近端施加压力。

3）促进手功能恢复：手功能的康复目标主要是先恢复全手指的同时抓握和伸展，一般患者能达到这个目标，患者才能完成有实用意义的抓握动作。①诱发手抓握：治疗师一手对抗健侧手的屈肌的收缩，另一手固定患侧腕关节于伸展位，让患者用力做握拳动作，可以看到患手出现一定程度的屈曲动作；②诱发手指联合伸展：治疗师一手四指紧压在患手大鱼际并将拇指外展，另一手固定患侧肘关节，将前臂旋后，停留数秒，可看到手指自动伸展。

4）把共同运动与功能活动相结合：当能较随意控制屈伸共同运动时，应将其与功能活动相结合，在应用中得到进一步提高。①屈曲共同运动：如让患手拿住杯子，健手倒水；患手屈肘挎包等。②伸肌共同运动：书写时用患手固定纸；患手穿衣袖。③联合交替应用共同运动：如擦桌子、编织等。

（3）Brunnstrom 分期Ⅳ期 ~ Ⅴ期：主要是抑制异常的、原始的反射活动，改善运动模式，加强随意运动，重建正常的运动模式，加强软弱肌肉的力量。

1）上肢运动训练：因偏瘫侧屈肌的共同运动模式，当肩关节前屈 90° 时，会出现肘屈曲及肩外展，肘关节屈曲时肩关节会出现外展外旋等情况。若不能改善这种运动模式，训练将达不到效果。①肩关节屈曲训练：被动活动患侧肩关节前屈至 90° 让患者保持姿势，同时在前、中三角肌上进行轻轻叩击；肩关节主动前屈 90° 后，对患侧肱三头肌表面进行刷擦等感觉刺激，以帮助充分伸肘。②患手摸腰训练：坐位下被动移动患手触摸腰骶部并逐渐往上移动；亦可患手通过腰后部传递物品。③肘关节屈 / 伸训练：患者坐位，将肘关节置于桌面上，然后进行肘关节的屈伸活动；治疗师托住患侧肘关节使其伸直，然后让患手触摸对侧肩部后再将其回到伸展位。④前臂旋前 / 后训练：坐位或站立位，上臂紧贴身体，肘屈 90°，做前臂旋前 / 后训练；屈肘 90° 时翻转扑克牌，取牌时旋前，翻牌时旋后。在这种体位下可将开锁等日常活动应用其中。

2）下肢运动训练：因下肢伸肌运动模式，偏瘫患者步行时呈髋膝伸展，踝关跖屈、内翻及髋内收组合的运动模式。为了抑制这种异常模式，必须诱发踝关节背屈与髋外展膝伸展等运动。①踝关节运动训练：仰卧位，患者屈髋屈膝，治疗者在其大腿远端施加阻力，由于股四头肌抗阻作等长收缩，可诱发踝背伸活动；也可用冰、毛刷在足背外侧部快速摩擦，同样可使踝背伸,随着运动水平的提高刺激强度可逐渐减少。②膝关节运动训练:患者坐于靠背椅上,使髋关节屈曲或呈钝角时,则屈膝困难,如使上身前弯,髋关节屈曲呈锐角,则屈膝容易;患者双杠内站位,练习小幅度的膝关节屈曲和伸展;坐位屈膝 90° 下,使足后滑动到椅子后方。③髋关节运动训练:患者站立位,患侧下肢做外展动作,健侧下肢支撑体重;然后做健侧下肢外展,患侧下肢负重训练。训练中若患者平衡性稍差,早期可在平衡杠内进行训练。在训练过程中可对髋外展肌进行叩打刷擦等刺激。

3)手功能训练:在之前手指的联合屈伸的基础上进一步完善各个手指的屈伸功能,强化随意性抓握,增强手的实用性。①被动屈曲各掌指关节和指间关节,以牵拉伸指肌,并在伸指肌的皮肤上给予刺激。②四指伸开,用拇指分别沿四指指尖划向指根;或四指伸展,保持指间关节伸展,掌指关节进行屈曲与伸展训练;拇指与四指的对指训练。③手的球状和圆柱状抓握训练,可以用手进行抓握小木棒、水杯等物品进行训练。④手的侧捏训练,可练习侧捏纸张;或洗盘子时,用患手拇指固定,用健手刷洗等。

(4)Brunnstrom 分期Ⅵ期:按照正常的活动方式来完成各种日常生活活动,加强上肢协调性、灵活性及耐力练习和手的精细动作练习以及进行步态训练,恢复肢体的独立运动。

1)手精细运动训练:患手用筷子夹玻璃珠训练;患手系鞋带,系、解纽扣训练。若开始完成困难,可在训练中配合一定的辅助器具来完成。一般患者需要经过较长时间练习手指的协调性和提高动作速度。

2)步行训练:步行功能是评价康复治疗疗效、患者满意度的一项重要指标。早期步行训练应在治疗师的指导下,可借助于拐杖、平衡杠、走廊扶手等进行步行训练。并指导患者如何控制重心、起步、步幅及如何纠正膝过伸等。

3)上下台阶训练:开始训练时需设计低矮的台阶,循序渐进增加难度。需要注意的是上台阶是健足先上,下台阶时患足先下,目的是合理负重,正确的重心转移,安全的上下台阶。

4. Brunnstrom 治疗注意事项

(1)重视心理治疗和心理支持,以激发患者的主动配合。

(2)为增强治疗作用,还可利用各种感觉刺激。

(3)评定应该贯穿整个康复过程,从评定开始,用评定调整治疗计划,以评定结束。

(4)训练的安排应该因人而异、因病而异、因阶段而异。

(5)训练应该长期坚持,有步骤地渐进式,才有累计的效果。

(6)训练过程中需要密切观察患者病情变化,及时暂停或终止训练。

二、Bobath 技术

(一)概述

1. Bobath 疗法简介　Bobath 疗法是在 20 世纪 40 年代,由物理治疗师 Berta bobath 和她的丈夫 Karel bobath 创立,其技术理论依据是,大量偏瘫患者的运动功能恢复,受制于其严重的痉挛,控制痉挛后,运动功能的恢复将变得更加容易。因此,他们创立了一套针对中枢神经系统疾病进行治疗的康复训练技术。

2. 理论基础

(1)中枢神经患病后,在通常状态下不应出现的痉挛和原始反射,称为异常姿势反射或异常的运动模式，干扰了正常的运动，因此要用反射性抑制模式（RIP）对之进行抑制，否则正常的运动难以发生。

（2）中枢神经患病后，难以产生或不能产生主动的运动，在抑制了异常运动之后，要运用各种促进技术进行促进，当出现运动后，要按运动的发育的程序从低级到高级别进行促进和训练，促使正常运动功能的恢复。

（3）利用正常的自动性姿势反射和平衡保护反应等，可以调节肌张力，诱发正确的动作，从而抑制异常运动模式，重新获得对运动的控制的治疗方法。

（4）在运动的任何时刻，中枢神经兴奋性都表现在肌肉张力上，身体肌肉的收缩和松弛决定了兴奋和抑制过程在中枢神经内的分布，而以后这种兴奋和抑制又再传出到周围，通过改变脑损伤患者如脑瘫患儿的异常姿势，使兴奋和抑制的过程在中枢内的分布变得较为正常，以后其向周围的传出也变得正常，这也是 Bobath 提倡用 RIP 修正患儿的异常姿势的理论基础。

（二）Bobath 技术的临床应用

1. Bobath 技术的适应证与禁忌证

（1）适应证：中枢神经系统损伤的运动障碍，如儿童脑瘫，成人偏瘫等。

（2）禁忌证：非中枢神经系的统疾患，效果较差。

2. Bobath 技术的治疗原则

（1）根据发育顺序有规律进行。即训练计划的安排必须与患者的发育水平相一致。

（2）强调患者学习运动的感觉。运动的感觉可以通过后天的不断学习而获得，正确的感觉反馈可教会病人重新学会正常的运动。

（3）强调患者学习并建立基本姿势与运动的模式。依据人体正常发育过程，抑制异常的动作模式，同时诱导患者逐步学会正常的动作模式，诱发出高级神经系统反应，体验正常的运动感觉。

（4）强调将患者整体为重心进行治疗。偏瘫侧躯干和肢体必须全部参与所有康复治疗，可防止患者身体的其他方面出现障碍。例如在训练偏瘫侧上肢时注意下肢的伸肌模式的出现。

（5）强调把训练带入日常生活当中去，把运动控制障碍的治疗作为一种管理（24 小时）来实施。加强主动训练，当出现正确动作时，应反复练习，最后融入功能活动训练中。

3. Bobath 技术的治疗方法　基层临床常用，而易于使用的治疗方法如下：

（1）床上良姿位摆放：是早期抗痉挛治疗的重要措施之一。良姿位摆放能有效预防和减轻上肢屈肌、下肢伸肌的典型痉挛模式，是预防后期出现病理性运动模式的方法之一。

1）健侧卧位：健侧在下，患侧在上。患者头部垫枕，胸前放一枕头，患肩前伸，患侧肘关节伸展，腕、指关节伸展放在枕上（对抗上肢的屈曲痉挛）。患侧下肢髋、膝关节自然屈曲向前，放在身体前面另一枕头上（对抗下肢的伸肌痉挛），健侧肢体自然放置（图 3-8-4）。

2）患侧卧位：患侧在下，健侧在上。患臂前伸，手掌心向上，将患肩拉出以避免受压和后缩；患腿髋关节略后伸，膝关节略屈曲，放置舒适位。健侧上肢放在身上或后面的枕头上，避免放在身前，以免因带动整个躯干向前而引起患侧肩胛骨后缩。健侧屈膝、屈髋向前，腿下放一枕头支撑。患侧卧位可增加对患侧的知觉刺激输入，并使整个患侧被拉长，从而减少痉挛（图 3-8-5）。

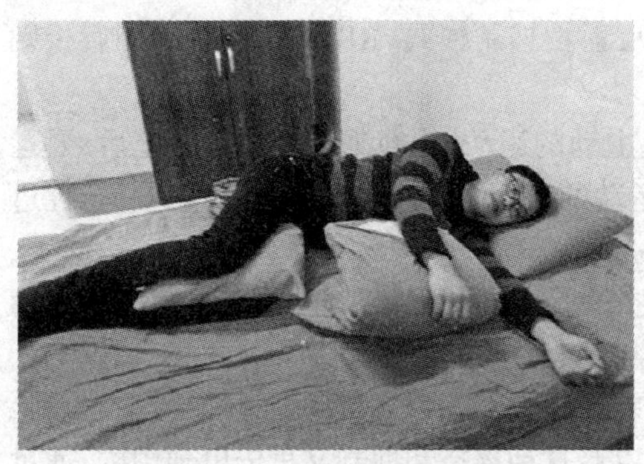

图 3-8-4 良姿位摆放 - 健侧卧位

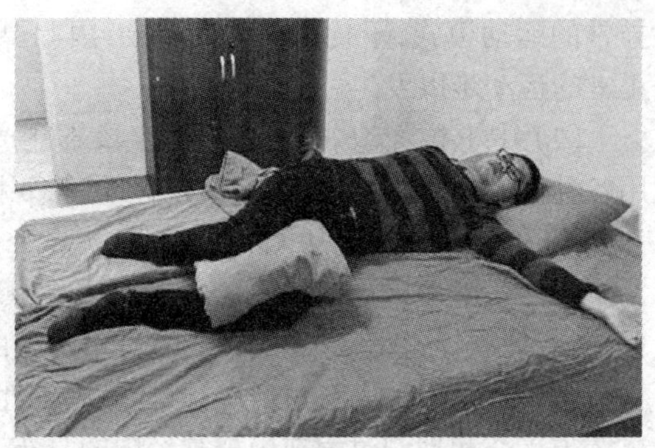

图 3-8-5 良姿位摆放 - 患侧卧位

3）仰卧位：该体位易引起压疮及增强异常反射活动，应与健侧卧位、患侧卧位交替使用，特别避免长期处于仰卧位。仰卧位时，患者头部垫枕，患侧肩胛下放一枕头，使肩上抬前挺，上臂外旋稍外展，掌心向上，手指伸直并分开，整个上肢放在枕头上。患侧髋下放一枕头，使髋向内旋位，患侧臀部、大腿外侧下放一枕头，以防下肢外旋。膝关节稍垫起使微屈并向内（图 3-8-6）。

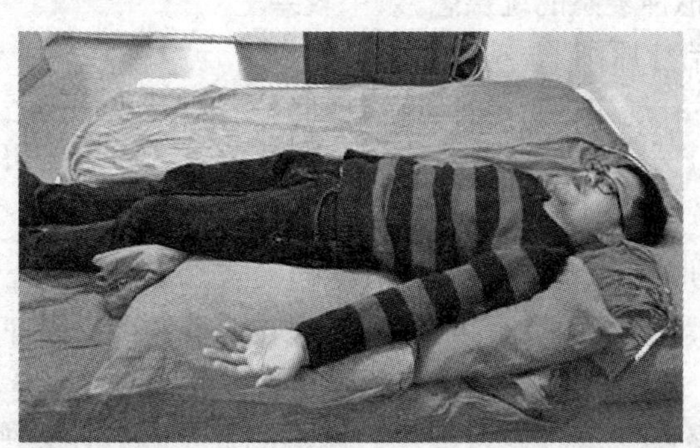

图 3-8-6 良姿位摆放 - 仰卧位

（2）Bobath 握手：是 Bobath 技术中一种常用的方法，广泛用于脑卒中的临床康复治疗中。具体动作要求：患者双掌心相对，十指交叉地握手，患侧拇指在健侧拇指上方，在进行任何功能训练时，要求使用该姿势握手，以防止手的屈曲挛缩，避免腕屈及前臂旋前畸形，使患侧拇指有较大的外展，前臂伸展有助于抑制屈肘肌群的痉挛。

（3）控制的关键点：是 Bobath 为改变患者的异常运动模式、降低肌肉痉挛状态，引导患者正常运动反应的治疗技术核心，常与反射性抑制综合应用。常用的人体人体的关键点包括：①中部关键点：头部、躯干、胸骨中下段；②近端关键点，如上肢的肩峰、下肢的髂前上棘；③远端关键点，如上肢的拇指、下肢的踇趾。具体应用如下：

1）降低躯干肌肉的痉挛：患者坐位，治疗师站在患者身后，一手放在胸骨中下端，一手放在背部相应水平。让患者保持放松，治疗师放在胸骨上的手向后推，放在背部的手向前推，两手一推一松，病人相应地塌胸、挺胸，重复数次，即可降低躯干肌群的肌张力（图 3-8-7）。

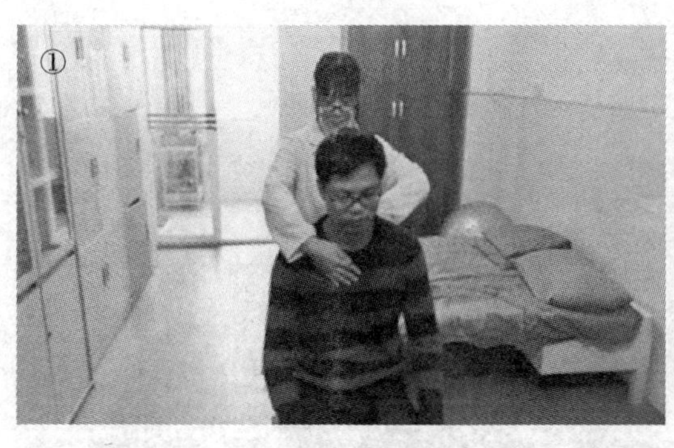

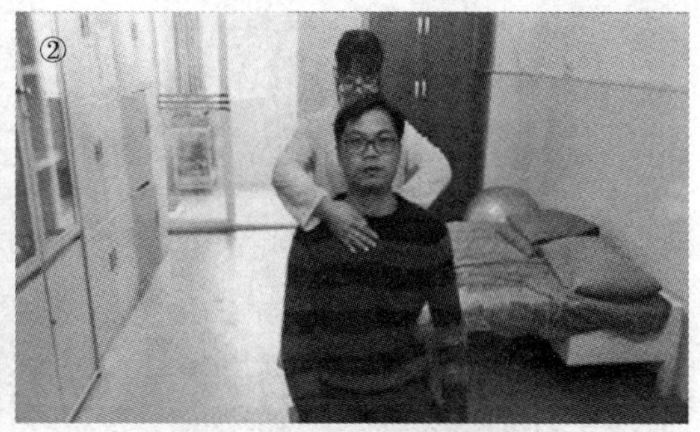

图 3-8-7 控制的关键点 - 降低躯干肌肌张力

2）降低上肢肌肉的痉挛（手指屈曲痉挛模式）：治疗师一手握住患手拇指，使其呈外展、伸展位，另一手握住其余四指，持续牵拉片刻即可缓解手指的痉挛模式（图 3-8-8）。

（4）抗痉挛模式：这是专门针对抑制异常运动和姿势反射而设计的一些运动模式，它可以防止异常的感觉输入。它们几乎与偏瘫患者的痉挛模式完全相反。偏瘫患者常见的抗痉挛模式如下：

1）躯干的抗痉挛模式：患者健侧卧位，治疗师站立于患者健侧，一只手扶住其肩部，另一只手扶住髋关节，双手做相反方向的牵拉动作，在最大的牵拉范围内停留数秒，便可缓解患侧躯干肌的痉挛（图 3-8-9）。

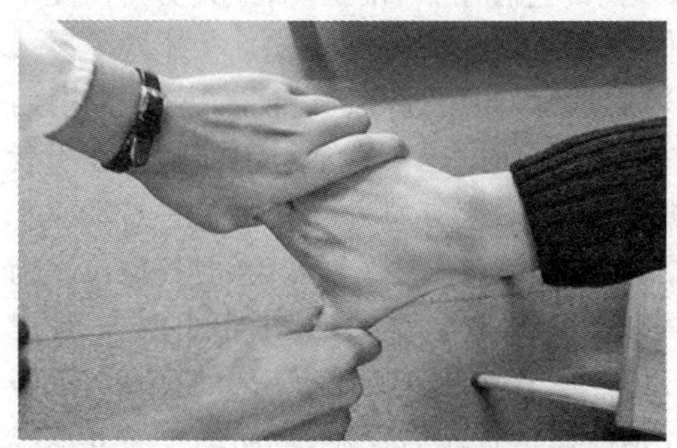

图 3-8-8 控制的关键点 - 上肢肌肉的痉挛

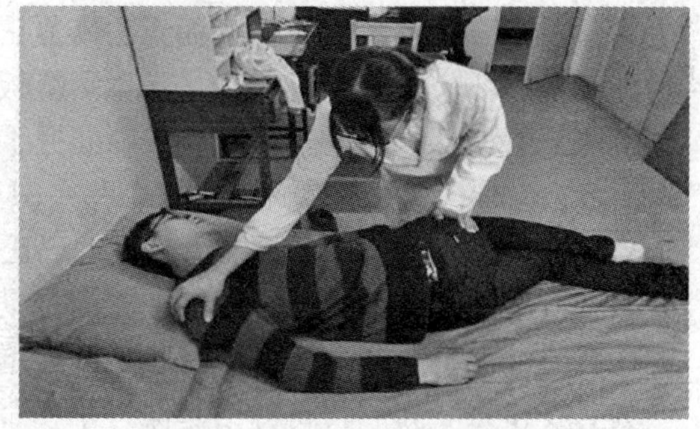

图 3-8-9 躯干的抗痉挛模式

2）上肢的抗痉挛模式：患者坐位，使患者上肢处于被动外展、外旋上肢、伸肘、前臂旋后、伸腕和张开各手指放于床面上，患者健手可放在患侧肘关节处固定，患者可借助于自身的重量压在患手，如此可对抗上肢的屈曲痉挛模式，迅速控制上肢的屈曲痉挛（图 3-8-10）。

3）下肢的抗痉挛模式：患者仰卧位，双侧下肢屈曲，双手十指交叉抱住双膝，抬起上身保持片刻，持续牵拉片刻即可对抗下肢伸肌痉挛模式（图 3-8-11）。

在应用以上抗痉挛模式时，用力不可过度，达到松弛痉挛即可；治疗不要同时在各处进行，也不要在痉挛最明显处开始；应逐渐让患者自行学会应用如上方法；充分运用头、肩胛、骨盆等关键部位；抑制痉挛后，应开展主动活动和日常生活活动。

（5）促进正常的姿势反应：对于偏瘫患者，促进他们出现正常的各种姿势反应，有助于具备正常的姿势控制能力，对完成各项功能活动具有重要意义。

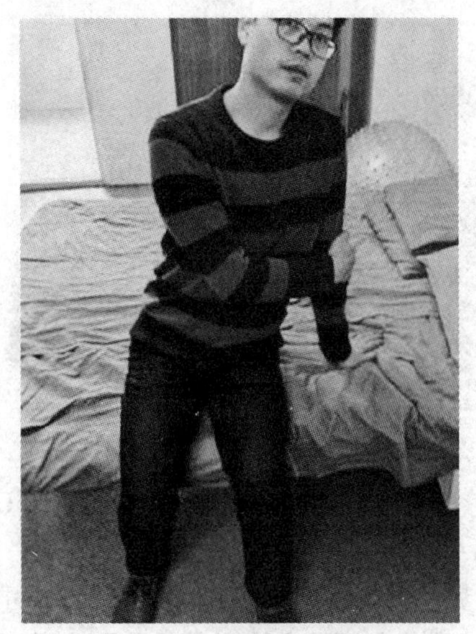

图 3-8-10 上肢的抗痉挛模式

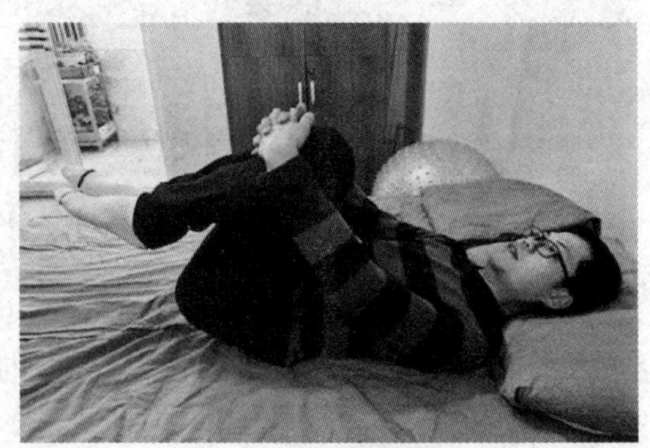

图 3-8-11 下肢的抗痉挛模式

此处所述的促进姿势反应主要是指对翻正反应、平衡反应和上肢伸展防护反应的促进，这里主要介绍对平衡反应的促进。

1）平衡反应的促进：可在肘撑俯卧位、手膝位、跪位、立位或站位上进行。治疗师可从前面、后面、侧面方向上推或拉患者，在患者失去平衡的过程中，言语指示，让其努力恢复平衡状态，并保护其不因失去平衡而无法恢复正常体位。

训练中可以配合使用大球、滚筒、平衡板等辅助训练器具，提高训练的难度和趣味性：①坐位平衡训练：患者坐于床边，Bobath 握手放在位于前面的巴氏球上。治疗师坐在患者患侧给予保护，一手放在患侧肩关节，另一只手放在肘关节，引导患者 Bobath 握手带动躯干充分前伸，髋关节屈曲，来回推动前方的巴氏球，并维持平衡（图 3-8-12）。②肘膝跪位平衡训练：患者肘膝跪位，治疗师向各个方向推动患者，推动的力度和幅度逐渐由小到大，让患者在推动过程中保持平衡。随着稳定性的增强，可让患者抬起一侧上肢或下肢抬起，或将一侧上肢和另一侧下肢同时抬起保持平衡，治疗师注意保护患者安全，以防跌倒。③双膝跪位和半跪位平衡训练：患者取双膝跪位或半跪位，治疗师向各个方向推动患者，推动的力度和幅度逐渐由小到大，让患者在推动过程中保持平衡。双膝跪立位稳定性提高后，可将患者重心移向患膝，健侧慢慢抬起，如能稳定，可屈髋屈膝呈单膝跪立位。④站立平衡训练：患者站立位，治疗师一手扶住病人的腋部，另一手托住健手。先向一个方向拉推，使病人向一侧倾斜而没倒，再向相反的方向进行，以训练病人的立位平衡。切记不能拉扯患侧上肢（图 3-8-13）。

进行平衡训练时，一定让患者有安全感，否则因害怕、紧张而诱发出全身痉挛；除了要密切监控以防意外，但不能把患者扶牢，否则患者不能作出相应平衡反应；从各个方向上推或拉患者，应让其达到或接近失衡点。

2）防护反应的促进：是身体突然被推动失去平衡时，四肢伸出防护跌伤的反应。训练时一般以上肢为主，训练可徒手或借助圆塑料滚筒、大体操球等器械训练。

①上肢的防护性伸展反应的徒手训练法：可操纵上肢按如下图进行（图 3-8-14）。上述

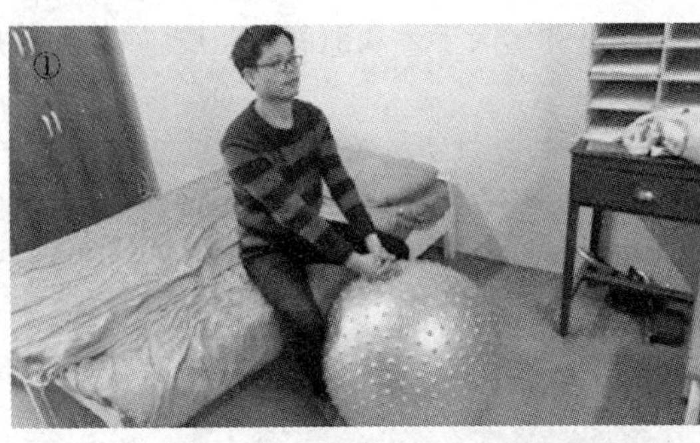

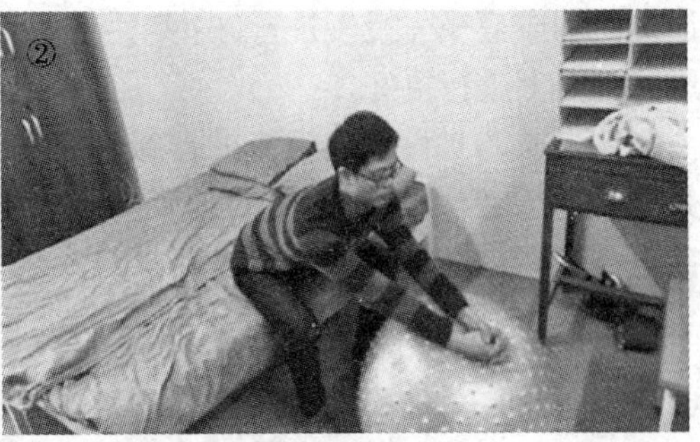

图 3-8-12 坐位平衡训练

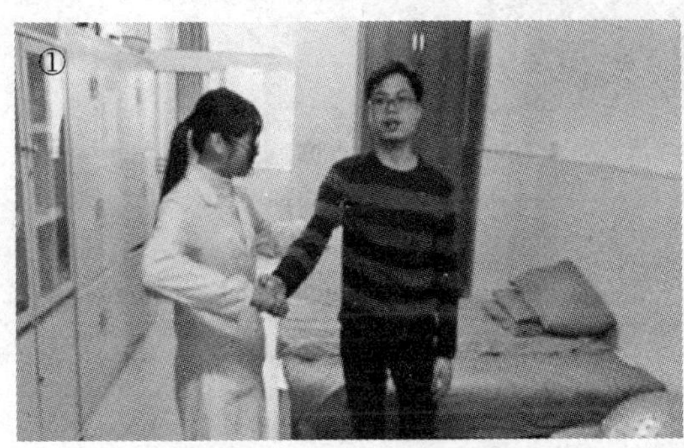

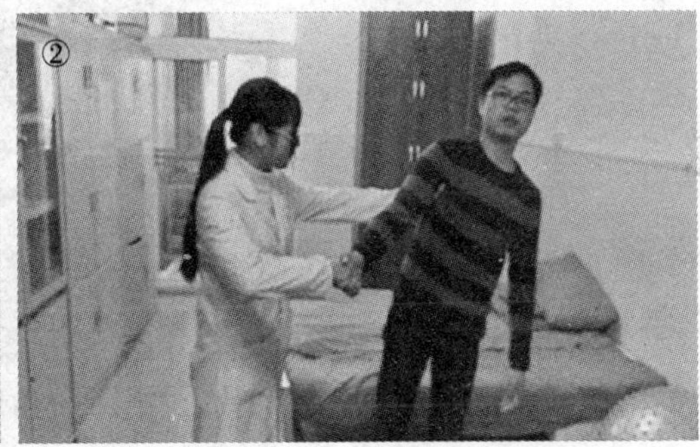

图 3-8-13 站立平衡训练（左侧为患侧）

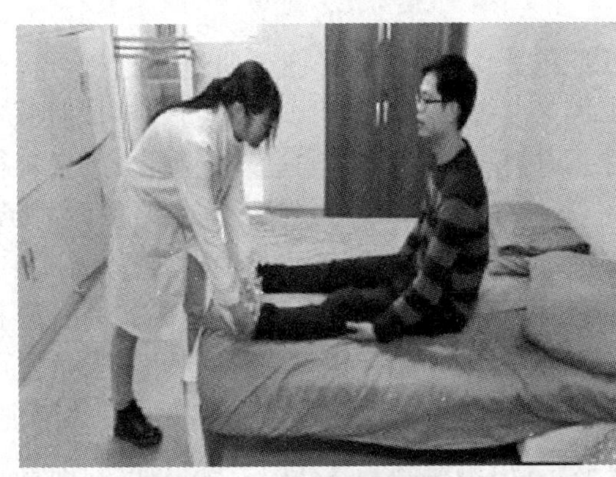

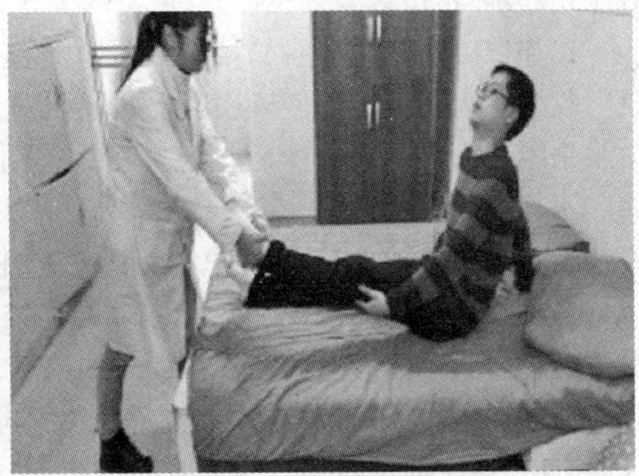

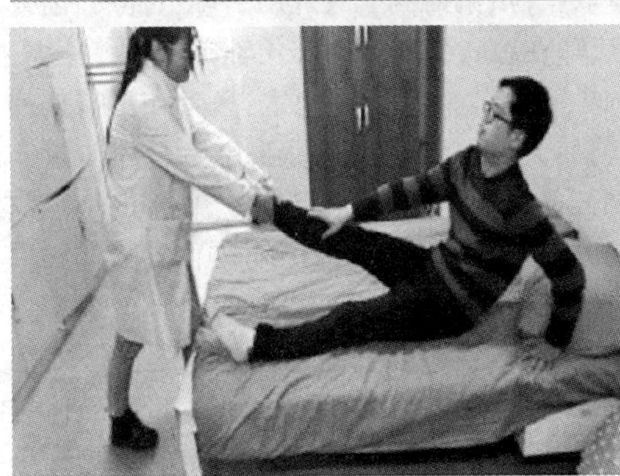

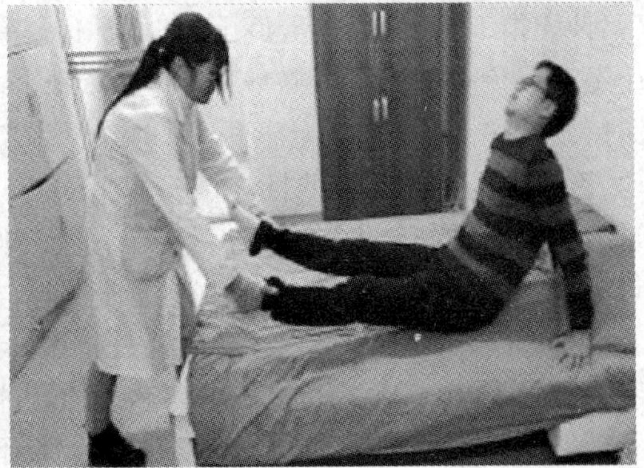

图 3-8-14 上肢的防护性伸展反应的徒手训练法

训练时均应遵循先慢慢进行，确实掌握后再加快速度和增大手掌和地面的距离，如能在治疗用的地垫上进行更好。

②上肢防护性伸展反应的器械训练法：常用大体操球或塑料滚筒进行，成人多用前者。其方法是患者伏在大球上，治疗师持其双腿加以操纵，当治疗师向前推患者时，患者头向地接近，双手前伸以作防护（图 3-8-15）。

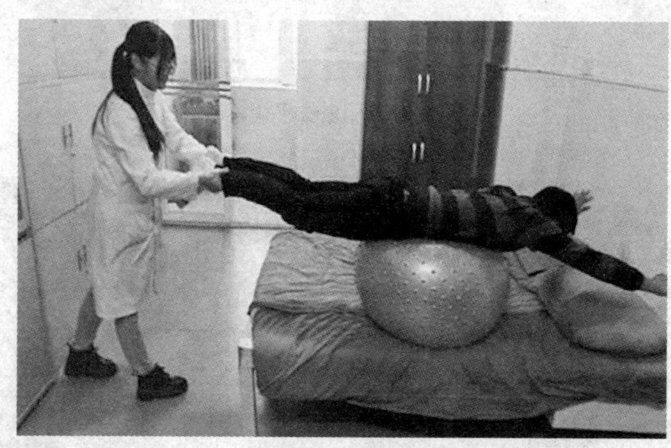

图 3-8-15 上肢的防护性伸展反应的器械训练法

（6）触觉和本体感觉的刺激：主要用于肌张力低的情况。主要包括轻拍、肢体负重和关节压缩、肢体定位放置和控住几种。

1）拍打：拍打痉挛肌的拮抗肌可缓解痉挛肌的张力，对四肢和躯干肌进行拍打可提高肌肉收缩的兴奋性。如偏瘫病人上肢屈肌痉挛肱二头肌张力高时可通过拍打其拮抗肌肱三头肌来缓解上肢屈肌痉挛。拍打常作为辅助手段应用来加强肢体的运动控制；当患者步行前后不稳时，治疗师可站在患者侧面，一手靠近其胸前，一手靠近其背后，当患者前倾时，靠近胸的手向后轻拍，向后倾时靠近背的手向前轻拍，是使之保持平衡的一种有效方法。

2）肢体负重和关节压缩：通过对关节施加压力或负重刺激皮肤、皮下和关节的压力和本体感受器。一方面增加患者对胶体的控制；另一方面在肢体一侧出现肌肉痉挛时，负重可改善伸屈肌间的平衡，增加肢体的稳定性；再者，骨负重能防止骨质疏松等并发症的出现。具体应用有：①促进对偏瘫侧上肢的控制：患者取坐位，偏瘫侧上肢外旋、外展、伸肘、前臂旋后、伸腕指，支托在床面上负重（图 3-8-10），治疗师在患者肩上沿上肢长轴施加关节压缩，并让患者在负重情况下轻微地伸、屈肘关节。②改善站、走时膝的不稳定：患者在搀扶扶梯下保持站立位，治疗师位于患侧，两手放于患膝前后方，保持膝关节稳定，患者身体向患侧摆动，治疗师两手向下肢的长轴作关节压缩，在加压的情况下，让患者膝作 5°~10° 的小范围伸屈。③为下肢站立做准备：患者坐位，屈膝 90° 足平放于地板上，治疗师在患者膝上加垂直向下的力，以进行关节压缩。

3）空间定位放置和维持：放置是将肢体按要求放在一定的位置上，维持是将肢体在无帮助情况下，停留在某一位置。与运动控制能力和位置觉有关，适用于肌张力低对肢体控制不良患者，两者常一起使用。如下对上肢及下肢的放置与维持训练（图 3-8-16），治疗师用手保障患者肢体安全，避免坠落受伤。

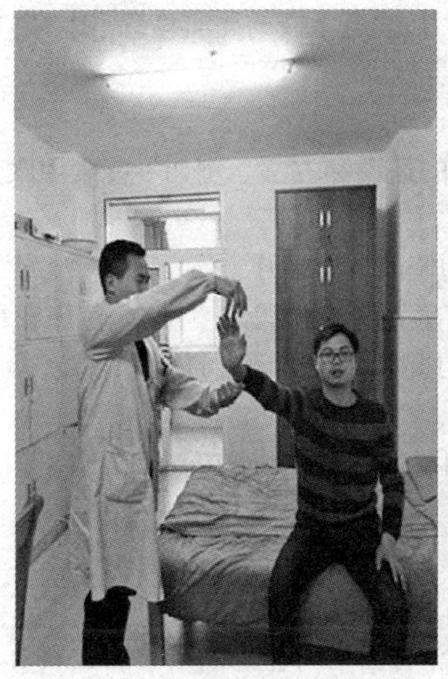
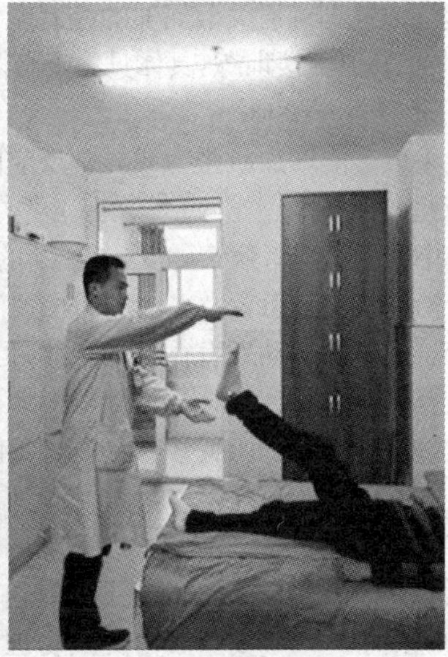

图 3-8-16 上肢及下肢的放置与维持训练

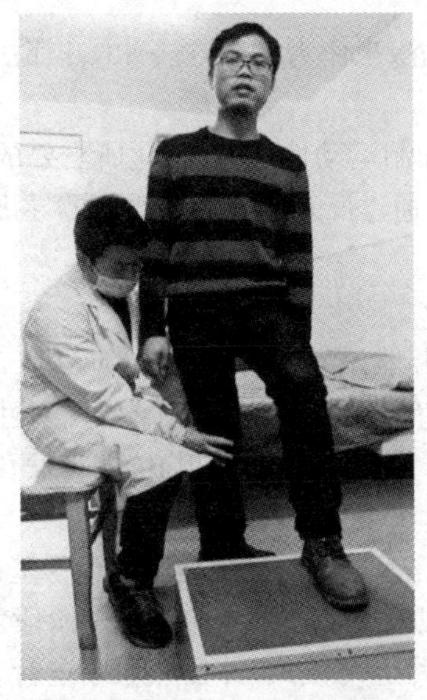

图 3-8-17 站位负重屈膝训练

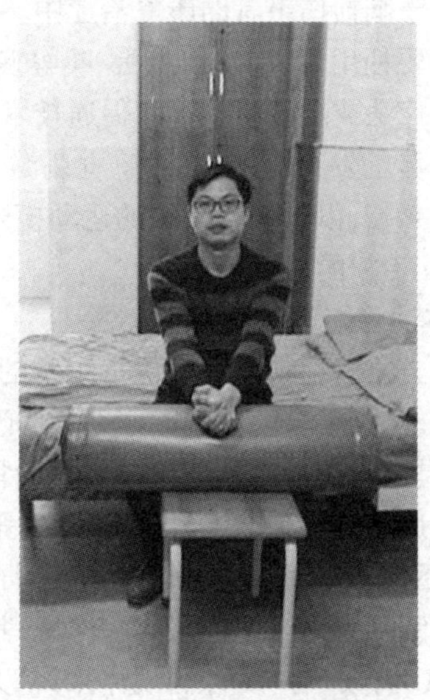

图 3-8-18 上肢伸肘训练

（7）姿势控制和以任务为导向的运动控制训练：治疗师首先对患者进行骨盆、躯干等稳定性训练，然后再对肢体进行运动控制训练，并将其融入日常生活中反复练习。

1）骨盆旋转训练：患者站立位，治疗师双手放于患者骨盆两侧，辅助患者骨盆旋转训练，并保持站位平衡。随着骨盆稳定性提高后，治疗师可在骨盆处给予一定阻力。

2）站位负重屈膝训练：患者站于一台阶前，可抓握一固定扶手，治疗师位于患侧，双手保持患膝关节屈曲 15° 左右，避免患膝过伸状态，让患者抬起健足至台阶上，保持站位平衡。随着患侧下肢负重能力的提高，过渡至患侧下肢单独站立训练（图 3-8-17）。

3）上肢伸肘训练：患者坐位，Bobath 握手来回推动放在桌上的滚筒，保持躯干前屈，双上肢向前伸展。以此训练肘关节屈伸的控制能力，缓解上肢的屈肌痉挛（图 3-8-18）。

4）行走训练及上下楼训练：具体见第七节步行训练。

4. Bobath 治疗注意事项

（1）避免采取可能增加肌张力或异常反应的运动和方法。例如不能利用联合反应来诱发患者的随意运动。

（2）治疗中因根据患者病情的变化，不断的修改调整治疗方案。

（3）进行治疗前应与患者及家属沟通相关治疗事宜，取得患者配合，使患者精力集中。

（4）治疗虽应遵循运动发育循序的规律，但并非一成不变，可以根据患者的具体情况和对动作的因人而异。

（5）训练过程中需要密切观察患者病情变化，及时暂停或终止训练。

三、Rood 技术

（一）概述

1. Rood 疗法简介　Rood 疗法由美国物理治疗师和作业治疗师 Margaret Rood 在 20 世纪 50 年代提出，其核心思想是通过各种确切的感觉刺激可以诱发出特定的运动反应，并可以将其运用于脑损伤患者的康复治疗中。

因为主要使用温、痛、触觉、听、嗅等多种感觉刺激来作为训练方法，Rood 疗法又叫多种感觉刺激治疗法或皮肤感觉输入促通技术。

按照个体的发育顺序，利用感觉刺激，促进或抑制运动性反应，强化所需要的运动反应或引起运动兴奋，以诱发较高级的运动模式出现，并通过反复的感觉刺激而诱导出正确的运动模式，是其治疗的主要策略。

2. 基本治疗原理

（1）适当的感觉刺激可以保持正常的肌张力，并能诱发所需要的肌肉反应。Rood 认为正确的感觉输入是产生正确运动反应的必要条件，有控制的感觉输入可以反射性地诱发肌肉活动，这是获得运动控制的最早发展阶段。因此，为诱发运动反应，Rood 将发育的运动模式作为一种运动感觉来输入，作为治疗的第一方案。

（2）利用个体运动发育顺序促进运动控制能力：感觉运动控制是以发育为基础的，当随意运动的控制能力尚未达到某一水平时，其感觉运动发育就不能继续向下一阶段发展。

Rood 认为，按个体发育的规律来说，人体有 8 种运动模式，并按照顺序进行发育，顺序为：仰卧位屈曲—转体—俯卧位伸展—颈肌协同收缩—俯卧位屈肘—手膝位支撑—站立—行走：

1）仰卧屈曲模式：是指仰卧位躯体屈曲，双侧对称，交叉支配，形成了对身体前面的保护，所以被认为是一种防御性姿势。Rood 用这种模式治疗屈肌缺乏和伸肌紧张的患者。

2）仰卧至侧卧模式（翻身）：翻身时身体同侧的上、下肢屈曲，可以激活躯干侧屈肌，可以用于仰卧位时张力性反射占主导的患者。

3）俯卧伸展模式：俯卧位颈、躯干、肩、髋、膝伸展，身体中心位于胸 10 水平，这种姿势最稳定，但伸肌张力高的病人应避免应用此模式。

4）颈肌协同收缩模式：俯卧位能抗重力抬头，它可同时激活颈部的屈肌和伸肌，这是促进头部控制的模式。

5）俯卧屈肘模式：俯卧位，肩前屈，屈肘负重，可以有效地加强肩胛带和肩肱关节的稳定性，也是伸展脊柱的模式。脑瘫患儿可以训练对脊柱控制能力。但对上肢有屈肌痉挛的患者应慎用。

6）手膝位支撑模式：上和膝关节同时放在地面上支撑躯干，维持平衡。它可以促进发展下肢与躯干的协同收缩。可先在静态下训练患者保持躯干稳定；然后在移动的状态下训练其保持躯干稳定性。临床上常用此模式来做平衡反应的诱发训练。

7）站立：先双下肢站立不动，单腿站立再完成重心转移。保持该体位平衡需要皮质水平支配下的翻正反应和平衡反应的支持。

8）行走：是活动性、稳定性和技巧性能力的综合体现，需要全身各个部位的协调。

从局部考虑，运动控制能力的发育一般是先屈曲、后伸展；先内收、后外展；先尺侧偏斜、后桡侧偏斜；最后是旋转。在远近端孰先孰后问题上，应为肢体近端固定、远端活动→远端固定、近端活动→近端固定、远端活动技巧的学习。

应用 Rood 技术时，重要的是根据病人运动障碍的程度及运动控制能力的发育阶段，由低级向高级循序渐进发展。

（3）利用运动控制发育的 4 个阶段促进运动控制能力。

1）肌肉的全范围收缩：关节的重复运动，由主动肌收缩与拮抗肌抑制完成，这是一种无目的性的运动。例如新生儿四肢的活动。

2）关节周围肌群的共同收缩：是一种静态的主动肌和拮抗肌共同收缩的模式，此时表现为固定近端关节，允许远端部分活动。这种模式使个体有能力保持一种体位或较长时间的稳定一个物体。

3）远端固定，近端活动：这是一种闭链运动，例如婴儿在学会爬行之前，先手脚触地，躯干做前后摆动。

4）技巧动作：近端固定，远端活动，这是活动性和稳定性的结合，是运动的高级形式。如行走、爬行、手的使用等。

（二）治疗技术及临床应用

1. Rood 技术的适应证与禁忌证

（1）适应证：中枢神经系统疾患，如儿童脑瘫，成人偏瘫，及其他有运动控制障碍的患者。

（2）禁忌证：非神经系统疾患。

2. Rood 技术的治疗原则（通常的顺序）

（1）由头部开始尾部结束。

（2）由近端开始向远端进行。

（3）由反射运动开始过渡到随意运动。

（4）先利用外感受器，后利用本体感受器。

（5）先进行两侧运动，后做一侧运动。

（6）颈部和躯干先进行难度较高的运动，后进行难度较低的运动。四肢是先进行难度较低的运动，后做难度较高的运动。

（7）两侧运动之后进行旋转运动。

3. 治疗用具　临床应用比较多的有软毛刷子、振动器（转数不超过 360 转 / 秒）、冰、橡胶物品（如自行车胎）、圆棒、手膝位支撑器、压舌板、沙袋、球、音箱、婴儿舔弄的玩具、各种诱发嗅觉的物品。

4. Rood 治疗技术　基层临床常用的技术如下：

（1）弛缓性瘫痪：对于弛缓性瘫痪，应采取快速、较强的刺激以诱发肌肉的运动，以促进技术为主，常用方法有以下几种：

1）触觉刺激：包括快速刷擦和轻触摸。①快速刷擦：是指用软毛刷在关键性的肌肉或主动肌群如肱三头肌、前臂伸肌群的皮肤区域上进行快速来回刷擦，刺激相应肌肉的收缩。此方法一般在其他所有刺激手法之前使用。②轻刷手法：是指用驼毛刷子、棉棒或手指轻柔地以一定频度触摸手指或脚趾间的背侧皮肤、手掌或足底部，以引出受刺激肢体的回缩反应，对这些部位的反复刺激则可引起交叉性反射性伸肌反应。例如：对手指或足趾间隙背侧做轻刷手法，可以诱发四肢回缩动作模式。

2）温度刺激：常用冰来刺激，冰（-17°~-12°）具有强烈的温度易化效果，与快速刷擦和触摸相同的作用。可用冰一过性的快速地擦过皮肤或者将冰按 5 次 /3~5 秒放在局部，直到皮肤变红，一般 30~40 分钟疗效达高峰。

使用冰冻方法时要注意选择的对象和部位。三叉神经分布区（除口腔黏膜）、颈部以上、耳郭、身体正中线等部位均不得使用。

3）牵拉肌肉：快速、轻微地牵拉相应的肌肉，可促进该肌肉的收缩。牵拉内收肌群或屈肌群，可以促进该肌肉群而抑制其拮抗肌群；牵拉手或足的内部肌肉可引起邻近固定肌的协同收缩。例如，用力抓握可以牵拉手部的内在肌，如果这一动作在负重体位下进行（肘、膝跪位），则可以促进固定肘、膝肌群的收缩。

4）叩击肌腱或肌腹：指用指尖对肌腹或肌腱进行轻轻的 3~5 次的叩打，可以促进相应肌肉收缩。例如叩打手背之间或足背趾间皮肤及掌心或足底可引起相应肢体的回缩反应。用于患者随意肌收缩开始之前和完成收缩的过程中，可使骨骼肌的紧张度增强。

5）挤压：指用力挤压肌腹和关节来引起相应肌肉收缩。例如在仰卧位屈髋、屈膝的桥式体位，屈肘俯卧位，手膝四点跪位，站立位时抬起健腿而使患侧肢体负重等。都可以产生类似的效应。对骨突处加压具有促进与抑制的双向作用，例如，在跟骨外侧加压，可促进踝背伸肌，抑制小腿三头肌，产生踝背伸动作。

6）振动：指利用振动频率为每秒100~300周的振动器在相应肌肉的肌腹部位进行刺激，来达到促进该肌收缩和抑制拮抗肌的作用。这种反应也被称为紧张性振动反射。

7）整体运动：通过肢体的整体运动来促进肌肉无力部位收缩。例如在 Bobath 握手健手带动患侧上肢上举训练，促进患侧肢体肌肉的收缩。

8）特殊感觉刺激：Rood 常选用一些特殊的感觉刺激来促进或抑制肌肉。例如，听觉和视觉刺激可用来促进或抑制中枢神经系统；节奏明快的音乐具有促进作用，节奏舒缓的音乐具有抑制作用；治疗者说话的音调和语气可以影响病人的行为；光线明亮、色彩鲜艳的环境可以产生促进效应。

（2）痉挛性瘫痪：利用感觉刺激来抑制肌肉反应，操作手法相对于促进技术手法更轻柔、缓慢。具体方法有：

1）挤压：可以通过挤压关节、肌腱、背部等部位达到放松肌肉的目的。①挤压关节：例如在治疗偏瘫病人疼痛肩时，治疗者可以托住其肘部，使上肢外展，然后把上臂向肩胛盂方向轻轻地推，使肱骨头进入关节窝，并保持片刻，不但可以增加本体感受器的刺激，活化周围瘫痪肌群，而且可以使肩关节周围肌肉放松，缓解疼痛（图 3-8-19），亦可以通过肢体负重时对关节的挤压来达到降低痉挛的作用。例如，为了降低上肢屈肌痉挛，可将上肢外旋外展伸直位放于床面进行上肢的负重挤压。②压肌腱：对肌肉附着部的肌腱进行加压，可使相应肌肉得到放松。例如手的屈肌腱痉挛或挛缩时，在手的屈肌腱上持续加压可使该肌肉得到一定程度的放松（图 3-8-20）。③轻压背部：挤压背部骶棘肌可以放松全身肌肉。例如，病人俯卧位，治疗者双手交替由颈后部开始从上而下轻压脊柱两侧肌肉，直至骶尾部，缓慢、连续地进行，治疗师两手交替进行，即一只手到达脊柱底部，另一只手从头部开始施以手法，一般 3~5 分钟后可出现肌肉的放松效应。

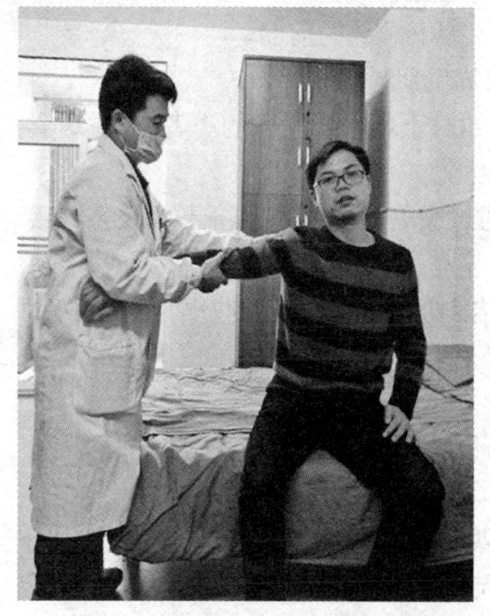

图 3-8-19 挤压关节

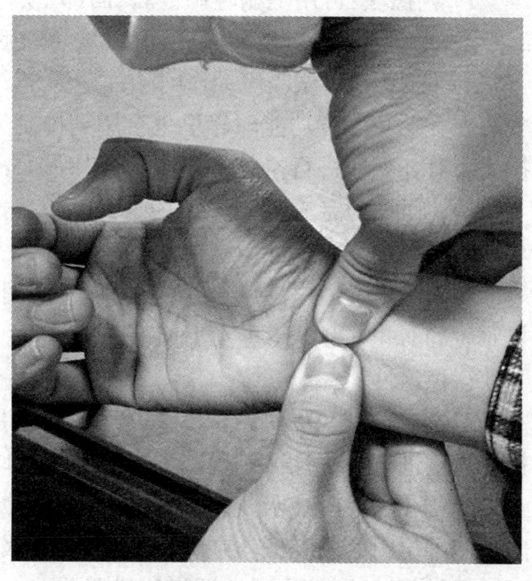

图 3-8-20 挤压肌腱

2）牵拉：临床上主要牵拉的是颈部和腰部的伸肌及股四头肌，来降低其肌张力，应用相对广泛。对屈肌明显痉挛的病人，可用系列夹板或石膏托使痉挛的屈肌处于延长的位置持续牵拉数周，然后再更换新的夹板或托使肌腱保持较长状态。

3）缓慢（放松）摇摆：主要操作部位是颈椎、肩胛带及骨盆带等。①对颈椎予以轻轻的压迫和头部缓慢地、有节律的旋转运动（图 3-8-21）。②对上、下肢进行治疗时，可以在肩胛带和骨盆带应用该手法。患者取侧卧位，偏瘫患者先取健侧在下方的侧卧位，治疗师一手置于肩胛带，另一手置于骨盆，然后施手法，使患者躯干出现旋转；再取患侧在下方的侧卧位，两侧交替进行。

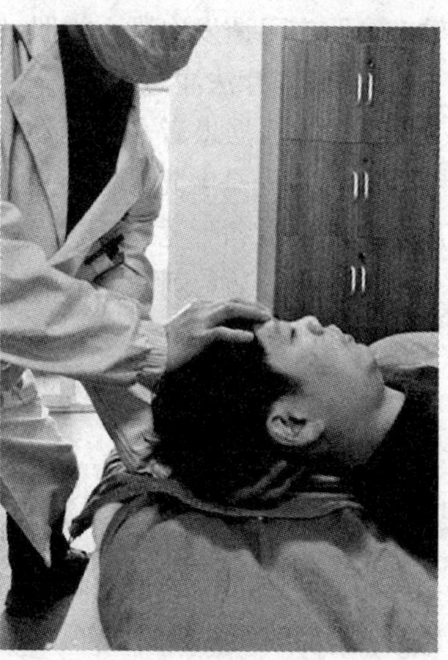

图 3-8-21 缓慢（放松）摇摆颈椎

4）重复收缩：通过非抗阻性重复收缩来降低肌肉张力。如坐位时双手支撑床面，做肩部或臀部上下反复运动可缓解肩部和髋部肌群的痉挛。

5）个体运动模式：可以根据前面所介绍的发育规律，按照个体所需选择适当的模式。例如，如果伸肌张力增高应避免使用伸展的运动模式。

6）其他方法：对痉挛性肌群的拮抗肌进行轻刷擦来诱发关键肌肉的反应以抵抗痉挛肌肉的痉挛状态；翻身训练，缓慢地将患者从仰卧位或俯卧位翻到侧卧位缓解痉挛。通过中温刺激、不感温局部浴、热湿敷等使痉挛肌得到放松。远端固定，近端运动适用于手足徐动症等情况，具体方法是让患者取手膝位，手部和膝部位置不动，躯干做前、后、左、右和对角线式的活动。如果痉挛范围较局限，可缓慢地抚摩或擦拭皮肤表面也同样达到放松的目的。

（3）吞咽和发音障碍：临床以促进技术诱发肌肉收缩为主。具体方法有：

1）刷擦法：可用毛刷轻刷上唇、面部、软腭和咽后壁，避免刺激下颌、口腔下部。

2）冰刺激：用冰刺激嘴唇、面部、软腭和咽后壁，用冰擦下颌部的前面。

3）抗阻吸吮：做吸吮动作时增加适当阻力以加强口周围肌肉运动。

在吞咽和发音功能障碍里也会用到抑制类手法，例如对于环咽肌紧张的患者，通过球囊扩张术对环咽肌进行持续牵伸可降低其张力，改善吞咽功能。

（4）呼吸功能障碍：主要用于膈肌收缩功能减弱，通过吸气模式扩张胸廓下部改善呼吸功能。具体诱发方法如下：

1）刷擦法：通过连续刷擦擦肋间肌、腹外斜肌、腹内斜肌、腹横肌刺激收缩可以使胸廓扩张。同时也可以通过连续刷擦胸锁乳突肌、脊髓神经后侧第一支支配区域使胸上部及躯干获得稳定性。

2）冰刺激法：膈肌的诱发是在第六至七肋骨区域，因此冰刺激要沿扩张方向进行从脊柱沿外侧进行一次性冰刺激。亦可在腹直肌以外的部位连续冰刺激。

3）压迫方法：在吸气之前，把手指放在肋间，压迫两侧胸锁乳突肌起始部，及各个肋间肌。俯卧位时手指持续压在背部各肋间，在吸气之前抬起。俯卧位手指从12肋缘向下持续压迫吸气前迅速抬手，可以诱发腹横肌收缩。

4）叩击法：叩击第一二腰椎两侧，可诱发膈肌收缩。患者膝关节伸展用足跟沿下肢长轴方向叩击可诱发肩胛上举肌、胸锁乳头肌锁骨支等脊柱附近肌肉的收缩。

5. Rood疗法注意事项

（1）应根据患者个体运动障碍程度和运动控制能力的发育阶段，由低到高，循序渐进。在新生儿首先是触觉和味觉的发育，接着是视觉、听觉，最后为嗅觉的发育。成人的训练顺序首先是视觉和听觉，其次是触觉、味觉、嗅觉。

（2）进行感觉刺激之前需要跟患者及家属进行沟通，让他们了解治疗的相关事宜，增加患者治疗的主动性。

（3）冰刺激和刷擦的促进作用仅在治疗即刻和结束后1分钟内有效。刺激宜重复多次进行，否则难以奏效。

（4）进行冰刺激和刷擦有时对患者可能产生不良影响，特别是幼小儿童，因此在进行感觉刺激时需要特别注意并及时观察患者刷擦后的反应，及时暂停或终止训练。

（5）某些部位的感觉刺激对患者会产生不良反应，需特别注意。例如在耳部皮肤、前额外1/3刷擦时可引起不良反应发生，对体力明显低下及脑外伤特别是脑干损伤的患者应禁忌进行；在脊神经后侧第一支区域内刷擦可使交感神经作用加强，冰刺激对内脏作用强、恢复慢,应注意;耳后部刷擦可使血压急剧下降,需特别注意血压的变化;在左肩部周围冰刺激时,需要注意心脏功能的变化。

(6) 感觉刺激要适当:适当的感觉刺激可以保持正常的肌张力,并能诱发所需要的肌肉反应。感觉刺激强度过大或过小有时不仅达不到相应治疗效果甚至会对患者产生一定程度的伤害,因此在进行感觉刺激时,需要合理把握感觉刺激的强度。

(7) 进行训练时完成动作要有目的性:动作中的感觉是掌握某一动作的基础,利用病人对动作的有目的反应,可以有效地诱导出皮质下中枢的动作模式。例如,当大脑发出指令"捡起这本书",所有与完成这一动作有关的皮质下中枢都按照一定程序促进或抑制相应的肌肉,不同肌群协调地完成这一动作。大脑皮质并不控制单一肌肉,病人的注意力集中在最终的目的:"捡起书",而不是躯体及四肢关节肌肉的动作本身。

(8) 脑卒中后遗症患者常残留一些动作,如腕关节伸展时向桡侧偏位,腕关节屈曲时向尺侧偏位。调节这些活动需要精细动作,不需要很大的力,注意引导其有利于日常生活的动作是十分必要的。

第九节 辅具及矫形器技术

一、概述

(一) 矫形器的定义

矫形器是用于改变骨骼和神经肌肉系统的功能特性和结构的体外装置。矫形器和辅助器具是康复医学中的一个重要部分,一部分矫形器具有治疗作用,甚至是唯一的治疗作用,而另一部分则具有替代和补偿作用,当我们的其他治疗进入一定阶段,患者的医疗状况不再进一步改善时,矫形器和辅助器具可以发挥替代和补偿作用。

(二) 矫形器的历史

矫形器的历史可以追溯到远古,其快速发展应该是近100年内,尤其是近30年发生了根本的变化,这些变化源于:对疾病认识的深入、康复医学、康复概念的飞速发展、材料工业的快速进步、工业技术的提高,整体上使矫形器进入了快速发展通道。矫形器在中国的发展,经历了社会变革特定的时期,所以经历了从医学中剥离、工业化阶段,又回归医学阶段。20世纪50—90年代,矫形器被剥离,划归到民政系统,基本与医学分离,90年代后,又逐渐重新回到医学界。

(三) 矫形器的命名、分类和功能

矫形器有很多种名称,装具、支具、支架、夹板、护具等,现在基本上将所有的这类器具全部称为矫形器,矫形器的命名,多采取躯体部位名称加上矫形器组成名称,例如:如果这个矫形器,佩戴于小腿和足的外面,就称为踝足矫形器,如果再向上,跨过膝关节,就称为膝踝足矫形器。矫形器不仅具有矫形功能,还具有其他功能,矫形器的六大主要功能:

1. 稳定和支持　限制躯体的某部分异常运动,达到稳定的功能。如小儿麻痹症用的膝踝足矫形器。

2. 固定和保护　通过固定,使躯体能够愈合。如骨折后的夹板。

3. 预防和矫正畸形　多用于儿童,且仍然在生长阶段,如:脊柱侧弯用矫形器。

4. 减轻轴向承重　在承重方向上给予支撑，减少骨骼的负重，如：治疗股骨坏死的托马斯支架。

5. 抑制痉挛　给予痉挛相反方向的牵伸，减少痉挛，如抵抗手痉挛的抗痉挛夹板。

6. 改善功能　各种辅助器具，如手上佩戴，可以握调羹的器具等。

矫形器的分类，有多种分类方法，根据制作方法的不同，可以分为定制矫形器、成品矫形器；根据材料可以分为碳纤维矫形器、塑料板材矫形器等；根据部位不同可以分为脊柱矫形器、上肢矫形器和下肢矫形器。本章的讲述，我们将按照先分为成品矫形器、定制矫形器，成品矫形器中，我们分别讲述脊柱矫形器、上肢矫形器和下肢矫形器，定制矫形器中，我们将分别介绍低温板材的矫形器制作技术和相应的临床应用、高温板材的矫形器制作技术和临床应用。至于辅助器具，我们将单独介绍在康复中使用最多的拐杖、助行器、轮椅和日常生活的辅助器具。

二、成品矫形器

成品矫形器是目前应用最广的一种矫形器，随着制作材料的增多、制作技术的提高，越来越多的矫形器都采用成品矫形器，临床的应用也越来越广泛，但成品矫形器因为其难以做到极其服帖，所以用于固定的较多，而用于矫形的成品矫形器就非常少。成品矫形器，品种多，形态各异，价格差别非常大，本章中，我们取一种比较有代表性、又有一定技术领先的产品，对成品矫形器进行介绍，市场上虽然有许多类似产品，但原理近似。

（一）脊柱矫形器

脊柱矫形器，通常因为结构和制作的关系，将其分为两段：颈部和胸腰骶部。我们将依次分别叙述。

1. 颈部矫形器　颈部矫形器大体分为两类，一类仅跨过头颈部，可以在一定的范围内固定颈椎；另外一类跨过头颈胸，也是固定颈椎但是固定范围更广。以下各以一种产品作为代表（市面上类似产品较多，可以根据情况选择）

（1）头颈矫形器：头颈矫形器是临床使用较多的矫形器，俗名颈托，它的代表产品是费城围领，该矫形器诞生于20世纪80年代，后来，在此种版本的基础上，衍生出各种产品（图3-9-1），主要特征如下：

1）作用机理：固定部位，头颈部的固定，主要部位是枕部和下颌部，通过固定前后这两处，使头颈部的屈伸运动受到较大限制，相对而言，头颈部的侧屈和旋转，限制少一些。

2）大概固定范围：大概固定 C_3~C_5 颈椎，可能对 C_6 有少部分固定作用，作用有限。

3）适应证：颈椎的轻微骨折、或骨折恢复后期；颈椎病；有颈椎病病史的预防性使用。

4）本类产品应该具有的特征：使用透X线的材料，不影响X线片的质量，不含金属，不影响做磁共振和磁共振影像质量，尽可能能够不影响气管插管通路。

5）其他特征：随着材料技术、生物力学等的发展，人们又将其他一些特征注入该矫形器的制作，如改变材料的透气特性、减少因长期佩戴所产生的卫生问题（减少细菌滋生可能）、使产品更加符合人体生物曲线，这些特性使此类矫形器更加稳定、舒适。

（2）头颈胸矫形器：头颈矫形器应用范围广，但是其稳定程度和范围有限，而头颈胸矫形器正好可以解决以上不足（图3-9-2），以迈阿密CTO为例：

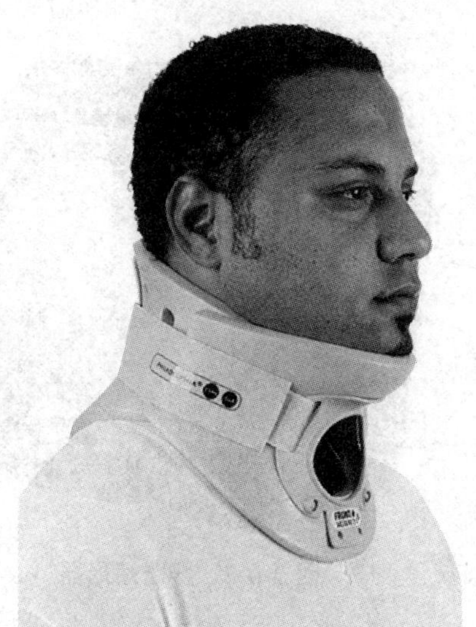

图 3-9-1 头颈矫形器

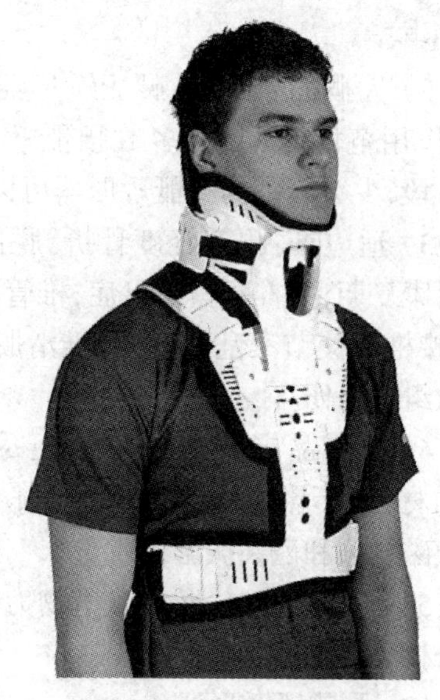

图 3-9-2 头颈胸矫形器

1）作用机理：上部分与头颈矫形器相同，为了使颈部固定更好，在胸骨处增加额外受力，从胸骨到下颌的支撑，使颈部的屈伸范围更小，固定范围增大。同时，下颌到胸腰部的支撑，又受到腰部的限制，也使头部的旋转范围减少。

2）大概固定范围：头颈胸矫形器的大概固定范围在 C_2~C_7，并且固定效果更好。

3）适应证：颈椎轻、中度的骨折，颈椎骨折恢复中、后期。

4）本类产品应该具有的特征：使用透 X 线的材料，不影响 X 线片的质量，不含金属，不影响做磁共振和磁共振影像质量，尽可能能够不影响气管插管通路。

5）其他特征：随着材料技术、生物力学等的发展，人们又将其他一些特征注入该矫形器的制作，如改变材料的透气特性、减少因长期佩戴所产生的卫生问题（减少细菌滋生可能）、使产品更加符合人体生物曲线，这些特性使此类矫形器更加稳定、舒适。

2. 胸、腰、骶脊柱矫形器 胸、腰、骶矫形器是人体中比较难以固定的一段，在这段人体的结构中，可以作为支撑点的有耻骨联合、胸骨、腹腔压力传导给软组织而产生的软组织挤压，但是因为这一段的椎体之间的距离小，关节活动范围小，所以，还可以用跨过各个椎体间长板块状的物体，前后挤压，也可以减少椎体间的相对运动，从而发挥固定的作用。

近年来，胸腰骶矫形器一个比较重大的进展，就是各种“拉线”腰围的应用，所谓“拉线”，就是将腰围纵向分成几段，而这几段使用拉线相连接，而拉线之间又利用了滑轮的原理，使得在某处拉腰围时，可以使使用者的拉力放大，从而使用较小的力，可以实现较大的拉力，最后使两片腰围都向身体内部靠拢，从而增加腹腔的挤压力，此种腰围可以较好地减轻脊柱的压力，固定和减轻腰部神经压迫症状。

（1）腰骶矫形器

1）作用机理：腰骶矫形器俗名腰围，市场上该种产品种类多，形状各异。其固定部位，只有耻骨联合，其他部位难以固定，大多数情况下，它是作为一个整体，可以减少腰椎间和腰椎、骶椎间的相对运动；同时，它还可以增加腹腔压力，腹腔压力加大后，沿着脊柱两侧，向上、下挤压软组织，可以减轻脊柱纵向受力，因此，可以减少椎间盘、神经根的压力

（图 3-9-3）。

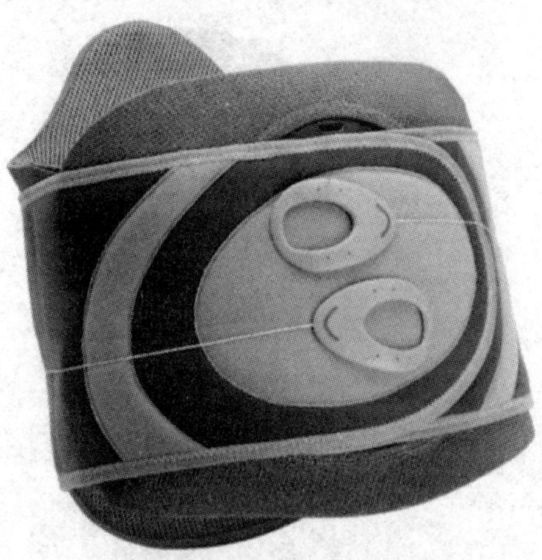

图 3-9-3 腰骶矫形器

2）大概固定范围：腰骶矫形器根据其高度不同，作用范围不同，大多数腰骶矫形器可以达到 L_1~S 段，少数较高的腰骶矫形器可以达到 T_{11} 水平。

3）适应证：腰部轻度骨折、脱位，或者骨折手术后康复期；腰椎间盘突出症；椎管狭窄；神经根受压；腰椎间关节紊乱；轻度腰椎滑脱以及严重的腰部软组织损伤。

4）本产品应该具有的特征：尽量少使用透 X 线的材料，不影响 X 线片的质量，不含金属，不影响做磁共振和磁共振影像质量。

5）其他特性：符合人体生物力学结构，材料透气，材料复位能力好。

（2）胸腰骶矫形器

1）作用机理：胸腰骶矫形器的固定部位，上有胸骨或者胸骨两侧，下有耻骨联合，后有腰部中段，有典型的三点力学固定，胸骨和耻骨联合向后，腰部向前，再加上作为一个整体，减少腰椎间和腰椎、骶椎间的相对运动；同时，它还可以增加腹腔压力，腹腔压力加大后，沿着脊柱两侧，向上、下挤压软组织，可以减轻脊柱纵向受力，因此，可以减少椎间盘、神经根的压力。

2）大概固定范围：胸腰骶矫形器大概可以固定 T_3~S 全段，但是因为 L_1 以下，可以使用腰骶矫形器固定 L_1~S 段，实际应用中，很少用于这一段，主要被用于 L_1 以上的固定。

3）适应证：中、下段胸椎的骨折（尤其是 T_{12}、L_1 处压缩性骨折、T_6、T_7 处的骨折）、骨质破坏，手术后固定。一般腰椎疾病不用。

4）由于该矫形器行程长，要做到材料上避免影响 X 线和磁共振比较困难，还在研究中。

5）其他特性：符合人体生物力学结构，材料透气、轻。

（二）上肢矫形器

上肢矫形器，因为其相对不用负重，材料强度要求没有下肢和脊柱那么高，上肢的配合相对要比其他关节灵活，所以，低温板材成为制作上肢矫形器比较理想的材料，大多数上肢矫形器都可以用低温板材制作。当然，随着材料的发展，成品矫形器也制作得非常美观、实用。上肢常受伤或者病变的部位有：手指、拇指、腕关节、肘关节和肩关节。

1. 肩关节矫形器　随时代的变迁和手术的进步，肩关节的损伤和处理发生了一定的变化，现在的肩关节矫形器多使用软性材料，替代曾经的金属支架，在肩关节损伤或者手术后，可以根据医生的要求，使肩关节保持在所要求的位置（图 3-9-4）。

（1）作用机理：通过悬带和垫子的调节，可以根据临床需求，使肩关节保持在内收、旋前的位置，也可以使肩关节保持外展、旋后的位置。

（2）适应证：旋肩袖修补术后；盂肱关节脱位、半脱位后固定；Bankart 式手术修补后；肩关节处其他软组织的损伤固定。

（3）其他特征：拇指可以找到最佳位置，采取移动固定；材料采用对皮肤无刺激、透气；靠躯体部内侧部位，尽量符合人体生物曲线等。

2. 肘关节角度可调矫形器　肘关节的活动方向相对简单，固定较容易，肘关节的损伤，为了达到最佳康复效果，采取逐渐增加活动范围的方法，但是肘关节固定容易忽视的地方是前臂在旋的方向上固定（图 3-9-5）。

（1）作用机理：肘关节的固定，从 0~120°，可用各种转盘装置固定肘关节屈伸方向。

（2）适应证：肘关节脱位；肘关节处骨折术后固定；肘关节重建；肱二头肌撕裂。

（3）其他特征：根据临床需要，可用固定前臂在旋的方向上的位置，现常用的处理方法是在手上加一握杆，固定握杆的方向，就可以固定前臂在旋的方向上的位置。

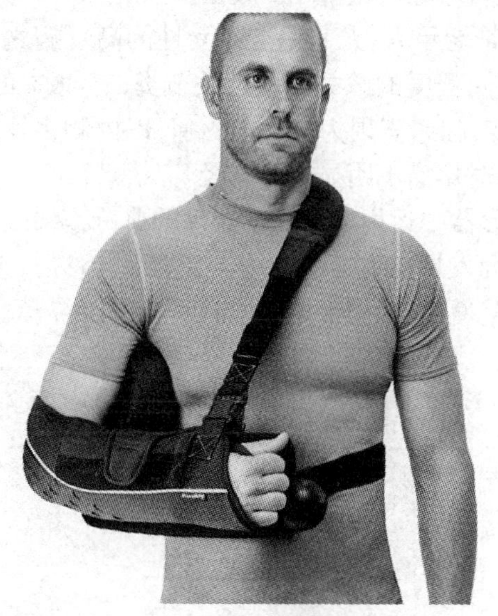

图 3-9-4　肩臂悬带

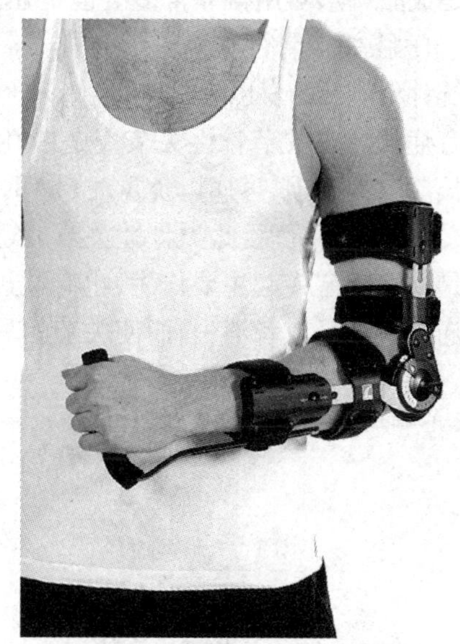

图 3-9-5　肘关节角度可调矫形器

3. 网球肘矫形器　网球肘是康复科临床比较常见的一类疾病，其发病机理是肱骨外上髁附着的肌肉长期用力收缩，造成的肱骨外上髁处及由此处往前臂方向上筋膜的炎症、疼痛。

（1）作用机理：在靠近肱骨外上髁处、前臂伸侧，给予一定的压力，使原来伸肌收缩直接作用在外上髁的力，改变方向，减轻对肌肉起点外上髁处的拉力，减轻疼痛。

（2）适应证：网球肘（肱骨外上髁炎）。

（3）其他特征：这类矫形器最多的变化，在压在肌肉上的垫子的变化，有气垫、硅胶垫、凝胶垫等，可以改变局部的舒适程度或加热、冷的温度的变化。

4. 腕关节矫形器　腕关节处常见的损伤有 Colle 骨折、Smith 骨折、腕骨骨折，这类损伤可以开始用石膏固定，再转换成腕关节矫形器，轻度的骨折，也可以开始就使用此类矫形器（图 3-9-6）。

（1）作用机理：无特殊，仅需要注意，矫形器的长度，大于前臂 1/3。

（2）适应证：腕关节小骨及 Colle 骨折、Smith 骨折。

（3）其他特征：此类矫形器多采取三维立体造型，以更贴合腕部，同时材料也会选择更透气材料。

5. 腕管综合征矫形器　腕管综合征是康复科临床常见的疾病，在腕管内，有 4 根指浅屈肌肌腱、4根指深屈肌肌腱和正中神经穿过，因为各种原因导致的肌腱无菌性炎症，使腕管内正中神经受压，导致相应的症状。

(1) 作用机理：控制腕关节的运动，减轻临床症状，同时，保持其他关节的活动。

(2) 适应证：腕管综合征。

(3) 三维造型，保持舒适的同时，尽量不影响其他关节的运动。

(三) 下肢矫形器

下肢矫形器是全身中矫形器用得最多的一个部位，也是有较好临床效果的一个部位，尤其是成品矫形器用得非常多。但是在国内，因为各种原因，用得相对较少。

1. 膝关节骨性关节炎矫形器 骨性关节炎是老年人、尤其是老年女性的高发病之一，据统计资料，65岁以上的老年人，有50%都有不同程度的膝关节骨性关节炎，有30%的患者有症状。膝关节骨性关节炎是慢性退行性病变，临床表现为膝关节疼痛，以内侧多发，多因长期软骨磨损，疼痛以负重时最为明显，不负重时疼痛不明显或者减轻。

(1) 作用机理：此类骨性关节炎矫形器是矫形器中运用三点力学原理的典范，多数运用的是软性固定带起主要作用，也有通过硬性支架而发挥三点力学作用。受力面转移后，患者疼痛立刻减轻或者消失，而使关节的另外一侧负重增加，从而推迟手术时间(图3-9-7)。

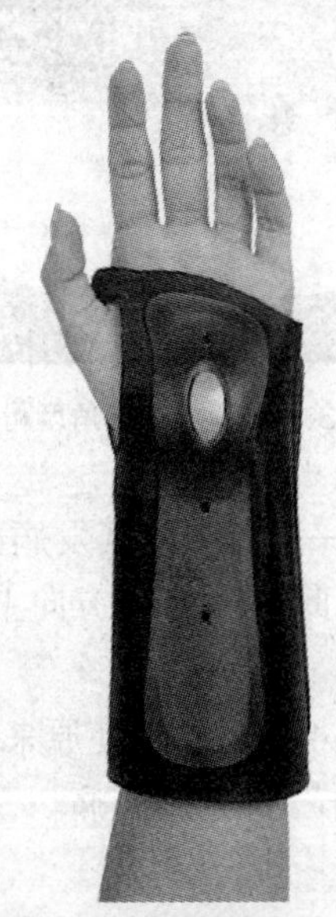

图3-9-6 腕关节矫形器

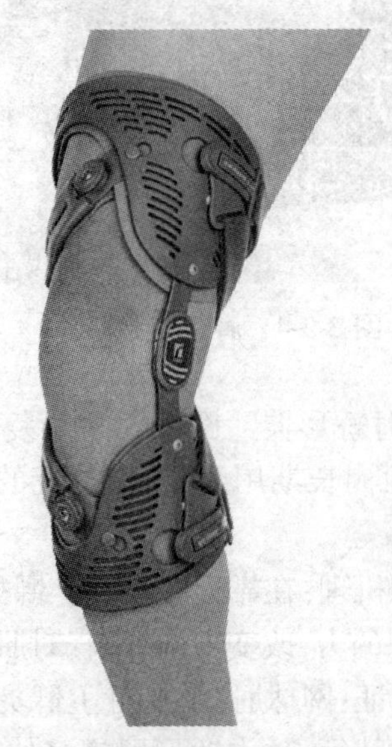

图3-9-7 骨性关节炎矫形器

(2) 适应证：膝关节骨性关节炎。

(3) 其他特征

1) 膝关节矫形器的轴，非常重要，只有双轴或者动态模拟真实膝关节运动的轴，患者才能行走非常舒适。

2) 矫形器的内侧面，要有阻力，阻止滑动，上述图中矫形器，采用的硅胶内侧面，使摩擦增加的同时，硅胶也表现出与人体很好的相容性。

3) 穿戴方便，使老年人能在短时间内完成。

4) 轻便，不影响正常日常生活活动。

2. 膝关节交叉韧带矫形器　膝关节交叉韧带是常受损伤的部位，尤其是前交叉韧带，预防、治疗、交叉韧带手术后的康复，尤为重要，矫形器的应用在交叉韧带的创伤的预防、治疗起着非常重要的作用（图 3-9-8）。

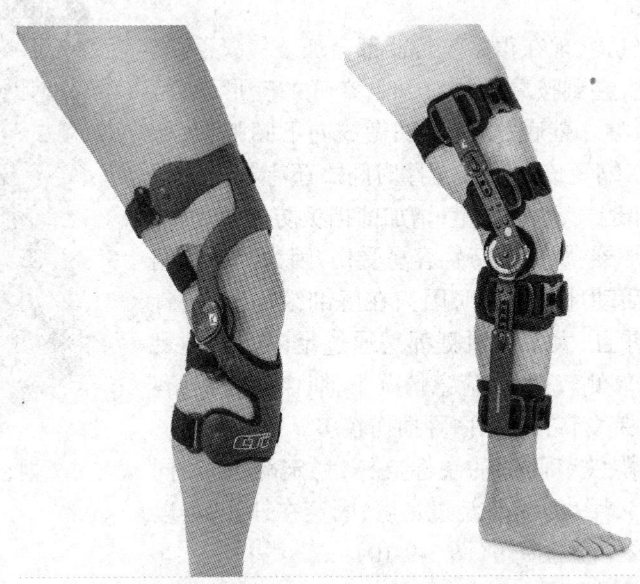

图 3-9-8　膝关节交叉韧带矫形器

（1）作用机理：交叉韧带的预防和术后保护矫形器有三种基本类型，如图 3-9-8 所示，第一种矫形器起预防和保护作用，其基本原理是通过前上方、下方的框架，将膝关节固定在一定的位置，作为对前交叉韧带的损伤的保护，通过下硬框架或软性固定，阻止小腿向前方的抽屉运动，从而保护前交叉韧带。同时，通过辅助带的作用，也可以阻止小腿向后方的运动而保护后交叉韧带。第二种矫形器是术后角度可调矫形器，它是通过角度的调节，使术后初期，保护韧带静止，使韧带所受张力最低，再逐渐调整角度，使膝关节角度逐渐调整，张力逐渐增高，直到恢复正常张力。

（2）适应证：前交叉韧带损伤，后交叉韧带损伤，前交叉韧带损伤手术后。

（3）其他特征

1）矫形器的关节轴模仿膝关节的运动，才能在行走和运动时，矫形器不向下滑动。

2）面料保证通气。

3）与皮肤相贴面，使用各种方法（如硅胶处理等）增加与皮肤的摩擦，同时保证与皮肤的相容性。

3. 踝关节及其软组织、胫腓骨损伤术后矫形器　足、踝关节、胫腓骨的损伤，发病率较高，这个部分是人体运动最活跃的部分，也是最容易受伤的部分，虽然在国内推广不多，但是全球范围内，这个部分的矫形器设计最多，用量最大，也值得康复医师结合临床，应用前景最广泛的领域之一。下面介绍 3 种应用最广的矫形器：

（1）步行器：步行器是足踝部损伤应用最多的一类矫形器，其主要用于较轻的足踝部损伤或者重的足踝部损伤手术后康复期（图 3-9-9）。

1）作用机理：步行器的作用，从外形上就可以看出，其作用机理类似于管型石膏，从足尖到膝关节下的管型石膏，所以其固定作用也与石膏类似。不同之处有：材料较石膏软；可拆卸，没有石膏牢固。

2）适应证：胫腓骨的稳定性骨折；足底骨折；严重的踝关节扭伤；足踝部术后。

3）其他特征：气囊，现在很多步行器都会加装气囊，可以利用空气的流动性，起到按摩作用，同时，空气的变形性，可以使矫形器更加服帖。鞋底，多将鞋底做成向下圆弧形，行走时采用滚动方式，缩短该侧下肢支撑时间。还有其他的辅助设计，如钻孔增加透气、减轻重量，增加前挡板防尘等。

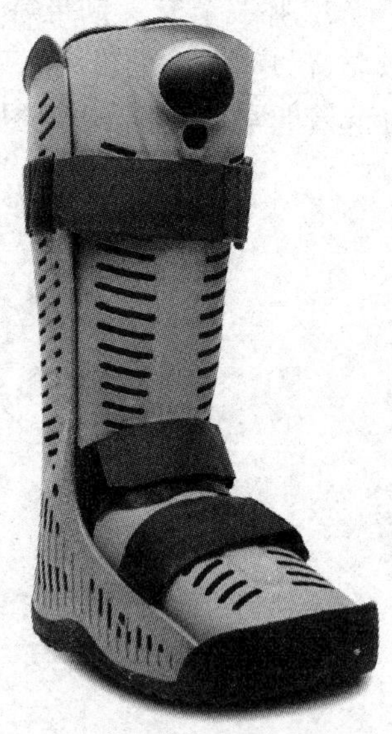

图 3-9-9 步行器

（2）踝关节矫形器：踝关节特别容易受伤，因为其是我们受力最大、下肢最活动部分。同时因为在解剖结构上，足骨骼内侧高于外侧，并且，大多数肌腱都是通过足内侧到达足底，相对而言，通过外侧较少，在应急情况下，肌肉的收缩，容易形成内翻，所以，踝关节的损伤内翻损伤较多。

1）作用机理：踝关节两侧的硬性支撑，稳定踝关节；同时，还有一部分产品，用（8）字带绕过足底，固定在外侧，可以增加足外翻的力，减少内翻损伤（图 3-9-10）。

2）适应证：踝关节扭伤。

3）其他特征：可以使用空气夹板，利用空气流动，起到肿胀部位的按摩作用；并可以使用透气材料，减少不适。

（3）足底筋膜炎矫形器：足底筋膜炎是足部常见的疾病，可以有跟骨部疼痛，或者足前部跖骨下疼痛。多因为足底筋膜收紧，牵拉足前部的跖骨下或者足后部的跟骨下，重者导致骨刺的形成。

1）作用机理：晚上休息时，被动牵拉足底，使足底筋膜得到牵伸，能够缓解足底筋膜炎症状（图 3-9-11）。

2）适应证：足底筋膜炎。

3）其他特征：轻便、更符合足底形状等。

三、定制矫形器

矫形器从定制矫形器开始，随着用量逐渐增大，人们将可能批量生产的矫形器，转化成成品矫形器，现在，成品矫形器越来越多，适应证也越来越广。但是定制矫形器仍然因为其可以做得非常服帖、特别用在矫正畸形等方面的特殊性而不可替代，根据其制作过程和材料可以分为低温制作技术、高温制作技术、碳纤维制作技术、树脂制作技术等。

矫形器制作人员的要求，国内有很多学校（中专、大专、本科）在培养专业的矫形器制作人员，也曾经一度要求矫形器的制作必须有矫形器师的证书，但是近年来又取消了矫形器师的证书。我们认为，低温板材的制作技术，相对较简单、实用，通过短暂的培训即可以达到会做的水平，高温板材的矫形器制作技术需要一段时间的专业学习，尤其是在修型方面，需要积累一定的临床经验，当然，更重要的是在临床工作中积累，知道在什么情况下，需要制作什么矫形器、如何使用矫形器，并且结合临床知识的进步，做出更加适合的矫形器。

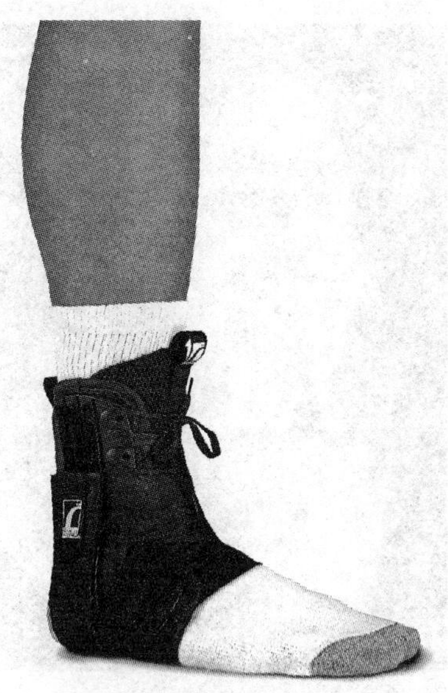

图 3-9-10 踝关节矫形器

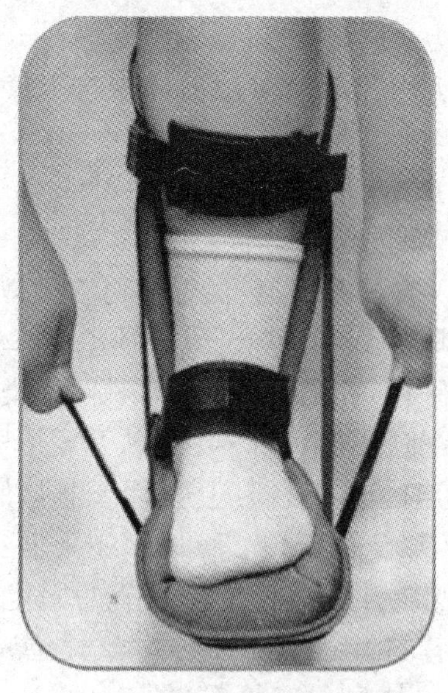

图 3-9-11 足底筋膜炎矫形器

（一）低温板材制作技术

低温制作技术，是利用低温板材加温制作矫形器的技术，一般所需要加热的温度较低，容易实现，也不会伤及患者，制作方便，比较服帖，所以应用范围较广。当然，由于大多数低温板材的强度有限，所以相对而言，较少用于负重的下肢矫形器的制作。

1. 低温板材制作特点

1）制作周期短。

2）材料有记忆性，可以重新塑型。

3）成型温度：60~80℃。

4）强度有限，特别适合于制作上肢起固定作用的矫形器；也可以用作脊柱矫形器的固定用材料。

5）材料成本略高。

2. 制作主要材料和工具

1）恒温水箱（湿加热）。

2）平板加热器（干加热）。

3）热风枪。

4）直剪和弯剪。

5）美工刀。

6）打孔钳。

3. 低温板材制作程序

1）根据部位，画出样板型。

2）裁剪样板型。

3）将样板型低温板放在恒温水箱或平板加热器中加热（60~80℃）。

4）将加热软化后的板材，敷贴在需要制作矫形器的躯体外部，静置 3~5 分钟左右。

5）再将板材从躯体上取下。

6）根据需要进行裁剪。

7）用热风枪对裁剪部位进行修整，使其平滑、服帖。

8）装配尼龙搭扣等附件。

4. 低温板材的临床应用

1）脊柱矫形器：低温板可以用以制作颈椎、腰椎部位固定用矫形器，只是颈椎部位制作稍有点困难，因为颈部的形状问题。此类固定，多半会做成前后两片（图 3-9-12 头颈矫形器）。

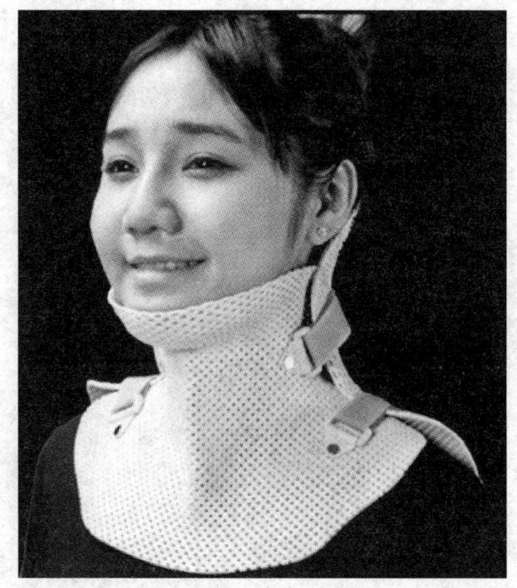

图 3-9-12 头颈矫形器

2）上肢矫形器：上肢矫形器是低温板材应用最为广泛的部位。可以用于上肢：①固定：手指骨折、脱位的固定、腕关节的固定、前臂的固定、上臂的固定（图 3-9-13）。②体位的摆放：功能位夹板、休息位夹板等（图 3-9-14）。③抗痉挛。④功能康复夹板，这类夹板做起来，比较复杂，但是有非常重要的康复的价值，如指伸、屈肌腱的动态夹板，它们对肌腱缝合、修复术后的恢复甚至有决定性的意义，主要目的是既能保证缝合处的肌腱有最小的张力，有利于愈合，同时，又能在可以的范围内活动而不与周围的组织粘连。

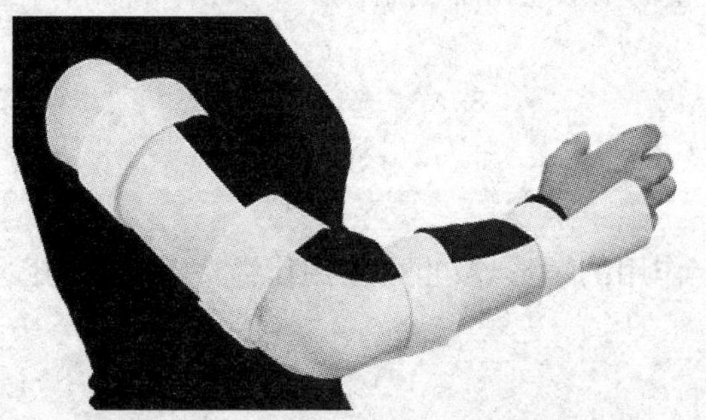

图 3-9-13 上肢固定用矫形器

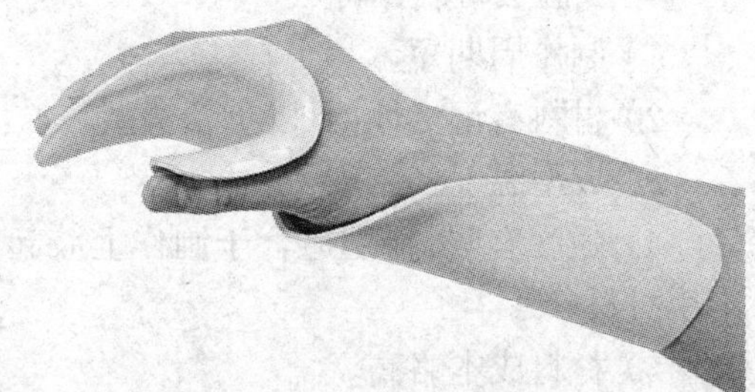

图 3-9-14 腕关节体位摆放用矫形器

3）下肢矫形器：下肢矫形器，一般用低温板材较少，因为其强度问题，但是目前也有越来越多的经验可以用于下肢矫形器的制作，主要是非承重部位（或者非承重时）的固定。（图 3-9-15）还有用作下肢的抗痉挛夹板，我们建议这种抗痉挛夹板用在休息时，或者卧位时，不要用于行走时。

5. 低温板制作中常见问题和可能解决方法

1）画纸样板型和板材的裁剪问题。刚开始学习低温板材制作的临床工作人员，在做低温板材时，最开始出现的困难，是不知道如何裁剪纸样板和板材的裁剪，解决这个问题的方法有三个途径，①提供板材的厂家现在一般都有裁剪好的版型，可以直接从这些购买这些版型，开始做，比较容易。如下图（图 3-9-16，图 3-9-17）：用这些版型直接做，比较方便。②从比较容易做的图形开始，一般简单的固定，比较容易做，多半就是圆筒形的裁剪。③当然一般提供材料的厂家也会有技术培训。一般多练几次，都可以做得很好。

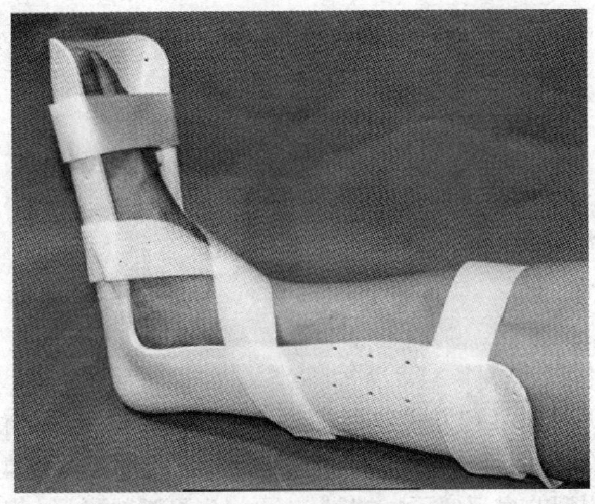

图 3-9-15 下肢固定用矫形器

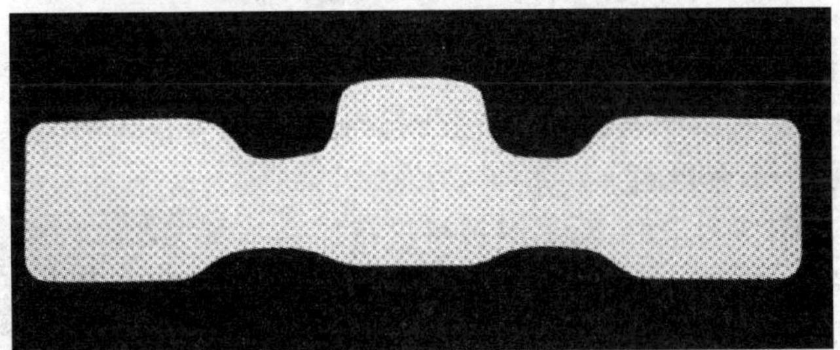

图 3-9-16 预裁剪样板

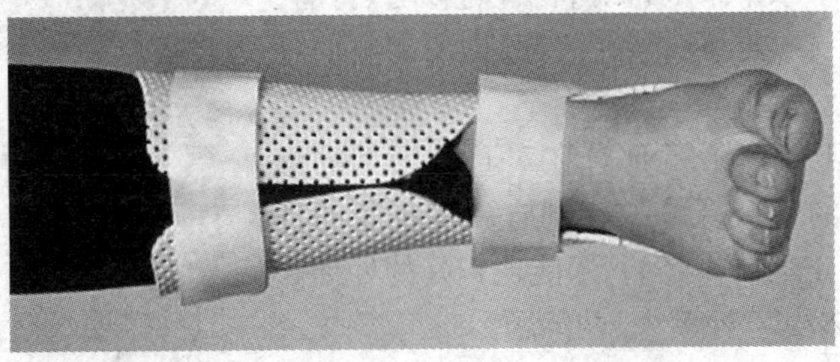

图 3-9-17 预裁剪样板制作成品

2）材料的选择问题。一般低温板有几个方面要注意：①低温板有不同的厚度（2、3、4mm 等），要根据所取部位的需要，选择不同的厚度。②有黏性比较好一点的和黏性差一点的，黏性好的，可以材料与自己本身相粘，制作时很方便，但是，操作有一定的难度，要熟练。③分为有孔的和无孔的，有孔的透气好，但是如果紧贴皮肤表面有疤痕的地方，会产生孔的印痕，此时，要综合考虑。

（二）高温板材制作技术

高温板材目前常用的有主要有聚乙烯和聚丙烯，两种材料的特性不同，制作方法略有差异，但基本制作方法类似，在此一并作为高温板材制作叙述，具体材料、应用的差别也会列出。

1. 高温板材主要制作材料和工具

1）石膏绷带。

2）生石膏粉。

3）石膏剪（因其一头为钝型，所以在剪开时，不会伤害患者皮肤）。

4）高温平板加热器。

5）真空泵。

6）电动石膏锯。

7）打磨机。

2. 高温板材的制作程序

1）取型：将石膏绷带以某种方式包裹（多半是缠绕）要取型的部位，以一定的厚度（多半为3~4层），待快干燥、成型后，剪开、取下、复合成原型，这即是我们常说的阴型。

2）阳型制作：将阴型的靠近底下一端封口，再将生石膏粉稀释（能够稀释匀即可），在阴型的腔内灌入稀释的生石膏粉，晾干后，剪除外面的石膏绷带，剩下的由生石膏粉所形成的即为阳型。

3）修型：对石膏阳型进行修理，在有软组织较多的地方，要修下去一些，做出来的产品，会在此软组织多的地方有所压紧，在有骨骼凸起的部位，需要在现阳型上补一些石膏，做出来的产品会在此处避开骨骼凸起。

4）成型：将石膏阳型固定好，对高温板材进行加热（多在平板加热器内进行），到一定程度，在板材软化后，将板材固定于阳型外，同时，抽真空，紧贴于阳型外的部分即为我们所需要的矫形器部分（图3-9-18）。

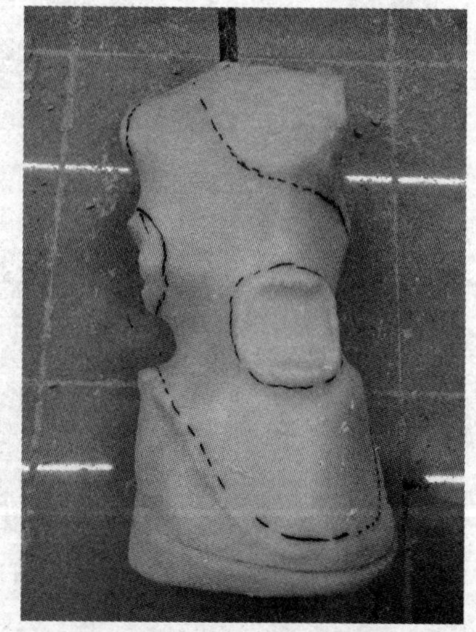

图3-9-18 阳型上制作产品

5）组装：阳型下取下来的部分，再经过修剪、打磨，并与其他部件如关节、支条组装在一起，即所需要的矫形器。

注意事项：以上制作关键部分在对石膏阳型的修改，需要对所制作的各个部分的解剖有一定程度的理解，同时，需要有一定的制作经验，才能比较好的处理修型过程中的“修掉多少”“补多少”的问题。

3. 两种高温板聚乙烯、聚丙烯的特征

（1）聚乙烯的特征，聚乙烯是矫形器中应用较广的材料，尤其在那些非承重的部位，特点如下：

1）高温制作矫形器材料。

2）成型温度：130~150℃。

3）耐低温性能好。

4）老化速度慢。

（2）聚丙烯也是矫形器中应用较多的材料，因为其特性，特别适合于应用在承重和有反复折叠的部位，特点如下：

1）高温制作矫形器材料。

2）成型温度：160~180℃。

3）强度高于聚乙烯，适合于承重部位的高温成型材料。

4）韧性好于聚乙烯，适合于有可能反复折叠的部位。

5）耐低温性能差。

6）老化快。

4. 高温板材的临床应用　高温板材在临床上以下肢和脊柱为主，上肢较少，当然，也有上肢需要强固定或者矫形时，也可以使用。

（1）脊柱矫形器：脊柱矫形器使用最多的分为两大类，脊柱固定矫形器和脊柱矫形矫形器。

1）脊柱固定矫形器：使用高温板材可以制作脊柱固定矫形器，脊柱固定矫形器多用在胸、腰、骶段，颈段一般使用成品矫形器。但是高温板材有取型的过程，而在患者损伤初期，不能对患者进行过多的搬动或者移动，取型有困难。现在在实际工作中，多采取两种办法，规避这种困难，一种是提前制作多种模型，将固定矫形器“预制”成前后两片，再根据患者身材直接佩戴。还有一种是后期，再实际取型，制作，因为这种制作只能在晚期，且固定一般时间不会太长，这种办法相应在实际工作中应用较少。

2）脊柱矫形用矫形器：这种矫形器应用较广，大多数用于原发性脊柱侧弯。在国内用于脊柱侧弯的矫形器大致有色努、密尔沃基、波士顿和里昂矫形器，在国内，色努推广时间长，使用广泛，现在，除特别高位的脊柱侧弯，一般都使用色努矫形器。有关矫形器治疗脊柱侧弯，一般公认为 Cobb 角 30° 以下，可能用矫形器矫正，30° 以上的，需要其他治疗方法，尽管实际工作中，见过很多比较大的度数的也在使用矫形器，不推荐使用，或者与临床骨科医师商量治疗方案。

（2）上肢矫形器：上肢矫形器用高温板材制作的较少，多数用高温板制作的，是因为成本的原因，并且是多制作成“预制”的。

（3）下肢矫形器：高温板材在下肢矫形器中，使用比较普遍，效果较好，目前仍然是下肢矫形器的主要制作材料。

1）踝足矫形器：踝足矫形器是目前制作比较多的一类产品（图 3-9-19），通常主要应用在两个方面：①成年人的脑卒中：脑卒中后，会出现垂足，垂足的原因有两种，一种是弛缓型的垂足（低张力），这种垂足，多数情况下，使用成品的踝足矫形器可以解决，但是如果垂足有一定的张力，轻微的痉挛，或者患者足的形状比较特别，这种情况就要用定制矫形器，用聚丙烯板材，保证矫形器有足够的强度的同时，也有一定的韧性，可以保证踝关节处的反复弯曲。②儿童脑瘫：脑瘫的儿童，用高温板材做的各种踝足矫形器较多，这类矫形器，一般是纠正足内翻、下垂，还有一部分有稳定踝关节的功能。

2）膝踝足矫形器：踝足矫形器向上，跨过膝关节，就是膝踝足矫形器（图 3-9-20），应用如下：①小儿麻痹症：小儿麻痹症现在的发病率已经很低，但是，原有患病但现在还健在的患者较多，并且多半是 40~50 岁以上的成年人，主要原因是脊髓前脚受损，运动神经的 L_2~L_4 节段支配受损，主要导致股四头肌无力，患者不能主动伸直膝关节，这种患者仍然较多，行走时，很多人用同侧的上肢，向后推膝关节，以帮助伸腿的动作。小儿麻痹症的膝踝足矫形器，多采用固定的膝关节，也就是将膝关节锁死，保持伸直位，虽然不是最理想的方法，但是，是目前应用较多，也相对简单的方法。②多发性神经根神经炎：多发性神经根神经炎，有时候遗留有不同程度的瘫痪，也有遗留有股四头肌无力的患者，可以用膝踝足矫形器，方法与小儿麻痹症的方法一样，采取伸直膝关节行走。③骨骼畸形："X"形腿、"O"型腿、儿童脑瘫。

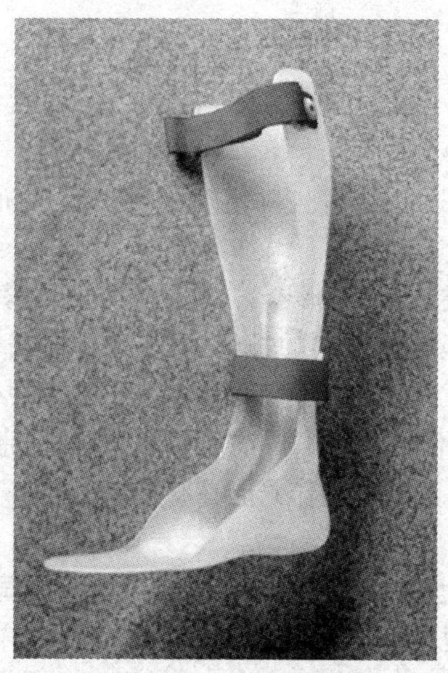

图 3-9-19 踝足矫形器

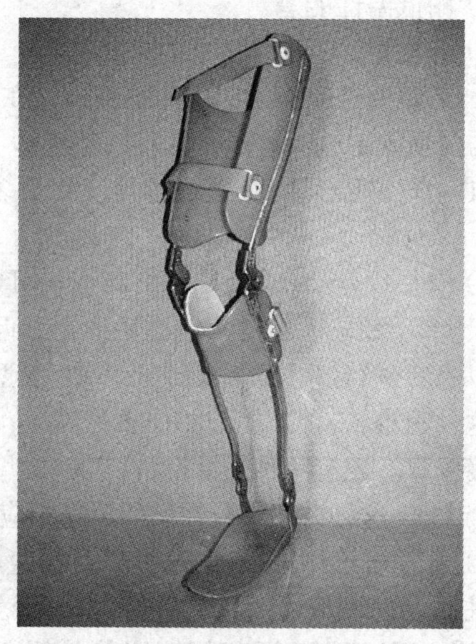

图 3-9-20 膝踝足矫形器

（4）截瘫矫形器：截瘫矫形器，制作方法与膝踝足矫形器类似，实际上膝踝足矫形器加上上面辅助的部分。

（三）其他应用材料

在矫形器的制作材料中，还有两种材料：树脂和碳纤维。树脂材料目前在矫形器的应用中，已经不太常用，此处不叙述；而碳纤维材料则代表了当代技术的发展方向，但是因其价格昂贵，制作技术复杂，目前还难以大规模推广，其特征列如下：

1. 强度高。
2. 有弹性。
3. 重量轻。
4. 抗冲击。
5. 抗疲劳。
6. 耐腐蚀。

四、因地制宜制作矫形器

虽然矫形器和辅助器具的成品、半成品和制作，向着新材料、新技术方向发展，但是，在基层，也可以因地制宜，制作患者能消费得起、加快康复进程的矫形器。在利用当地资源，制作成品、半成品、定制矫形器仍然有着广泛的前景，但在生产、制作过程中，请考虑以下方面：

（一）材料的选择

矫形器虽然现在有钛、碳纤等非常好的新材料，但是在基层，也有许多很容易找到的材料，这些材料天然、对人体无伤害、与人有很好的相容性，且成本低、很容易实现。

1. 藤　藤是一种很好的矫形器制作材料，它们容易编织，可以非常符合人体形状，是做固定用矫形器常用材料(图 3-9-21)。

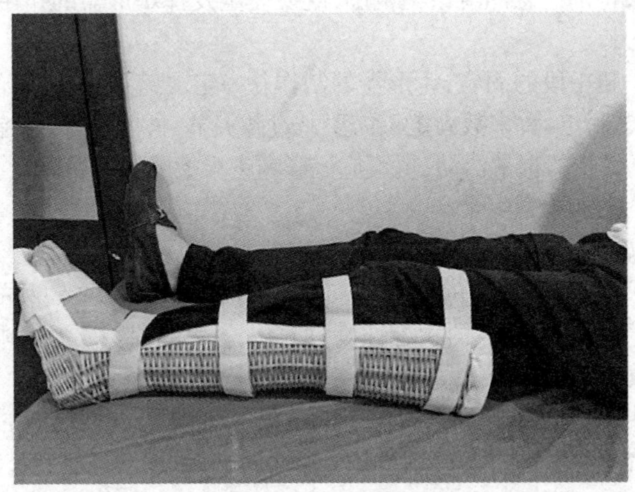

图 3-9-21 小腿固定矫形器

藤可以编制成各个部位固定用的矫形器,下肢、上肢、脊柱,在形状难以服帖的部分,如胸腰段,可以做成两片式,做成各种形状的两片式的,再辅以尼龙搭扣,可以做到比较服帖。

2. 竹 也是很好的做矫形器的材料,把他们切割成长条状,再用绳将其穿着连接起来,也可以做成很好的固定用矫形器。竹的靠表层面,韧性较好,适合于做成转角处,如踝关节扭伤,可以用长竹筒破成两半,用其中一半将中间段约 10 厘米长的内层刨去,可以做成固定踝关节的固定矫形器。同样的方法,将长约 15 公分的内层刨去,弯转回来,可以做成手指固定矫形器。

注意,不管用何种特色材料,学会应用硬的部位和有韧性的部位,可以做成很多种矫形器。

(二)制作部位

矫形器临床结构上应该注意的地方:身体有骨凸起的地方,是很好的固定部位,或者其附近是很好的固定部位,但是同时,要注意的,对骨凸起的部位,要么绕过去,要么加上软垫,以避免凸起部位的组织损伤。身体常见的有骨凸起可以利用或者避免的地方有:

1)枕部(枕骨粗隆):可以用于做头颈矫形器的固定。

2)下颌:可以用于做头颈矫形器的固定。

3)胸骨:用于制作胸腰骶的固定。现在也有厂家用两侧的胸大肌的内侧作为固定部位。

4)耻骨联合(或上方):用于骨盆前方的固定,做脊柱后凸或者过伸矫形器。

5)胸腰椎:制作胸段、腰段固定矫形器。

6)髂前上棘、髂后上棘、髂骨边缘,做胸腰骶段矫形器避免受压的地方。

7)桡骨茎突:做前臂矫形器时,要注意避开。

8)腓骨小头:要注意避开的地方,腓骨小头下的腓总神经非常容易受伤。

9)内外踝:要注意避免受压。

（三）矫形器作用的范围

矫形器的使用，特别注意的应该是范围，既要完全发挥矫形器的作用，同时不影响正常的活动范围。

比如，如果是小腿中段的固定，矫形器的制作就一定要跨过膝关节，但是如果仅仅涉及小腿下段或者踝关节附近，大多数固定不需要跨过膝关节；再比如，腕管综合征的固定，固定腕部，但是不要影响拇指的正常活动，也不应该影响掌指关节的活动。

（四）矫形器产品的完成

其他应该注意点：

1）保证产品各个面对着身体的部位，一定要光滑、平整，不要要锐利的突出物。

2）所取用的材料，要与人体的相容性好，如藤、竹、木头、铁皮等材料，不要有对身体有刺激、引起身体过敏的成分。

3）用新的材料开发新的产品时，可以采取试戴、逐渐延长佩戴时间的方式，避免对身体的伤害，比如从开始佩戴 5 分钟、10 分钟，一天半小时开始，逐渐过渡到长时间佩戴。

五、辅助器具

辅助器具有很多，其中最重要的是辅助行走的器具，还有其他一些辅助日常生活活动的器具。

（一）拐杖

常用的拐杖有三种：腋拐、肘拐和手拐。其长度的选择和调节如下。

1. 手拐　手拐有一点和四点两种，四点对于行走不稳定的患者会更好一点。两者的测量方法类似：从地面到腕横纹的高度，即为拐杖应该有的高度。

2. 腋拐高度的调节　现在大多数腋拐都是可以调节的，通常有两个部位需要调节：

（1）腋拐最上面的高度：将腋拐的最下端，对着足外侧约 15cm 处，此时腋拐最上面的高度在腋窝下 5cm，最合适，此高度可以避免对腋下的血管和神经的过度压迫。

（2）腋拐把手高度的调节：仍然是将腋拐的最下端，对着足外侧约 15cm 处，此时把手的高度，在手腕横纹高度处，最合适。

3. 肘拐　肘拐的调节：最上面靠肘关节处，要距离肘关节约 3~5cm。

4. 使用拐杖后的步态训练　在使用肘拐和腋拐的情况下，需要物理治疗师对拐杖的使用者进行步态训练，通常的步态有：2 点步、3 点步、4 点步和摆动步，至于使用何种步态，要根据患者的病情和体力，由治疗师辅导及决定。

5. 助行器　助行器有无轮、两轮、四轮三种，三种用途略有差别。无轮的最稳定，但是行走时，要提起来，当地面有凹凸不平时，可能会有绊倒的危险。有两轮的，稳定性差于无轮的，但是，路面略有凹凸不平时，比较方便和安全。助行器的尺寸的测量有两个方面：

（1）扶手高度的测量：双手自然下垂，测量足底到腕横纹的高度，即为助行器的扶手的高度。

（2）宽度的测量：双手自然下垂，两侧手腕之间的宽度，加上 4~6cm，即为助行器的宽度。

注意：宽度的测量，除了使用者自身的情况外，还要测量使用环境的最窄宽度。要保证助行器的宽度小于使用环境的最窄宽度。

（二）轮椅

轮椅有手动轮椅、电动轮椅；普通靠背、高靠背轮椅等，不同用户有不同的需求，但是有一些基本数据、使用方法是相似的。

1. 轮椅的测量　为了使轮椅使用者获得最适合轮椅，最好能根据以下数据定做轮椅，如果不能定做轮椅，就要参考以下数据，买尽量接近此数据的轮椅，当然，让使用者坐在轮椅中试用，不妨也是较好的方法。

（1）坐垫宽度的测量：让潜在轮椅使用者，坐在硬表面上，测量双侧臀部最宽点之间的距离，再加上 3~5 厘米，即为轮椅坐垫的宽度。

（2）靠背宽度的测量：测量胸部间最宽处，通常是一侧腋下到另外一侧腋下的距离，这个距离决定轮椅靠背的宽度。

（3）座椅高度的测量：测量足跟的后方到膝关节的后方，再至少加 5cm，以此确定座椅的高度。

（4）座椅深度的测量：从臀部的最后方到膝关节的后方，再加上 3~5cm，此即为座深。

（5）扶手高度的测量：肩关节自然下垂，肘关节屈屈 90°，测量肘的顶点到臀部下面的距离，以确定扶手的高度。

（6）靠背高度的测量：测量臀下面到肩部的距离，此即为靠背的高度。

（7）头枕的高度（如果需要）：测量臀部下面到头顶的距离，此即为头枕的高度。

将以上数据，提供给轮椅制造商，可以获得比较合适的轮椅。

2. 轮椅的使用　如果可能，最好由医院的作业疗法师教授轮椅的使用方法，包括一般使用方法和越过较小障碍物的方法。

（三）日常生活辅助用具

日常生活辅助用具是康复中常用的改善患者 ADL 方法之一，在医院的康复中，往往涵盖在作业疗法中，这些辅助器具的制作和改进，没有一定的规律，只要是能帮助患者改善 ADL 就可以。先列举几例，这些都可以根据实际工作中，边摸索、边改进，具体图片可以在其他著作当中容易找到：

1. 拾物器　帮助使用者从地上或者远处取物体，适合于老年人、手术后腰部不能弯曲或者髋关节不能屈屈的人，这种拾物器，现在市场上已经有各种式样的成品拾物器销售，价格也很便宜。

2. 适应性筷子　用筷子吃饭，是一个比较复杂的动作，老年人、尤其是有中风之类的疾病的患者，这个动作很难完成，有很多种方式改进筷子，是一种最简单、自制适应性筷子。

3. 适应性调羹和叉子　患者通常因为手功能障碍不能握住调羹或者叉子，因为柄太细，或者握住后，方向不对，无法进食，这个问题，可以根据患者的情况，改进，有些改进的方法，可以很简单，比如在调羹柄上多绕几圈纸，就可以使调羹柄增粗。

4. 各种吸盘器，固定进食用盘，避免进餐盘在桌面上滑动。

5. 指甲刀自助具　利用低温板材的黏性和可塑性，可以很容易地对这样的一些柄之类的改进，加宽等。

6. 系纽扣自助具　比较常用，也容易制作，患者家属可以自己动手为患者制作。

7. 不同方式的洗澡用品。

日常生活的辅助用品，还可以有很多，穿裤器、穿袜器等，在这里不异议描述，完全可以根据需要自己动手制作。

第十节 电疗技术

电疗技术是应用电流治疗疾病的方法。根据所采用电流频率的不同,电疗法通常分为直流电疗法、低频电疗法(0~1000Hz)、中频电疗法(1~100kHz)和高频电疗法(100kHz~300GHz)等。电流的波幅、波宽、波长及频率等参数不一样,其产生的生物物理学效应也会不一样,从而产生不同的临床用途。临床上常用的电疗法分类如下:

直流电疗法包括:直流电疗法、直流电离子导入疗法等。

低频电疗法包括:经皮神经电刺激疗法(TENS)、功能性电刺激疗法(FES)、神经肌肉电刺激疗法、感应电疗法等。

中频电疗法包括:脉冲调制中频电疗法、音乐电疗法、干扰电疗法等。

高频电疗法包括:中波疗法、短波疗法、超短波疗法、分米波疗法、厘米波疗法和毫米波疗法等。

其他电疗法:静电疗法、高电压疗法、共鸣火花电疗等。

基层康复临床常用的电疗法如下:

一、直流电疗法与直流电离子导入疗法

(一) 概述

1. 概念　直流电是一种方向固定、强度恒定的电流。利用直流电治疗疾病的方法称为直流电疗法。借助直流电将药物离子导入人体以治疗疾病的方法称为直流电药物离子导入疗法。

2. 作用机制　单纯利用直流电疗可以起到消炎镇痛、促进伤口愈合、软化瘢痕、镇静、促进骨折愈合等作用。因此直流电疗法治疗范围较广泛;直流电药物离子导入疗法,既有直流电的治疗作用,又有药物的治疗作用。按照电学“同性排斥,异性相吸”的原理,将药物离子导入人体,在皮下形成“离子堆”,局部药物浓度高,从而发挥较长时间的持续作用。导入的药物也可随血液、淋巴液进入远隔部位产生治疗作用。

3. 适应证与禁忌　直流电及直流电离子导入疗法,在康复临床中适应证非常广泛,特别是离子导入治疗,根据不同的药物,有不同的适应证,在基层康复工作中,建议根据下述内容,选择应用,禁忌运用直流电的有:恶性血液系统疾病、恶性肿瘤、急性湿疹以及对直流电不能耐受者、对拟导入的药物过敏者、对皮肤感觉障碍的患者等不适宜使用直流电疗法。

(二) 治疗技术

1. 设备　常用设备为直流电疗机,直流电疗机如图 3-10-1 直流感应电疗机,结构包括电源输入线、输出线、操作面板三部分,输出插口标明正、负极性,分别连接导线正、负极,一般正负极会有红黑标志区分;操作面板上的细条旋钮为输出调节,可以通过左上角的液晶显示看到输出的电流毫安数,部分设备还包括有定时装置。

2. 配件　直流电治疗配件包括电极、衬垫、绝缘布、沙袋、固定带,直流电药物导入疗法配件还常包含运用于药物导入的辅具如浸透药液用的纱布、眼杯、盆子等,如图 3-10-2~ 图 3-10-6。

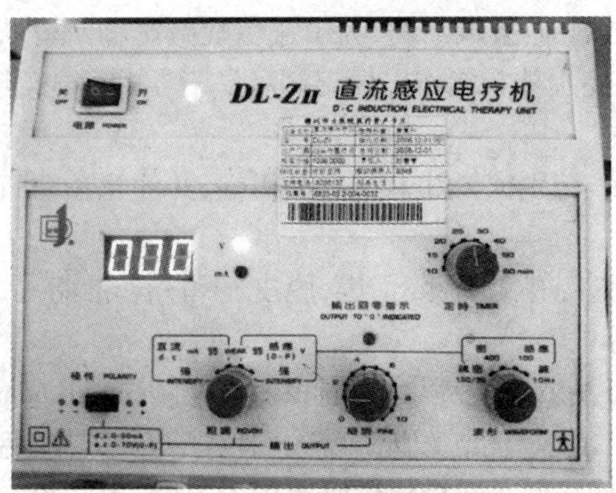

图 3-10-1 直流感应电疗机

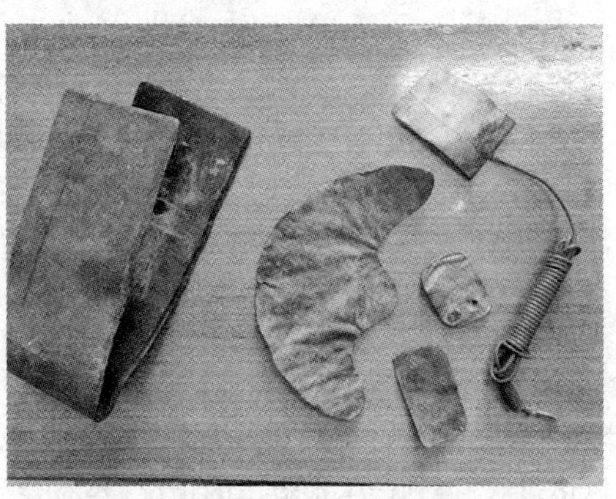

图 3-10-2 配件 - 铅电极

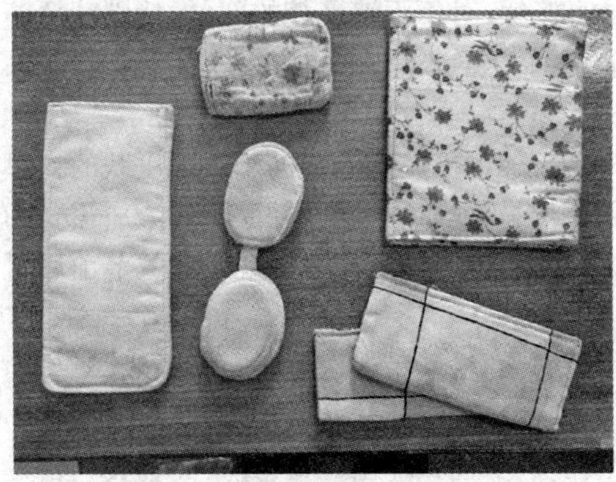

图 3-10-3 配件 - 棉衬垫

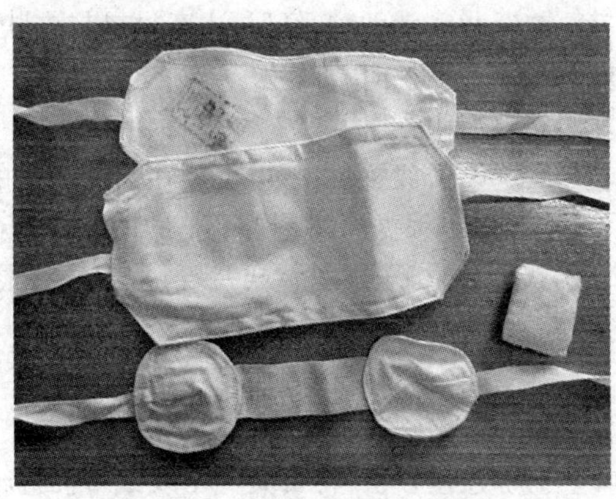

图 3-10-4 配件 - 固定用绑带

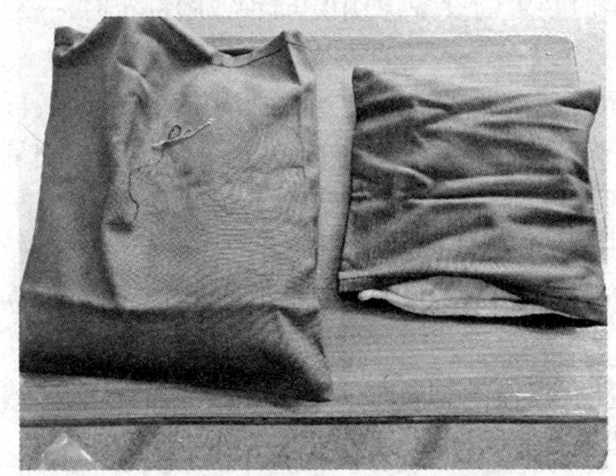

图 3-10-5 配件 - 固定用沙袋

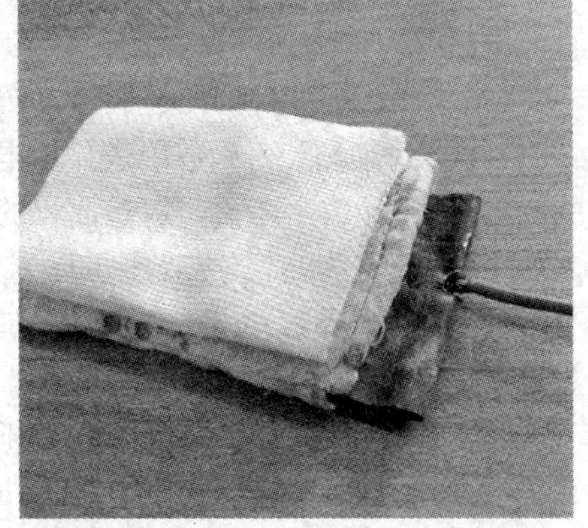

图 3-10-6 电极 - 衬垫 - 浸药纱块

（1）电极：直流电输出端，需要使用电极，电极一般运用铅板，性质稳定而不易氧化和电解，厚度约 1~2mm，因其柔软，可以剪裁成为大小不同的电极，甚至可以根据治疗部位的特征进行小范围的塑形，治疗中一般选用两个电极，分别为正负极，根据病变部位或治疗的需要，电极面积大小可以相同或不同，电极面积小的时候，电流密度大，刺激量大，治疗作用较明显，称为主电极；而大电极刺激量小，电流小，称为参考电极或辅电极。

(2)衬垫:因直流电有电解作用,电极下常产生强酸碱产物,为了避免酸碱产物对皮肤的刺激,在电极和皮肤之间,需要使用衬垫,衬垫使用棉布制作以便湿润后易于导电,厚度要大于1cm,以便电解产物不易透过衬垫到达皮肤。

3. 操作技术 治疗时,直流电操作要领较多,特别需要注意电极的极性,并注意预防直流电灼伤。

(1)皮肤处置:治疗部位的皮肤需要预先观察,有无出汗、干燥、脱皮、不清洁、油脂等,并进行相应处置,保持清洁湿润,以便有良好的导电性。

(2)衬垫放置:在治疗部位皮肤上,放置适当大小(一般以衬垫面积超出电极周边0.5cm左右为宜)的湿润衬垫(浸以清水或生理盐水,保持一定湿度以便导电性良好,但需要避免衬垫过湿,否则产生水流出的情况,容易导致电灼伤),并选择附近肌肉较为丰厚、皮肤较为平整的部位,作为辅助刺激区,安放更大的衬垫(如面部治疗 - 枕部辅助刺激区;或手部治疗 - 前臂背侧辅助刺激区),注意衬垫与皮肤的紧密接触,对于不够平整的部位,特别注意防止接触不良,对于直流电药物导入者,衬垫与皮肤之间,放置浸透药液的纱块,注意纱块的大小,不应超过衬垫面积。

(3)电极放置:将主电极放在治疗部位的衬垫上,辅电极放置于辅助刺激区皮肤的衬垫上,电极可以根据局部是否平整的情况,进行简单塑形,以便接触紧密,并注意刺激所需要的电流极性,电极可以对置或并置,常用的有眼 - 枕法、额 - 枕法、面部 - 枕部法、肩关节前后对置法等。

(4)固定:在电极表面覆盖绝缘塑料纸,然后用绑带、松紧带或医用胶布将电极、衬垫固定住,避免移动松动。

(5)连接设备:将带夹输出线或带插针输出线的插头插入输出插口,并将夹子夹在铅板电极上连接设备与电极。

(6)定时:将"定时"调至所需时间,对无定时装置的设备,使用定时钟或闹钟定时,一般直流电治疗时间为30分钟每次。

(7)输出:将"电源开关"打开,绿灯亮表示接通电源,黄灯亮表示"细调"已旋回"0",再顺时针调节"细调",直到数码表显示电流值,调节合适剂量,即可进行治疗,直流电输出剂量的计算,是按照输出电流与衬垫面积的比率进行计算的,如输出为3毫安,衬垫面积为30平方厘米,则剂量为0.1毫安/平方厘米,一般直流电刺激使用的治疗剂量,为0.05~0.1毫安/平方厘米,最大不超过0.5毫安/平方厘米,小儿为0.02~0.08毫安/平方厘米,专业术语称为电流密度。

(8)解释与说明:输出操作前,应向患者说明,直流电刺激时,可能产生微弱的针刺样感觉,一旦出现过于明显的针刺不适感,应当立即检查原因,进行处理。

(9)治疗结束,将仪器输出归零,为患者解除所有治疗辅助用品,再关闭电源。并询问治疗后反应、观察治疗部位皮肤情况,将衬垫放到待洗处。

(三)临床运用

1. 电兴奋与电催眠 直流电作用于人体,可以调整中枢神经系统的兴奋性,起到电兴奋或电催眠的作用,运用于失眠的患者,或因为脑外伤、脑炎等疾患导致的神经兴奋性下降等情况。

(1)治疗原理:直流电阳极下,神经肌肉组织兴奋性下降,阴极下组织兴奋性上升,因此，当将阳极置于腰骶部，阴极置于枕部时，可以使神经系统兴奋性升高，反之则促进反射过程的兴奋性下降。

（2）操作要领

1）电极放置部位：电兴奋时，阴极置于枕部，阳极置于腰骶部；用于抑制神经反射兴奋性时，阳极置于枕部，阴极置于腰骶部，运用于失眠、不随意运动增加的脑瘫、烦躁等。

2）刺激剂量：直流电用于电兴奋时，电流密度运用 0.05 毫安 / 平方厘米左右，较弱刺激效果较好，用于抑制反射兴奋时，电流密度为 0.1~0.2 毫安 / 平方厘米。

3）刺激时间与频次：电兴奋治疗刺激持续时间 30 分钟 / 次，抑制兴奋性时，刺激时间 15~20 分钟即可，每日治疗一次，10~15 天一个疗程。

2. 局部组织感染的治疗　局部组织，尤其是深部组织如窦道、外耳道、鼻腔等，出现感染性炎症时，由于全身用药的许多副作用，及局部药物浓度不够，可以使用抗生素的药物离子导入治疗，能有效保障局部药物浓度，并避免肝肾负担，对于不宜全身用药的，非常方便而且常常效果独到。

（1）治疗原理：直流电药物导入的原理很简单，就是同性相斥，异性相吸，如果要将阳离子药物导入人体，在阳极下，阳离子即被电流导入皮肤黏膜内，形成离子堆，从而在局部有较高的药物浓度，并能持续发挥作用。

（2）操作要领

1）电极放置部位：浅表感染炎症时，主电极置于治疗区皮肤，辅电极置于其他部位，深部组织感染时，需要使用药液注入窦道、外耳道，然后配用特殊的电极和技术，不建议基层使用。

2）药物使用：常用的局部浅表感染导入药物，建议使用硫酸庆大霉素、盐酸金霉素、氯霉素治疗，三种药物均为阳离子，浓度 1%。

3）刺激剂量：直流电药物离子导入时，电流密度运用 0.05~0.2 毫安 / 平方厘米，避免引起患者明显不适感即可。

4）刺激时间与频次：药物离子导入时间 25 分钟，不宜通电时间过长，否则容易导致药物因电解产物渗透导致的破坏，每日治疗 1 次，疗程 3~5 天。

3. 其他临床运用　直流电单独用于康复临床的情况不多，药物离子导入的运用则比较丰富，比如用于促进骨折愈合、促进血栓溶解、治疗玻璃体混浊等，但对技术操作要求也相对较高，不建议基层临床运用，此外，市面上可以常见一些"中药离子导入"的说法和做法，因为中药药液本身成分极为复杂，难以判定其有效成分的离子极性，更无法鉴别多种不同的离子导入皮肤后，可能产生的后果，因此中药离子导入的提法，缺乏科学性，更难以保障有效性和安全性。

（四）注意事项

1. 治疗过程中，应当每隔 5 分钟巡诊患者一次，注意机器的工作状态，电流指示是否稳定，询问患者的反应是否正常，发现问题及时处理，并嘱禁止患者及家属自行操作仪器。

2. 操作中直流电电流增加不可过快，以免患者不适感太明显。

3. 直流电药物离子导入后，浸药液的纱布不可重复使用，衬垫必须用清水反复冲洗干净，并煮沸消毒；电极板应定期每周一次，用肥皂水刷洗，去除电极表面的污垢与电解产物。

4. 皮肤损害　直流电在作用于局部皮肤一段时间后，容易出现皮肤损害，包括皮肤的干燥、瘙痒、脱屑、丘疹甚至皲裂等，在长期治疗当中，可以配置相应的预防皮损的药物进行防治，一般情况直流电治疗后，休息一周左右，皮损会自行痊愈，无需特殊处理，低频电疗也可能出现类似的皮损情况，但程度较轻。

二、低频电疗法

（一）概述

1. 概念　采用频率为 0~1000Hz 的电流治疗疾病的方法称为低频电疗法，临床运用的低频电疗，采用的波形多种多样，有方波、锯齿波、正弦波、三角波等等，并使用各种其他波形进行调制，对其波幅、波形、频率等，产生出非常多样的变化，由于具有低频率、小电流，电解作用弱及无明显热作用等特性，安全而有良好的治疗效果，在康复临床中运用极为广泛，常用的低频电疗法有感应电疗法、经皮神经电刺激疗法（TENS）、功能性电刺激疗法（FES）、神经肌肉电刺激疗法等。

2. 作用机制　低频电流主要产生三大类作用，一为兴奋神经肌肉组织，从而导致肌肉的收缩；二为镇痛；三为改善局部组织循环的作用，因此临床运用，主要围绕这三大机制。

3. 适应证与禁忌　低频电疗的适应证很多，基层临床建议使用下述的临床应用技术，禁用低频电疗法的情况包括：出血倾向、急性化脓性炎症、皮肤破损局部、感觉过敏、植入心脏起搏器者、严重心功能衰竭、孕妇的腰骶部、颈动脉窦的部位等。

（二）治疗技术

1. 设备　低频治疗设备多种多样，既有医疗机构内常用的比较专业的、价值数十万的电疗工作站（图 3-10-7），也有常用的数千元、数百元的电疗仪器（图 3-10-8），甚至家庭用的数十上百元的台式、便携式掌上理疗设备。

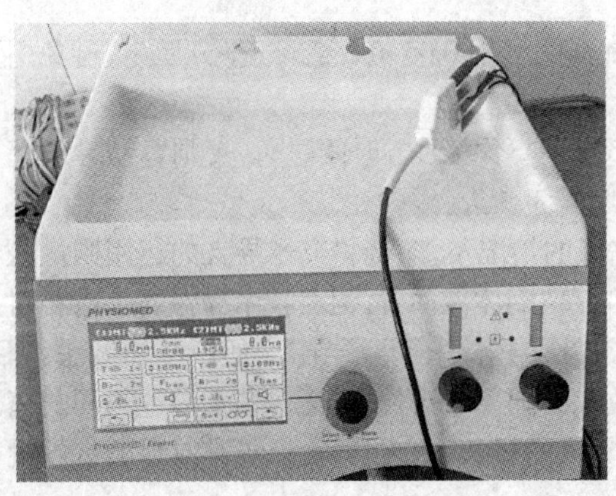

图 3-10-7　电疗工作站

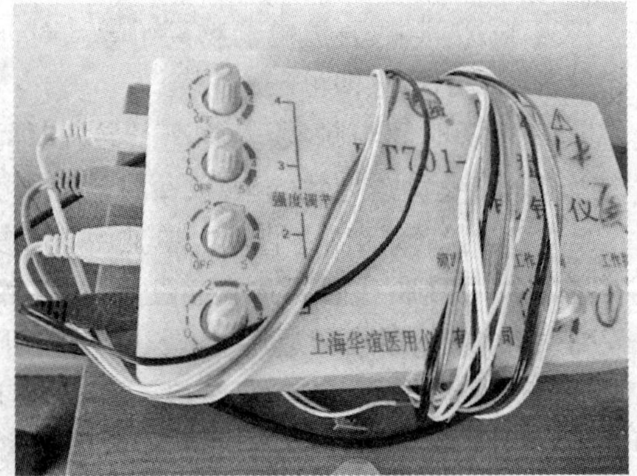

图 3-10-8　低频电疗仪

低频电疗仪器的附件相对比较简单，现在多数运用粘贴电极，电极使用极为方便，直接将电极贴在皮肤上即可使用，见图 3-10-9 粘贴电极，还可以根据治疗部位形状，任意剪裁，如果条件不具备，可以使用传统的铜片电极，配合衬垫使用也可，图 3-10-10 铜片电极。

2. 操作技术　低频电疗的操作技术，相对比较简单，要领如下：

（1）如果使用传统的铜片电极和衬垫，按照直流电的相关部分操作即可，而且低频电疗不容易导致电灼伤，安全性良好。使用粘贴电极时，直接贴在皮肤上即可治疗，但是仍然需

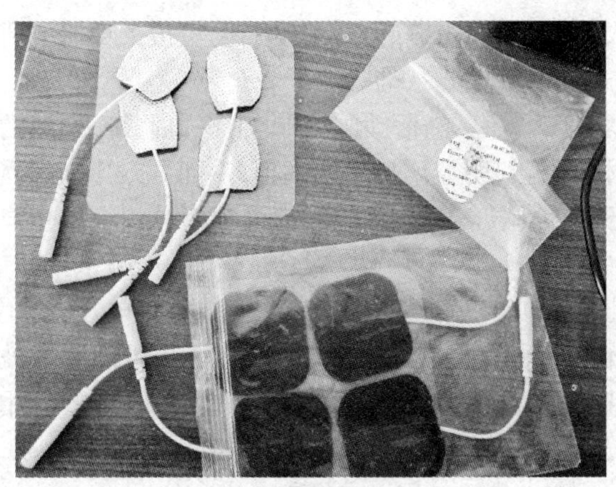

图 3-10-9 粘贴电极

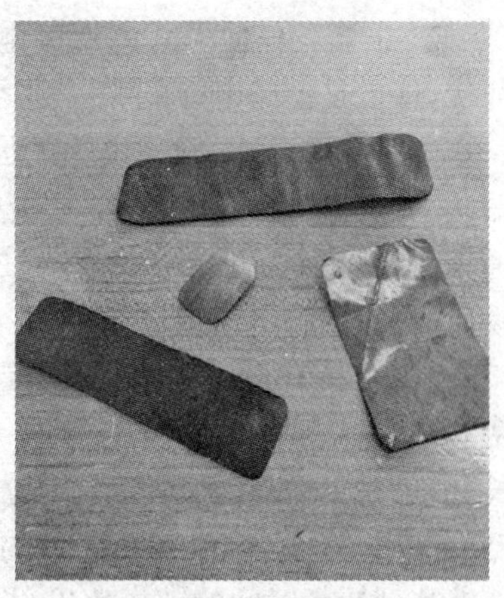

图 3-10-10 铜片电极

要对皮肤进行治疗前的观察与预先处置，避免皮屑、污物等导致粘贴电极快速污损，影响使用寿命和治疗效果。

（2）选择相应的波形或处方进行治疗，一般的低频电疗仪，都有厂家设定的现成处方，按照疾病和功能需要选择运用。

（3）定时：同直流电疗法。

（4）输出：低频电疗输出，直接使用输出旋钮进行调节，并同时询问病人感觉或观察肌肉收缩情况，达到既定要求即停止增加。

（5）治疗结束：治疗时间到达，将输出归零，去除相关辅助用品。

（三）临床运用

1. 防治肌肉萎缩　低频电治疗防治肌肉萎缩，是最早运用而且相当有效的方法，对于长期卧床的失用性肌肉、中枢损伤导致的瘫痪肌群，都有良好的效果，也常用于偏瘫导致的肩关节半脱位、足下垂、呼吸肌肌力不足等。

最早运用的是感应电流，称为感应电疗法，运用 60~80 赫兹的感应电流，促进肌肉反复收缩，随后人们改进并发明了大量的各种波形的电流，都能良好促进肌肉收缩，其中以三角波最为著名，因为可以选择性地运用于失去神经支配的瘫痪肌肉，从而成为治疗周围神经损伤肌肉萎缩的首选方法。

（1）治疗原理：低频电流刺激，可以使肌肉反复出现收缩 - 放松的过程，从而改善了肌肉本身的供血供氧，达到预防肌肉萎缩的作用，又称为神经肌肉电刺激疗法。

（2）操作要领

1）电极放置部位：标准的刺激电极放置，应当位于肌肉的运动点，一般运动点的部位，在肌肉收缩时的隆起高点处，基层临床运用时，建议放置电极的位置，置于需要刺激的肌肉肌腹处即可，可以根据刺激时，肌肉收缩的情况，适当移动电极位置，寻找到肌肉收缩最强处进行刺激，刺激电极一般不分正负极，所以两个电极可以同时刺激两组不同的肌群。

2）刺激剂量：一般用于防治肌肉萎缩，低频电疗的刺激剂量，以引起目标肌群收缩为度，不用太强烈的肌肉收缩，否则容易导致疲劳。

3）刺激时间与频次：每次治疗时间以 20 分钟为度，不宜刺激过久，每天 1 次，疗程为 7~10 次为一个疗程，疗程之间应休息 3~5 天，以避免适应性产生。

2. 止痛 任何形式的低频电流，通过人体时，都有明显的止痛作用，已经被大量研究所证实，这也是低频电疗能够广泛运用于家庭理疗的最重要基础。

（1）治疗原理：低频镇痛的原理，有许多理论学说，包括周围机制、中枢机制等，一致的看法，有两个方面，一个是低频电疗通过人体时，能够明显增加疼痛阈值，从而导致疼痛耐受增强，另一个是，低频电刺激，通过感受器，到达大脑，能够使脑内和血液当中分泌一些止痛物质，从而达到迅速镇痛作用。

其中，具有最突出效果的，是一类称为经皮神经电刺激疗法（TENS）的低频电疗，使用两类电流达到良好镇痛作用，一种称为针刺型，采用 1~4Hz 的频率，0.2~0.3 毫秒的刺激波长，能够达到作用于人体后，1 分钟之内迅速镇痛的效果，但持续时间不长，另一种是使用 75~100Hz 的频率，0.1~0.2 毫秒的刺激波长，作用于人体后，需要经过 15~20 分钟的诱导期，能够达到较长时间的镇痛效果（图 4-1-2）。

（2）操作要领：低频电疗镇痛的操作技术非常简单，所以大量家用理疗仪，只要根据其说明操作，即可安全使用，专业人员使用，应当注意以下要点：

1）电极放置部位：一般将电极贴在疼痛部位即可，有些患者，有多处疼痛，可以一并治疗，即两个电极分别贴在两个疼痛处，可以达到同时治疗的效果，电极也可以放置在疼痛部位的两侧，对于疼痛部位比较深的，应采用对置方法，让电流有可能通达深部组织。

2）刺激剂量：操作中，调节输出到一定大小，维持一定时间即可，输出量的控制，一般以患者感觉舒适为度，治疗中，可以根据患者的感觉，逐步增大刺激剂量，维持患者舒适的感觉，疗效更优，对于急性剧烈疼痛，可以用耐受量，即刺激量增大到患者刚刚耐受的程度，即时止痛效果较好。

3）刺激时间与频次：止痛的治疗时间，可以比较灵活，疼痛明显减轻，即可停止刺激，一般使用的治疗时间为 15~20 分钟，超过 20 分钟，治疗效果会明显下降；治疗频次，可以根据疼痛特点进行调整，每天可以治疗 1~3 次，疗程可以是 2~3 天，7~10 天也行，根据症状控制的情况调整，一般治疗 10~15 天以后，因为适应性出现，疗效会明显下降，所以对长期慢性疼痛患者，疗程中间休息 3~5 天期间，应使用其他方法治疗。

3. 促进循环及组织修复 低频电流，通过人体时，导致的肌肉收缩，本身就有很强的促进血液和淋巴循环的作用，除此以外，低频电流即时没有引起肌肉收缩，在通过组织的时候，仍然可以改善局部的血液循环与淋巴循环。

（1）治疗原理：低频电流通过皮肤、皮下血管、浅表神经和软组织时，能够促进局部血流加速，加快代谢产物的排泄，从而使局部循环状况得到明显改善，促进组织修复，因而可以运用于局部代谢障碍的疾病比如糖尿病周围神经病变、营养不良性溃疡、肩手综合征等。

（2）操作要领：低频电流用于改善局部循环及组织修复时，其要领在于让电流准确通过需要治疗的组织，因此操作方面有些需要注意的要点：

1）电极放置部位：为了保障电流通过治疗区域，电极放置时，常常使用并置法，即两个电极置于病变部位两侧，比如溃疡、伤口的旁边，对于糖尿病足，可以将患足置于水盆中，在水中置一电极，另外一个电极置于小腿外侧皮肤上。

2）刺激剂量：促进代谢循环的刺激量，以感觉阈为主，即患者刚刚感觉到电流刺激时，即可，不必使用过大剂量刺激，对于感觉障碍的患者，可以用参考电极，置于感觉未受损的区域，控制刺激剂量。

3）刺激时间与频次：刺激时间每次20~30分钟，每天治疗1~2次，一般7~10天一个疗程。

4. 功能代偿及其训练　由于对肌肉刺激收缩肌群的作用，低频电流被一些技术人员重视，采用智能化集成的方式，将正常肢体动作的肌肉收缩特征，存储在电脑中，通过电脑指令，作用于刺激电极，让瘫痪肢体，出现模拟正常肢体活动的肌肉收缩与动作，从而代偿失去步行、手活动功能的肢体，达到训练，甚至实用功能的效果，称为功能性电刺激疗法（FES），甚至因此制作成电子假肢，为患者带来极大的生活便利。

（四）注意事项

1. 心脏部位不适合使用低频电流治疗。

2. 治疗前，应常规检查设备是否完好，连接是否正常，输出是否稳定。

3. 治疗时，患者尽量取舒适的体位，避免治疗过程中产生体位变动。

4. 使用时，设备散热口不得遮盖；使用后，各旋钮需回到起始位。

5. 一般的粘贴电极可以反复使用5~20次，每次用完后应当用清水冲洗，去除电极表面的污物如皮屑等，避免次日使用时，细菌生长导致皮肤感染，冲洗后贴在塑料片上即可次日使用。

6. 粘贴电极黏性下降时，应当及时更换，或临时使用固定绑带保持与皮肤的紧密接触，避免因此导致接触不良，影响治疗效果甚至电灼伤。

7. 适应性问题：所有低频电流，通过人体皮肤刺激一段时间以后，会导致局部皮肤发生电阻增高、感受器疲劳、对电流不敏感等现象发生，从而疗效明显下降，需要的刺激量明显上升，称为低频电流的适应性，所以，任何低频电疗，在治疗10~15天以后，需要休息3~5天，让皮肤恢复对电流的敏感性。

三、中频电疗法

（一）概述

1. 概念　中频电疗一般应用频率在1千至数千赫兹的脉冲电流治疗疾病，或解决功能问题，因其频率高，所以作用于人体后，皮肤电阻明显下降，能够到达深部组织，从而对盆腔内脏器、关节内病变及深部肌肉、软组织病变具有治疗作用。

2. 作用机制　人们使用中频电疗的初衷，是为了解决低频电疗的适应性问题，因为中频电流同样可以刺激神经肌肉，产生兴奋性，从而达到止痛、收缩肌肉、改善局部循环等作用，随着中频电疗的运用，人们发现中频电流进入人体后，可以达到远远超过低频电流的深度，从而可以治疗更深部组织的病变，同时，研究发现，中频电流在通过瘢痕组织的时候，有相当好的类似于组织内按摩的效应，因此可以用于软化瘢痕，松解粘连，这是中频电流最突出的作用特征。

3. 适应证与禁忌　中频电疗的适应证比低频电疗更为广泛，除了能用于所有低频电疗适用的几乎，还能促进瘢痕软化和粘连松解，更能治疗深部组织病变，我们建议基层康复临床注重以下常见问题的临床运用，中频电疗的禁忌包括：局部恶性肿瘤、活动性肺结核、急性化脓性炎症、出血性疾患、局部有金属固定物、置入心脏起搏器者、有严重心肺、肾脏等疾病的患者等。

（二）治疗技术

1. 设备　中频电疗的设备，既往最早运用的是正弦中频电流，称等幅中频正弦电疗法，随后我国自创音频电疗，运用音频段的中频电治疗疾病，并推广使用，因此出现了音频电疗机，随着中频电疗运用，人们不断改进设备，目前主要运用的是调制中频电疗仪器，另外干扰电疗设备也运用较多，由于中频电流频率高，安全性不如低频电，容易导致电灼伤出现，因此一般不用于家庭用理疗设备中（图3-10-11），一般的调整中频电疗仪，可以在其面板或机身上，印制有相应的治疗处方，便于参照使用，中频电疗设备使用的附件与辅具与低频电疗相同。

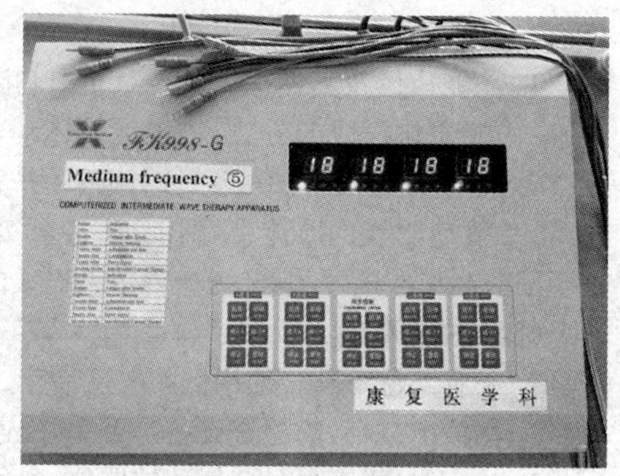

图 3-10-11　调制中频电疗仪

2. 操作技术

（1）中频电疗也可以使用传统的铜片电极和衬垫，需要防治电流灼伤，应当按照直流电的相关部分操作。如果使用粘贴电极，直接贴在皮肤上即可治疗，操作前需要对皮肤进行观察与预先处置，避免皮屑、污物等导致粘贴电极快速污损，影响使用寿命和治疗效果。

（2）选择相应的波形或处方进行治疗，调制中频电疗仪，也都有厂家设定的现成处方，按照疾病和功能需要选择运用，因为任何一种治疗输出，都同时包含中频电流成分与低频调制电流的成分，因此其处方设计的要素，一般按照调制使用的低频电流特征来确定。

（3）定时：同直流电疗法。

（4）输出：低频电疗输出，直接使用输出旋钮进行调节，并同时询问病人感觉或观察肌肉收缩情况，达到既定要求即停止增加。

（5）治疗结束：治疗时间到达，将输出归零，去除相关辅助用品。

（三）临床运用

1. 软化疤痕、松解粘连　这是中频电疗最为独特的治疗作用，无论运用音频电疗仪、等幅中频正弦治疗仪、调制中频电疗仪或者干扰电疗仪，只要输出的是中频电流，都有良好的软化瘢痕松解粘连的作用，对于手术后、外伤后瘢痕，手术后的组织粘连，很有帮助，因此这是中频电疗最主要的适应证。

（1）治疗原理：中频电流，在通过人体组织时，对结缔组织、肌肉肌腱纤维、韧带、神经组织等软组织时，所产生的软化和松解作用，机制仍不完全清楚，可能为中频电流的"内部按摩"作用，导致组织弹性恢复，从而瘢痕及粘连出现松解的现象，由于中频电流能够到达深部组织，因此对腹腔脏器病变如慢性盆腔炎、胃肠手术、膀胱手术后的盆腔内组织粘连可以起到治疗作用。

（2）操作要领：中频电疗用于局部体表瘢痕，或者用于深部组织粘连，操作有需要注意的以下要点：

1）电极放置部位：体表皮肤或皮下组织瘢痕，由于局部往往不够平整，容易出现接触部位电流密度不均匀，从而出现电灼伤的情况，所以放置电极特别需要注意，使用粘贴电极时，务必保证电极黏性良好，以使柔软的粘贴电极可能保障大多数情况下接触良好，如果使用铜片电极，衬垫务必加厚，并保证柔软和足够湿润。瘢痕部位一般使用小电极安置在局部，作为治疗主电极，辅助电极面积一倍以上，放置于周围肌肉丰厚、皮肤平整处，如果瘢痕部位确实不方便放置刺激电极，可以使用并置法，将两个大小相同的电极，放置在瘢痕两侧，并应保证电流能够有效通过瘢痕组织。

用于盆腔内粘连的治疗时，电极放置在腹部两侧，分开足够的距离，以便电流到达深部组织，也可用前后对置方法，一个治疗主电极置于腹部，另外一个辅电极置于腰骶部，能够更容易使电流到达腹腔内。

2）刺激剂量：用于软化烧伤瘢痕、手术、外伤瘢痕和松解粘连的治疗刺激量，可以达到尽量大一些的输出，只要患者没有出现明显不适，输出可以增加到患者能够耐受的程度，称为耐受量。用于腹腔内粘连松解时，因为电流刺激可以引起胃肠蠕动，需要注意避免胃肠痉挛。

3）刺激时间与频次：刺激时间每次 20 分钟，一般设备会自带定时装置，到了 20 分钟自动停止，每天治疗 1 次，一般 10~15 天一个疗程。

2. 止痛　中频电流和低频电流一样具有明显的止痛效果，由于目前广泛运用的中频电疗机都带有低频电流成分进行调制，所以兼有两者的作用，并且中频电流作用深度超过低频电流，所以适用于深部组织的疼痛治疗，如关节内疼痛，臀深部疼痛等。操作技术与低频电疗相同。

3. 促进组织循环与修复　中频电流能够改善局部组织的循环，促进组织损伤修复，其操作要领同低频电疗法。

（四）注意事项

1. 防止电灼伤　中频电流因为频率高，皮肤电阻低，因此相对而言通过皮肤组织的电流量大，容易出现电灼伤，预防的方法主要是保障电极与皮肤的紧密接触，尤其是不够平整部位如骨突处，另外，在电流导致肌肉收缩明显时，需要保障固定良好，避免因为肌肉收缩而产生电极松动移位，从而产生电灼伤。电灼伤时，患者会感觉局部刺痛，并在皮肤上出现灼伤点或斑片样皮损，需要按照电灼伤进行处理。

2. 低中频电疗均为双向电流，无电解作用，因此如果使用衬垫，无需太厚，保障良好接触与通电即可。

3. 治疗过程中，应当每隔 5 分钟巡诊患者一次，注意机器的工作状态，电流指示是否稳定，告知患者可能出现的感觉与反应，询问患者的反应是否正常，发现问题及时处理，并嘱禁止患者及家属自行操作仪器。

4. 中频电流不易产生适应性，因此疗程可以相对较长，也不用治疗间期进行休息，因此可以适用于很多慢性疼痛患者的长期治疗。

5. 多数仪器带有既定的处方，方便临床运用，可以根据病种或病理机制选用。

6. 电极放置时，遇到皮肤有小的皮损、溃疡时，尽可能避开，确实无法避开时，可以用小的塑料布，贴住皮损部位，然后再安置电极治疗，避免电流不均匀的情况。

四、高频电疗法

当交流电的电流频率超过 10 万 Hz 的时候，已经不需要导体，即可在电源两极之间形成电场，产生电能流动，并出现一系列效应，称为高频电场，在物理因子治疗领域中，运用高频电场作用于人体，会产生许多特殊的治疗作用，故发展了许多高频电疗技术，包括超短波、短波、微波、射频等治疗技术，因为高频电疗法，其技术设备复杂，操作要求高，而且具有一定的风险性，故不主张基层康复临床，运用高频电疗法，有兴趣者，可以参考相关著作。

第十一节 光疗技术

光疗指运用天然光线或人工光源进行防治疾病或促进功能障碍恢复的一类治疗技术，光疗的运用有非常长远的历史，随着科技发展，现代发展了许多光疗的技术，大致包括红外线疗法、可见光疗法、紫外线疗法及激光疗法等。

基层康复临床中，比较方便运用的光疗技术，包括红外线疗法、蓝紫光治疗、紫外线治疗。

一、红外线疗法

（一）概述

1. 概念　使用红外线治疗疾病的方法为红外线疗法，红外线是不可见光，肉眼看不到，光谱位于可见光红光的外侧，故而称之为红外线。在红外线中，波长较短的称为近红外线，而远红外线是红外线中波长最长的一段。

2. 作用机制　红外线疗法主要通过热效应来达到治疗作用，因为其波长较长，光量子能量低，因此能量进入人体后，主要产生组织温度升高及热的感觉，称为热效应，因为组织的温度升高，从而产生血液循环加速，软组织弹性增高等作用，是其主要作用机制。

3. 适应证与禁忌　在康复临床中常用于降低肌张力、缓解肌肉痉挛、改善局部血液循环、促进局部肿胀的消退、消炎镇痛和促进组织再生等。禁忌证包括出血倾向、高热、活动性肺结核、重度动脉硬化、闭塞性脉管炎、恶性肿瘤局部、急性扭挫伤、急性化脓性炎症、局部感觉循环或感觉障碍等。

（二）治疗技术

1. 设备　红外线治疗设备，临床上主要运用的是红外线辐射器，在几乎所有的医院，都常常购置有的红外线治疗仪器称为特定电磁波谱治疗仪，俗称神灯，又称为 TDP，白炽灯、光浴装置等运用较少（图 4-1-5）。

此类治疗仪市面上产品很多，核心部件为红外线辐射头，通电后，可以长时间发出红外线辐射，工作状态中局部温度很高，故需要严防烫伤和起火。

2. 操作技术　红外线治疗的操作比较简单，包括以下步骤：

（1）定位：让患者取舒适体位，暴露治疗部位皮肤，然后将辐射头对准治疗部位，距离皮肤约 30cm 左右。

（2）定时：将定时装置旋钮调节到需要治疗的时间。

（3）开始治疗：接通电源后，红外线治疗仪即开始工作，辐射板开始发热，温度逐步升高，患者慢慢会感觉到治疗区皮肤渐渐发热，并应当出现舒适的温热感。

（4）治疗结束：治疗完成，关闭电源，移开辐射头，这时局部皮肤会出现发红现象，十余分钟后消失。

（三）临床运用

1. 镇痛　红外线常用于神经痛、痉挛性疼痛、局部组织肿胀疼痛、炎症性疼痛、缺血性疼痛等，疗效良好。

(1) 治疗原理：红外线对人体的温热刺激，本身就能够起到镇痛作用，在神经疼痛中尤其明显，常常在红外线照射后即时起效，对于痉挛性疼痛，治疗原理主要是温热作用，缓解痉挛的肌肉和软组织，从而疼痛减轻；炎症、肿胀、缺血性疼痛，因红外线导致局部组织血管扩张，循环改善，代谢产物及致痛物质迅速排泄，因而可以起到镇痛效果。

(2) 操作要领：红外线用于镇痛时，需要区别对待不同的疼痛特征，进行操作。

1) 治疗剂量：对于较为剧烈的、急性的疼痛，局部炎症肿胀疼痛，一般使用较小的剂量照射，而长期慢性的关节、肌肉等软组织疼痛，可以在患者能够耐受的情况下，使用较大的剂量照射。红外线剂量的变化，主要通过辐射头与皮肤的距离进行调节，一般在 25~40cm 的距离调整，合适的剂量为温热舒适感，有部分长期慢性疼痛的患者，常出现需要大剂量照射的情况，虽然治疗当时感觉舒适，但往往治疗完毕后，局部出现皮肤起疱、灼伤的情况，这时可以采用轻微烫伤常规处理，较小的水疱保持皮肤清洁即可，大的水疱挑破后纱布覆盖，也可配合使用烫伤膏，此类患者烫伤后，往往长期疼痛症状能够明显好转甚至消失。

2) 治疗时间与频次：红外线止痛，急性疼痛治疗时间 15~20 分钟，慢性疼痛治疗的时间为 30~45 分钟 / 次，每天可以治疗 1~3 次，对于急性疼痛，一般 1~3 天一个疗程，慢性疼痛 7~10 天一个疗程。

2. 缓解肌肉痉挛　对于张力过高、痉挛及挛缩的肌肉，红外线治疗能够起到立竿见影的效果，同时对于内脏平滑肌的痉挛，红外线也能起到良好治疗作用。

(1) 治疗原理：对于骨骼肌的痉挛，主要原理包括两个方面，一个是通过热作用，使组织延展性增高，弹性增加而变得更加柔软，从而痉挛缓解，另外一个原理是肌肉温度的升高可以抑制肌肉的牵张反射，从而控制痉挛，而对于内脏平滑肌的痉挛，主要原理在于通过神经反射作用，抑制了平滑肌的蠕动，从而痉挛得以控制。

(2) 操作要领：痉挛控制的红外线操作，首先需要暴露痉挛部位，然后将红外线辐射头对准局部，距离 30 厘米左右，温热舒适感为度，治疗时间可以根据情况在 15~30 分钟调节，每日治疗次数可以 1~2 次，10~15 天一个疗程。

3. 促进组织愈合　伤口、手术切口、愈合不良的溃疡等，使用红外线局部照射部位，可以促进肉芽组织及上皮细胞的生长，促进伤口及溃疡的愈合。

(1) 治疗原理：促进组织的生长与伤口愈合，主要有两方面的机制，一为改善了局部组织的供血供氧，加快了血液循环，从而能够促进伤口生长与愈合，另外一个是，红外线照射的局部，由于温度升高、相对干燥，一定程度上抑制了细菌的繁殖，从而对组织修复带来帮助。

(2) 操作要领：局部垂直照射，剂量为患者感觉明显温热，15~20 分钟，每次 1~2 次，15~20 次一疗程，根据伤口愈合、渗出量调整，避免过度照射使伤口过于干燥。

（四）注意事项

1. 皮肤感觉障碍部位，照射时因缺乏自我保护性反应，必须严格监控，避免烫伤。

2. 如术后粘连区、新鲜的植皮区、瘢痕区等因散热功能不佳，应避免使用红外线照射。

3. 照射面部时，应戴眼罩，或用毛巾遮盖眼睛，避免红外线直射眼睛导致损害。

4. 辐射头工作状态时，局部高温，需严防烫伤和火灾。

5. 治疗中应给予患者舒适体位，避免因体位移动，导致治疗剂量明显变化。

6. 红外线照射后，局部皮肤可能出现发红和充血现象，属于正常反应，一般在 10 多分钟消失，部分患者还可能出现局部色素沉着，停止照射后会逐步自行消失。

二、蓝紫光疗法

（一）概述

1. 概念　应用蓝紫光治疗疾病的方法称为蓝紫光疗法。蓝紫光因其独特的光化学作用，临床上主要用于新生儿高胆红素血症的治疗。

2. 作用机制　新生儿血液中，如间接胆红素浓度较高，患儿会发生皮肤黄染，称为新生儿黄疸，黄疸往往持续数日后逐渐减退，消失，但也有部分患儿，胆红素浓度过高，黄疸消失不及时，容易损伤大脑，出现胆红素性脑病，又称为核黄疸，蓝紫光照射人体后，通过皮肤吸收的光能，可以将体内的胆红素分解，从二便排出，避免血液中胆红素浓度过高，导致的脑损害。

3. 适应证与禁忌　蓝紫光疗法，临床主要适用于治疗或预防胆红素性脑病，目前并未发现该疗法有明显的禁忌证。

（二）治疗技术

1. 设备　蓝紫光照射的光源，可以使用专门的蓝色荧光灯，也可以运用白炽灯、日光灯，经过蓝紫色的滤镜后，产生蓝紫光，蓝紫色的滤镜，可以运用蓝紫色玻璃、蓝紫色颜料、蓝紫色透明薄膜等，只要能够让光源光线通过后，变成蓝紫色光线即可，基层临床简易做法，建议使用 60W 的白炽灯，在灯泡上涂上蓝紫色染料，照射患儿皮肤即可，也可以用 4~6 只 20W 的日光灯，并排固定，悬挂在病床上方，做成日光灯排，用蓝紫色玻璃过滤后，产生蓝紫光照射，有条件的可以购置专门的蓝紫光光浴箱，见图 3-11-1 上下双面蓝光箱，图 3-11-2 单面蓝光箱。

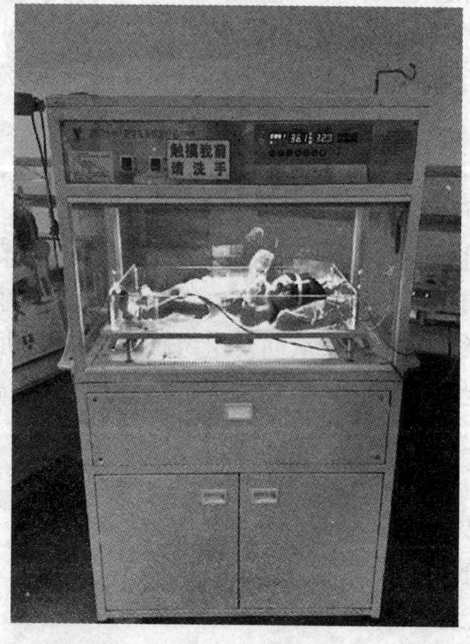

图 3-11-1　上下双面蓝光箱

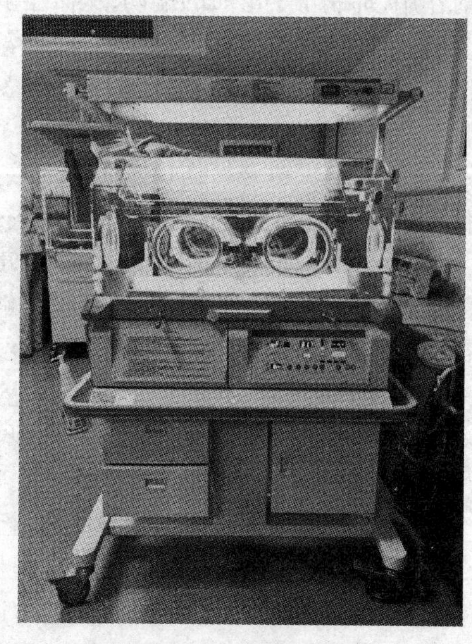

图 3-11-2　单面蓝光箱

2. 操作技术

(1) 距离:光源距离皮肤的距离,是照射重要的指标,如果使用1个白炽灯照射,一般距离皮肤约30~50cm左右,如果使用4~6只日光灯照射,距离皮肤70cm左右,实际照射距离,因白炽灯为发热较明显的光源,应根据照射时,患儿皮肤温度确定,一般患儿皮肤温度需要控制在38℃以下,如果温度升高,即给患儿翻身,或转移照射区,持续温度过高容易导致不良反应。

(2) 时间:蓝紫光照射时间,白炽灯照射,一般每个照射部位连续照射15~30分钟,一次照射4个区,分别为胸部、背部、臀腿部、下肢前方,总计1个小时左右,每天照射2~4次。日光灯排照射时间,因其照射范围大,升温不明显,因此一般连续照射6小时左右,间隔休息2~6小时,再继续照射,总计照射时间需要达到24~48小时,总照射时间不宜超过72小时。

(3) 防护:新生儿照射时,需要对眼睛进行防护,避免蓝紫光损害眼睛,同时,需要对新生儿体温进行监测,避免暴露导致体温过低,或照射时间长导致体温升高,日光灯或光浴箱照射时,至少每2小时测量体温一次。

(三) 注意事项

1. 照射过程中,每小时翻身一次。

2. 治疗过程中,应定时观察患儿体温、肤色、尿粪颜色。

3. 蓝紫光照射后,即便皮肤黄疸消失快,还应定期复查血清胆红素,在照射时间超过24小时,胆红素仍然不能有效下降时,应及时采用其他方法治疗。

4. 因许多家长、甚至医务人员都难以判定新生儿出现胆红素脑病的风险。建议所有新生儿出现黄疸时,无论是否胆红素过高,均采用蓝紫光治疗。

三、紫外线疗法

(一) 概述

1. 概念　紫外线包括长波、中波、短波三类,在日光中包含所有紫外线波段,其中的短波紫外线又称为真空紫外线,无法穿透大气层,消毒使用的紫外线灭菌灯,采用的灯管发射的主要是短波紫外线,用于杀灭微生物,对人体危害也很大,中长波紫外线对人体,则产生许多有益的作用,因而使用中长波紫外线照射人体组织后,产生的光化学效应治疗疾病的方法,称为紫外线疗法。

2. 作用机制　中长波紫外线作用人体后,可以促进维生素D生成,对预防和治疗佝偻病及骨软化症有较好的作用,同时,人体吸收紫外线后,产生的光化学反应,有良好的脱敏、镇痛、提高免疫机能、消炎、加速组织修复再生等效应。

3. 适应证与禁忌　紫外线因其作用机制复杂,因此适应证相当多,基层临床建议广泛运用于创口愈合不良,如糖尿病性溃疡、压疮创面、手术后切口愈合不良,具有良好效果,其他相关运用,建议参考相关专业著作,禁忌运用的情况包括:光敏性皮炎、红斑狼疮、急性湿疹、甲状腺功能亢进,血友病,恶性肿瘤等。

(二) 治疗技术

1. 设备　紫外线治疗光源,包括自然光源和人工光源,自然光源是日光,人工光源设备有高压水银石英灯、低压汞灯、黑光灯,分为落地式、手提式、台式等,工作原理复杂,一般高压水银石英灯适应于专业机构内使用,功率较大,技术要求较高,基层康复临床建议使用手提式低压汞灯，图 3-11-3 手提式紫外线治疗仪，图 3-11-4 紫外线治疗仪配件。

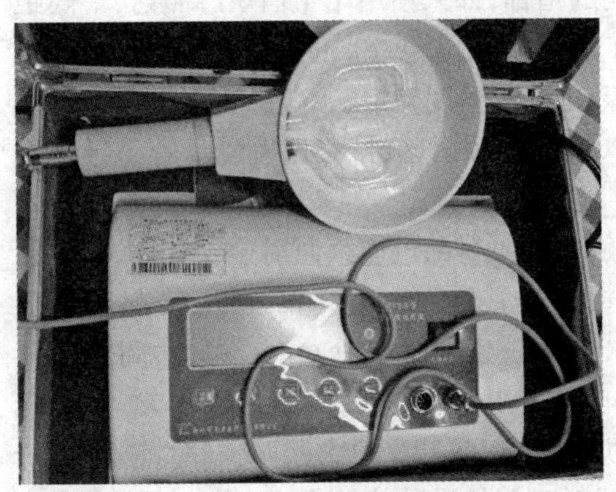

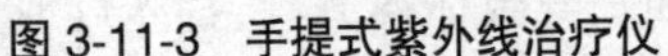
图 3-11-3 手提式紫外线治疗仪

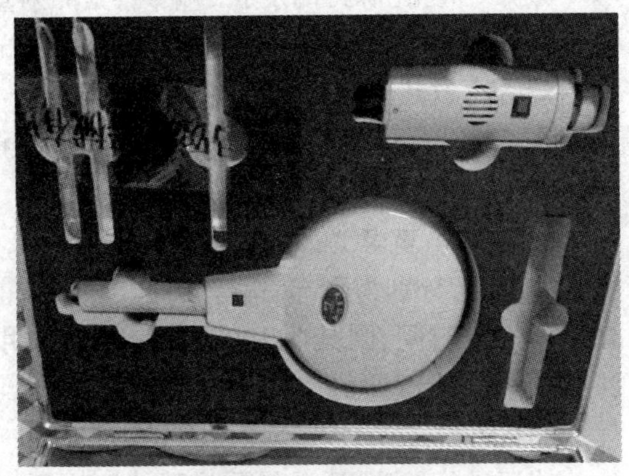

图 3-11-4 紫外线治疗仪配件

手提式低压汞灯：包括辐射器、石英导子、操作面板，辐射器是治疗用的关键部分，一般使用的是螺旋盘形冷光紫外线发射器，工作状态下发射出中长波为主的紫外线，石英导子用于体腔内照射或窦道内治疗，操作面板上，有时间设定、输出按钮、光源切换等功能。

2. 操作技术

（1）预热：紫外线治疗操作之前，需要对设备进行预热，按照设备说明，预热时间完成后可进行治疗输出，也有些手提式设备，无需预热即可使用。

（2）照射部位确定：紫外线照射部位，用于创面和溃疡时，一般选择创面及其周围 1~2cm 皮肤，其余部位应使用毛巾遮盖，避免照射范围过大。

（3）防护：紫外线对眼睛伤害明显，治疗区域应清空其他无关人员，患者用毛巾等物品遮盖眼睛，操作者应佩戴玻璃墨镜，佩戴手套并穿长袖工作服，避免皮肤在长期工作中，暴露在紫外线下，导致不良后果。

（4）照射距离确定：手提式低压汞灯紫外线光源距离皮肤，使用盘式辐射器时，建议为 1~2cm，使用石英导子时，建议为 0.5cm。

（5）照射剂量计算：紫外线照射的剂量，是按照时间和照射距离进行计算的，计算方法十分复杂，我们建议基层临床用于伤口及溃疡时，在上述照射距离，使用简单计算方法见表 3-11-1 紫外线溃疡创面照射剂量表。

表 3-11-1 紫外线溃疡创面照射剂量表

照射部位	照射时间
面、颈、胸腹部、腰背部皮肤	40 秒
头皮	100 秒
颈部皮肤	50 秒
上臂、前臂内侧皮肤	60 秒
上臂、前臂外侧皮肤	100 秒

续表

照射部位	照射时间
臀部皮肤、大腿外侧皮肤	80 秒
大腿内侧皮肤	60 秒
小腿内侧皮肤	160 秒
小腿外侧皮肤	240 秒
手背皮肤	320 秒
足背皮肤	600 秒
创面（皮肤破损处）	所有上述时间加倍

（6）治疗过程：确定部位、距离、时间后，将盘状辐射器对准照射区，开启光源输出按钮，即可看到蓝紫色光线，这是因为汞灯输出紫外线时，同时伴随有部分蓝紫光输出，并可同时听到设备降温风扇工作的声音，持续照射直到治疗时间结束。

（7）体腔石英导子运用：用于较深的伤口或窦道、体腔时，应使用石英导子，将输出切换到导子输出档，并将光导子对准病损部位，开启光源输出，直到治疗时间结束。

（8）治疗结束，将导子清洁消毒，撤去所有治疗辅助用品，并嘱患者不可用水清洗或用热作用于照射部位，以免治疗失效。

（9）照射 4~6 小时左右观察照射部位周围皮肤的反应，并进行下次治疗剂量的计算，计算方法见表 3-11-2 紫外线治疗溃疡创面剂量调整表。

表 3-11-2　紫外线治疗溃疡创面剂量调整表

照射后创面周围皮肤反应	下次照射剂量	备注
皮肤无明显红斑出现	增加 20%	次日照射
皮肤出现微弱红斑、皮肤发痒、轻度疼痛	增加 10%	次日照射
皮肤出现明显红斑、皮肤轻度水肿、并有灼痛感	剂量减少至 25%	2~3 日后照射
皮肤红斑明显，疼痛明显、水肿明显并出现皮肤水疱	过量，停止治疗，3 周后减量治疗	用热敷、弱剂量红外线照射、局部涂激素类软膏

（10）停止治疗指征：一般紫外线用于溃疡创面的治疗，一个疗程 2~4 次即可，凡是出现照射次日，皮肤脱屑、水疱、脱皮特征，即为停止治疗指征，同时，如看见创面已经变得清洁，肉芽组织明显生长，紫外线照射可以停止，也可使用 20% 剂量，巩固疗效照射 2~3 次。

（三）注意事项

1. 紫外线照射前后，应避免使用热疗，包括热水清洗、红外线照射、局部按摩、敷贴膏药

等,否则将明显影响疗效

2. 创面照射前,应清洗伤口,去除分泌物,清洁周围皮肤,充分暴露创面,照射后,即行创面覆盖,不得在照射后清洗创口。

3. 紫外线照射前后,运用某些药物,将对治疗产生明显影响,应予以避免,包括炉甘石洗剂、酒精、磺胺、维生素 B、非那根、补骨脂等。

4. 某些食物也会对紫外线照射的疗效,产生明显影响,应予以避免,包括苋菜、芹菜、萝卜叶、无花果、茴香、莴苣等。

5. 紫外线辐射区,会产生臭氧,部分患者对臭氧过敏,可能产生急性肺水肿,出现生命危险,因此,治疗区域应保持通风,并随时观察患者反应,避免风险。

6. 紫外线照射后,红斑局部皮肤,会遗留色素沉着,一般在治疗完成后 7~15 天自行消失,无须处理。

第十二节 传导热疗技术

一、概述

(一) 概念

传导热疗法是将热直接传导给身体体,从而达到治疗疾病、处理功能问题的一种方法。临床上常用的方法包括石蜡疗法、热敷疗法、泥疗及中医熏蒸疗法等,主要是使用各种媒介,将热量导入人体,试图产生治疗疾病、缓解疼痛、改善功能的作用,熏蒸疗法除热作用外,还有其独特的药物治疗作用。

(二) 作用机制

传导热疗的作用机制,主要是使用某些媒介,如加热的石蜡、处理过的热泥、水、药水、或者直接使用发热的药包甚至其他物品,作用于人体某些病变部位或功能障碍部位,从而使局部升温,通过温度升高,机体将产生三方面变化:

1. 局部组织血液循环能够明显加快,从而改善供血状态、增加组织供血供氧,促进受损组织修复。

2. 局部组织循环加快,会加快代谢产物及炎症致痛物质排泄,从而起到消炎消肿、缓解局部疼痛的效果。

3. 局部组织温度升高,能够直接缓解疼痛。

4. 局部温度升高,能够增加肌肉韧带肌腱等软组织的弹性,从而缓解肌肉痉挛。

(三) 适应证及禁忌

传导热疗法因其作用机制,可以看出其适应于各类炎症、肿胀、疼痛、痉挛及组织代谢不良的修复等,禁忌证因治疗方法的不同而各自不同,泥疗、蜡疗、熏蒸等各有不同的禁忌,具体可参照相关的专业书籍。

二、治疗技术

(一) 熏蒸治疗

1. 设备　熏蒸治疗,由于方法相对简单,成本低廉,推荐在基层临床康复当中运用,熏蒸治疗的设备有专门用于熏蒸的熏蒸床、熏蒸治疗仪，也可以简单地使用脸盆或塑料桶，加上热水或加热的药液即可，治疗辅助配件包括毛巾、纸巾、镊子、煎药锅、温度计等。

2. 操作技术　熏蒸治疗时，注意以下操作步骤及要领。

1）将中草药放入锅内煎煮，或将药物包入纱布袋内再放入锅内煎煮，煮好后，将药液置于盆内或桶内备用。

2）在熏蒸桶或盆上方架上木质架子，将需要熏蒸的肢体放置其上，使用药液热蒸汽熏蒸患处，直至药液温度下降，蒸汽的热作用不明显为止；使用专门的熏蒸床或熏蒸仪时，药液在药锅中，可以被专门的加热设备不断加热，维持较长时间的蒸汽，所以需要定时，一般熏蒸仪治疗时间在局部小范围熏蒸时，20~30 分钟为宜，用于腰背部、胸腹部大面积熏蒸时，不应超过 15 分钟。

3）药液温度下降后，使用温度计测量，温度达到 45 度左右时，用毛巾蘸取药液敷于患处，或直接将装药的纱布袋敷于患处，3~5 分钟更换一次，连续热敷 3~5 次，保障局部热敷感觉温热舒适。

4）如治疗部位为下肢、手等部位时，可以直接将肢体浸入 45 摄氏度的药液中进行温热水浴，比毛巾敷贴更为舒适有效。

5）治疗完成后，观察局部皮肤，询问患者感觉，有无局部灼痛、水疱等情况，出现烫伤及时处理。

3. 注意事项

1）应用中应注意温度的掌握，以免烫伤，尤其是蒸汽熏蒸时，对局部感觉障碍者、植皮区域、瘢痕区域不宜使用。

2）所用中药，一般用量大，药物毒性大，患者自行在家中应用时，需交代千万不得误服，以免药物中毒。

3）长期糖尿病患者，容易出现肢体循环不良的情况，熏蒸治疗时，需严防烫伤，即使在正常治疗温度中，治疗时间稍长，即可能出现烫伤，所以治疗时间应减量，并严格控制温度。

4）肿瘤、活动性肺结核、出血倾向、急性细菌感染、心肺功能明显低下等，不适于使用熏蒸疗法。

（二）热敷治疗

1. 设备　热敷治疗的设备可以使用发热的各种物质完成，例如家庭用便携式电热暖手宝、炒热的粗盐、沙袋、化学发热法制作的发热包、电吹风、电热毯等等，甚至直接用热水袋，也可以作为热敷治疗用设备，只要能够将热能传递到人体，作用于患处，就可以成为热敷治疗的设备。

2. 操作技术　热敷疗法操作时，需要注意以下几个问题：

1）将热源作用于身体患处时，一般不宜直接接触皮肤，可以在局部涂抹凡士林等润滑剂或垫一层棉布或毛巾，不宜使用化纤类衣物，因其导热性差，而且不吸汗，在热的长时间作用下，还容易变质释放有害物质。

2）热敷时，患者应感觉局部温热舒适，出现过热或明显出汗情况时，应增加间隔的毛巾或减少治疗时间，或将热敷包在患处周围移动，避免长时间局限于局部导致烫伤。

3）热敷时间一般控制在 30 分钟，每天可以治疗 1~2 次，不宜过于长时间或密集治疗。

4）热敷结束后，应注意局部保暖，避免吹冷风、用冷水洗浴等。

5）热敷治疗不宜用于肿瘤、活动性肺结核、出血倾向、急性细菌感染、心肺功能明显低下等。

6）植皮区和瘢痕区，不宜使用热敷疗法，因局部往往血液循环较差，容易烫伤。

三、临床运用

1. 止痛　传导热疗对疼痛的疗效一直公认，可以使用各种传导热疗，均能够达到止痛的效果，尤其是慢性、非特异性炎症性疼痛如颈肩腰腿痛、神经痛、内脏痉挛性疼痛等。

2. 缓解痉挛　痉挛的情况，可见于脑卒中、脑外伤、脑瘫等患者，局部肢体的痉挛，使用传导热疗，可以非常有效快速得到缓解，同时，往往在进行运动训练之前，使用热疗，可以使患者肢体痉挛得到控制的情况下，训练效率大大提高，尤其是脑瘫患儿治疗时，运用热疗后，患儿会感觉舒适愉悦，配合治疗程度明显提高。

第十三节　低温疗法技术

一、概述

（一）概念

利用比人体温度低的物理因子治疗疾病的方法，称为低温疗法，低温疗法分为以下两大类：治疗温度通常为0℃以上、低于体温和周围空气称为冷疗法；冷疗常用于镇痛、止血、镇静、消除急性炎症和降低体温，适合基层康复临床使用，0℃以下的低温治疗方法称为冷冻疗法，其中-100℃以下的治疗为深度冷冻疗法。冷冻疗法对组织有破坏作用，可用于治疗颅脑肿瘤、肺癌、肝癌等疾病，主要用于各临床专科，此处仅介绍冷疗技术。

（二）作用机制

冷疗作用机制主要是低温使组织温度下降导致的。

止血机制：持续的低温可以使组织温度明显下降，从而导致周围血管收缩，从而达到迅速止血的效果。

镇痛镇静机制：温度下降持续一段时间，可以降低神经敏感性，温度下降到一定程度后，甚至可以阻断疼痛感觉向脑的传导，对急性疼痛、精神紧张、狂躁状态有迅速疗效。

消炎机制：低温状态，可以抑制急性炎症反应导致的血管扩张、降低组织代谢、控制渗出与出血，因而对急性炎症反应，冷疗的作用显著，尤其是烫伤早期，及时运用低温于烫伤局部，会大幅度降低烫伤所造成的组织损害，就是这个原理。

冷刺激反射机制：低温刺激后，瞬时可以使神经兴奋性增加，提高交感神经敏感性，应用该原理，康复临床中可以使用冷刺激对吞咽障碍、言语障碍、感觉障碍、意识障碍的患者，进行短暂冷刺激治疗，达到提高神经兴奋性的作用。

（三）适应证与禁忌

低温疗法的适应证，根据其作用机制可以知道，适合于各类急性疼痛、急性炎症、外伤、出血、烫伤、高热、烦躁不安等，禁忌证主要为局部血液循环障碍类疾病如雷诺氏病等。

二、治疗技术

（一）设备

冷疗法所需要的设备包括冰块、冷袋制备用的冰箱，用于冷水浴的浴桶、浴盆，用于冷敷的毛巾、水袋、冰水、冰块、冰敷袋等。

（二）操作技术

1. 冷疗物品预备　冷疗往往用于应急情况，因此物品预备必须提前，需要常备的物品包括冰块、冰敷袋、冰棉签等，冰块可用各种方法制备，存贮在冰箱中备用，一般备用冰块大小应在直径 1~2cm 左右，冰敷袋可以使用购置的成品冰袋，密封性好，融化后不易漏水，冰棉签用于言语吞咽障碍的刺激治疗，使用大棉签，浸透清水后，置于冰箱中冷冻称为冰棉签备用。

2. 冷敷操作　冷敷操作时，首先根据患者治疗的部位调整治疗的姿势和舒适体位，然后用塑料袋装入适当数量的冰块，外面用毛巾或棉布包裹，或使用冰袋，用毛巾包裹后，直接敷于患处，局部无皮肤损伤时，可以来回移动冷敷包，对患处及周围区域进行冷敷，患处有皮肤损害时，应注意避免加重皮损，一般将冷敷包固定于局部不行移动，冷敷时，感觉到局部冷痛时，应脱离冷敷包，1~2 分钟后，继续冷敷，反复操作。

3. 冰水浴　当患处部位较大范围较广时，可以使用冰水浴，冰水浴需要将清水注入盆或桶中，加入适量的冰块，即形成冰水，将患肢或病变部位，用塑料薄膜包裹后，直接浸入冰水中，待感觉到冷痛时，即离开冰水，休息 1 分钟左右，继续浸入冰水中治疗，反复如此操作，刚开始浸入冰水中时，部分患者会难以适应，故应在首次浸入时，仅持续数秒即离开，随后反复多次，逐步增加浸入时间。

4. 冷刺激治疗　用于提高意识状态、改善吞咽、言语、感觉功能时，使用冰棉签进行冷刺激治疗，操作时，治疗师手持冰棉签，对刺激部位（如咽后壁）进行短暂刺激，一般刺激 1~3 秒，随后让患者进行相关的吞咽动作训练或发声训练，反复操作，也可在身体其他部位进行短暂反复的冷刺激治疗，可以提高意识状态、增加感觉兴奋性、促进瘫痪的肌群兴奋性提高。

5. 物理降温　将小毛巾或者干净的棉布、纱块放在冷水或冰水中浸湿，拧至半干（以不滴水为准），敷在患者前额、腋下、腹股沟处，两块毛巾交替使用，连续 15~20 分钟，可以起到降低体温的作用，用于高热患者，冷敷过程中，要注意观察患者的反应，出现寒战、明显不适等情况，立即停用。

三、临床运用

（一）治疗急性扭挫伤、消肿、止血、止痛

1. 治疗部位　急性损伤、出血、急性炎症性疼痛、神经疼痛等，一般治疗部位均位于疼痛损伤的局部，也可以治疗神经走行区域和血管供应区，如三叉神经痛、牙疼可以冰敷耳屏前方，足部出血时可以冰敷足背动脉区。

2. 治疗时间与频次　冰敷、冰水浴治疗时，注意首次刺激一般持续 3~5 秒，以免患者对急速降温的不适应，休息 1 分钟左右，继续刺激并逐步增加冰敷时间，可以持续治疗，当患者感觉局部冷痛时，应离开患处，1~2 分钟后重复治疗，急性炎症与疼痛、出血的治疗时间，一次治疗 10~15 分钟，治疗完成后，患者一般感觉疼痛减轻，一段时间后，疼痛又会再次出现，

此时应再次治疗，24~48 小时内，可以反复治疗多次，直至症状明显缓解。

(二) 烫伤烧伤

1. 治疗部位 烧烫伤治疗部位应在损伤局部及其周围区域，使用冰袋敷贴。

2. 治疗时间与频次 局部烧烫伤，应争分夺秒地使用冰敷、冰水、冷水或任何能够降温的物品对局部进行降温，运用冰敷时，持续冰敷局部直至感觉冷痛时，撤离冰敷包，等待开始感觉灼痛时，继续冰敷，反复操作，持续治疗时间 30 分钟至数小时，可以有效地将轻度灼伤的组织损害降低到最低限度，期间应同时使用烫伤膏，如冰敷足够时间，仍然发现皮肤红肿、水疱，或不能有效控制疼痛，应迅速到烧伤专科治疗，较大面积的烧烫伤，应急处理运用冰敷冷敷的同时，应及时到医院进行专科处理。

四、注意事项

1. 冷敷进行高热降温时，应在治疗 30 分钟后测量体温，当体温在低于 38 摄氏度时，停止治疗，同时注意观察患者有无其他不适，发现异常也应停止冷敷。

2. 烧伤患儿面积较大时，应慎用大量冰水浴法，警惕低体温诱发或加重休克的可能。

3. 防止治疗部位温度过低或过长时间的冷疗引起冻伤，我们判定的依据是患者的冷痛感觉，如患者有周围神经损伤、感觉障碍、局部代谢循环障碍或全身性代谢性疾病如糖尿病时，该方法将不准确，应根据临床经验，相对保守地运用治疗时间。

4. 非治疗部位应保暖，尤其是冷天，需要预防患者感冒。

5. 出现冷过敏反应立即停止治疗，平卧休息，并加以温热治疗或喝热饮料。

6. 为解除患者对冷疗的疑惑和紧张情绪，治疗前或治疗中，应和患者充分沟通，告知冷疗过程当中所能产生的正常或者异常的感觉。

第十四节 超声波治疗技术

概述 超声波是指频率在 20 000Hz 以上，不能引起正常人听觉反应的机械振动波。将超声波作用于人体以达到治疗目的的方法称为超声波疗法。现在理疗中常用的频率一般为 800~1000 千赫。超声波一般根据使用情况，分为直接法和间接法，根据操作方法又分为移动法和固定法，康复医学科常用直接接触移动法，在骨突不规则部分使用间接固定法；直接接触固定法一般使用较少。

自 19 世纪末至 20 世纪初，在物理学上发现了压电效应与反压电效应之后，人们解决了利用电子学技术产生超声波的办法，从此迅速揭开了发展与推广超声技术的历史篇章。1928 年就有超声波治疗慢性耳聋的报道，1948 年超声波在欧洲及美国、前苏联等国家与地区已广泛应用与临床。国内在于 20 世纪 50 年代初才只有少数医院开展超声治疗工作，至 50 年代开始逐步推广。公开的文献报道始见于 1957 年。到了 70 年代超声疗法普及到全国各大型医院。

一、直接接触移动治疗法

(一) 概述

1. 概念 指使用超声波治疗仪输出一定剂量的超声波，通过体表的耦合剂，探头直接接触患者身体并在治疗部分充分移动，让超声波作用于人体组织不同部位多个区域的治疗方法。

2. 作用机制　小剂量超声波可促进骨痂生长，横纹肌对超声波较敏感，而结缔组织对超声波的敏感较低，治疗剂量的超声波可降低挛缩肌肉的张力，使肌纤维松弛而解除痉挛；而对组织缺损的部位能够刺激结缔组织生长，而对于瘢痕又有软化的作用。超声波对组织的“细胞按摩”作用。能够对组织起到改善组织营养，镇痛，软化瘢痕，杀菌的作用。

3. 适应证与禁忌　超声波的应用十分广泛，适应证有腰痛、肌痛，挫伤，扭伤，肩关节周围炎，腱鞘炎疤痕，粘连，注射后硬结。同样也要注意其禁忌证，凡恶性肿瘤出血倾向，静脉血栓之病区均禁用。在头部、眼睛、心脏、生殖器部位治疗时剂量要严格掌握。中等剂量超声波可引起骨发育不全，因此对孕妇（早期）腹部，幼儿骨骺处禁用超声；大剂量超声波则使骨愈合迟缓，并损害骨髓，一般认为超声波移动法大于 3.25W/cm^2 为危险剂量。

（二）治疗技术

1. 设备　常用设备为超声波治疗仪，如图 3-14-1，结构包括超声波治疗仪主机和治疗探头。主机上有电源开关，下方 3 个蓝色按钮为停止治疗按钮，暂停治疗按钮和开始治疗按钮，中间是调节菜单按钮和两边的调节时间和调节强度按钮，上方一个是设置按钮，可以调节处方和其他设置功能。

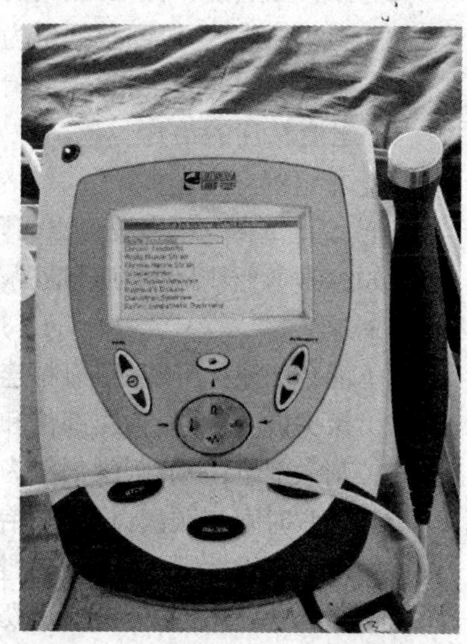

图 3-14-1　超声波治疗仪及治疗处方

2. 配件　耦合剂。超声波由一种介质传播至另一种介质时，将在界面处一部分反射回第一种介质（反射），其余透过界面进入第二种介质，但会发生传播方向的偏转（折射）。声波在界面被反射的程度决定于两种介质的声阻差及入射角的角度。因为固体和空气之间的声阻相差很大，声头与空气间反射非常的大，即使存在 10μm 的空气也能让超声波全部反射，所以为了避免空气层，超声治疗时需用石蜡油等作耦合剂，以减少反射。

3. 操作技术　治疗时，超声波要注意进行治疗时不能离开治疗部位，以免空载对探头造成损害。发生意外情况时，一定按下暂停以后在进行其他处理和操作。

（1）皮肤处置：治疗部位的皮肤需要预先观察，有无出汗、干燥、脱皮、不清洁、油脂等，并涂抹上适量耦合剂，保持治疗部位的耦合剂均匀一致，以便有良好的传导性。

（2）探头放置：注意操作时，现将探头置于患者皮肤，再按下开始治疗按钮，避免空载。

（3）输出：打开电源，选择处方，调节治疗时间及输出剂量后，在治疗部位进行往返或回旋移动，注意动作要缓慢。移动速度调整根据声头面积和治疗面积有不同，一般为 2~3cm/s。

常用强度为 0.5~2.5W/cm^2。头部可选用脉冲超声，输出强度可由 0.75~1W/cm^2 逐渐增加至 1.5W/cm^2，眼部治疗用脉冲超声输出强度为 0.5~0.75W/cm^2。一般每次治疗时间为 5 分钟，最长不超过 10 分钟，但大面积移动时可适当延长至 10~20 分钟。一般治疗 6~10 次为一疗程，慢性病 10~15 次，每日一次或隔日一次，疗程间隔 1~2 周。如需 3~4 疗程者，则第二疗程以后的间隔时间应适当延长。

(4) 解释与说明：输出操作前，应向患者说明，超声波治疗时，可能产生微弱的针刺样感觉，因剂量过大时，甚至出现过于明显的刺痛感，应当立即暂停，并减少剂量。

(5) 治疗结束：按下停止按钮，为患者清除皮肤表面耦合剂，再关闭电源，清洁探头，放置探头插槽内。并询问治疗后反应、观察治疗部位皮肤情况。

(三) 临床运用

1. 腰部疼痛

(1) 治疗原理：超声波刺激软组织时，能够对软组织有机械刺激作用，产生一种“细胞按摩”作用，能够对组织起到改善组织营养，镇痛的作用。

(2) 操作要领：

1) 耦合剂涂抹部位：腰痛部位及周围。

2) 探头位置：腰痛部位及周围。

3) 刺激剂量：一般刺激剂量为 0.8~1.2W/cm^2。

4) 刺激时间与频次：超声波治疗时间 5~10 分钟 / 次，每日治疗一次，5~10 天一个疗程。

2. 瘢痕粘连的治疗　超声波对于瘢痕有软化的作用。也可以对不同组织产生机械作用，阻止各组织粘连的发生。

(1) 治疗原理：超声波可以可降低组织之间的张力，也可以让不同组织在刺激下产生收缩和放松，改善组织间的粘连情况。

(2) 操作要领：

1) 耦合剂涂抹部位：瘢痕粘连部位，要充分覆盖均匀。

2) 探头位置：瘢痕粘连部位和正常组织分界位置都要移动到位。

3) 刺激剂量：一般刺激剂量为 0.8~1.0W/cm^2。注意应不引起不适。

4) 刺激时间与频次：超声波治疗时间 4~8 分钟 / 次，每日治疗一次，5~10 天一个疗程。

3. 其他临床运用　超声波对各种运动损伤和局部疼痛有较好的疗效，在患者无明显禁忌证时，都可以进行尝试。在一般情况下，治疗结束时，疼痛均有改善。关节活动度即使能有提高的情况。

(四) 注意事项

对仪器的性能熟悉，定期测检测超声波治疗仪的输出强度来确保超声治疗的剂量准确。治疗时将声头接触治疗部位或浸入水中之后，在进行输出的调节。因为当声头空载与碰撞，晶体会过热损坏。治疗中声头和皮肤保持紧密，声头与皮肤之间的任何细微空隙都要消除；移动法治疗时要保持移动，以免停止一处时引起疼痛反应。

治疗过程中时刻观察患者反应，关注仪器的工作状态，当治疗部位过热或疼痛，应立即暂停治疗，找到原因，予以相应处理。过热时移动声头或降低强度来处理，以免灼伤。

治疗过程中禁止把仪器导线卷曲或扭转；注意仪器和声头的温度情况，如有过热应暂时停机一段时间，来保护仪器，再继续使用。结束治疗时，将超声输出及时归零，关闭电源之后，再把声头移开。要注意的是，既不能用提高强度来减少治疗时长，也不能用增加治疗时长来调低治疗强度。

二、间接接触固定治疗法

（一）概述

1. 概念　指使用超声波治疗仪时，在身体和探头之间通过水、水袋等媒介或辅助器的治疗方法。

2. 作用机制　同直接法。

3. 适应证与禁忌　与直接法相同。但间接法的使用是在使用探头和耦合剂时不能充分接触患者治疗部位时采取的办法。例如手指关节处，足踝部等一些骨突明显，性状不规则的部位。

（二）治疗技术

1. 设备　输出设备为超声波治疗仪，可以通用。

2. 配件　水袋和脸盆。

（1）水袋：水袋要求不含气体，材质较软较薄的，能够充分与患处接触。

（2）脸盆：脸盆没有特殊要求。使用的水要求是36~38℃温开水中，减少水中气体对超声波剂量的影响。

3. 操作技术　治疗时，超声波要注意进行治疗时不能离开治疗部位，以免空载对探头造成损害。发生意外情况时，一定按下暂停以后在进行其他处理和操作。

（1）皮肤处置：治疗部位的皮肤需要预先观察，有无出汗、干燥、脱皮、不清洁、油脂等，以便有良好的传导性。

（2）水袋放置：使用水袋时，将水袋与治疗部分充分接触，在将探头固定在水袋上；使用水下法时，将治疗部分充分浸泡在水下，探头置于水下和治疗部位的距离约1~5cm。

输出：打开电源，选择处方，调节治疗时间及输出剂量后，按下开始按钮。常用强度为0.5~1.5W/cm^2。

（4）解释与说明：输出操作前，应向患者说明，超声波治疗时，可能产生微弱的针刺样感觉，因剂量过大时，甚至出现过于明显的刺痛感，应当立即暂停，并减少剂量。

（5）治疗结束　按下停止按钮，为患者擦干皮肤表面水分，再关闭电源，清洁探头，放置探头插槽内。并询问治疗后反应、观察治疗部位皮肤情况。后将水袋清洁后归位；将脸盆中水倒去下水道。

（三）临床运用

1. 腱鞘炎

（1）治疗原理：超声波刺激软组织时，能够对软组织有机械刺激作用，在骨膜上可产生局部高热。这在关节等运动创伤的治疗上具有治疗意义。

（2）操作要领：

1）治疗部位：将手部至腕以下部位充分浸泡入水中。靠近探头约1~5cm。

2）探头位置：放置脸盆边缘，可使用胶带固定好。

3）刺激剂量：一般刺激剂量为0.5~0.8W/cm^2。

4）刺激时间与频次：超声波治疗时间5~10分钟/次，每日治疗一次，5~10天一个疗程。

（四）注意事项

注意事项与直接法一样；但另外需要注意的是水袋法与水下法治疗时，应采用温开水沿容器壁缓慢灌入,以免水中及皮肤上产生气泡。在治疗过程中,患者需要选取舒适体位,以保证在治疗过程中,治疗的剂量不会因患者疲劳变换体位受到影响。

第十五节 冲击波治疗技术

一、概述

(一) 概念

冲击波治疗是利用某些设备产生的纵向机械冲击波,通过水囊或其他方式耦合进入人体,聚焦于病灶来进行治疗的方法。

冲击波治疗灵感来自一个突发的情况,20 世纪 60 年代德国航空公司发现当飞机高速穿过云层时会产生一种冲击波,这种冲击波将飞机内部的零件受损,但飞机表面却看不出来。遂后续进行了"冲击波与动物组织间关系的研究"。后来利用这种来进行冲击波碎石的治疗,在临床取得良好效果,并广泛运用,随后人们开始利用不同强度的冲击波来进行骨不连、骨折愈合迟缓及慢性软组织疾病的治疗,取得了显著疗效,从而开发了用于软组织伤病的冲击波治疗仪,并逐步运用于康复临床。

(二) 作用机制

冲击波属于机械波的一种,本质上和声波没有区别,设备所产生的机械纵向波,作用于人体时,在人体不同组织的界面会产生不同的机械应力效应,表现为对人体细胞的拉应力和压应力,拉应力会引起组织间的松解,促进局部微循环,而压应力会让细胞发生弹性变形,增加摄氧,而达到治疗局部软组织供血不良、痉挛、纤维化等病变的目的。

(三) 适应证与禁忌

冲击波治疗的适应证包括骨折延迟愈合、骨不连、钙化性肌腱炎、肱骨上髁炎、跟痛症等一系列的肌肉、骨骼、疼痛问题。禁忌证则有严重心脏病、心律失常、年老体弱者,安有心脏起搏器者,凝血功能障碍者,孕妇,局部感染及皮肤破溃者等。

二、治疗技术

(一) 设备

冲击波设备包括液电式、压电式、电磁波式、气压弹道式等,均产生机械纵向波,其中气压弹道式冲击波治疗仪较为常用,利用振子在空腔内高速运动产生振动,通过枪式探头耦合进入人体(原理同射钉枪,水泥枪),因此类设备产生的机械波不具备聚焦特性,又称为散射式冲击波治疗设备,能够较为均匀地作用于治疗区域。配件包括水囊、毛巾等,用于覆盖治疗部位表面,缓解患者在治疗时的不适感。

(二) 操作技术

1. 治疗时,设备的强烈震动,容易对治疗师产生比较大的反作用力,要求治疗师使用较大力量进行固定。

2. 治疗时,探头保持与治疗部位垂直的角度进行治疗,以免出现偏移治疗部位的情况。

3. 水囊和毛巾放置:放置时注意要固定,冲击波治疗对治疗部分本身也会产生较强作用力。需要放置时固定稳妥,不因冲击发生移动。

4. 定时　治疗时,可以根据病情需要,选择治疗时间,一般治疗时间为30~60秒,重复2~3次。

5. 输出　将“电源开关”打开后,选择相应处方和强度,再根据患者反应及具体情况来调节输出大小。

6. 解释与说明　输出操作前,应向患者说明,冲击波治疗时,为了固定本身对治疗部位就有较强的压迫,需要患者理解承受,如果治疗过程中,患处疼痛可能会有加重,治疗后会有缓解,如果治疗后疼痛有加重或者非治疗部位产生疼痛,考虑治疗剂量或者治疗部位有偏离,调整之后再进行治疗。

7. 治疗结束　将仪器输出归零,让患者休息一会,再关闭电源。并询问治疗后反应、观察治疗部位皮肤情况,将水囊归位,毛巾放到待洗处。

三、临床运用

(一)肱骨外上髁炎

是前臂伸腕肌群的起点部反复受到牵拉刺激,而引起的一种慢性损伤性疾病。是骨科疾病中的一种多发常见病。多见于35~50岁的男性。

1. 治疗原理　当冲击波进入人体时会引起组织间的松解,促进局部微循环,让细胞发生弹性变形,增加摄氧,而达到治疗目的。

2. 操作要领

(1)水囊毛巾放置部位:充分覆盖患者疼痛表面。减少机器对皮肤的直接压迫。

(2)刺激处方:选择骨骼肌肉慢性疼痛的处方。一般通过患者的痛觉反馈来确定治疗部位,在患者肱骨外上髁处寻找痛点,标记治疗部位。

(3)刺激时间与频次:一般治疗时间为30秒,重复2~3次。以患者疼痛有无改善,可适当增加次数。每日治疗一次。一般疗程2周。

(4)治疗结束后,关闭电源,清洁仪器,让患者短暂休息后在行动。毛巾放到待洗处。

(二)其他临床运用

各类肌腱炎、软组织慢性劳损、疼痛性疾病,均可运用,在一些肌腱炎治疗研究时发现,治疗次数的增加效果有明显增加,也就是说在多次治疗累积之后,表现为更为明显的疗效增加,表现为治疗效果的时间累积效应。其他更多的治疗方法有待于实践研究,有感兴趣的可以参考相关著作。

四、注意事项

1. 要跟患者仔细讲解,消除患者恐惧感。

2. 治疗中可能会因冲击造成治疗部位的移动,所以要提示患者在治疗过程中要尽量保持题为,避免造成不适和疗效不佳的情况发生。

3. 治疗后可能治疗部位的皮肤会出现红、肿和皮肤下出血的情况,告知患者一般一周以内会自然消退,消除患者的担忧。

4. 患者可能出现治疗后血压增高的情况,建议在治疗后卧床休息,不要立即走动。

5. 未成年患者不配合时,可适当使用固定带来帮助固定体位。

第十六节　压力治疗技术

压力疗法是指把压力施加在肢体上，对肢体产生相应的物理化学变化、以达到治疗疾病目的一种疗法。一般把高于环境大气压的压力称为正压，低于环境大气压的压力称为负压。

压力疗法分为正压疗法和负压疗法。

一、气压治疗仪治疗

（一）概述

1. 概念　指的是使用气压治疗仪使用高于环境大气压的压力进行治疗的方法。

2. 作用机制　受到正压作用时，局部肢体中毛细血管和静脉中的血液以及淋巴管中的淋巴液受到挤压，向压力小的肢体部位流动，当压力的次序从远心端向近心端依次进行，即可使外周淤积的血液、淋巴液向中心回流，而随着局部毛细血管和淋巴管的排空，引起组织水肿的液体回流到血管淋巴管的数量相对增加，使局部水肿减轻。增加静脉排血量，预防各种血栓形成。

3. 适应证与禁忌证　能够治疗肢体创伤后水肿；淋巴回流障碍性水肿；截肢后残端肿胀；静脉瘀滞性溃疡；对长期卧床或手术被动体位者预防下肢深静脉血栓形成。预防治疗静脉曲张。禁忌证为：肢体重症感染未得到有效控制；近期下肢深静脉血栓形成；大面积溃疡性皮疹。

（二）治疗技术

1. 设备　疗仪（图 3-16-1）由主机（气泵控制系统）、导气管道和上下肢气囊（图 3-16-2）三部分组成。根据型号不同，目前市面上的治疗仪的有 4~12 腔不等的气袋治疗设备，采用梯度加压的工作方式，可作用于上、下肢。腔的数量越多，分级压力层次越多，对逐级加压越有利。能够选择多种工作模式，既可完成远端向近心端的顺序循环加压治疗，也可完成近心端向远端的反向加压治疗。

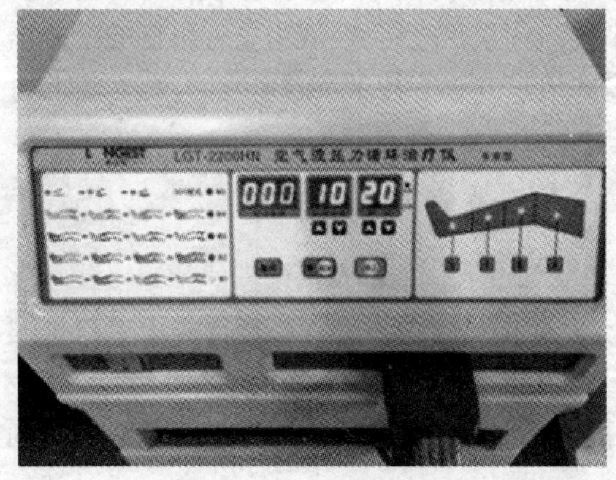

图 3-16-1　空气压力波治疗仪

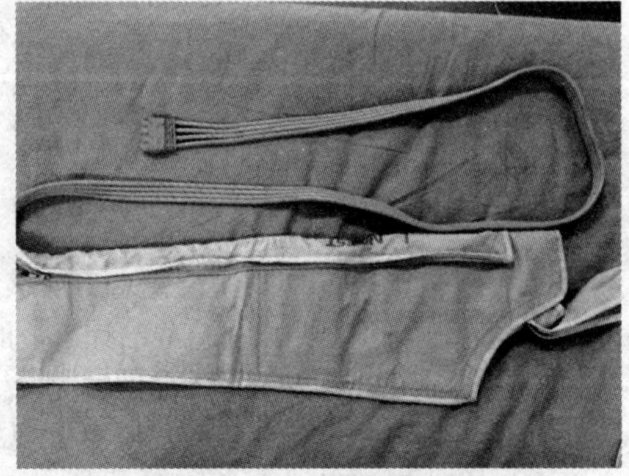

图 3-16-2　气压气囊和导气管道

2. 操作技术：

（1）皮肤处置：检查患者的皮肤情况，包括伤口和骨突部位，有无出血倾向若有尚未结痂的溃疡或压疮应隔离保护后进行治疗，有新鲜出血伤口则暂缓治疗。仅保留贴身衣物，衣物过多时，对肢体压不平衡，对治疗效果造成影响。也不要裸露，杜绝有皮肤病患者交叉感染的风险。

（2）气囊放置：给患者下肢套上气囊，拉上拉链，注意拉链不要夹住气囊，不要夹住患者衣物。注意气囊应充分接触患者肢体，表面应保持平整，以免产生的褶皱对治疗剂量产生不利影响。偏瘫患者常使用单侧上肢下肢同时治疗，截瘫患者和预防静脉血栓的患者一般选用双下肢气囊进行治疗。有些设备可以单独设定，如遇伤口或加压有疼痛处，可设定该处气囊“零”压力跳过此处。有些设备还有髋部套筒。

（3）连接设备：将导气管道的插头插入气压主机上的插口，用力按紧以确定两者结合紧密充分。

（4）定时：将“定时”调至所需时间，一般气压治疗时间为20~30分钟/次。

（5）输出：打开开关，选取合适剂量，一般情况下压力值在10~12。选取向心按压的程序。操作完成，按下启动开关。当气囊完全充满时，询问患者情况，是否有压痛不适，有则立即停止，调整患者下肢和气囊的位置，再进行治疗。

（6）解释与说明：治疗过程中注意时刻观察患者情况，有气短不适等情况，注意停止治疗，让患者休息。有轻度淤血是正常反应，一般两小时恢复，如发现患者远端肢体发生变黑青紫时，注意减少治疗压力。

（7）治疗结束，将仪器输出归零，为患者取下气囊，再关闭电源。并询问治疗后反应、观察治疗部位肢体情况，将气囊归位。定时清洁气囊。

（三）临床运用

预防深静脉血栓及改善四肢远端肿胀　通过改变人体的内外部压力差，促进血管内外物质交换，同时因血液黏稠度增大或有形成分性质的改变而引起的物质交换障碍得到改善，促进溃疡，压疮部位等的组织愈合，促进软组织再生修复，促进肢体水肿的吸收。

（1）治疗原理：提高组织液静水压，迫使静脉血和淋巴液回流。当组织液静水压提高时，能够产生克服毛细血管内压及组织间胶体渗透压的作用，促进组织间液向静脉及淋巴管内回流。还能使静脉血和淋巴回流，有利于肢体水肿的消退。

（2）操作要领

1）气囊放置部位：使用双下肢气囊，注意要在另一侧能够触及足踝位置，保证下肢的充分治疗。

2）刺激剂量：气压治疗用于肿胀患者时，一般情况下压力值在10。根据患者口诉舒适情况，可适当增加。

3）刺激时间与频次：气压治疗刺激持续时间20分钟/次，一般1~2次/天。

（四）注意事项

1. 治疗前　应检查设备是否完好，检查患者有无出血倾向；向患者说明治疗作用，解除患者顾虑，鼓励患者积极参与并配合治疗；每次治疗前应检查患肢，若有尚未结痂的溃疡或压疮应隔离保护后进行治疗，有新鲜出血伤口则暂缓治疗。

2. 治疗中　应在患者的清醒状态下完成治疗，患肢应无感觉障碍；治疗中观察肢体的肤色变化，并注意询问患者感觉，根据情况及时调整治疗剂量。

3. 对老年、血管弹性差的患者，注意压力剂量，要从低剂量开始，逐步增加到所需的治疗压力。

二、压力衣和弹力袜治疗

（一）概述

1. 概念　指的是根据患者体型为患者制作特殊材料制成的能够对患者身体表面产生治疗压力的衣物，如手套、袜子等，对瘢痕、静脉曲张、血液回流不畅等情况进行治疗的治疗方法。

2. 作用机制　当瘢痕组织受到持续压力的时候，会发生局部缺血缺氧的问题，促使胶原纤维不继续过度生长，并让组织结构得与重新排序，从而使瘢痕软化，达到改善外观，恢复关节活动范围的目的。用压力治疗可使静脉排血量增加，血流速度增加，令静脉排空良好，增加静脉血流量。

3. 适应证与禁忌证　适用于手术后、烧伤后等瘢痕增生，预防治疗静脉曲张。禁忌证，近期下肢深静脉血栓形成的患者。

（二）治疗技术

1. 设备　压力衣和弹力袜。压力衣是一类统称，根据患者部位不同，可以使用特殊的、具有方向性弹性的布料，制作相应大小的衣物，如果仅是手部的可以叫压力手套，下肢则是弹力袜，弹力袜可以定制也可以直接购买相应型号。

2. 操作技术：

（1）皮肤处置：检查患者的皮肤情况，包括伤口和骨突部位，有无出血倾向，若有则适当处理，有新鲜出血伤口则暂缓治疗。贴身穿戴在瘢痕部位，可据患者情况，适当增加棉花垫加压。

（2）治疗时间和压力：在治疗瘢痕时，需要对瘢痕有一个持续并且恰当的压力，一般保持在 24~25mmHg，持续时间需要 23 个小时的有效压力，所以压力衣需要量体裁衣，要对患者的患处要有一个准确的测量。

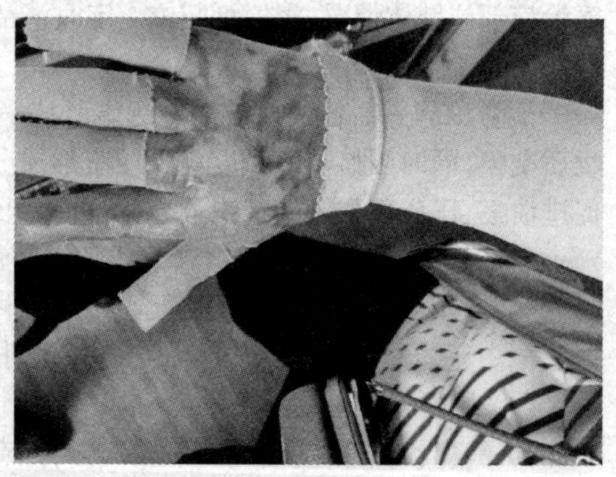

图 3-16-3　瘢痕与压力手套

（3）解释与说明：穿戴后会产生压痕，是正常反应，患者每天贴身穿戴，一般需要 2 套压力衣，以便换洗。

（三）临床运用

1. 预防瘢痕增生　大多数的中国人都是瘢痕体质，当出现烧伤患者时，即容易出现瘢痕增生，影响美观，影响关节活动度，给患者造成心理生理影响，对患者的社交和职业带来困扰。

（1）治疗原理：当瘢痕组织受到持续压力的时候，会发生局部缺血缺氧的问题，促使胶原纤维不继续过度生长，并让组织结构得以重新排序，从而使瘢痕软化。

（2）穿戴要领

1）穿上时阻力较大，需要家属帮助。因为有压力要求，所以穿戴时一般比较紧，患者在穿的时候要注意清洁皮肤，可湿润皮肤保证顺利穿上。

2）注意衣物的正反面。因为制作需要缝制，注意应该将光滑无痕的一面穿在内侧紧贴皮肤，看起来和平常衣物是相反的。

2. 预防静脉曲张　静脉曲张的形成主要是由于先天性血管壁膜较薄弱或长时间维持某一个固定姿势，在长期的过程中，使血管突出表面的症状。常见于下肢。

(1) 治疗原理：弹力袜使用其渐进式压力由脚踝处渐次向上递减的弹性袜来进行治疗的方法。能够通过对体表的压力刺激血管本身，改善血管在单一姿势下的不利条件，促进血液流通，从而达到预防静脉曲张的目的。

(2) 弹力袜穿戴要领

1）先将一手伸进袜筒深处，拿捏住袜头内约二寸的位置，用另一手把袜筒翻至袜跟。

2）将大部分袜筒部分翻出来，展开，不要卷起，让脚能够方便的伸进袜头。

3）将双手拇指放置在袜内侧固定，其余四指抓紧袜身固定，将脚伸入袜内的同时，双手拇指向外抓住袜子，双手协调把袜子向踝部用力拉，拉的过程中，注意脚踝部分要对准。

4）最后把袜子筒部拉上至腿部，穿好后将袜子整理平整。

三、火罐治疗

(一) 概述

1. 概念　拔罐疗法是采用各种形状的杯罐状器具，借助燃烧、抽气、蒸汽等法排出罐中空气形成负压，使其吸附于体表一定部位，用以治疗疾病的办法，是一种特殊的负压治疗。

2. 作用机制　受到负压作用时，由于肢体外部的压力低于体内压力，血管被动扩张，同时沿动脉血流方向的压力梯度较正常状态明显增大，肢体被动充血，流入毛细血管的动脉血相对增加，使肢体的营养和能量供应得以提高，有利于组织的修复及循环的重建。

3. 适应证与禁忌　能够治疗各类运动损伤导致的软组织疼痛，能够改善局部的肌肉痉挛和僵硬。禁忌证，皮肤表面破损严重和大面积皮肤病的患者。

(二) 治疗技术

1. 设备　各类火罐可以用玻璃、竹子制作，也有用带橡皮球产生负压吸引抽气罐均可

2. 配件　酒精棉球，镊子或者止血钳，打火机。

操作技术：

1）治疗前准备：务必检查罐子的密封性良好，罐口边缘平整，用酒精消毒，观察皮肤情况，包括伤口和骨突部位，有无出血倾向，有新鲜出血伤口则避开进行治疗。患者一般取仰卧位或者俯卧位。向患者说明治疗作用，解除患者顾虑，鼓励患者积极参与并配合治疗。患者要完全暴露治疗部位。如有毛发过于茂盛处，需刮掉治疗部位的毛发。

2）治疗操作：点燃酒精棉球，用镊子夹住，探入火罐中，然后迅速拿出，快速将火罐盖于治疗部位处。留罐于患者身上5~10分钟。

3）治疗结束：按压罐周皮肤，让罐内充满空气后，更易取下火罐。观察患者皮肤。

4）解释与说明：有青紫发黑是正常现象，安慰患者，不要担心。

(三) 临床运用

1. 缓解腰肌劳损　腰骶部肌肉、筋膜、韧带等软组织的慢性损伤，导致局部无菌性炎症，从而引起腰骶部一侧或两侧的弥漫性疼痛。

（1）治疗原理：当使用火罐治疗时，局部位置被动充血，流入毛细血管的动脉血相对增加，使肢体的营养和能量供应得以提高，改善该处的血液循环，促进炎症的消退及不良代谢产物的吸收和代谢，从而达到改善疼痛的目的。同时热刺激能够改善肌肉的血液循环，提高局部代谢，加快乳酸氧化过程，快速缓解肌肉疲劳；长时间刺激时，能够缓解消除痉挛，抑制疼痛。

（2）操作要领

1）火罐放置部位：腰骶部疼痛处及周围。

2）操作：将火罐先停于患者腰骶部疼痛点上方 2~3cm 处，罐口倾斜向另一操作手，用镊子夹住酒精棉球，点燃，探入火罐中，然后迅速拿出，快速将火罐盖于治疗部位处。留罐于患者身上 5~15 分钟。

3）刺激时间与频次：每次治疗时间 5~15 分钟。可以第二天继续治疗，但要与前一天的治疗部位隔开，同一部位在罐斑消失后才能进行治疗。

（四）注意事项

注意事项：在拔罐部位有皮肤病、静脉曲张、局部皮损或癌肿者禁止治疗；6 岁以下儿童及 70 岁以上的老人，先选用小型火罐，进行弱刺激。

第十七节　牵引疗法技术

牵引疗法是指运用力学原理，通过外界（手法、器械包括电动装置）产生的力，作用于人体的关节，使关节面之间发生一定的分离，关节周围软组织得到适当的牵拉，从而起到治疗作用的办法。牵引常用的方法有徒手牵引、机械牵引和电动牵引。

牵引的治疗效果与牵引的角度、重量、时间三者关系十分紧密，是最为重要的操作指标。

一、徒手牵引

（一）概述

1. 概念　徒手牵引主要和其他牵引的区别是治疗师依靠自身双手、借用身体的力量帮助患者进行牵引，徒手牵引一般用于颈部牵引和四肢牵引，较少用于腰部牵引。

2. 作用机制　徒手牵引的作用机制包括三个方面。

（1）通过治疗师对患者病变部位关节直接施加作用力，以达到加大关节间隙的目的，从而可以减轻关节内压力，治疗因关节内压过高导致的疼痛，或纠正椎间小关节的紊乱，恢复脊柱的正常排序，增加关节活动范围，调节和恢复已破坏的颈椎平衡。

（2）轴向牵引颈椎腰椎：椎间隙、椎间孔因牵引力量而增大，从而增加椎管容积，减轻椎管内压力，减轻对神经根的刺激和压迫，解决神经根性疼痛。

（3）牵引力量作用于痉挛组织，解除肌肉痉挛，缓解疼痛，松解软组织粘连，牵伸挛缩的关节囊和韧带。

3. 适应证与禁忌　各种类型的颈椎病和颈椎关节紊乱、关节炎、肌肉痉挛等。禁忌证有颈椎的结构受损的问题，包括颈椎附近的血管损害和肿瘤，颈椎骨折未愈或骨折后已有骨性改变时，高血压、心脏病要根据患者严重情况来定。

（二）治疗技术

1. 设备与配件　一般情况下，徒手操作无需特殊设备，但在徒手力量不足时，可使用辅助装置来改变治疗师的姿势，达到增加治疗师施加在患者颈椎力量的目的，如使用滑轮悬吊带、姿势固定带等。

2. 操作技术　操作时，需要有一个稳定的准备姿势，然后按如下方式操作：

（1）皮肤处置：治疗部位的皮肤需要预先观察，有无出汗、干燥、脱皮、不清洁、油脂等，并进行相应处置，以免治疗师在操作时，因手无法稳定，而导致治疗力量不够，角度方向出现问题。必要时使用毛巾固定防滑。

（2）体位放置：患者坐于矮凳上。治疗师双腿微屈，一手置于患者下颌部，另一手置于患者枕部。用力时伸直双腿，双手一起向上方拉伸。

（3）角度：前屈 0°~5° 牵引时，最大应力作用于 C_4~C_5，在这个位置，可让颈椎的生理弧度消失，使颈椎变直，被扭曲的椎动脉在这个位置得到舒展、放松，血液循环通畅，脑部的血液供应变的充足。但在这个位置牵引力很难达到椎体后缘的位置，尤其是下颈段的椎体后缘，当治疗神经根型颈椎病时疗效较差。前屈 10°~15° 牵引时，C_5~C_6 的椎间隙和椎间孔产生最大的分离，使前屈牵引力与颈椎运动轴心一致；前屈 20°~25° 作用于 C_6~C_7；前屈 25°~30° 时在 C_7~T_1 间隙。前屈 24° 时达到颈椎生理曲度变直而不出现反弓的平衡点。如前屈位超过 30°，其向上的作用力减少，水平方向的作用力增加，难以维持颈椎生理平衡。在临床还可以根据颈椎病分型来采取不同角度。神经根型颈椎病采用前屈 20°~30°，颈型前屈 15°~20°，椎动脉型前屈 >5°；X 线片病变在上颈段时采用小角度前屈或中立位牵引，病变在颈段中部采用 10°~20°，下颈段病变时采用 15°~30°。后伸位（5°~10°）主要应用于寰枢关节半脱位和颈椎生理曲度变直或反弓状态的颈椎病。但后伸位牵引会导致椎间隙后部变窄和减小椎管前后径，导致椎管相对狭窄；还增加了颈椎平面关节不稳和加大了椎基底动脉供血不足的危险性，要特别注意患者的状态。临床上一般不选择后伸位牵引，以防意外情况发生。

（4）时间：治疗师维持牵引姿势 15~30 秒。反复这一过程 5~10 次。

（5）强度：力量以患者症状有改善，但不会引起患者不适为佳。

（6）解释与说明：在操作过程中会适当改变轻微的角度，以便寻找患者能够有效改善症状的角度。患者治疗后要适当休息，回家以后也要注意颈部活动，减少伏案作业的时间，注意工作时要适当休息。在治疗过程中如果患者症状加重，提示该患者不适于颈椎牵引，应停止牵引治疗。

（7）治疗结束，询问患者有何不适。给患者卫生纸自行清洁颈部。将毛巾放于待洗处。

（三）临床运用

1. 颈椎关节紊乱　通俗地讲就是颈椎轻微错位。

（1）治疗原理：对相应的椎体进行牵拉和转动，纠正椎间小关节的紊乱，恢复脊柱的正常排序。前屈 10°~15° 牵引时，C_5~C_6 的椎间隙和椎间孔产生最大的分离，使前屈牵引力与颈椎运动轴心一致。

（2）操作要领

1）治疗师操作：患者坐位。治疗师寻找紊乱关节的位置，一手放于患者下颌处，另一手放于后颈部。

2）刺激角度：前屈 10°~15° 进行牵引，使紊乱的椎体归位。

3）刺激时间与频次：治疗师维持牵引姿势 10~15 秒。反复这一过程 5~10 次。每天一次。一个疗程一般 5~10 天。

2. 其他临床运用　根据患者的症状和部位不同，可选取相应的角度和力量进行治疗。

（四）注意事项

治疗过程中患者如有疼痛加重的情况，及时停止，让患者休息，观察后再决定是否及继续进行治疗。

二、机械牵引

（一）概述

1. 概念　指利用滑轮和重锤，或者使用气囊来进行牵引的治疗，一般使用的是相对固定的牵引力，区别与使用电力的电动牵引。是一种比较经济实惠、方便家庭和社区使用的牵引治疗。

2. 作用机制　同徒手牵引。机械牵引较徒手牵引，力量更为持续稳定，对于神经根型颈椎病和放松颈部肌肉痉挛，效果更加明显。方便患者自行操作，但无人监护时要注意控制自我牵引的时间。能够有足够的力量牵引腰椎。

3. 适应证与禁忌　同徒手牵引。

（二）治疗技术

1. 设备　有颈椎悬吊带，固定位置的滑轮（图 3-17-1）。

2. 配件　重锤、矮凳。

（1）滑轮：滑轮高度在 2 米左右。

（2）重锤：1kg 重锤 3 个，2kg 重锤一个，5kg 重锤一个，10kg 重锤一个，可实现在 1~20kg 以内重量调节。

（3）矮凳：一般凳子高度 30~40cm。

3. 操作技术　治疗时要根据患者需求，选取合适的重锤。

（1）治疗前准备：患者处于坐位或者仰卧位，颈椎牵引使用坐位，腰椎牵引时要在仰卧位比较适合。

（2）固定的位置：颈椎牵引时，固定带固定于患者的下颌和后枕部，注意固定下颌部位置不得挤压患者的喉部，以免患者产生窒息感。腰椎牵引时，固定好患者上半身，下半身固定位置在骨盆处。

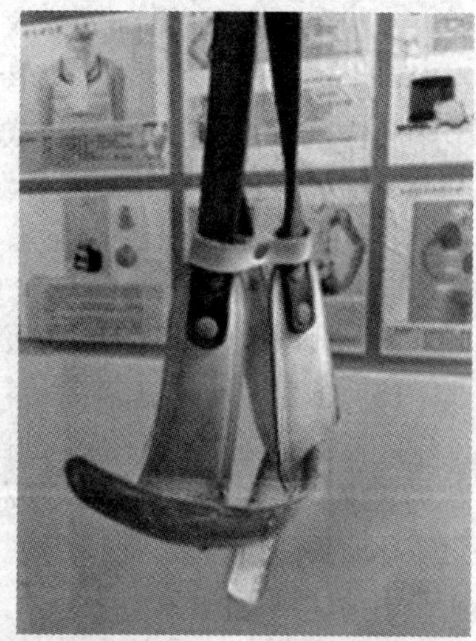

图 3-17-1　颈部牵引悬吊带

（3）治疗角度：颈椎牵引同徒手牵引。腰椎牵引时一般采取仰卧位牵引。双下肢伸直，髋关节 0°，膝关节伸直平卧使腰椎伸展，有利于牵引力更好地作用于腰椎上段病变部位。曲髋、屈膝 90° 时使腰椎前凸变平处于中立位，牵引力主要作用于腰椎下段，使用这个体位可以让腰部的肌肉更放松，腰椎的生理曲度会伸直变平，作用力更易作用在椎体后侧的病变部位，能够产生更好的治疗效果。

（4）颈椎牵引的重量：考虑人体头部本身的自重，加上让椎间隙产生分离时的力量大约为体重的 7%，。首次牵引从 2~5kg 开始，每 2 天增加重量 1kg，症状改善后，以此重量维持或逐渐减少重量，直到症状消失，如没有改善，则逐渐增大重量，最大牵引重量需视患者体质及患者对牵引的反应而定，一般颈椎牵引不会超过 15kg。当牵引重量超过人体承受能力时，会造成颈项部韧带肌肉的损伤。临床上对于年老体弱者，身材瘦小、骨质疏松患者大概使用 2~5kg；对体格健壮、肌肉发达的运动员可适当增加到 10~15kg。

（5）腰椎牵引的重量针对年轻力壮的患者，牵引重量最高可达 80%~100%。体质一般，中年人，妇女等，为了安全一般控制在 40%，根据具体情况可在范围内调节。体弱者和骨质疏松者，一般保持在体重的 30% 以内。

（6）治疗操作：固定好患者的治疗部位，选择适当的牵引重锤或者沙袋，治疗时间 5~10 分钟。因为牵引提供的力量比较单一，持续时间过久给患者造成不适，治疗过程中注意时刻观察患者反应。

（7）解释和说明：在牵引时可能不会马上改善。因为机械牵引相对力量更为固定，也要考虑患者本身耐受，逐步会增加强度进行治疗，3 天以上无明显改善时，考虑其他康复治疗办法。

（8）治疗结束：先去掉负重重锤，再取掉固定带，让患者注意休息，回去时候注意颈部姿势，腰椎牵引后注意休息 5~10 分钟再起床，以便保护腰椎。

（三）临床运用

神经根型颈椎病　由于颈椎间盘的退行性改变导致颈椎处神经根受到压迫导致相应神经分布区域疼痛。

（1）治疗原理：对相应椎体的牵拉能够加大椎间隙、椎间孔和增加椎管容积，减轻椎间盘内压力，减轻对神经根的刺激和压迫。

（2）操作要领：

1）治疗前准备：患者处于坐位，身后靠墙或者稳定表面。

2）固定的位置：颈椎牵引时，固定带固定于患者的下颌和后枕部。

3）治疗角度：一般情况下前屈 30°。

4）治疗强度：一般为 5kg，根据患者体重可以适当增加至 10kg

5）治疗操作：固定好患者的治疗部位，选择适当的牵引重锤或者沙袋，时间 5~10 分钟。因为牵引提供的力量比较单一，持续时间过久给患者造成不适，治疗过程中注意时刻观察患者反应。

6）治疗结束：先去掉负重重锤，再取掉固定带，让患者注意休息，回去时候注意颈部姿势，腰椎牵引后注意休息 5~10 分钟在起床，以便保护腰椎。

（四）注意事项

使用气囊牵引时，注意不引起患者呼吸不适，不引起头晕、肩痛为宜。固定上半身时，注意不要卡压患者腋下，避免卡压腋神经。年老体弱者慎用。

三、电动牵引

（一）概述

1. 概念　以电动牵引装置为动力来进行牵引的方法。一般牵引多见腰椎牵引和间歇性的颈椎牵引，能调节使用多种参数完成治疗。

2. 作用机制　同机械牵引。

3. 适应证与禁忌　同机械牵引。因为能够自动调节重量,适应人群更广。

(二)治疗技术

1. 设备　电动牵引床。电动牵引的基本构成由牵引床、牵引动力源及电动控制面板、胸背板和可滑动的臀腿板构成。

2. 配件　矮凳,颈部悬吊带、腰部固定带、躯干固定带、紧急制动开关等。

3. 操作技术

(1)治疗前准备:颈椎牵引时处于坐位,腰椎牵引时处于仰卧位。使用腰椎牵引时注意要先确定可滑动的臀腿板固定好了再让患者躺上去。要患者脱去外衣,腰带等衣物,方便固定。进行治疗前,告知患者紧急制动开关的作用和使用方法,解除患者紧张情绪。

(2)固定的位置:颈椎牵引时,固定带固定于患者的下颌和后枕部,注意固定下颌部位置不得挤压患者的喉部,以免患者产生窒息感。腰椎牵引时,固定好患者上半身,下半身固定位置在骨盆处。固定完成后要打开可滑动的臀腿板,以免腰椎牵引时患者与床产生摩擦。

(3)治疗角度:同机械牵引。

(4)牵引的重量:同机械牵引。电动牵引有间歇功能,需要设定一个休息牵引强度和持续牵引强度。并要设置间歇休息时间和间歇牵拉时间。

(5)治疗时间:一般 20 分钟 / 次。一个疗程 5~10 天。每次牵引的时间为 5~20 分钟。每次牵引的最初阶段应力随时间(10 分钟内)增加,可使椎间隙产生有效分离;15 分钟时应力增加速度达到最大值,之后逐渐减慢。因为再延长牵引时间,椎间隙的分离也不再增加。因此得出最佳的牵引时间为 15~20 分钟。没有必要进行超过 30 分钟的牵引,尤其是年老体弱者还容易引起医源性损伤,过度牵引造成软组织松弛,颈椎不稳等问题。牵引重量大则牵引的时间可缩短,牵引的重量轻则可以延长时间。门诊患者一般牵引 1 次 / 天。10 次一疗程,直至症状体征消失,一般需要 2~3 个疗程。

(6)治疗操作:定好患者的治疗部位,打开开关,调节适当的牵引时间、重量和角度。

(7)解释和说明:因为牵引提供的力量比较灵活,对于患者舒适性更高,为免机器中间发生意外,要患者把制动开关置于手中,以便能及时断开电源。

(8)治疗结束:先结束治疗,再固定腰部牵引滑板,让患者注意休息 5~10 分钟后再起床。

(三)临床运用

1. 腰椎间盘突出　腰椎发生退行性病变后,髓核从破裂的纤维环里突出挤压脊神经根导致的腰部疼痛。

(1)治疗原理:对腰椎的牵拉能够加大椎间隙、椎间孔和增加椎管容积,减轻椎间盘内压力,使髓核能够尽量恢复到正常位置,减轻对神经根的刺激和压迫。

(2)操作要领

1)治疗前准备:患者仰卧位。

2)固定的位置:固定好患者上半身,下半身固定位置在骨盆处。固定完成后要打开可滑动的臀腿板。

3)治疗角度:双下肢伸直,髋关节 0°,膝关节伸直平卧使腰椎伸展。

4)治疗强度:一般为 25kg,根据患者体重可以适当增加至 30kg。

5)治疗时间:一般为 20 分钟。

6）治疗操作：定好患者的治疗部位，打开开关，调节适当的牵引时间、重量和角度。告知患者紧急制动开关的作用和使用方法，将开关置于患者手里，开始牵引后，观察患者有无不适，治疗中每隔5分钟，巡视一次，询问患者反应。

7）治疗结束：先结束治疗，再固定可滑动的臀腿板，让患者注意休息5~10分钟后再起床。以便保护腰椎。

（四）注意事项

固定上半身时，注意不要卡压患者腋下，避免卡压腋神经。年老体弱者慎用。主要应用于急性腰椎间盘突出症和腰椎关节紊乱。

第十八节 水疗技术

水疗法是指利用各种不同成分、温度、压力的水，以不同的形式作用于人体以达到机械及化学刺激作用来预防和治疗疾病、提高康复效果的方法。

水疗法有多种治疗方法。如根据水的成分不同，有使用自来水的沐浴疗法，使用泉水的矿泉疗法，使用海水的海水疗法。既可以单独使用，也可以和其他疗法综合使用，是一种使用广泛的治疗方法。既能处理多种疾病也可以缓解精神与躯体压力，应予以重视。

水疗的分类有很多种，但各种水疗法都可以按照温度分为：冷水浴（低于25℃）、低温水浴（25~32℃）、不感温水浴（33~35℃）、温水浴（36~38℃）、热水浴（38℃以上）。临床一般使用足浴和冷水冰敷的方式较为多见。在养身会所等水浴场所还有湿布包裹等治疗办法。

一、足浴法

（一）概述

1. 概念 利用足部浸泡水中，配合药物等其他辅助手段，以治疗足部，乃至其他身体部位疾病的疗法。

2. 作用机制 根据水疗法的温度不同可产生不同刺激。人体对寒冷刺激，反应快，强烈，对温热刺激则缓慢，温和。温热疗法时，会使血管扩张，充血，促进血液循环，提高新陈代谢，使神经兴奋性降低，缓解痉挛和疼痛，还有发汗作用。在进行不感温水浴时镇静作用十分显著。而冷水浴可使血管收缩，提高神经兴奋性和肌张力。水作为一种溶剂，能够溶解很多药物，方便的让药物能够直接作用于治疗部位，又能够避免对胃肠道的刺激。而因为自然水本身含有各种矿物质，即使是淡水浴，也对人体有化学刺激作用。

3. 适应证与禁忌 适应证有骨折后遗症、骨关节炎、强直性脊柱炎、类风湿性关节炎、不完全脊髓损伤、脑卒中偏瘫、颅脑外伤偏瘫、肩手综合征、小儿脑瘫、共济失调、帕金森病、坐骨神经痛。禁忌证有皮肤传染性疾病，身体极度衰弱、各种出血倾向者。另外，妊娠、月经期、大小便失禁、过度疲劳者禁忌全身浸浴。

（二）治疗技术

设备：常用设备为足浴盆或普通水盆。

配件：用来加速药物溶解的木勺。

操作技术：足浴时，也要注意时间，温度等，以免对患者造成损害。

（1）皮肤处置：治疗部位的皮肤需要预先观察，有无出血等，并进行相应处置。

（2）治疗前准备：进行药物浴时，先使用100℃的开水将药粉完全溶解，在掺入适当的冷水，调节至38~45℃左右。水量以没过踝关节10~20cm为宜。检查患者治疗部位有无出血倾向或伤口。

（3）治疗体位：患者取舒适坐位。除去治疗部位的衣物，将治疗部位充分暴露。

（4）治疗操作：让患者把腿浸入水中。治疗时间10~15分钟，治疗过程中注意监测水温，保持相对恒定。

（5）治疗结束：足浴疗后注意为患者保温，及时擦干足部。观察皮肤充血情况，感觉障碍的患者皮肤更需要注意。

（三）临床运用

1. 足部扭伤　足部扭伤是常见多发的运动损伤，用足浴法能减少疼痛，减少肿胀的发生。

（1）治疗原理：冷水浴可使血管收缩，提高神经兴奋性和肌张力。减少扭伤时的内出血，降低患处因炎症提高的温度，减少扭伤后的肿胀。

（2）操作要领

1）皮肤处置：治疗部位的皮肤需要预先观察，有无出血等，并进行相应处置。

2）治疗前准备：使用冷水，有条件的可以放入冰块，达到冷敷的目的。

3）治疗体位：患者取舒适坐位。除去鞋袜，将足部充分暴露。

4）治疗操作：让患者把足部浸入水中。治疗时间10~15分钟，治疗过程中注意监测水温，保持相对恒定。途中患者有不适，可即时把脚拿出盆外。在急性期时，可每小时冰敷一次。

5）治疗结束：足浴疗后注意为患者保温，及时擦干足部。观察皮肤充血情况，以免发生冻伤。

2. 其他临床运用　在水疗会所和足疗所内，足浴法应用更为广泛，用于改善正常人劳累，身体不适。使用各种药物辅助并配合足底穴道，进行养生美容等。有兴趣可以翻阅相关书籍。

（四）注意事项

注意事项：在治疗时注意患者反应，防止出现患者烫伤或者冻伤的情况。治疗后注意及时擦干患者治疗部位。避免着凉。

二、擦浴法

（一）概述

1. 概念　利用毛巾浸润不同温度的水，或含各种药物的水，对治疗部分进行擦刷刺激的治疗。

2. 作用机制　一般冷刺激在短时间内会提高肌肉的应激能力，减少疲劳，提高肌力，但长时间的刺激后，因为组织内的温度降低，会使肌肉僵直，运动困难。热刺激能够改善肌肉的血液循环，提高局部代谢，加快乳酸氧化过程，快速缓解肌肉疲劳；长时间刺激时，能够缓解消除痉挛，抑制疼痛。

3. 适应证与禁忌　基本同足浴法，但擦浴法应用的部位更多，使用起来也更为方便，刺激部位效果更加显著。

（二）治疗技术

1. 设备　常用设备为普通水盆和毛巾。

2. 配件　用来加速药物溶解的木勺。

3. 操作技术　擦浴时也要注意时长，以免患者长时间的暴露。

（1）治疗前准备：准备好粗的毛巾或者粗糙海绵。准备好擦浴使用的凉水。

（2）治疗体位：患者取舒适坐位或者仰卧位。除去治疗部位的衣物，将治疗部位充分暴露。

（3）治疗操作：治疗师用毛巾或者海绵蘸取凉水用力的摩擦治疗部位，直至摩擦部位发红。

（4）治疗结束：及时擦干身体，为患者保暖，预防患者着凉。

（三）临床运用

1. 偏瘫患者肩痛　瘫痪者经常出现肩关节疼痛的问题，针对此类症状，可以使用擦浴的方法来改善患者疼痛，来达到改善患者症状的目的。

（1）治疗原理：适当的冷水刺激能够兴奋神经，常用冷水喷脸，来促醒昏迷的人。适当的冷刺激也能对瘫痪肢体起到兴奋神经，提高肌力，镇痛的作用。

（2）操作要领

1）治疗前准备：准备好粗的毛巾或者粗糙海绵。准备好擦浴使用的凉水。

2）治疗体位：患者取舒适坐位或者仰卧位。除去上衣，充分暴露肩部及上肢。

3）治疗操作：治疗师用毛巾或者海绵蘸取凉水用力的摩擦治疗部位，肩部肌群，伴有肩关节半脱位的患者要注意侧卧位时，刺激肩胛骨处冈上肌、冈下肌、三角肌后部，直至摩擦部位发红。

4）治疗结束：及时擦干身体，穿上上衣为患者保暖，预防患者着凉。

2. 其他临床运用　水中运动疗法，水中进行运动疗法之前，要对患者的身体情况进行评估，包括一般生命体征心肺功能、运动功能、感觉功能、并发症、二便是否能够控制、适应证、禁忌证等。时间在餐后 1~2 小时为宜。注意眼耳传染性疾病的预防性工作。根据患者身体情况选择适宜的运动强度，控制好水温，把握好训练时间和次数。治疗结束后要注意让患者休息，恢复体力。

（四）注意事项

擦浴疗后注意为患者保温，及时擦干身体。在治疗时注意患者反应，防止出现患者着凉寒战的情况。

第十九节　中医传统康复技术——针灸

康复医学是以恢复功能障碍和活动能力为目的的学科。康复医学有多种治疗方法，传统康复作为康复医学中的一种治疗手段，在中医理论指导下，同样也是以恢复功能为目的，提高患者生活质量，促使患者早日回归家庭、回归社会的一系列传统治疗技术和治疗方案。

一、常用针灸技术介绍

（一）针灸技术

针灸技术，即使用针刺与艾灸等各种手段，达到维持、改善患者功能的一类技术。常用的针灸技术包括毫针刺法、灸法、电针、三棱针、皮肤针、皮内针、火针、头针、耳针、水针等，甚至包括光针、磁针、腕踝针、浮针、腹针等特色针灸方法。

（二）针灸技术及操作

1. 毫针刺法　毫针又称微针，因针身细如毫毛而得名，是临床运用最广泛的一种针具，适合于人体各个部位的腧穴。毫针刺法是针灸临床的一项基本技术，包括针具的选择、持针的手法、进针、行针、留针、出针等。

（1）毫针的构造和规格：毫针分为五个部分：针尖、针身、针根、针柄和针尾（图 3-19-1）。

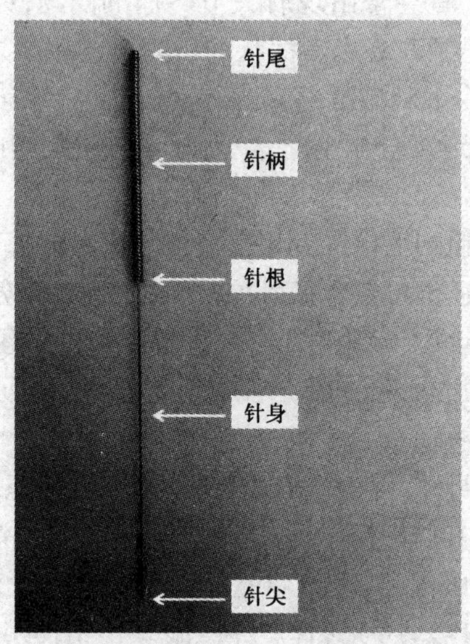

图 3-19-1　毫针的构造

毫针的长短、粗细规格，是指针身而言（表 3-19-1，表 3-19-2）。

表 3-19-1　毫针的长短规格

寸	0.5	1	1.5	2	2.5	3	4	5
长度（mm）	15	25	40	50	65	75	100	125

表 3-19-2　毫针的粗细规格

号数	26	27	28	29	30	31	32	33
直径（mm）	0.45	0.42	0.38	0.34	0.32	0.30	0.28	0.26

（2）针刺练习：针刺练习，主要是指指力和手法的练习，是初学针刺者的基本技能训练。

纸垫练针法：用松软的纸张，折叠成长约 8cm，宽约 5cm，厚约 3cm 的纸叠，用棉线交叉扎紧如“井”字形做成纸垫。练针时,一手执垫,另一手拇、食、中指前后交替地捻动针柄,穿透纸垫,反复练习(图 3-19-2)。

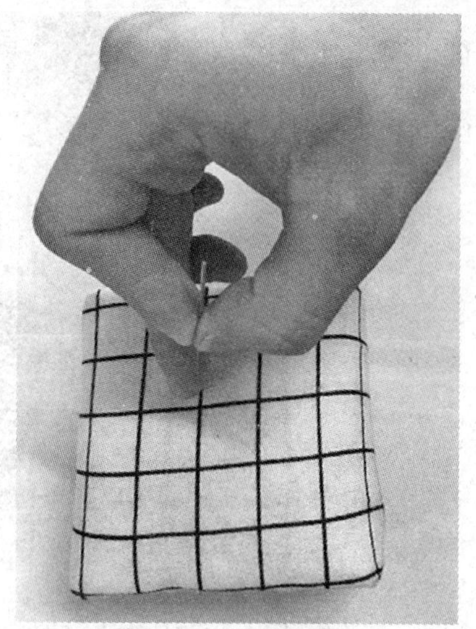
图 3-19-2 棉垫练针法

棉团练针法:用棉花做底,用棉布将棉花扎紧,成直径约 5cm 的棉团,练针方法同纸垫练针法。由于棉团松软,可做提插、捻转等多种基本手法的练习。

(3)针刺前的准备

1)选择针具:应根据病人的性别、年龄肥瘦、体质、病情、病位及所取腧穴,选取长短、粗细适宜的针具,如男性,体壮、形肥、且病位较深者,可选取稍粗稍长的毫针。反之若为女性,体弱、形瘦、而病位较浅者,则应选用较短、较细的针具,临床上选针常以将针刺入腧穴应至之深度,而针身还应露在皮肤上稍许为宜。

2)选择体位:为了使患者在治疗中有较为舒适而又能持久,既便于取穴、操作,又能适当留针,因此在针刺时必须选择好体位。若体位选择不当,可能出现晕针、弯针、断针等异常情况。临床常用的有仰卧位、俯卧位、侧卧位、仰靠坐位、俯伏坐位、侧伏坐位等,以患者感觉舒适,选穴、操作方便为度。

3)消毒:包括针具消毒、腧穴部位的消毒和医者手指的消毒。

重复使用的针灸针用高压蒸气消毒或 75% 酒精浸泡 30 分钟消毒,同时应注意尽可能做到一人一穴一针。腧穴部位可用 75% 酒精棉球擦拭消毒,或先用聚维酮碘棉球涂擦消毒。至于医者手指,应先用肥皂水洗净,再用 75% 酒精棉球擦拭即可。

(4)刺法

1)进针法:在针刺时,一般用右手持针操作,称“刺手”,左手指甲切按所刺部位或辅助针身,称“押手”。具体方法有以下几种:

指切进针法:用左手拇指或示指端切按在腧穴位置旁,右手持针,紧靠左手指甲缘将针刺入。此法适宜于短针的进针(图 3-19-3)。

夹持进针法:用左手拇、示二指持捏消毒干棉球,夹住针身下端,将针尖固定在腧穴表面,右手捻动针柄,将针刺入腧穴,此法适用于长针的进针(图 3-19-4)。

舒张进针法:用左手示、拇指将所刺腧穴部位的皮肤向两侧撑开,使皮肤绷紧,右手持针,使针从左手拇、示二指的中间刺入。此法主要用于皮肤松弛部位的腧穴(图 3-19-5)。

提捏进针法 用左手拇、示二指将针刺部位的皮肤捏起,右手持针,从捏起的上端将针刺入。此法主要用于皮肉薄部位的进针,如印堂等(图 3-19-6)。

2)针刺的角度和深度:在针刺过程中,掌握正确的针刺角度,方向和深度,既要有针感,也要保证针刺安全。

针刺角度主要包括直刺、斜刺、平刺。

针具垂直皮肤进针称为直刺;针身与针刺部位皮肤呈 45° 角夹角刺入皮肤称为斜刺;针身与针刺部位皮肤呈 15° 角刺入称为平刺。

直刺适用于大部分穴位;斜刺适用于皮肉较为浅薄或深部有重要脏器而不宜深刺的穴

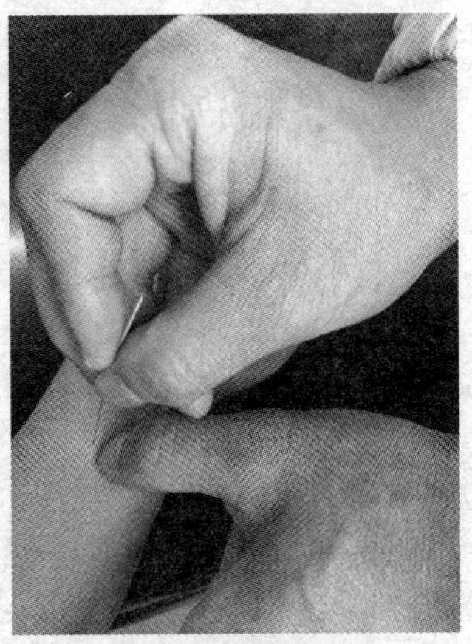

图 3-19-3 指切进针法

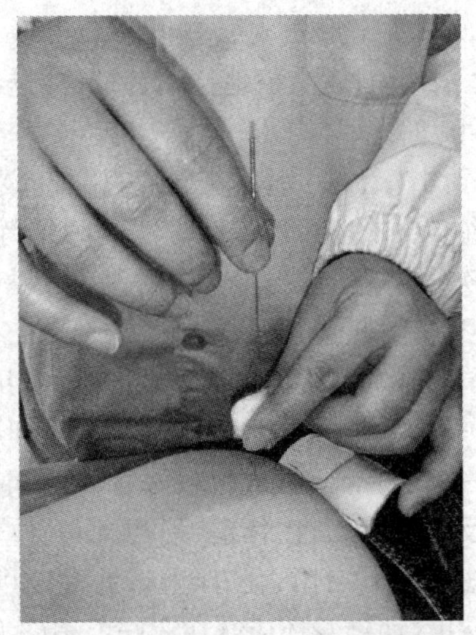

图 3-19-4 夹持进针法

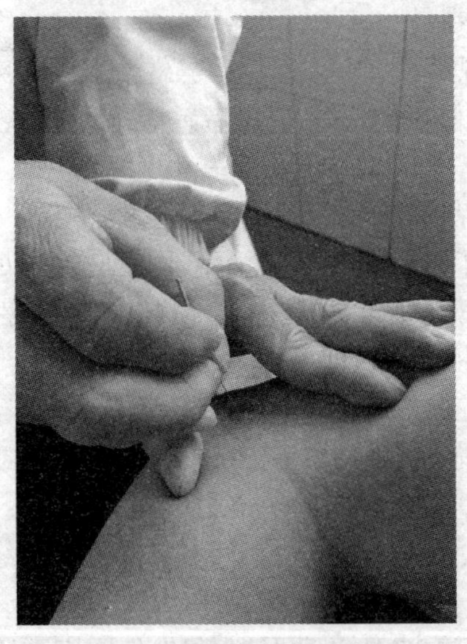

图 3-19-5 舒张进针法

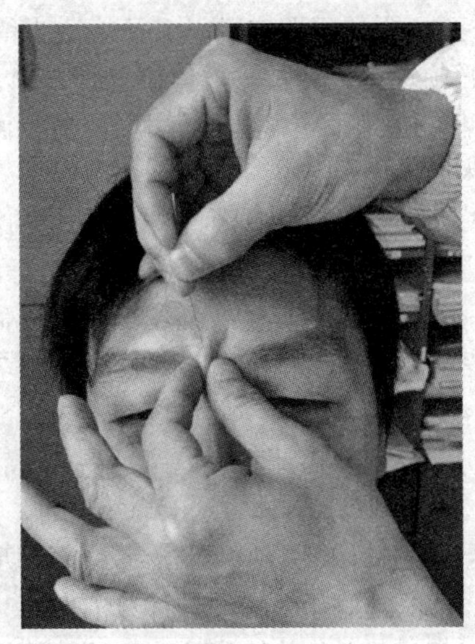

图 3-19-6 提捏进针法

位，如背俞穴；平刺主要用于适于皮薄肉少腧穴，如头部的腧穴等。

针刺深度是相对而言，身体瘦弱浅刺，身强体肥者深刺；年老体弱及婴幼儿宜浅刺，身强体壮者宜深刺；新病、阳病浅刺，久病、阴病可深刺；皮薄肉少部位宜浅刺，肌肉丰厚处宜深刺。每个腧穴的针刺深度，在腧穴各论中已有详述，操作时应严格按照操作规范执行。

针刺的角度和深度关系极为密切，深刺多用直刺；浅刺多用斜刺或平刺。对天突、哑门、风府等穴及眼周的腧穴，胸背部等深部有重要脏器的腧穴，尤其要注意掌握好针刺角度和深度。

3）行针与得气：行针也叫运针，是指将针刺入腧穴后，为了使之得气而施行的各种手法。得气也称针感，是指将针刺入腧穴后所产生的经气感传的现象。当产生得气时，医者会感到针下有徐和或沉紧的感觉，同时患者也会在针下有相应的酸、麻、胀、重感，甚或沿着一定部位,向一定方向扩散传导的感觉。若没有得气,则医者感到针下空虚无物,患者亦无酸、胀、麻、重等感觉。

一般得气迅速时,疗效较好;得气较慢时效果就差;若不得气,则可能无效。因此,临床上若刺之而不得气时,就要重新调整针刺部位、角度深度、运用必要的手法,再次行针,一般即可得气。

如患者病久体虚,以致经气不足,或因其他病理因素致局部感觉迟钝,而不易得气时,可采用行针推气,或留针候气,或用温针,或加艾灸,以助经气的来复,易促使得气,或因治疗,经气逐步得到恢复,则可迅速得气。若用上法而仍不得气者,多为脏腑经络之气虚衰已极。对此,当考虑配合或改用其他疗法。

行针手法分为基本手法和辅助手法两类。

基本手法包括提插法和捻转法。

提插法:是将针刺入腧穴的一定深度后,使针在腧穴内进行上下进退用于增加针感的一种方法。针刺由浅入深为插,由深出浅为提。

捻转法:是将针刺入腧穴的一定深度后,使针在腧穴内回旋转捻动增加针感的一种方法

提插法和捻转法可以单独使用,也可以根据需要而联合使用(图 3-19-7)。

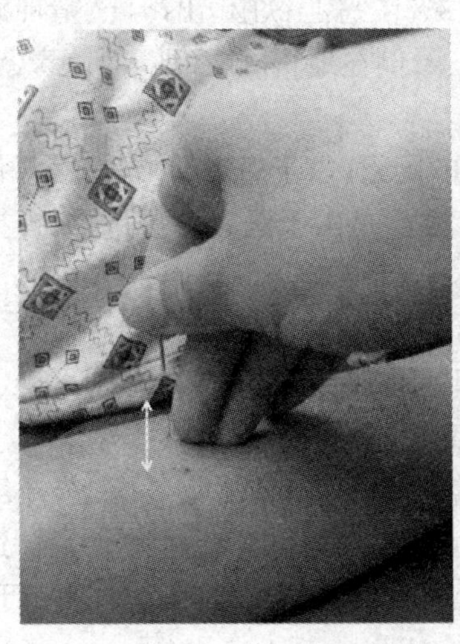
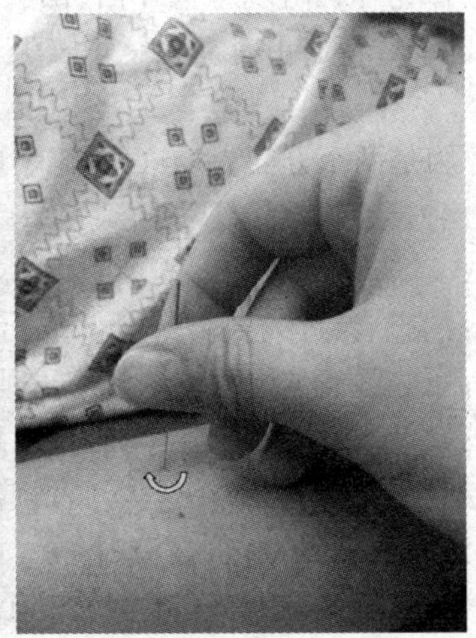

图 3-19-7 提插与捻转

辅助手法是针刺时用以辅助行针的操作方法,常用的有以下几种:

循法:是以手指于所刺腧穴的四周或沿经脉的循行部位,进行徐和的循按或循捏的方法。此法在未得气时用之可通气活血,有行气、催气之功,若针下过于沉紧时,用之可宣散气血,使针下徐和。

刮柄法:是将针刺入一定深度后,用拇指或示指的指腹抵住针尾,用拇指、示指或中指爪甲,由下而上的频频刮动针柄的方法。此法用之可激发经气,促使得气。

弹针法:是将针刺入腧穴后,以手指轻轻弹针柄,使针身产生轻微的震动,而使经气速行。

搓柄法:是将针刺入后,以右手拇、食、中指持针柄单向捻转,每次搓 2~3 周或 3~5 周,但搓时应与提插法同时配合使用,以免针身缠绕肌肉纤维。此法有行气、催气和补虚泻实的

作用。

摇柄法:是将针刺入后,手持针柄进行旋转摇动,可起行气作用。

震颤法:针刺入后,手持针柄,用小幅度、快频度的提插捻转动作,使针震颤感,以促使得气或增强治疗的作用。

4）针刺补泻:针刺补泻就是通过针刺入腧穴后,采用各种手法去调节针感,从而达到治疗目的的两类方法,补法,是泛指能提高人体正气,使低下的机能恢复正常的方法,一般采用较为柔和的手法,产生比较温和而持续时间较久的刺激感觉,泻法泛指能使病邪可以疏泄,使亢奋的身体机能恢复正常的方法,刺激比较剧烈,持续时间比较短。

5）留针与出针:留针是指进针得气后,将针置腧穴内,以加强针感和针刺的持续作用,留针与否和留针时间的长短依病情而定。一般病症,只要针下得气,施术完毕后即可出针或酌留 10~20 分钟。但对一些慢性、顽固性、疼痛性、痉挛性病证,可适当增加留针时间,并在留针中间间歇行针,以增强疗效。留针还可起到候气的作用。

出针时,是以左手拇、示指按住针孔周围皮肤,右手持针轻微捻转并慢慢提至皮下,然后迅速拔出并用干棉球按压针孔防止出血,最后检查针数,防止遗漏。

（5）异常情况的处理及预防:

1）晕针:患者针刺时出现脸色苍白、四肢厥冷、恶心欲呕、出冷汗、精神疲乏,严重者心慌心悸、血压下降、脉沉细,更有甚者意识丧失、晕倒在地,仆倒在地、面色青紫、二便失禁、脉微欲绝等症状。

晕针主要原因是两个方面,一方面是患者的因素,由于患者精神紧张、身体虚弱、过饥过劳过汗、大泄大出血后,或体位不当所致;另一方面是由于医者手法过重,提插捻转太过,患者不能承受所致。

针对于晕针的患者,首先要将针全部取出,使患者去枕平卧,注意保暖。轻者给予饮温开水或糖水后即可恢复正常;重者在上述处理的基础上,可指掐或针刺人中、内关,灸百会、气海、关元等穴;如仍未缓解,则需要配合其他急救措施。

对于初次接受针刺治疗和精神紧张者,应先做好沟通,消除疑虑,选择舒适的体位,取穴不宜太多,手法宜轻;对于过饥过劳过汗、大泄大出血后,不予针刺。留针过程中,医者应随时注意观察病人神色变化,并询问病人有无不适感,一旦出现晕针先兆,可及早采取处理措施。

2）滞针:针刺入腧穴后,提插捻转困难,或难以拔出。

滞针一般见于精神紧张的患者,针刺入腧穴后,引起局部肌肉强烈收缩;或操作者行针时捻转幅度过大,或连续进行单向捻转而使肌纤维缠绕针身。

出现滞针后,应嘱患者消除紧张状态,使局部肌肉放松。因单向捻转而致者,需反向捻转。如属肌肉一时性紧张,可再留针一段时间,再行捻转出针。或者用手指按揉局部,或在腧穴附近部位加刺一针,转移患者注意力,随之将针取出。

针刺前还是应消除患者紧张情绪,作好解释工作,也可适当转移患者注意力,比如与患者聊天等;操作者行针时捻转幅度不宜过大,避免单向连续捻转。

3）弯针:针刺入腧穴后出现针身弯曲,针柄改变了进针时刺入的方向和角度,提插捻转及出针均感困难,患者感觉疼痛。

弯针多见于以下情况:患者在留针过程中身体发生了位移,使针身弯曲;或操作者进针时用力过猛，或碰到瘢痕等坚硬致密的组织；留针中患者改变体位；针柄受到外物的压迫和碰撞；以及滞针未得到及时正确地处理。

如果弯针不严重，则进针后不能再提插捻转，应慢慢将针退出；弯曲角度过大时，应顺着弯曲方向将针退出；如因患者身体位移而致，应嘱患者恢复原体位，使局部肌肉放松，再行退针，切忌强行拔针。

在针刺操作过程中，患者体位一定要舒适，避免改变体位；操作者手法要熟练，避免用力过度；针刺部位和针柄要注意保护，不能受外物碰撞和压迫；如出现滞针现象应及时正确处理。

4）断针：针刺入腧穴后，针身发生折断，残端留在患者体内。

断针最常见于重复使用有折痕或针身或针根有剥蚀损坏的针具；其次行针时，强力捻转提插，肌肉强烈收缩或患者改变体位；滞针和弯针现象未及时正确处理。

一旦发生断针，嘱患者不要紧张，不要移动体位，以防断端向肌肉深层陷入。如断端还在皮肤外，可用手指或镊子取出；如断端与皮肤相平，可按压针孔两旁的皮肤，使断端露暴后用镊子取出；如针身完全陷入肌肉，应以 X 线下定位，用外科手术取出。

断针的预防要注意：避免使用不合格的针具，对于重复使用的针具需认真检查，有折痕和针身、针根有腐蚀的针应剔除；选针时，针身要留有余地，选用比穴位深度稍长的针，避免将针身全部刺入。发生滞针和弯针，应及时正确处理，不可强行拔出。

5）血肿：出针后，局部呈青紫色或肿胀疼痛。原因可能是针尖弯曲带钩，使皮肉受损或针刺时误伤血管。或皮肉浅薄，血管丰富的部位易于出血。

如果是微量出血或针孔局部小块青紫，一般不必处理，可自行消退。如局部青紫较重或活动不便者，在先行冷敷止血后再行热敷，或按揉局部，以促使局部淤血消散。

在针灸前应仔细检查针具，熟悉解剖部位，避开血管针刺，出针时，应用干棉球按压片刻，尤其是头面等皮肉浅薄的部位。

（6）针刺注意事项

1）过于饥饿、疲劳、大汗、大泻、大出血、剧烈呕吐后及精神高度紧张者，不宜立即针刺。体质虚弱者，尽可能采取卧位，刺激不宜过强。

2）孕妇的腹部、腰骶部不宜针刺，以及一些能引起子宫收缩的腧穴如合谷、三阴交、昆仑、至阴等均不宜针刺。月经期间一般不予针刺。月经周期不正常者，或者为了治疗月经相关疾病时可以进行针刺。

3）小儿囟门未闭时，头顶部腧穴不宜针刺。此外如小儿配合度差，一般不予留针，可针刺行针后便出针。

4）避开血管针刺，防止出血；常有自发性出血或损伤后出血不止的患者不宜针刺。

5）皮肤有感染、溃疡、瘢痕或肿瘤的部位不宜针刺。

6）防止刺伤重要脏器。针刺眼区腧穴，要掌握一定的角度和深度，应避开眼球，不宜提插捻转，以防刺伤眼球和出血。胸背部针刺时注意掌握针刺的角度与深度，以免刺伤心、肺，尤其对肺气肿患者，更需谨慎，防止发生气胸。两肋及肾区的腧穴，避免直刺、深刺，以免刺伤肝、脾、肾脏，对于肝脾肿大患者，更应注意。尿潴留患者的耻骨联合区，尽量在导尿后进行针刺，以免损伤膀胱，引起不良后果。针刺颈枕关节附近的穴位，严格掌握针刺方向，禁止向上斜刺及深刺，避免误伤延髓和脊髓，引起严重后果。

2. 灸法 灸法是用艾绒为主要材料制成的艾炷或艾条点燃以后，在体表的一定部位熏灼，给人体以温热性刺激以防治疾病的一种疗法，也是针灸学的一个重要组成部分。《医学入门》也说，凡病"药之不及，针之不到，必须灸之。"说明灸法可以弥补针刺之不足。

(1) 常用灸法

1) 艾炷灸：用手掌或手指将纯净的艾绒搓捏成圆锥形状，称为艾炷。每燃烧一个艾炷称为一壮。小壮如麦粒大小，又称麦粒灸；中壮如苍耳子大小；大壮如半个橄榄核。艾柱灸分为直接灸和间接灸两类。

直接灸：将艾炷直接放在皮肤上，点燃后等待其逐步燃烧，直接灸。分为瘢痕灸和无瘢痕灸。

无瘢痕灸：在施灸部位涂上一层薄薄的凡士林或者万花油，将艾炷置于腧穴上，用线香点燃，当艾炷燃烧到剩下 1/4 左右，病人感到灼痛时，即更换艾炷再灸。一般灸 3~5 壮，至局部皮肤充血有红晕为度(图 3-19-8)。

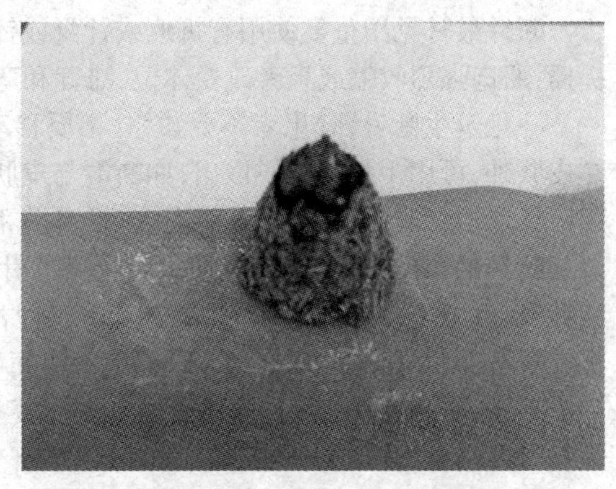
图 3-19-8 直接灸 - 无瘢痕灸

瘢痕灸：施灸前将大蒜汁涂抹于施灸部位后，放置艾炷施灸。每炷必须燃尽方可易炷再灸，一般灸 5~10 壮，施灸部位疼痛明显时，为缓解疼痛，可用手在周围皮肤轻轻拍打，或者用棉布擦拭。该灸法操作时疼痛感明显，灸后化脓并留有瘢痕，所以灸前必须征得患者的同意。一般灸后一周左右，施术部位化脓，形成"灸疮"，5~6 周后，可自行痊愈，结痂脱落，留下瘢痕。对于有糖尿病的患者，或其他免疫功能低下的患者，由于灸疮不容易痊愈，而容易造成全身性的感染，故该部分患者禁止进行瘢痕灸。

间接灸：在施灸部位放置一定的药物，将艾炷置于药物上再进行施灸的方法称之为间接灸。

隔姜灸：用生姜切成约 2~3mm 厚的薄片，中间以粗针刺数孔，置于施灸处，上面再燃放艾炷(图 3-19-9)。

隔附子饼灸：将附子粉末用黄酒调匀，做成直径约 3cm 大小，厚约 2~3mm 的附子饼，中间以粗针刺数孔，置于施灸处，上面再燃放艾炷。

隔盐灸：用粗盐填敷于脐部，在粗盐上置大艾炷连续施灸，至证候改善为止。

2) 艾条灸：艾条是用松软的桑皮纸将艾绒卷成直径约 1.5cm，长约 20cm 的圆柱形的长条，用纯净艾绒制成的称为清艾条，在艾绒中掺入一定药物制成的称为药艾条。

艾条灸可分温和灸、雀啄灸、回旋灸。

将艾条的一端点燃，在施灸部位上方 2~3cm 处进行烘烤，使患者局部有温热感而无灼痛称为温和灸。艾条燃着的一端，对准施灸部位，艾条与施灸处不固定距离，而是像鸟雀啄食一样上下移动成为雀啄灸；艾条均匀地在施灸部位来回旋转的灸法称为回旋灸。一般每处灸 3~5 分钟，至皮肤稍起红晕为度(图 3-19-10)。

3) 温针灸：是针刺与艾灸结合使用的一种方法，适应于既需要留针又必须施灸的疾病。

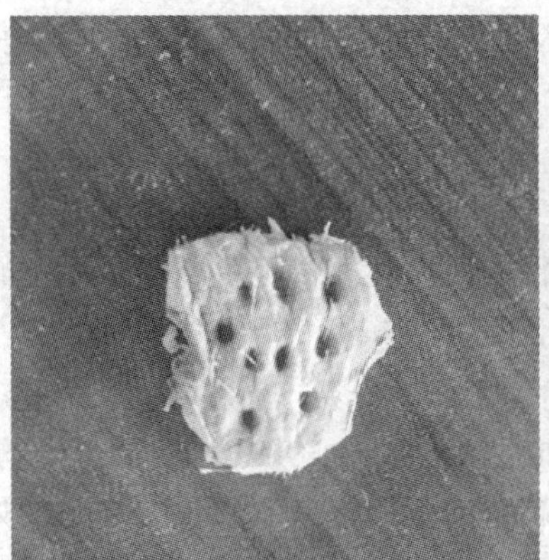
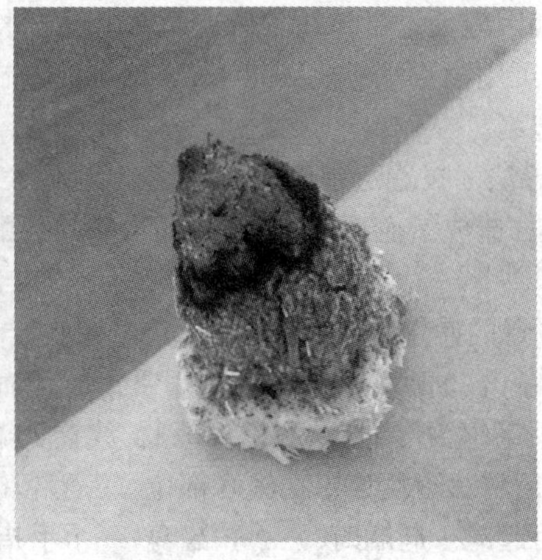

图 3-19-9 姜片与隔姜灸

操作时在针刺得气后，将毫针留在适当深度，再将艾绒捏在针柄上点燃直到艾绒燃完为止。或在针柄上穿置一段长约 2cm 的点燃的艾条施灸，使热力通过针身传入体内，达到治疗目的（图 3-19-11）。

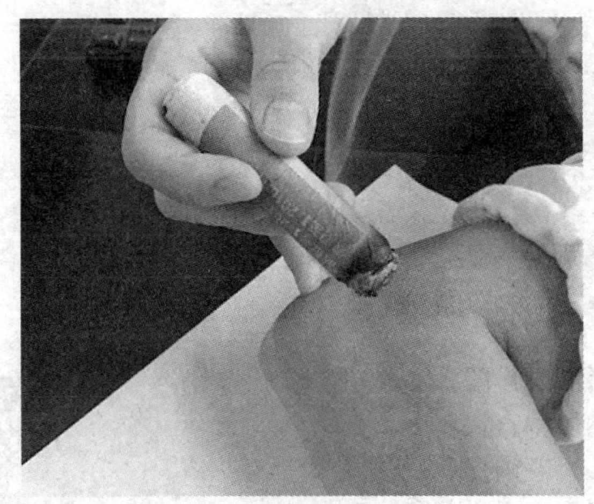

图 3-19-10 艾条灸

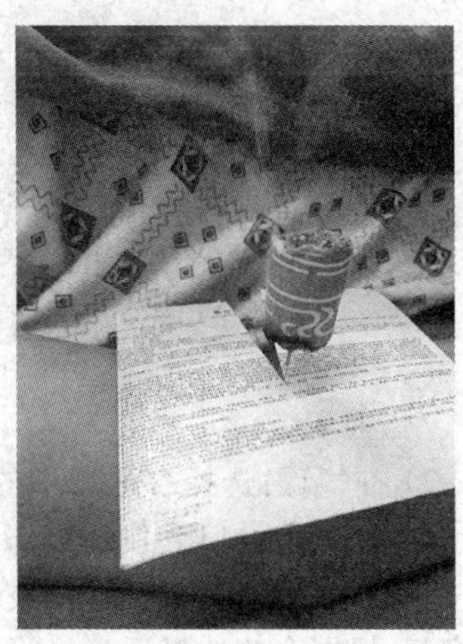

图 3-19-11 温针灸

（2）灸法的作用：艾灸的应用范围广泛，尤其对慢性虚弱性及各类疼痛、功能失调等病症疗效优良，在康复临床中，可用于缓解痉挛、改善循环、止痛及提高机体免疫功能，如关元、气海、足三里等腧穴，甚至能起到一定的强壮身体、改善体质的作用。

（3）注意事项

1）施灸的程度：一般灸至皮肤发红，局部温热感、舒适感明显为度。

2）施灸的禁忌：孕妇的腹部和腰骶部不宜施灸；过于虚弱的患者，应特别注意灸法使用时间不宜过长，有温热舒适感即可，特别避免感觉过热不适；感觉障碍的患者和局部明显循环障碍者如植皮术后、瘢痕、糖尿病足等，不宜用灸法；操作中，应防止艾绒脱落，烧损皮肤或衣物

3）灸后的处理：施灸后，局部皮肤出现微红灼热的，属正常现象，无需处理，很快即可自

行消失。如因施灸过量，时间过长，局部出现小水疱，只要注意不擦破，可任其自然吸收。如水疱较大，可用消毒毫针刺破水疱，放出水液，或用注射器抽出水液，再涂以聚维酮碘消毒，并以纱布包裹。

3. 拔罐法　拔罐法是以罐为工具，利用燃烧或抽吸排出罐内空气，造成负压，使罐吸附于施术部位，造成淤血现象，达到防病治病效果的一种疗法。常见的有竹罐、陶罐、玻璃罐、抽气罐。

（1）拔罐的操作

1）火罐（玻璃罐、竹罐、陶罐）：用镊子或止血钳挟住 95% 的酒精棉球，棉球的酒精量以轻捏无酒精滴落为度，点燃酒精棉球后，放置火罐内绕一圈，或在火罐中放置 2 秒左右后迅速退出，然后将火罐快速罩在施术部位。一般留罐 10 分钟左右，待局部皮肤充血，淤血呈紫红色时即可起罐。起罐时，一手扶罐身，一手手指按压罐口的皮肤，使空气进入罐内，火罐即可脱落，不可硬拉或拖动（图 3-19-12）。

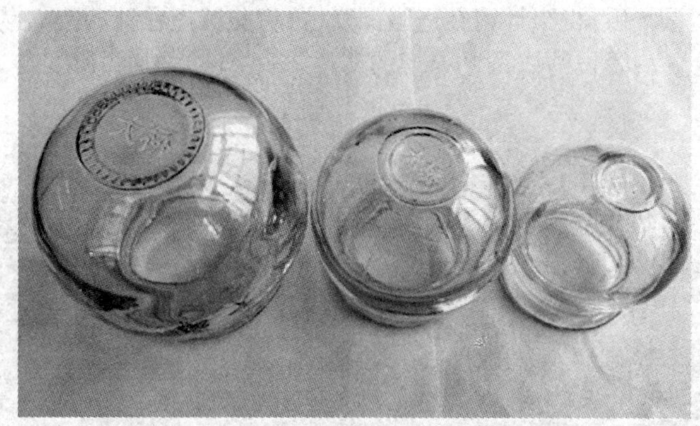

图 3-19-12　玻璃火罐

2）抽气罐：选择合适大小的罐置于所需操作的部位，将抽气枪枪口套住罐顶部的活塞，然后垂直快速按动抽气枪 2~3 次，使罐口吸附于皮肤，至罐内皮肤隆起，根据个体选择适当的吸力，以患者无不适为度，将连接真空罐的抽气枪取下。留罐约 10 分钟后，将活塞往上提拉，即可将罐取下。

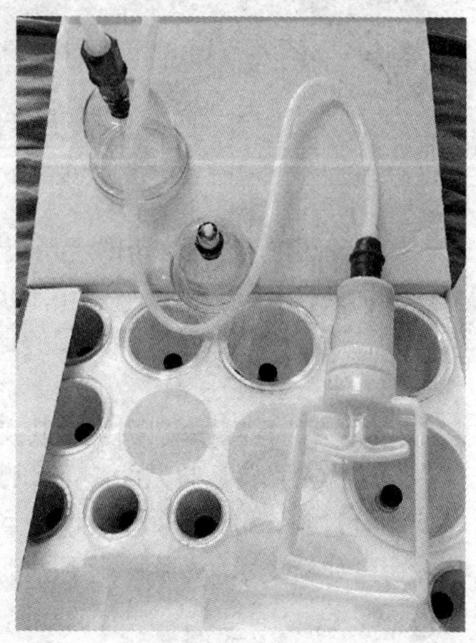

图 3-19-13　抽气罐

（2）适应范围：火罐在康复临床中，可以用于痉挛性疼痛、各类颈肩腰腿痛、病毒性感冒等，对于关节炎类疾病，局部肿胀疼痛者，还可配合放血治疗，疗效优越。

（3）注意事项

1）选择合适的体位以便于操作，应根据不同部位选择不同口径的火罐。注意选择肌肉丰满，富有弹性，没毛发及骨骼无明显凹凸的部位，以防掉罐。

2）皮肤有溃疡、水肿及大血管的部位不宜拔罐；

高热抽搐者，不宜拔罐；孕妇的腹部和腰骶部也不宜拔罐。

3）有自发性出血和损伤性出血不止的患者，不宜使用拔罐法。

4）如出现小水疱可不必处理，任其自然吸收；如水疱较大或皮肤有破损，应先用消毒针具刺破水疱，放出水液，或用注射器抽出水液，然后局部消毒，并以纱布敷盖，保护创口。

4. 其他针法

（1）电针法：电针法是通过脉冲电针仪输出脉冲电流，通过毫针作用于人体经络腧穴，以治疗疾病的方法。电针法是毫针与电生理效应的结合，可以提高治疗效果，减轻手法捻针的工作量，已经成为临床普遍使用的治疗方法。

1）电针作用原理：电针仪在临床使用中，能够输出各种低频脉冲电流，从而产生低频电疗的效果，具体原理可参照电疗法章节，同时，由于低频电流刺激，患者针刺处，能保持长时间的针感，不用人工持续捻转，并提高疗效，同时，因为通过针灸针将低频电流直接通入人体组织，避免了皮肤电阻，因此，可以使用很小的电流，达到较大的刺激效果。

2）电针仪常用波形：包括连续波、疏密波、断续波等。

连续波：较为温和，是最常用的波形，一般来说，把连续波中连续不间断输出的波形称之为密波，密波能降低神经应激功能，常用于止痛、镇静、缓解肌肉和血管痉挛等。中间有间断输出的波形称之为疏波，可以引起肌肉收缩，提高肌肉韧带张力。常用于治疗痿证，各种肌肉、关节及韧带的损伤。但是疏波、密波是一个相对概念，目前无统一的标准及频率界限。

疏密波：疏波和密波交替出现的一种波形，该波形能克服单一波形产生电适应的特点，并能促进代谢、血液循环，改善组织营养，消除炎症水肿等。常用于外伤、关节炎、痛症、面瘫、肌肉无力等。

断续波：有节律地时断时续自动出现的组合波。断时内无脉冲电输出；续时密波连续工作，这种波形机体不易产生电适应性，其刺激作用较强，能提高肌肉组织的兴奋性，对横纹肌有良好的刺激收缩作用。常用于治疗痿证、瘫痪。

3）电针法的操作：本仪器在未使用前，应该首先检查一下各部位旋钮是否都处于关闭状态，然后将电源插头插入220V交流电插座内。该仪器有6个并排旋钮，每只旋钮调节强度是与相应输出插孔相对应，治疗时，每路输出可以根据临床需要和患者耐受性任意调节。

治疗时，将输出导线夹夹于毫针针柄上，通常电针治疗选择2个穴位为一对，形成电流回路。一般将同一对输出电极连接在身体的同侧，尤其是在胸、背部的穴位上使用电针时，不可将2个电极跨接在身体两侧，避免电流回路经过心脏及跨越脊髓。在调节好波形及定时器后，再调整电针强度，一般持续通电20~30分钟，通电时应注意缓慢加大电流强度，以免突然给患者造成过强的刺激。

在治疗过程中，使患者出现酸、胀、热等感觉，或局部肌肉作节律性收缩。如做较长时间的电针治疗，患者会逐渐产生电适应性，即感到刺激渐渐变弱，此时可适当增加刺激强度，或采用间歇通电的方法。

各种不同疾病的疗程不尽相同，一般5~10天为一疗程，每日或隔日治疗1次，急症患者每天可电针2次，2个疗程中间可以间隔3~5天。治疗完毕，将各个旋钮重新转至零位。

4）电针法的适应范围：电针法的适应范围和毫针刺法基本相同。

5）电针法的注意事项：①电针仪使用前必须检查其性能是否良好，输出值是否正常；

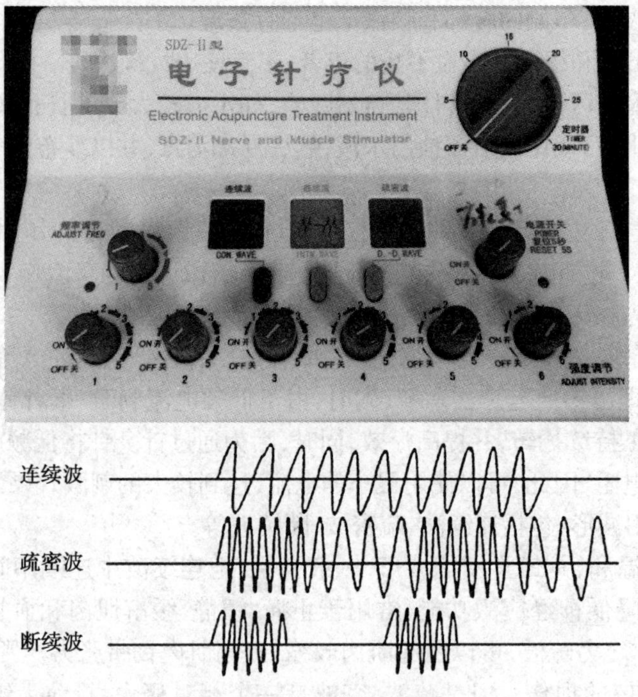

图 3-19-14 电针仪和波形

②调节输出量应缓慢，开机时输出强度应逐渐从小到大，切勿突然增大，以免发生意外；③靠近延髓、脊髓等部位使用电针时，电流量宜小，不可过强刺激，孕妇慎用电针；④作为温针使用过的毫针，针柄表面往往氧化而不导电，应用时须将输出线夹在毫针的针体上或使用新的毫针；⑤年老、体弱、醉酒、饥饿、过饱、过劳等，不宜使用电针。

（2）穴位注射疗法：穴位注射，是在穴位中进行药物注射，通过针刺和药液达到对穴位的刺激及药理作用的双重刺激，从而调整机体功能，改善疾病状态的一种治疗方法。

1）常用药物：根据病情需要，选用各种可供肌肉注射的中西药物。常用的有生理盐水、维生素 B_1、维生素 B_{12}、维 D_2 果糖酸钙、胃复安、甲钴胺、鼠神经生长因子、神经节苷脂等，以及各种组织液及当归、川芎、黄芪等多种中药注射液。

2）操作方法：根据注射部位的具体情况和药量的不同，选择合适的注射器和针头，多用 5 号或 7 号注射针头，对于婴幼儿可选用 2 号注射针头，选用 2.5ml、5ml 或 10ml 的注射器。常规消毒局部皮肤后，将针头按照毫针法的角度和方向的要求迅速进入皮下或肌层的一定深度，若回抽无血，即将药物注入。

注射剂量：因药物及注射部位不同而有差异，如肌肉丰厚处，将配制好的药物每穴注射 2ml 左右，头面及耳部等处，一般只注 0.5ml，其他部位 0.5~1ml。药物总剂量以不超过肌肉注射总剂量为度。

每日或隔日 1 次，10 次为一疗程。

3）适应范围：多用于咳嗽、哮喘、痹症、胃痛、腰痛、三叉神经痛、神经衰弱、中枢和周围神经损伤导致的各种功能障碍等。

4）注意事项：①使用的药物应注意药物的性能、药理作用、剂量、配伍禁忌、副作用和过敏反应，可参照说明书中肌肉注射的剂量及配伍禁忌。凡能引起过敏反应的药物，必须先做皮试，副作用较严重的药物，应谨慎使用。②一般药液不宜注入关节腔、脊髓腔和血管内。这些药液误入关节腔，可引起关节红肿、发热、疼痛等反应；误入脊髓腔，有损害脊髓的可能。③尽量避免在神经干附近穴位注射，如果必需在神经干附近进行穴位注射，则应注意避开神经干，或浅刺以不达到神经干所在的深度为宜。如患者有触电感，则要稍退针，然后再注入药物，以免损伤神经。④注射躯干部，不能过深，防止刺伤内脏。孕妇的腹部腹、腰骶部及其他能引起子宫收缩的穴位一般不宜作穴位注射，以防引起流产。

（3）三棱针——锋针：三棱针又称锋针，即用三棱针点刺穴位或血络，放出少量血液，或挤出少量液体，或挑断皮下白色纤维组织，以防治疾病的方法（图 3-19-15）。

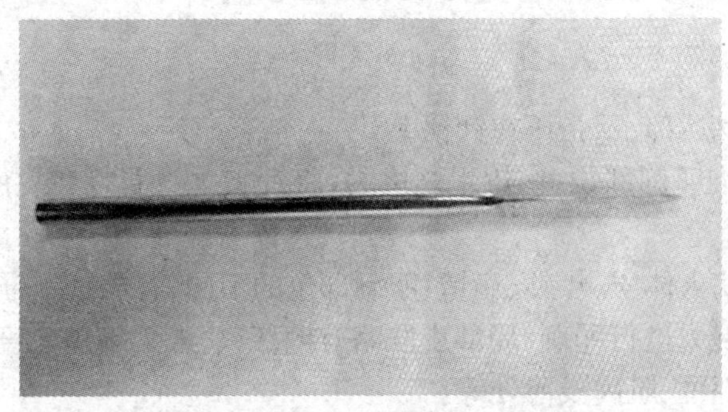

图 3-19-15 三棱针

1）操作：右手拇、食两指持住针柄，中指扶住针尖部，露出针尖 1~2cm，以控制针刺深浅度，针刺时左手捏住指（趾）部，或夹持、舒张皮肤，右手持三棱针点刺穴位或血络，放出少量血液，或挤出少量组织液，或挑断皮下白色纤维组织。①腧穴点刺：在腧穴部位周围推按，使血液聚集于腧穴部位，刺手持针对准穴位迅速刺入，深度为 0.3cm 左右，立即出针，轻轻挤压针孔周围，使局部出血 10~15 滴，然后用消毒干棉球按压针孔止血。②刺络：用三棱针缓慢地刺入已消毒的较细的浅静脉，使少量出血，用消毒干棉球按压止血。中暑可选肘窝、腘窝浅静脉；急性淋巴管炎可红丝上多针刺血。③散刺：又称豹纹刺。顽癣、疖肿初起（未化脓）在病变部位四周刺出血；扭伤、挫伤后局部瘀肿可在瘀肿局部消毒后如豹纹般散刺出血。④挑刺：左手按压施术部位的两侧使皮肤固定，右手持针，将表皮挑破，使出血或流出淡黄色粘液，刺入真皮层，将针身倾斜并使针尖轻轻提高，挑断皮下部分白色纤维组织，局部消毒，覆盖敷料。反应点：类似丘疹，一般似针帽大小，多呈褐色，或粉红、灰白、棕褐色。如痔疾在腰骶部或“八髎”常有反应点；睑腺炎在“耳尖”“大椎”等部位有反应点。

挑刺一般 3~7 日一次，3~5 次为一疗程。10~14 天后，可进行第二疗程。

2）适应证：在康复临床当中，可用于治疗顽固性、慢性疼痛、软组织劳损及高张力性关节炎、扭挫伤、指（趾）麻木等，还可以用于意识障碍促醒的强刺激治疗。

3）注意事项：①体位舒适——预防晕针；②严密消毒，防止感染；③避免刺伤动脉、出血不宜过多，一般以 10~15 滴为宜；④身体虚弱，常有自发性出血或损伤后出血不易止住的患者，不宜使用；⑤每日或隔日针治一次，3~5 次为一疗程。急症也可每日治两次。如治疗需出血较多者，每周治疗 1~2 次为宜。

（4）皮肤针——梅花针：皮肤针是多支短针集合在一起，浅刺人体一定部位或穴位的一种针刺方法，通过叩刺皮部激发调节脏腑经络功能达到防治疾病的作用（图 3-19-16）。

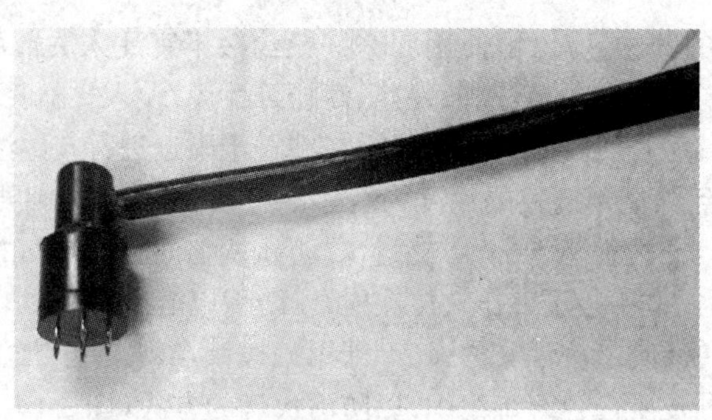

图 3-19-16 梅花针

1）操作方法

持针式：手握针柄后部，示指压在针柄上。

叩刺法：针尖对准叩刺部位，使用手腕之力，将针尖垂直叩打在皮肤上，并立即抬起，如此反复。

刺激强度：根据病人体质、年龄、病情、叩刺部位的不同，有弱、中、强三种刺激。

弱刺激：用较轻腕力进行叩刺、局部皮肤略有潮红，病人无疼痛为度。适用于老弱妇儿、虚证患者、头面五官部位、肌肉浅薄处等。

中等刺激：介于强弱两种刺激之间，局部皮肤潮红，无渗血，患者稍觉疼痛。适用于般疾病和多数患者，除头面等肌肉浅薄处外，大部分均可用此强度。

强刺激：用较重腕力进行叩刺，局部皮肤可见隐隐出血，患者有疼痛感觉。适用于年壮体强、实证患者、腰背臀部等肌肉丰厚处。

穴位叩刺：根据穴位主治症进行叩刺。

特定穴：华佗夹脊穴；阿是穴。

局部叩刺：患部叩刺。如伤后局部瘀肿疼痛，顽癣等，可在局部进行散刺或围刺。

2）适应范围：适用于病变范围广，病变较为表浅的病症，如皮肤麻木、皮肤瘙痒、顽癣、头痛、痹症、失眠等局部叩刺与循经叩刺相结合。

3）注意事项：①治疗前针具需乙醇或苯扎溴铵溶液浸泡消毒，叩刺部位皮肤也要消毒，尽量不要多人共用针具；②针具有破损、倒钩等应更换；③皮肤局部溃烂或破损处不能叩刺。

（5）皮内针：皮内针主要有图钉型和麦粒型两种，是用一种短小的针具刺入皮内，固定后在局部留置一定时间，给皮部以小而持久的刺激，以达到调整经络脏腑功能，防治疾病的一种治疗方法。

1）操作方法

麦粒型皮内针：在针刺操作部位常规消毒，用镊子夹住针身，沿皮横刺入皮内，针身埋入皮内 0.5~1cm，用胶布将留在皮外的针柄固定。

图钉型皮内针：常规消毒后用镊子夹住针圈，将针尖对准穴位刺入，用胶布在外面固定环状针柄，多用于耳穴。

留置时间根据季节不同而定，热天一般留 1~2 天，冷天可留置 3~7 天，留置期间每隔四小时左右用手按压埋针处 1~2 分钟，以加强刺激，增加疗效。

2）适应范围：慢性顽固性疾病和经常发作的疼痛性疾病，如：头痛、三叉神经痛、牙痛、胃痛、月经不调、痛经、遗尿、不寐、高血压病、哮喘、咳嗽等。

3）注意事项：①关节附近不可埋针；胸腹部因呼吸时会活动，亦不宜埋针；②埋针后，如患者感觉疼痛或妨碍肢体活动时，应将针取出，改选穴位重埋；③埋针期间，针口处不可沾水，避免感染；热天出汗较多，埋针时间宜短，以防感染。

（6）头针疗法（头皮针）：头针又称头皮针，是通过用各种针灸（主要是毫针）刺激头部特定的部位达到防病治病的一种方法。头针有很多流派，包括"头皮针穴名标准化国际方案（国标头针）""焦氏头针""靳三针""经络头针"等，其中"头皮针穴名标准化国际方案（国标头针）""焦氏头针""靳三针"应用较为广泛，临床常用于脑源性疾病，此处介绍基层临床常用的"焦氏头针"头针刺激区及其方法。

1）刺激区的定位及主治：为了准确地掌握刺激区的定位，首先要确定两条标准线。前后正中线：是从两眉之间至枕外粗隆下缘的头部正中连线。眉枕线：是从眉毛上缘中点至枕外粗隆尖端的头侧面的水平连线（图 3-19-17）。①运动区：相当于大脑皮质中央前回在头皮上的投影。上点在前后正中线中点往后 0.5cm 处；下点在眉枕线和鬓角发际前缘相交处，上下两点之间的连线即为运动区。将运动区划分为五等分，上 1/5 是下肢、躯干运动区。中 2/5 是上肢运动区，下 2/5 是头面部运动区，也称言语一区。运动区上 1/5，治疗对侧下肢及躯干部瘫痪；运动区中 2/5，治疗对侧上肢瘫痪；运动区下 2/5，治疗对侧中枢性面神经瘫痪，运动性失语，流涎，发音障碍等。②感觉区：相当于大脑皮质中央后回在头皮上的投影部位。自运动区向后移 1.5cm 的平行线即为感觉区。上 l/5 是下肢、头、躯干感觉区；2/5 是上肢感觉区；下 2/5 是面感觉区。感觉区上 1/5，治疗对侧腰腿痛、麻木、感觉异常、后头部、颈项部疼痛、脑鸣；感觉区中 2/5，治疗对侧上肢疼痛、麻木、感觉异常；感觉区上 1/5，治疗对侧面部麻木，偏头痛，颞颌关节炎等（图 3-19-18）。③舞蹈震颤控制区：在运动区向前移 1.5cm 的平行线。舞蹈震颤控制区主要治疗舞蹈病、震颤麻痹综合征。针刺时用长毫针由本线上端刺入，沿皮向目外眦方向刺至发际，或用 1 寸毫针分段刺入，行快速捻针手法。④晕听区：从耳尖直上 1.5cm 处，向前及向后各引 2cm 的水平线，共 4cm。晕听区主治眩晕、耳鸣、听力减退等。操作时由此区的前端或后端刺入，沿皮刺 4cm，行快速捻针手法。⑤言语二区：相当于顶叶的角回部。从顶骨结节后下方 2cm 处引一平行于前后正中线的直线，向下取 3cm 长直线。言语二区主治命名性失语。针刺时由此区的上点进针，沿皮向下刺 3cm，行快速捻针手法。⑥言语三区：晕听区中点向后引 4cm 长的水平线。该部位主治感觉性失语。针刺时由此区前端刺入，沿皮向后刺 4cm，行快速捻针手法。⑦运用区：从顶骨结节起分别引一垂直线和与该线夹角为 40 度的前后两线，长度均为 3cm，主治失用症。针刺时由顶结节进针，沿皮刺入 3cm，行快速捻针手法。⑧足运感区：在前后正中线的中点旁开左右各 1cm，向后引平行于正中线的 3cm 长的直线。该区主治：对侧下肢瘫痪，疼痛，麻木，急性腰扭伤，夜尿，皮质性多尿，子宫下垂等。针刺时沿皮刺，行快速捻针手法。⑨视区：从枕外粗隆顶端旁开 1cm 处，向上引平行于前后正中线的 4cm 长的直线，主治皮层性视力障碍（图 3-19-19，图 3-19-20）。⑩平衡区：相当于小脑半球在头皮上的投影。从枕外粗隆顶端旁开 3.5cm 处，向下引平行于前后正中线的 4cm 长的直线，主治小脑性平衡障碍。⑪胃区：从瞳孔直上的发际处为起点，向上引平行于前后正中线的 2cm 长的直线。主治：胃痛及上腹部不适等。⑫胸腔区：在胃区与前后正中线之间，从发际向上下各引 2cm 长的平行于前后正中线的直线。主治:胸痛、胸闷、心悸、冠状动脉供血不足、哮喘、呃逆、胸部不适等症。⑬生殖区:从额角处向上引平行于前后正中线的2cm长的直线。主治:功能性子宫出血、盆腔炎、白带多;配足运感区治疗子宫脱垂等。⑭血管舒缩区:在舞蹈震颤控制区向前移1.5cm的平行线。

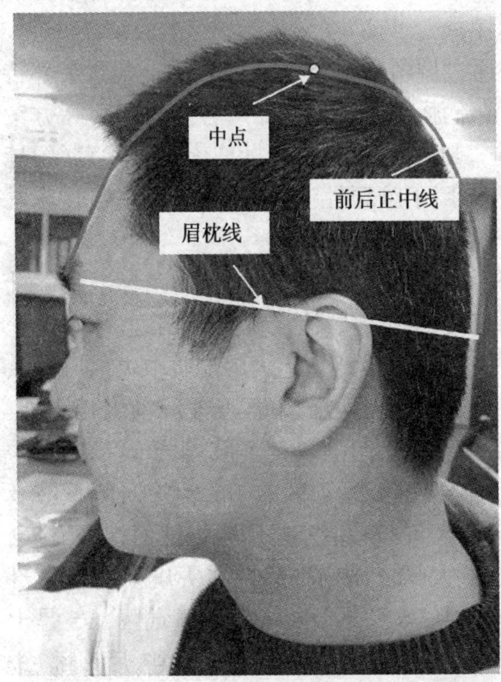

图 3-19-17 焦氏头针标准线

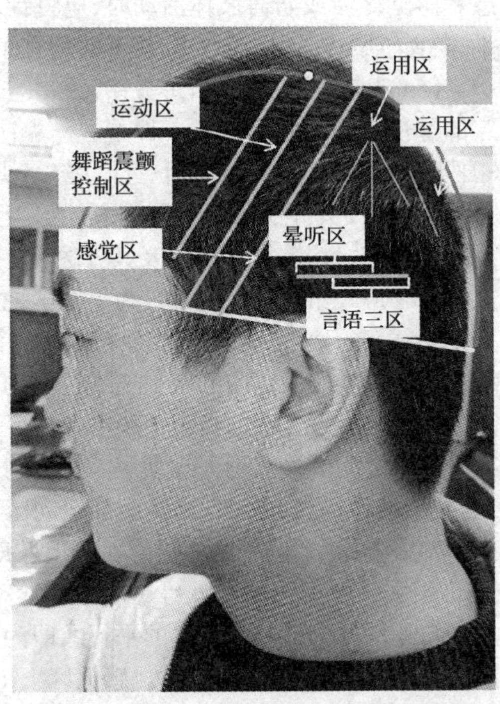

图 3-19-18 焦氏头针侧面刺激区

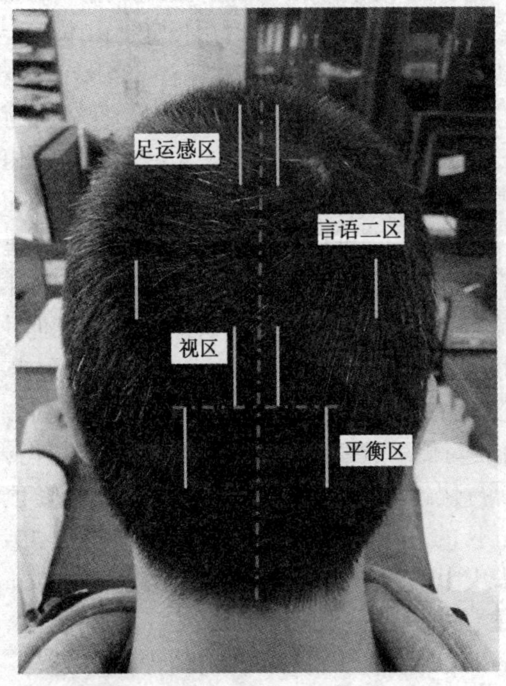

图 3-19-19 焦氏头针后面刺激区

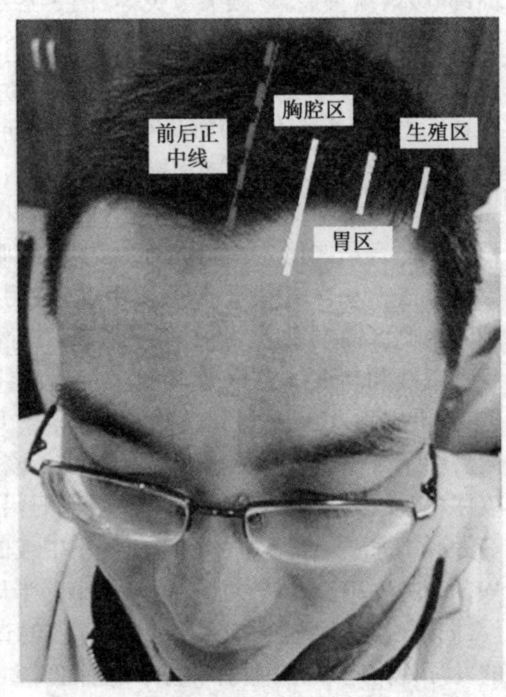

图 3-19-20 焦氏头针前面刺激区

主治:皮层性水肿、高血压。操作时从此区的上端刺入,沿皮向眉尾方向刺至发际。行快速捻针手法。

2）头针疗法的操作:头皮分为五层:皮层、皮层下、帽状腱膜层、帽状腱膜下层(蜂窝组织层)、骨膜层。

选用28~30号的1~3寸的针灸针,针尖与头皮夹角呈30°左右,快速刺入皮下,当针尖刺入帽状腱膜下层时由于该层为疏松的纤维组织构成,阻力感明显减小,然后使针身与头皮呈15°角继续进针。根据不同针刺区域,进针0.8~3寸。进针之后,为加强针感,可用拇食二指夹持针柄,使针身快速左右旋转,捻转频率约为200次/分,持续捻转1~2分钟后留针20~30分钟,根据病情需要,可留针更长时间,也可在捻转之后接上电针仪。

由于头皮毛细血管较多,易出血,所以在出针时用一手持干棉签或棉球固定头皮,另一手迅速将针拔出,并进行局部按压,以防出血。

3）注意事项:①头皮毛发较多,针刺部位必须严格消毒,防止感染;②头部刺激强度较多,防止晕针;③婴幼儿囟门未闭者不宜使用头针;④头部毛细血管丰富,容易出血,出针时注意按压。

(7）火针疗法:火针指将特制的针具用火烧红针体后,迅速刺入人体一定穴位或部位的治疗方法,借助火力和温热刺激,治疗疾病或解除功能障碍。

1）火针的针具:火针针具要求耐受高温、坚硬挺直,一般用较粗的不锈钢针,亦有用钨锰合金(如贺氏火针)。本章节主要介绍贺氏火针(图3-19-21贺氏火针):

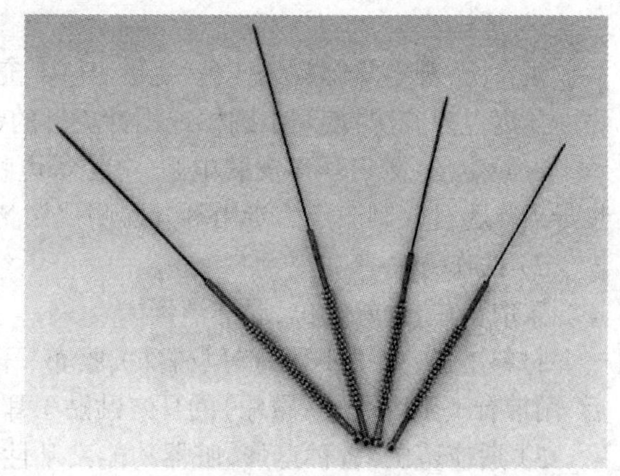

图3-19-21 贺氏火针

2）火针的刺法

痛点刺法:病灶局部或有关穴位处寻找最明显的压痛点。以局部火针刺激用于止痛,中粗火针为宜。

密刺法:用中粗火针密集刺激病灶局部的一种火针刺法,每针相隔约1cm。此法以足够的热力改变局部气血运行,促进病损组织的新陈代谢。适于如神经性皮炎等增生角化性疾病,针刺深度要透过皮肤病变组织,而又接触到正常组织的深度为宜。

围针法:是用火针围绕病灶周围行针刺的一种刺法。进针点多落在病灶与正常组织交界处;主要适用于皮肤科、外科疾患如带状疱疹等。进针间隔以1~1.5cm刺一针,针刺深浅以病灶深浅而定。

散刺法:是以火针疏散地刺在病灶的部位上的一种火针针刺法,多选用细火针,以浅刺为主,一般每隔1.5cm刺一针,有治麻、止痒、定惊、解痉、止痛的作用。

3）操作技术:

定穴位:选择阿是穴、经穴、病灶局部,用拇指掐“+”字。

消毒:用0.5%碘伏消毒待干后,再涂上一层薄薄的万花油。

针体加热:点燃酒精灯,右手持笔式持针,针尖和部分针体置入火焰中,根据针刺的深度,决定针体烧红的长度,烧针以通红为度,针红则效力强。

进出针：趁着针红，迅速地将针准确地刺入穴位，并敏捷的将针拔出，全过程约1/2秒。

出针后处理：用棉球按压针孔片刻，并再涂上一层薄薄的万花油，即可减少疼痛，又可以保护针孔。火针当天的正常反应为针孔发红、发痒，嘱患者注意不能搔抓，当天不能洗澡，不能吃鱼腥、生冷食物。

火针间隔时间：急性疾患每天或隔日1次，3次为一疗程；慢性疾患3~7天1次，5~8次为一疗程。两疗程之间应该有1~2周的休息。

4）火针的适应证：现代火针适应证广泛，康复临床中，可以用于各类疼痛、软组织伤病、局部循环障碍等。

5）注意事项：①操作时，针要烧红，进针速度要快，部位要准确；②操作注意安全，防止烧伤、火灾发生；③在选择穴位进针时，一定要注意避开血管、筋腱、重要组织器官等。体质虚弱者采取卧位，针刺不宜过深；④高热病人、孕妇患者、糖尿病者慎用火针。

（8）耳穴疗法：是使用耳穴理论，通过刺激耳部反应点，达到治疗疾病、调节功能状况的方法，1992年国家中医药管理局编制，国家技术监督局发布了国家标准GB/T13734-1992《耳穴名称与部位》，读者可参照相关著作资料。

1）耳诊三法

观察法：观察耳部有无变色、变形、丘疹、充血、脱屑等阳性反应。

压痛点探查法：使用小圆棒或用针灸针的针尾，在耳穴区域内探寻压痛敏感点。

电测定法：测定耳穴皮肤电阻、电位等电特性的变化，以电阻值降低，导电量增加，形成良导点作为耳穴刺激点。专用耳穴探测仪探测到敏感点时会发出声响。

2）操作方法

采取坐位，选好穴位，局部消毒。

材料准备：生王不留行籽（磁珠）、胶布、耳压板。用75%酒精或碘伏消毒外耳，待晾干后，用带有王不留行子（磁珠）的耳穴贴贴于耳穴上，按压1~2分钟/穴，3~5次/天。

3）适应范围：各种疼痛、脏器功能紊乱性疾病、各种慢性疾病、自主神经功能紊乱等疾病，如落枕、颈腰椎退行性改变、失眠、鼻炎、哮喘等，还可以用于减肥、戒烟、美容等。耳穴疗法适应证广泛，既可作为主要治疗方法，也可以与其他针灸方法配合使用。

4）注意事项：①耳部油脂丰富，且耳郭供血差，操作前应严格消毒，避免感染；②年老体弱、严重脏器功能衰竭、高度贫血、血友病等患者慎用耳针，如果需要，可考虑耳穴压豆法；③耳郭部皮肤溃烂或破损处避免耳穴操作。

二、常见功能障碍的针灸治疗

（一）疼痛的针灸治疗

针灸止痛在内外妇儿各科应用广泛，且自20世纪70年代以后，针灸止痛逐渐得到国际上的广泛共识，其中针刺疗法、电针、耳针、灸法、温针灸、火针等多种各种常用技术均有显著的止痛效果。

1. 颈痛　常见于颈肌扭伤、各种类型的颈椎病、颈肌扭伤等导致颈部和（或）颈肩部疼痛，屈伸旋转障碍，活动不利。

（1）毫针刺法

取穴：风池、大椎、天柱、后溪、肩井、天宗、颈椎夹脊。

落枕加落枕穴，将风池、颈夹脊改为阿是穴。颈椎病：颈型取颈部压痛点，加合谷、天窗、天牖等穴；神经根型取 $C_{3\sim7}$ 夹脊穴；椎动脉型取 $C_{4\sim7}$ 夹脊穴、天柱、风池穴：脊髓型以 $C_{4\sim7}$ 夹脊穴为主；混合型综合应用神经根型及椎动脉型中的方法。根据症状取穴加减：项痛连肩取外关、阳陵泉、大椎、肩井；上肢及手指麻痛甚者加曲池、合谷、外关；头晕、头痛、目眩者加百会、风池、太阳。

（2）电针法

取穴：颈椎夹脊、肩井、天宗。

配穴同上。

（3）火针疗法

取穴：颈椎夹脊、阿是穴。

操作：选定穴位后，局部涂一层薄薄的万花油，然后将火针烧红后，迅速刺入穴位3~5mm后立即出针，深度根据病变部位而定，出针后再涂一层万花油保护伤口。

（4）刺血拔罐疗法

取穴：颈夹脊穴。

操作：在疼痛部位用梅花针叩刺，待轻微出血后局部拔火罐约5分钟。

2. 肩痛 常见于肩周炎、肩关节运动损伤、偏瘫患者肩手综合征等疾病，导致以肩部疼痛为主，可伴有肩关节各个方向活动障碍的一种临床症状。

（1）毫针刺法

取穴：肩髃、肩前、肩贞、阿是穴。

对于肩周炎引起的肩痛可加阳陵泉、中平穴（足三里下一寸）。偏瘫后肩痛软瘫期取肩井、肩中俞、巨骨、天宗、肩髎、极泉；痉挛期取巨骨、肩髎、天宗、肩髃、上廉、温溜。

（2）芒针疗法

取穴：肩髃、极泉透肩贞、条口透承山、曲池、手三里。

操作：患者取坐位，双腿屈曲成直角，从条口穴进针，朝承山方向刺入，待患者前后均得气后，一边捻针一边让患者缓慢抬举患侧上肢，动作由慢到快逐渐增加关节活动度。待疼痛缓解后再针刺其他穴位。肩关节周围的穴位可加电针，用疏密波。

（3）火针疗法

取穴：条口、膏肓俞、阿是穴。

操作：将针尖和针身烧红，迅速刺入穴位内并立即出针，深度根据部位而定，约0.5寸到1寸，间隔时间5~7天一次，3次为一疗程。

3. 腰痛 多见于腰扭伤、腰椎间盘突出症、第三横突综合征、腰椎管狭窄、脊髓空洞症等疾病导致的，以腰部疼痛为主要症状，或伴有下肢放射痛、下肢麻木乏力等一系列症状，针灸治疗腰痛效果显著。

（1）毫针刺法

取穴：背俞穴或夹脊穴（根据疼痛节段选择）、肾俞、大肠俞、腰阳关、委中、阿是穴。

腰肌劳损、急性腰扭伤，腰痛穴当为首选。脊柱两侧疼痛加委中、后溪，伴有大腿后侧放射痛者配委中，小腿前侧放射痛者加委阳、阳陵泉、悬钟。

（2）头针疗法

取穴：双侧感觉区、足运感区。

操作：用28号3寸针沿头皮下缓慢进针，使之达到应有的深度，不能提插，捻针频率要快，每分钟达200次以上，且幅度要大，留针5~10分钟后再行针一次，然后留针10分钟后出针。

（3）刺血拔罐法

取穴：委中、阳陵泉、悬钟、阳辅、环跳、命门、腰阳关、秩边。

操作：以三棱针在委中等前四穴中任选一穴，刺取血脉，出黑血20~50ml，血色变红为止，若色不变，可局部加拔火罐腰臀部穴位可以用梅花针叩刺，使其出血，然后拔火罐。

4. 四肢痛　四肢痛常见于局部软组织扭挫伤、网球肘、肩周炎，以及脊神经及中枢神经损伤导致。

毫针刺法

上肢取穴：肩髃、肩贞、曲池、外关、合谷、阿是穴。

下肢取穴：

髋部及臀部：环跳、居髎、承扶、秩边。

膝部：血海、梁丘、内外膝眼、阳陵泉、阿是穴。

小腿部：足三里、条口、承山、悬钟。

踝部：阳陵泉、丘墟、解溪、商丘、昆仑、太溪。

足部：行间、太冲、内庭、侠溪、涌泉

肱骨外上髁炎加肘髎、手三里，肱骨内上髁炎加少海；腕部取阳池、阳溪、大陵；前臂旋前受限者加下廉，旋后受限者加尺泽；肘尖疼痛加天井、小海。

坐骨神经痛、腰椎间盘突出症引起的下肢痛参照腰背痛的针灸处方；膝部扭伤、踝关节扭伤加用阿是穴；大腿前外侧疼痛加用风市、伏兔、阿是穴。

肢体疼痛明显者，可以加用电针法。

5. 头痛　常见于高血压、偏头痛、感染性发热头痛、丛集性头痛、紧张性头痛、脑外伤及五官科等疾病。

毫针刺法：

取穴：

前额部：头维、印堂、上星、阳白、合谷、内庭；后枕部：天柱、脑户、通天、后溪、昆仑；侧头部：风池、率谷、太阳、外关、足临泣；巅顶部：百会、四神聪、太冲、至阴。

头身困重加丰隆、中脘；外伤所致加阿是穴、血海、膈俞，也可在阿是穴处行火针治疗；心情抑郁不舒加内关、太冲；恶风加风池、风门、外关；如疼痛部位血管怒张，可局部进行挑治。

结语：针灸不仅对颈肩腰腿痛、头痛疗效显著，在内脏疼痛，甚至在癌性的疼痛方面效果也甚佳。但针灸止痛的效果与是否得气，以及针灸刺激的强度、频率和持续时间关系密切。对于急性疼痛，疼痛较为剧烈的患者针刺的刺激强度要大，可以大幅度提插捻转，使局部酸胀感明显，短时间留针或不留针；对于慢性疼痛、以隐痛为主的患者，针刺时手法宜轻柔缓慢，以局部出现酸胀感为度，留针时间30分钟以上；对于疼痛时间长的患者，可以将多种方法联合使用，以增强疗效。

（二）意识障碍的针灸治疗

意识活动包括觉醒能力和意识内容两方面。而前者是指与睡眠相对应的清醒状态，意识内容主要包括记忆、思维、定向力、判断力、理解力和情感表达等，还有通过视、听、说、写等复杂行为与人或周围环境相互交流的能力。所以意识障碍包括觉醒的障碍和（或）意识内容的改变。意识障碍常见于各种脑血管事件、颅脑外伤、中枢系统感染及各种感染所致。

取穴：百会、内关、人中、三阴交、涌泉。

操作：人中反复点状刺激，至患者流泪或打喷嚏为度；内关、三阴交强刺激，至患者四肢有退缩为度。合并偏瘫或四肢瘫参照相关的治疗章节。吞咽障碍加风池、翳风、完骨；舌体运动不良加上廉泉，金津、玉液放血。急性期如患者牙关紧闭，面赤气粗，喉中痰鸣，加十二井穴放血；如患者手撒口开，遗尿，气息微弱，四肢逆冷，加隔盐灸关元、神阙。

结语：意识障碍持续时间越长，造成残疾/残障的可能性就越大，家庭和社会的负担就越重。所以意识障碍需要尽早进行综合康复治疗，不仅要早期介入针灸治疗，还可以配合高压氧舱治疗，各种感觉刺激、被动运动、神经肌肉电刺激等、经颅磁刺激等治疗。高压氧舱治疗有助于减轻脑水肿，降低颅内压，还可以增加网状激活系统和脑干血流量，有利于昏迷患者的复苏。现代康复的各种手段也可以增加脑细胞的活动，达到使意识障碍患者苏醒的作用。针灸治疗意识障碍的患者，一般来说刺激强度应该较大。

（三）偏瘫的针灸治疗

偏瘫又叫半身不遂，是指一侧上下肢、面部和（或）舌肌下部的运动障碍，是脑血管事件的常见症状。相当于中医学的"痿证"，病机主要为阴阳偏颇、气血逆乱所致。早期患者呈现偏瘫侧肢体软瘫的状态，肌张力低，肌力下降；恢复期偏瘫侧逐渐恢复肌张力，甚至出现痉挛，典型的偏瘫步态（划圈步态）患侧上肢屈曲内旋，拇指内扣，下肢伸直，足下垂内翻，步行时瘫痪的下肢需划半个圈方能完成。偏瘫应尽早进行康复，以防出现异常运动模式。

1. 毫针刺法

急性期（弛缓性瘫痪期）取穴：人迎、肩髃、曲池、手三里、合谷、外关、环跳、风市、伏兔、阳陵泉、足三里、悬钟、三阴交、太冲。

恢复期（痉挛性瘫痪期）取穴：肩髃、极泉、尺泽（曲泽）、少海（肘髎）、内关、合谷、风市、委中、足三里、三阴交、照海、申脉。

操作：急性期患者可双侧取穴，上肢、下肢各取3~5个穴位，两组交替，患者的穴位用提插捻转强刺激为主，健侧穴位以捻转温和刺激为主。人迎穴位于颈动脉搏动处，应避开颈动脉进针，可改善脑部供血。肩下垂可配肩外俞、大椎；面瘫加牵正、地仓；皮肤麻木，感觉减退可在十二经原穴（腕踝关节）用梅花针叩刺，至皮肤潮红为度。可在偏瘫侧肢体加用电针，电针频率以较慢的疏波或者断续波为主，兴奋瘫痪的肌群。

恢复期患者肌张力增高，呈现痉挛性瘫痪，肩关节活动障碍加肩贞、天宗，肘部拘挛屈伸不利，可加肘髎；腕部痉挛可加大陵、阳池；手指屈曲拘挛可加八邪；踝背伸肌张力高，加解溪；足部麻木拘挛可加八风。

2. 头针法

取穴：偏瘫肢体对侧的运动区、感觉区的上1/5和中2/5，及足运感区。

操作：中枢性面舌瘫或面部感觉异常可配合对侧的运动区、感觉区的下2/5；平衡障碍取平衡区；失用可加运用区；偏瘫侧浮肿，可加对侧血管舒张区。头针操作见相关章节。根据头针区域，刺入一定深度，刺入后可快速捻转，并同时嘱患者活动患侧肢体。

3. 穴位注射

取穴：风池、臂臑、曲池、手三里、肾俞、伏兔、足三里、阳陵泉、悬钟。

操作：每次选 2~4 个穴位，两三组穴位交替。可选用丹参、红花、当归、黄芪等中药制剂，也可选用维生素 B_1、维生素 B_{12}，甲钴胺、鼠神经生长因子、单唾液四己糖神经节苷脂等维生素类和神经营养类的西药。每天一次，每穴注药 0.5~2ml。

结语：偏瘫患者早期肌张力低，呈弛缓性瘫痪，"治痿独取阳明"，以阳明经穴位为主，配合少阳经、督脉，与各种康复手段同时使用，增加刺激，促使肌张力及肌力的产生。一旦患者出现了痉挛状态，从阴阳跷脉论治，以舒缓痉挛。

这对于痉挛期的针灸治疗，目前意见存在分歧。有人认为针刺痉挛肌有加重痉挛的风险，有人则认为痉挛肌主要在阴经，应刺激阴经腧穴来柔筋缓急。但是总体来说，弛缓性瘫痪期针刺时多刺激肌腹部运动点周围穴位，而痉挛期则刺激痉挛肌的肌腱、肌腱周围或痉挛肌旁边，可能能使痉挛肌得到舒展。

（四）面瘫的针灸治疗

面瘫是以额纹肌、眼轮匝肌及面部肌肉和 / 舌肌运动障碍为主要表现的一种疾病，主要病理表现是面神经的急性炎症水肿所致，又称为周围性面瘫，或称为特发性面神经麻痹、Bell 麻痹。本病病因尚不明确，寒冷刺激、病毒感染、免疫力下降可能是诱发因素。应与中枢性面瘫相鉴别，尤其是要与桥脑梗死所导致的面瘫相鉴别。

该病多数患者是在晨起漱口时发现口角歪斜，眼睑不能闭合，额纹消失或变浅，鼻唇沟变浅，蹙眉、示齿、鼓腮、撅嘴等动作不能完成，部分患者由于眼睑闭合不全而出现结膜充血、流泪，还有一部分患者伴有舌体向对侧歪斜，舌前 2/3 的味觉丧失。

1. 毫针刺法

取穴：头维、阳白、翳风、太阳、颧髎、牵正、颊车、地仓、合谷。

眼睑闭合不全较明显，可加睛明，或攒竹透鱼腰，鼻唇沟浅可加迎香，口角下垂明显可加承浆，舌体麻木或味觉减退，可加廉泉。

操作：合谷穴可双侧交替选取，或取双侧，余腧穴均取患侧。如处于急性期（起病一周内），则应浅刺，用 1 寸针，刺入 0.5~0.8 寸，不进行提插捻转的手法；起病一周后可深刺，翳风穴刺入 1~1.2 寸，阳白向鱼腰方向斜刺，牵正与颧髎、颊车与地仓互相透刺，采用均匀的提插捻转，以酸胀感明显为度。早期伴有风寒感冒可配合阳白、太阳、地仓、颊车、至阴麦粒灸，灸 3~5 壮每穴；如舌质红，舌苔薄黄，有口臭，可加对侧二间。

2. 电针法

取穴：同针刺疗法。

操作：太阳与阳白一组，颧髎与牵正一组，颊车与地仓一组，得气后各接电极一端，通电 20~30 分钟，可选疏波或断续波，强度以可见肌肉轻微跳动或患者自觉振动明显为度。电针应在急性炎症期后施用，以免早期刺激过大，有加重炎性水肿的可能。如后期患侧出现肌肉痉挛跳动，则应停止使用电针，以免发生面肌痉挛。

3. 拔罐疗法

操作：在患侧额部及面部，涂抹少量凡士林或万花油，用小口径的玻璃罐，使用闪火法是火罐吸附在患侧面部，然后在面部来回走罐，以皮肤潮红为度。注意火罐的吸附力不宜太大，也要避免用火烧罐口而造成面部烫伤。

结语：面瘫的机理尚未完全阐明，该病有较高的自然痊愈率，国外有报告自然痊愈率为 65%~85%。通过大量的试验和临床观察证明针灸是一种较好的治疗方法，但是影响疗效的因素很多，如针刺的时机、取穴、手法等，从而影响了针刺的效果。《灵枢·经筋》云："足之阳明，手之太阳筋急，则口目为噼，……"在面瘫的急性期和恢复期主要选择足阳明经和手太阳经居多，对于针灸介入的时机目前也无统一的意见，有学者认为急性期不宜针灸，尤其不宜强刺激，以避免造成神经的进一步损伤，加重面神经的炎性水肿，有部分学者则认为应尽早针灸。总体来说，目前对于面瘫急性期宜刺浅不宜刺深，恢复期炎症水肿得到控制则可以深刺、透刺，甚至加电针。如果出现耳部带状疱疹，则需要配合抗病毒治疗。

（五）小儿脑瘫的针灸治疗

小儿脑性瘫痪是指由于生产前、围产期的各种原因引起的非进行性的中枢神经损伤，主要表现为运动发育迟缓，姿势异常、言语、智力认知障碍，躯体成长缓慢，甚至情绪行为障碍、癫痫等。中医主要归为"五迟""五软""五硬"等范畴。

小儿脑瘫常见类型主要有痉挛型、手足徐动型、共济失调型和混合型。小儿脑瘫的治疗是一个长期的过程，针灸的治疗是一种重要的手段之一。

1. 毫针刺法

取穴：百会、四神聪、本神、神庭、率谷、合谷、足三里、悬钟、太溪。

操作：头部腧穴平刺，进针约 0.5~0.8 寸，四神聪与百会可交替选用，针刺入后可用捻转行针法强刺激，频率超过 200 次 / 分。合谷、太溪垂直进针约 0.5 寸，悬钟、足三里进针约 0.8 寸，可提插捻转行针，手法缓慢轻柔，中等刺激量，留针 30~40 分钟，如患儿不能配合留针，可行针后立即出针，每日一次或隔日一次，一个月为一疗程，一疗程结束后可休息一周。

如患儿表现为偏瘫，可参照偏瘫的针刺治疗；患儿四肢运动协调功能差，可在背俞穴（膀胱经第一侧线）进行针刺，提插捻转后即出针；言语不良，加廉泉、哑门、通里。

2. 头针

取穴：运动区、感觉区、足运感区、晕听区、平衡区。

操作：局部消毒后，选用 1 寸针，斜刺入帽状腱膜下层，然后将针身与头皮约呈 15° 角刺入，根据患儿情况刺入 0.5~0.8 寸，留针及疗程同针刺疗法。言语障碍加语言一、二、三区，参见语言功能障碍的针灸治疗。

3. 穴位注射

取穴：天柱、脾俞、肾俞、曲池、足三里、血海、伏兔、悬钟。

操作：用维生素 B_1、甲钴胺、鼠神经生长因子、单唾液四己糖神经节苷脂等药物，每次选用 2~4 个穴位点，给予局部注射，每穴注入药液 0.5~1ml，隔日一次，1 个月为一疗程。

结语：针刺治疗脑瘫能缓解肌张力、提高肌力，增强智力，改善患儿运动功能和认知能力。对小儿脑瘫的患者针灸方法除上述方法外，灸法、皮肤针、埋线疗法等可以配合使用。

小儿脑性瘫痪的治疗，是长期的综合治疗过程，应以院内治疗和家庭治疗相结合，传统针灸疗法与现代康复治疗相结合，还有教育对于患儿的智力发育、日常生活动力及劳动技能的掌握有着重大意义。

（六）语言功能障碍的针灸治疗

失语症是由于大脑皮质的语言中枢损伤而使原已掌握的语言功能缺失的一种语言障碍。表现为对语言符号的感知辨识，理解，运用或表达等某一方面或几方面的功能障碍。常见病因主要包括脑卒中、脑肿瘤、神经变性性疾病、脑组织炎症等多种中枢神经系统病变。

构音障碍是由于各种原因导致与言语有关的肌肉乏力、麻痹，或发音的呼吸气流不正确，不能形成有效共鸣，甚至是整个发音器官的各个部分失协调所致的言语表达障碍。常见病因有脑性瘫痪、脑卒中、肌萎缩性侧索硬化症、急性感染性多发性神经根炎、肝豆状核变性、震颤性麻痹综合征、多发性硬化、内囊病变、小脑病变等。

毫针刺法：

取穴：廉泉、哑门、风池、通里。

操作：廉泉朝舌根方向进针，约 0.8~1.5 寸，可用小幅度快速提插捻转增强针感；哑门穴用 1 寸针，向下颌方向缓慢刺入进针 0.5~1 寸；风池穴针尖稍向下，向鼻尖方向，或向风府对刺，进针 0.8~1 寸；通里直刺 0.5~0.8 寸，刺入后小幅缓慢捻转。注意：针刺哑门、风池避免针尖向上，且要掌握进针深度，避免深刺针尖刺入枕骨大孔，损伤延髓。张口困难者可加下关、颊车；舌纵迟缓，可加金津、玉液放血，使用棉签将舌体向上挑起，使用注射针头或三棱针，对准舌底脉络点刺出血，待血自然停止后用干棉球擦拭；声音嘶哑可加天突，天突穴针刺时垂直进针，针尖进入皮下后，向下平刺，进针约 0.8~1.5 寸。可配合头针治疗，运动性失语加对侧运动区的下 2/5（语言一区），命名性失语加对侧语言二区，感觉性失语加对侧语言三区，完全性失语加语言一区到三区。

结语：头针能刺激与大脑皮层功能相关的头皮区域，使改善了大脑皮层血液循环，改善了病灶周围组织的营养，加速了脑组织的修复和脑细胞代谢的恢复增加大脑皮层生物电活动。针刺咽部及后颈部穴位，可以增加舌下神经、咽神经等与发声器官联系紧密的神经的恢复，还调节发声器官的失协调。语言障碍的患者尽早治疗效果更佳，尤其需要配合现代康复的言语治疗，加强言语训练，及各发声器官的发声练习，详细治疗见相关章节。

（七）吞咽功能障碍的针灸治疗

吞咽功能障碍是指由口腔、咽部、食道等器官的损害，或由神经、肌肉损伤的原因导致上述器官运动功能异常，导致食物从口腔输送到胃的过程中不能顺利完成的一种障碍表现。吞咽功能障碍，主要指食物从进入口腔开始，直至到达胃的过程中，出现的障碍或困难，导致出现在口腔、咽部、食道等处的食物运转不畅或流涎、呛咳、哽塞等症状群。

吞咽障碍最常见的病因：吞咽器官及通道周围的炎症、损伤或肿瘤导致的器官实质性的损害或通道狭窄所致；脑卒中或脑部肿瘤导致的吞咽肌肉乏力或者运动失协调所致；头颈部的肿瘤、外伤、手术等其他损伤导致神经或肌肉的损伤所致；吞咽器官发育不完全所致；全身性的功能衰竭或肌病导致咽部肌肉萎缩或肌肉功能紊乱所致。

吞咽功能障碍的主要表现：咽部哽噎感，吞吐不下；不能吞咽食物或需分多次小口吞咽；或吞咽过程中出现呛咳或窒息，或食物进入鼻腔，或经多次吞咽后口腔或咽部仍有食物残留。

毫针刺法：

取穴：廉泉、夹廉泉（廉泉左右旁开各 1 寸、）风府、哑门、人迎、天突。

操作：人迎：在喉结尖旁开 1.5 寸，避开颈动脉内，在颈动脉搏动处内侧缘取穴，直刺 0.8~1.2 寸，刺入后小幅度快速提插捻转。廉泉：施以合谷刺法，先向舌根方向刺入 0.8~1.5 寸，再在廉泉左右各旁开一寸的位置向舌根方向刺入一针，深度同廉泉穴。风府、哑门穴用 1 寸针，向下颌方向缓慢刺入进针 0.5~1 寸，避免针尖向上，损伤延髓。天突可沿胸骨后刺入 1~1.5 寸，避免直刺而损伤纵隔。

结语：由中枢神经损伤导致的吞咽障碍，有真性延髓性麻痹和假性延髓性麻痹。假性延髓性麻痹性吞咽反射仍有一定程度的存留，吞咽障碍主要表现为口腔期食物咀嚼、成团困难，摄食过程中吞咽反射迟钝，如果吞咽反射启动，后面的吞咽过程一般较为顺利。而真性延髓性麻痹主要是延髓的损伤，咽反射非常弱或消失，吞咽障碍主要表现咽期。假性延髓性麻痹经过口腔期训练、咽部刺激，配合针灸治疗，疗效较好。真性延髓性麻痹患者治疗效果差。

（八）截瘫的针灸治疗

截瘫主要表现是脊髓损伤平面以下肢体运动障碍、皮肤感觉障碍及大小便障碍的病症。由于长期卧床，易引起多种严重并发症，带给病人及家属极大痛苦。针灸治疗各种原因所致的截瘫，经过反复的临床实践证明是有一定疗效的。大量研究证明针刺能改善截瘫患者的感觉和运动功能障碍及其他合并症，是治疗截瘫的重要手段。其中以督脉经及背俞穴、夹脊髓穴应用比较广泛，效果较显著。

1. 毫针刺法

取穴：夹脊穴、大杼、肺俞、心俞、膈俞、肝俞、胆俞、脾俞、胃俞、肾俞、身柱、神道、至阳、筋缩、命门。

上肢瘫痪：大椎、肩髃、曲池、手三里、外关、合谷、后溪。

下肢瘫痪：髀关、伏兔、足三里、解溪、环跳、风市、阳陵泉、悬钟、殷门、委中、承山、昆仑、血海、曲泉、阴陵泉、三阴交、太溪、太冲。

膀胱功能障碍：肾俞、次髎、膀胱俞、中极、阴陵泉。

直肠功能障碍：大肠腧、天枢、支沟。

配穴：出汗障碍高热加大椎、合谷、复溜、尺泽、委中。

操作：背部腧穴夹脊穴和背俞穴交替选用，每次选用 6~10 个穴位，针刺时，可选用损伤平面上一个节段开始，向下再依次选穴。针刺时，针尖应垂直皮肤直刺，或向脊柱方向斜刺，进针深度一般成年人为 0.8~1.2 寸，避免损伤内脏。瘫痪的上下肢每次各选 3~4 个穴位，两组穴位交替。早期患者肌张力低，呈迟缓状态，刺激强度需较大，可反复提插捻转来行针。恢复期及后遗症期，以轻柔缓慢的手法为主。患者体能不足，大小便排便乏力，可配合灸法。把艾条切成 2cm 长，中间刺一小孔，点燃后插入针柄上，在皮肤上放置纸片隔热，避免烫伤，待艾条燃尽去灰后出针。

2. 皮肤针疗法

取穴：督脉和（或）膀胱经背部第 1、2 侧线（损伤平面以下）、手足阳明经、腕踝关节周围腧穴。

操作：将消毒好的梅花针，沿着背部督脉或 / 和膀胱经第 1、2 侧线自上而下循经叩刺，然后在四肢的阳明经脉上叩刺，再在腕踝关节叩刺一周，叩刺到皮肤潮红或微有出血为宜，隔日 1 次。注意叩刺部位需消毒后再进行操作，避免感染。梅花针叩刺对于截瘫患者的浅感觉障碍的作用较好。

3. 穴位注射

取穴：损伤平面及上下 1~2 个节段的夹脊穴或背俞穴、曲池、手三里、臂臑、肾俞、大杼、髀关、血海、足三里。

操作：药物可选择川芎嗪、红花注射液、黄芪注射液等中药制剂，或维生素 B_1、维生素

B_{12}、甲钴胺、单唾液酸四己糖神经节苷脂、鼠神经生长因子等药物。每次选1~2个背俞穴或夹脊穴，瘫痪的肢体选1~2个腧穴，每穴注入0.5~1ml药液。2~3组穴位交替选用，每日1次。

结语：截瘫的预后与损伤平面、是否完全性损伤关系密切。对于不完全性损伤的患者，针灸疗效较好。有研究表明针刺刺激脊髓和神经干使神经组织恢复功能，通过针刺穴位促使休眠的神经组织早日苏醒，促使受损神经元蛋白合成与纤维再生，激发非神经元细胞的代偿作用，防止脊髓损伤处瘢痕组织产生；针刺还可改善患病部位的微循环与组织代谢，减轻受损组织的水肿和脊神经细胞功能，提高脊神经细胞对病变造成的压迫、缺氧等耐受性。尽早介入针灸治疗，可有效减轻脊髓的水肿，促进神经的修复，延缓肌肉萎缩，减少并发症的发生，甚至有报道称针灸有促进脊髓再生的可能。

（九）认知功能障碍的康复治疗

认知功能障碍泛指各种原因导致的各种程度的认知功能损害，在中医学中没有相应的病名，其临床表现多将该病归为“善忘”“健忘”“脑髓消”等证，属于神志病范畴，治疗上多从脑、心、肾而论，针灸在这方面的治疗有一定疗效。

1. 毫针刺法

取穴：百会、神庭、四神聪、本神、内关、太溪、肾俞、三阴交、心俞。

操作：百会和四神聪可交替选用，与本神、神庭穴均刺入0.5~0.8寸，大幅度快速度提插捻转，以兴奋神经，内关、太溪、肾俞、三阴交、心俞以轻柔的提插捻转的手法为主。

2. 耳穴疗法

取穴：皮质下、枕、颞、心、脾、神门。

操作：可选用耳穴压豆法，在上述区域找到敏感点，用碘伏消毒后晾干，用医用胶布将王不留行籽固定于耳穴敏感点，每穴按压1~2分钟/次，3~5次/天。也可以消毒后使用0.5寸毫针刺入，留针30分钟后出针。

结语：目前对于认知障碍的治疗方法有限，过去针刺、药物、认知感知觉训练等单一手段，效果均不甚理想，均旨在一定程度上延缓其进展为痴呆的进程，目前尚无任何明确有效的治疗手段可以从根本上逆转病情。针灸结合现代康复，再加上药物的综合治疗能增加疗效。尤其是头针结合认知训练效果较佳。头针可能是具有调节突触可塑性，抑制炎症反应，减少细胞凋亡，增加大脑血流量等功能，进而可对认知功能进行整体调节。而认知康复训练关注的是具体的认知障碍内容进行的有针对性的训练，从而有效提高认知内容的功能。针刺与认知训练相结合，既提高了神经的可塑性，也从认知内容上得到改善，促进神经功能的恢复。

（十）排便功能障碍的传统康复治疗

排便功能障碍致病因素主要包括神经源性、梗阻性、应激性、药源物和心因性等，其中神经源性多见。本章节主要讨论主要神经源性膀胱和神经源性直肠所致的排尿功能障碍和大便功能障碍。

神经源性膀胱主要表现为尿失禁和（或）尿潴留，其中尿潴留相当于中医的“癃闭”范畴，指尿液潴留于膀胱，难以排出，导致小腹充盈。而尿失禁则无相应的中医命名，多从肾、膀胱、三焦论治。

1. 排尿功能障碍

（1）毫针刺法：取穴。

1）肾俞、三焦俞、三阴交、阴陵泉、膀胱俞、太溪。

2）中极、气海、水道、水分、阴陵泉、三阴交。

操作：以上两组腧穴可交替选用。太溪直刺0.5~0.8寸，余腧穴直刺0.8~1.2寸，下腹部腧穴要排空膀胱后施针，避免刺破膀胱，尿潴留的患者可配合间歇导尿。尿失禁患者可加百会、关元，用温针灸法。针刺手法以缓慢均匀的提插捻转，采用中等刺激，局部酸胀感适中为度。

（2）灸法：取穴同针刺疗法。

对于排尿乏力，排尿功能紊乱，以尿潴留为主的患者可选用灸法。

结语：针刺能够反射性调节排尿相应的神经细胞功能，缓解尿道外括约肌痉挛，协调内外括约肌功能，电刺激可提高神经肌肉的兴奋性，能抑制神经损伤后自由基等对神经细胞的破坏，能促进脊髓运动神经元的可塑性变化。针灸在神经源性膀胱的治疗中取得较好疗效。同时配合盆底肌、腹肌的训练，以及排尿习惯的养成、心理的辅导等，尿潴留的患者，还可以配合间歇导尿，制定饮水计划，减少泌尿道感染。

2. 大便功能障碍　神经源性直肠包括大便周期及性状改变为主要特征，表现为排便无力，或大便干结，难以排出，也有部分患者出现大便失禁，排便不受控制，肛门及周围局部刺激就能排便。

（1）毫针刺法

取穴：大肠俞、天枢、支沟、上巨虚、曲池、足三里、合谷。

操作：大肠俞、上巨虚直刺0.8~1.2寸，天枢刺入1~3寸，如便秘日久，宜深刺。大便干结加腹结；排便无力或大便失禁加关元；脱肛加百会；如排便障碍日久，伴有腰腿酸软乏力者，加照海。便秘患者可在腹部穴位加用电针。如便秘且大便秘结干硬，则腹部穴位深刺，并可强刺激；如排便乏力，质软，甚至便溏，则轻柔提插捻转，局部有酸胀感为度，并可以配合灸法。

（2）灸法：取穴针刺疗法。

操作：可在腹部腧穴上使用温针灸，待艾卷燃尽去灰后出针；或在上述腧穴上采取艾条悬灸，灸至皮肤红晕为度。注意如患者大便干结难解，或大便稀黄有黏液，肛门灼热者慎用灸法。

如患者表现为大便失禁，则可以考虑用隔盐灸神阙。用粗盐填满肚脐，经艾绒制成大小约半个橄榄核的艾炷，置于粗盐上，或在粗盐上置一厚度约2~3mm的姜片，中间刺数个小孔，在姜片上置艾炷，用线香点燃艾炷，艾炷燃尽后易柱再灸，灸至患者整个腹部均觉温暖舒适为度。

结语：针灸治疗便秘的效果较好，方式多样，有针刺疗法、电针、耳穴、穴位贴敷、灸法等。针灸对胃肠道具有双向调节作用，既能促进便秘的患者加强胃肠蠕动，也能是腹泻、大便失禁的患者肠道蠕动减慢。在针灸治疗的同时，使患者养成良好的排便习惯，定时排便，尽量采用坐位或蹲位，且可以配合腹部的推拿手法，增强疗效。

第二十节 中医传统康复技术——中药外治法

一、概述

（一）中药外治法的概念

中药外治法是一种以中医理论为基础的治疗方法，与内服中药治疗相对而言的方法，是将中药进行适当加工后，用熏、洗、熨、敷、涂、贴等法，施诸体表或人体孔窍的方法。

中医外治法是中医独特治疗疾病的方法，具有简、便、廉、验等特点，且较其他方法安全，不良反应相对较少，适应证多种多样，在康复临床有较广泛的应用价值。

（二）中药外治法的种类

中医外治法包括热敷、热熨、熏蒸、涂擦、吹入、热烘、药浴、溻渍、灌注、发泡、膏摩、点眼、嗃鼻、漱口、扑粉、导、塞、薄贴等。目前临床较常用的有：如熏洗类、涂擦类、敷贴类、热熨类等。这些中药外治法，长期以来是由历代医家和民间传承不断充实发展，其内容非常丰富，应用非常广泛。

（三）中药外治法的运用与发展

中药外治法，在临床运用中，一般出现在两个方面，一个是中医针灸科、外科、骨科、皮肤科等临床学科，根据不同的习惯和不同的条件，运用一些中药外治技术，处理相关疾病与症状；另外一个是民间，流传着多种多样的方法，中药外治用于防病保健。而现代康复临床中，如果能够合理灵活地运用中药外治法，对许多功能障碍，及其并发的各种症状与康复问题，会起到非常出色的效果。

目前中药外治法发展较快，但有几个困难，尚待克服，一是外治法的相关文献较缺乏，没有较系统理论。有关医学书籍的记载，大都呈现一鳞半爪状态，很不完整。现代资料则散见于各种杂志、书籍，有汇集，没有系统研究的记录。其次，在实际临床工作中善于中药外治法的医疗技术人员很少。再者，相关的基础研究开展相对比较少，使得在临床上的中药外治法的运用，实际上处于无序状态。

（四）中药外治法的特点

特点　方法灵活多样：例如：热熨、涂擦、药浴、溻渍、灌注、嗃鼻、薄贴等。

简便易学：取材容易，无须严格解剖定位，操作步骤简单，注意事项较少。

多途径给药：如用五倍子贴脐治疗汗证；用药枕治疗鼻渊等。也可以定位用药，如：灌肠治疗慢性溃疡性结肠炎，喷锡类散吹入以治疗咽喉炎等。

适应证广泛：可用于内科、外科、妇科、皮肤、眼科、耳鼻咽喉科及儿科等各科的多种疾病，有相应的症状时都可以选用中药外治法。

安全性高：中药外治法的禁忌证相对较少，因为无需内服，外治药物不容易导致不良反应，不会导致患者危险，因此安全性良好。更加重要的是，中医外治法，在中医临床运用数千年，积累了丰富的经验，对运用的宜忌和风险，已经有较全面的认识和应对方法，例如用不同的药物炮制方法，提高药物的疗效，降低药物的毒性或不良反应。

依从性强：可以使患者在治疗过程中就能体会到症状的减轻，治疗中产生的不适感相对其他治疗方法明显减少，不会产生针刺的恐惧感，不会有服用药物时的苦味，尤其适合意志力差的患者，如小儿，使患者依从性明显提高；用于康复治疗过程能更充分地照顾患者情绪。

中药外治法应用时，可根据病情和条件随时选用合适的药方，既可一方治数病，亦可一病用多方。

中药外治法在具体的应用方法上，随着科技的发展也出现了诸多改进，使中药外治的新技术、新剂型不断被研制出来，理论更加丰富。在实际临床工作中，既有“不愿服药之人”，又有“不便服药之症”，因此给药途径的变换，给生活条件日渐优越的当代人提供了更多选择；中药外治既能保持中医辨证论治的特色，又可避免口服药之苦。用合理的外治药物，直接作用于病变的局部，除药物作用外，还具有一定的经络效应。临床上，最好是根据病人的实际情况，选择合理的康复治疗方法，并将药物的外治、内治法有机地结合起来，从改善患者就医的感受着手，持续提高康复治疗的实际效果。

（五）中药外治法的历史沿革

早在东汉，医圣张仲景，在伤寒杂病论中记述了丰富的外治疗法，有前人常用的烙、灸、药浴、熏洗等治法，还记录了自行创用的鼻塞、舌下含药、润导等外治法，清代吴师机誉其为“外治之祖”。晋代名医葛洪，著作有《肘后方》，所记载多为简便验方，而外治方占其中的三分之一，他将熬制的黑药膏应用于临床，称之为“薄贴”。唐代药王孙思邈，著作包括有《千金要方》和《千金翼方》，记载了大量的灵活多样的非常实用外治法，例如用葱茎导尿，敷足心治口疮，药浴退热等方法。宋代的《太平圣惠方》和《太平惠民和剂局方》等书，介绍了很多外治方药。儿科名家钱乙的主要著作《小儿药证直诀》，也有诸多适合小儿的中药外治法，如用涂囟法治疗百日内小儿发搐，用沐体法治疗胎肥、胎热、胎怯等证，用涂足心法治疗口疮。金元时代医学名家张从正，在其著作《儒门事亲》中详细描述多种外治法，并且对这些方法做了归纳整理，其中属于吐法的有：吐涎、喷嚏、流泪等；属于汗法的有灸法、熏蒸、洗、熨、烙、砭射、按摩等；属于下法的有：磨积逐水、破经泄气等。明代李时珍在《本草纲目》中收载了不少外治方，有些迄今仍在临床上广为使用，并将“外治”单列一个标题，以示重视。

清代，不少医学家突破长期的僵化思想对医学的束缚，学习和发展了民间医疗的很多外治法，并进一步做了总结，使外治法进入了新的发展时期。著名的有赵学敏编写的《串雅内篇》和《串雅外篇》，他收集整理串铃医的经验，保存和发掘了民间秘方、验方，记录了很多的外治法。还有郭志邃收集民间刮痧疗法，编写成了《痧胀玉衡》，推广了刮痧外治疗法。陈飞霞编著的《幼幼集成》特别重视外治疗法的运用，善于内外兼治，也可单用外治，如“灯火疗法”，简便易学，行之有效。最著名的是，吴师机撰写的《理瀹骈文》，这是第一部中药外治法的专著，书中有对从古到清代的各种中药外治法做了详细论述，也从理论上做了的总结，阐明了“膏药与汤药有殊途同归之理”的道理；从其理论根据出发，介绍了多种多样的具体操作方法，其中有敷、熨、熏、浸、嗆。点、洗、刮等外治法。在书中他盛赞外治法之功效显著，然而并不排斥内治之法，他还强调了中药外治法应贯彻中医的整体观念和辨证论治的原则，为发展中药外治法做出了卓越的贡献。

（六）中药外治法的原理和生物学效应

中药外治法的作用机理，在历代医家的著述中，一般都有“外治之理，即内治之理”之说。根据资料，可归纳为以下几个方面。

1. 药物通过皮肤黏膜的吸收和渗透，使之发挥治疗作用。清代名医徐灵胎曾说过：“用胁贴之,闭塞其气,使药性从毛孔而手其屿理,通经贯络,或铲丽出之,或攻而散之,较之服药尤有力,此至妙之法也”。这一论述已明确地阐述了外用药的药理作用,即皮肤吸收机理(透皮吸收)。药物透皮吸收过程包括释放、穿透与吸收进入血循环三个阶段。释放是指药物从外治药物中扩散到皮肤表面上;穿透是系指药物透过皮肤表皮层进入真皮、皮下组织,聚集在局部组织,从而形成“药岛”。吸收是指药物透入皮肤后逐渐向周围扩散,通过血管或淋巴管进入体循环,药物分布更广泛,产生全身作用。

正常皮肤对动物脂肪和植物油吸收较快,而对醚和酒精等挥发性液体吸收尤快,对溶解在这些油脂类和挥发性液体中的药物也能吸收;在皮肤破损和有病变时,对水和水溶性物质也能吸收。一般说来,没有角质层屏障部位的皮肤,对药物的吸收和透入更容易些。据此,给患者中药外治时,我们常用保留灌肠、雾化吸入、塞鼻、敷脐外治疗法;从直肠、鼻腔、脐眼等部位给药,以便药物更快、更好地发挥治疗作用。有研究表明,直肠内给药,有50%~75%的药物有效成分可经直肠黏膜吸收,可不通过肝脏而直接进入血循环起治疗作用,减少了药物与肝脏的相互影响,避免了药物对胃的刺激和胃液对药物的破坏,从这些方面来看,显得较口服给药更为优越。

2. 通过对腧穴作用,达到经络通畅、气血调和的治疗目标,外治法的敷贴、灯火、刮痧、药熨、发泡等疗法,都是根据经络与脏腑的相互关系,选择一定的穴位,使用一定的药物,运用手法或器械进行治疗的。经络不仅是人体结构的重要组成部分,它还是脏腑疾病的反应系统。腧穴就是反应点,在这些反应点上进行治疗,就是通过腧穴激发经络之气,调整经络与脏腑的失衡功能,促进阴阳调和,增强机体的抗病能力,使疾病趋于痊愈。

3. 通过药物气味的刺激,对皮肤的刺激,能提高机体免疫功能,起到防病治病的作用。在许多外治疗法中,有一种“闻香治病”的方法,如常用的香袋、药枕、鼻药等疗法。这类疗法,除部分药物挥发后被机体吸收外,更主要的是通过药物浓郁的香气,对大脑的嗅神经产生良好的香味刺激,促进机体免疫球蛋白的含量增高,以达到防病治病的目的。

在中药外治疗法中的有相当一部分方法,针对皮肤做一些良性刺激,能激活某些免疫物质,具有提高机体免疫功能的作用,特别是借助器械施行的中药外治法尤其如此。如用毛刷涂抹较稀的药物在皮肤上,受刺激的真皮组织细胞就活跃起来,释放出活性物质进入血循环,激活免疫过程,使机体免疫能力提高,达到防治疾病的效果。

4. 药物外治的局部作用,考虑到人体是各系统联系紧密的一个整体,施治在局部,则可影响到全身,内病外治的根据在于此。而外病外治,则主要是依靠药物局部的治疗作用。外治和内治一样,应在辨证施治原则的指导下,选用适当的药物和方法,达到活血、消肿、止痛及解痉的作用,外治法具有药径效捷的优点。

中药外治法的机理,是一个复杂的综合过程,不会是某个单一机制的作用,而且皮肤黏膜的吸收、经络腧穴的得气,免疫功能的改善,药物局部效能的发挥,常常是相互联系、相互渗透,共同作用于人体而达到扶正祛邪,防病治病的目的。

二、中药外治法的康复临床运用

(一) 适应证

中药外治法适用于儿科、内科、妇科、外科、皮肤科、耳鼻喉科、眼科等有适应证患者的治疗。在康复科可用于骨关节病、慢性风湿性疾病、周围血循环障碍等疾病;可以解决如肌力下降、肢体痉挛僵硬、胃肠蠕动差、排尿困难、便秘等功能问题；也可以用于康复科一些常见的并发症，如压疮、肺部感染、骨骼肌肉酸胀疼痛等。

（二）禁忌证

中药外治法的禁忌证包括：

（1）局部有较明显的皮肤损伤创面，或皮肤病致皮肤病变明显，如皮肤外伤、冻伤、烫伤等；又如湿疹、癣、皮疹、毛囊脓肿等。

（2）有出血倾向的患者，如长期服用抗凝治疗至凝血功能差的患者，又如坏血症、白血病等疾病至凝血功能差的患者。

（3）严重心脑血管病、血管病、心脏病患者，或极度衰弱者，严重的重要脏器功能衰竭：如心功能Ⅳ级、肺功能Ⅳ级、脑出血急性期、肝性脑病、晚期癌症患者出现恶病质者。

（4）妊娠 3 个月以下及 7 个月以上的孕妇腹腰部，及肩井、合谷、三阴交等穴位，应用时注意防止流产。

（5）不愿意选择中药外治法的患者，或对其疗效不信任的。或有心境明显低落、狂躁等心理、精神疾病的患者。

（6）诊断为急性期神经系统疾病，如脑血管病、急性脑膜脑炎、脊髓损伤、多发性神经炎，急性脊髓炎等。

（7）皮肤触痛觉等浅感觉有明显减退，或皮肤血运偏差的患者应慎用。

（8）急性严重感染的，如严重的肺部感染、尿路感染等；或脓毒血症、败血症等。

（9）其他有可疑症状或诊断未明者。

（三）注意事项

（1）有较严重原发病的患者，应待原发病治疗后病情趋平稳，再行治疗。

（2）过度饥饿、过度疲劳者，应注意体力恢复后再行治疗。

（3）出现不良反应，或出现过敏反应症状时，应立即停止治疗，积极处理。

三、中药外治法的治疗技术

（一）中药熏洗法

中药熏洗法是以中药汤剂加热为药物蒸汽作用到人体体表，在汤剂温度下降后再针对性进行洗浴，通过热疗、药疗透过皮肤起到双重作用，以治疗适宜的各种疾病，是一种结合化学与物理因子的综合疗法。在康复科可用于患者关节痉挛僵硬、运动系统疾病、慢性风湿性疾病、周围血循环障碍等疾病。熏是借蒸汽之势，宣通经络；洗则有荡涤之功；熏洗相辅，药力借助蒸汽之势力，促使局部血管扩张，促进血液和淋巴循环改善，推动药物的吸收，起到温通腠理、调整和气血、祛风通络、消肿止痛等作用。

熏洗治疗后要注意保温，避风寒。洗涤时药液温度不宜太高，时间不宜太长，注意提醒患者及其家属注意烫伤风险。若洗涤时药液温度下降至偏低，可加温后继续熏洗。熏洗完毕，宜迅速将皮肤揩干，然后可根据病情在局部外敷药膏。若熏洗过程中出现不良反应，或过敏症状，应立即停止治疗，并做适当的处理。若患者有皮肤感觉减退，药液的温度不宜超过 40 摄氏度，时间应相应缩短。

1. 黄芪防风汤《理瀹骈文》

主治功效：中风后患者饮水呛咳，吞咽困难，“口噤不能下药”。益气祛风，祛瘀开窍。

药物:黄芪、防风各 50 克。

用法:煎水取汁,放入盆中,熏洗全身。每次 10~20 分钟,每日 2 次,5 天为一个疗程,间隔 2~5 天做下一个疗程,连续 3~6 个疗程。

2. 手足拘挛熏洗方

主治功效:偏瘫患者出现关节挛缩、肌肉痉挛、肢体僵硬。有祛风通经的功效。

药物:川芎 15 克,桑枝 15 克、红花 10 克、桂枝 15、伸筋草 15 克、透骨草 10 克、威灵仙 15 克、制川乌 10 克、制草乌 10 克、川牛膝 10 克。

用法:煎水取汁约 2000ml,加入白醋 100ml,熏洗患侧肢体。每次 10~20 分钟,每日 2 次,5 天为一个疗程,间隔 2~5 天做下一个疗程,连续 3~6 个疗程。

3. 手足肿胀熏洗方

主治功效:偏瘫患者出现患侧肢体末端肿胀反复,难以消退。祛风利水,活血通络。

药物:透骨草 30 克、王不留行籽 15 克、姜黄 20 克、桑枝 15 克、三棱 20 克、莪术 20 克、莱菔子 15 克、威灵仙 20 克、红花 15 克、花椒 10 克。

用法:将诸药同放锅中,加清水 2000ml 或适量,浸泡 5~10 分钟后,煎水取汁,放入盆中,熏洗患侧手足,每次 10~20 分钟,每日 2 次,5 天为一个疗程,间隔 2~5 天做下一个疗程,连续 3~6 个疗程。

4. 偏瘫麻木无力方

主治功效:偏瘫患者出现肢体活动乏力,麻木不仁。活血散淤,祛风通络。

药物:黄芪 60 克、当归 15 克、蜈蚣 1 条、地龙 15 克、柴胡 15 克、秦艽 15 克、桂枝 15 克、熟地黄 30 克、牛膝 30 克、红花 15 克、野木瓜 15 克。

用法:将诸药同放锅中,加清水 2000ml 或适量,浸泡 5~10 分钟后,煎水取汁,放入盆中,根据患者适应程度,水温约 39℃,将患者双足置药液下,浸泡 15~20 分钟,每晚 1 次,连续 10 次为一疗程。

5. 肩痛熏洗方

主治功效:偏瘫患者出现肩手综合征、肩痛反复发作,活动后加重或无缓解。温经通络止痛。

药物:桂枝 30 克,伸筋草 30 克,透骨草 30 克,羌活 15 克,豨莶草 20 克,益母草 30 克,红花 15 克,苍术 20 克,没药 20 克,鸡血藤 30 克。

用法:将诸药同放锅中,加清水 2000ml 或适量,浸泡 5~10 分钟后,煎水取汁,放入盆中,熏洗患侧肩部,每次 10~20 分钟,每日 2 次,5 天为一个疗程,间隔 2~5 天做下一个疗程,连续 3~6 个疗程。

6. 牛膝钩藤汤

主治功效:适用于肝阳上亢病证,能平肝潜阳。

药物:牛膝、钩藤各 50 克。

用法:将诸药同放锅中,加清水 500ml 或适量,浸泡 5~10 分钟后,煎水取汁,水加温水至 2000ml,放入盆中,待水温约 39℃时,将患者双足置药液。每晚 1 次,每次约 15-20 分钟,连续 10 次为一疗程。连续 1~2 个疗程。

7. 痛经熏洗方

主治功效:适用于痛经,有活血通经止痛作用。

药物:益母草 30 克、菊花 15 克、黄芩 15 克、夜交藤 15 克。

用法:将诸药同放锅中,加清水 500ml 或适量,浸泡 5~10 分钟后,煎水取汁,水加温水至 2000ml,放入盆中,待水温合适时,患者浸泡双足。每晚 1 次,每次约 15-20 分钟,连续 10 次为一疗程。连续 1~2 个疗程。

(二)中药敷贴疗法

中药敷贴法是将药物捣烂后,加入面粉等赋形剂拌和;或将药物研成散剂,再根据需要选用水、酒、醋或姜汁等液体进行调和,做成糊膏状,做成大小适当的药饼。将其敷贴在局部或穴位上,并做适当固定。调制药饼的散剂要可尽量研细,散剂颗粒的大小会影响疗效。注意药饼可随做随用,防止药饼的变质和干燥,单次敷贴时间不宜太长,如需继续治疗,可休息后再调制新饼贴敷。对局部皮肤黏膜有刺激较大的药物,要注意观察,可随时去除并清洗。常用的敷贴剂型有药饼、药糊、药液、膏药等;这些药物敷布于体表后常可用纱布或胶布等保持湿润及保护固定,以防药物脱落或干燥过快而影响疗效。

1. 三拗药饼《和剂局方》

主治功效:用于风寒感冒、咳喘。表散风寒,宣肺平喘。

药物:麻黄、杏仁、甘草各等份,葱白头适量。

用法:将前 3 味共研成细末,加葱白头一起捣烂和匀,做成直径 5 厘米大小的药饼贴置脐部,盖上薄膜,胶布固定,每日敷贴 1~2 次。

2. 化痰止咳药饼

主治功效:用于外感咳嗽。宣肺暖胃,利气化痰。

药物:白芥子、杏仁、半夏各等份,共研细末。

用法:取上药研成粉末后,取 15 克,加白醋调成膏,分做成两个小薄饼,每晚洗脚后,敷贴两足涌泉穴,可连用 5 晚为一疗程。

3. 白甘药饼《张氏医通透》

主治功效:用于哮喘寒证,慢性支气管炎。温肺暖脾,散瘀去痰。

药物:炙白芥子 30 克,细辛 15 克,甘遂、玄胡各 20 克,肉桂 8 克。

用法:上药共研细末,再将药末匀分为 4 包,每次取 1 包,用姜汁调和成稠膏状,分搓成 7 丸,轻掐成饼状,敷贴于穴位上,上盖夹有薄膜的纱布敷料,用胶布固定。敷贴的时阅:每年夏季小暑后 1 周左右开始敷贴,每隔 1 周换贴 1 次,每年选贴 4 次为 1 疗程,需要连续贴 3 个疗程,即在 3 年中贴治 12 次,则可取得较好的疗效。

所选穴位分两组轮换敷贴:

第一组:大椎、定喘(双)、气户(双)、华盖、膻中。

第二组:肺俞(双)、心俞(双)、膈俞(双)、灵台。

注意事项:

(1) 伴有上呼吸道感染或发热者,应控制感染后再进行贴治。

(2) 一般每次贴 2—4 小时,如贴后皮肤感觉灼痛,可提前取下;如贴后局部皮肤微痒,有温暖舒适感,可多贴几个小时揭下,但最多不得超过 6 个小时。

(3) 贴药后应减少活动,以免膏药脱落。

(4) 贴药膏如局部起水疱,疗效会更好,只需用烧伤膏外涂,待水疱消退后,仍照原定贴治日期或稍延数日继续贴治。

(5) 贴治期间,避免进食生冷、酸、辣等食物,不要吹空调,不洗冷水澡,并要注意保暖。

(6) 贴治的3年内,每到入冬之时,须配合内服中药治疗,以扶正固本,巩固疗效。

4. 支气管哮喘药饼

主治功效:支气管哮喘。化痰止咳,降气平喘。

药物:桃仁、杏仁、栀子仁、白胡椒各6克。

用法:上药共研细末,加糯米粉少许,用鸡蛋清调成团状,分为两个药饼,贴双侧涌泉穴,每日贴10~14小时,每日1次,连贴2~5次。

5. 葱姜药饼《理瀹骈文》

主治功效:用于手术后尿潴留、神经源性膀胱。温经散寒,发汗利尿。

药物:生姜2片,葱头3个。

用法:将葱、姜一起捣烂,和面粉一撮,再加鸡蛋清适量,调成一饼状,隔水炖热,敷贴在关元穴30~50分钟左右。

6. 细辛药饼(经验方)

主治功效:用于鼻炎、鼻窦炎、鼻塞不通。疏风散寒,温经通窍。

药物:细辛、防风、川芎、草乌各等份。

用法:上药分别研成细末,各取5克和匀,用温水适量将药末调成膏状,捛成椭圆形药饼,敷在大椎及双侧定喘,药饼上用纱块、薄膜覆盖,胶布固定。敷贴1次即可见效,如未愈,3天后,再敷贴1次。对急慢性鼻炎致鼻塞不通,疗效显著。

7. 葱椒药饼《理瀹骈文》

主治功效:用于胃肠型感冒,着凉吐泻。有温中和胃,散寒止泻的作用。

药物:葱白、白胡椒各5克,生姜30克,酒曲15克。

用法:上药共捣烂,加盐适量,炒热,做成饼状,敷脐中,覆盖纱布,再用薄膜覆盖,用胶布固定,4~8小时后可取下。

8. 补骨脂药饼《理瀹骈文》

主治功效:用于颅脑损伤后尿失禁,小儿遗尿等。有温补肾阳,固摄小便的作用。

药物:补骨脂、附子各10克。

用法:先将补骨脂、附片研成细末,再取新鲜生姜汁,调和药末,做成饼状,敷于脐部,再用纱布覆盖,外加薄膜,用胶布固定,8~12小时后可取下。每日换药1次,连用5日。

(三) 中药涂药法

中药涂药法,是将药物粉末用蛋清、醋、姜汁等调为稀糊状,或将药物用酒精等溶剂制备成药液后,涂在某一特定部位上不加覆盖的一种外治法。涂药法在帛书《五十二病方》中最早有记载:利赤蝎,以血涂之,用来治疗疥疮。晋代以后,涂药应用逐渐广泛,常以酒、蛋清、醋等引调剂来调涂药。涂药通过药物的渗透作用,直接作用于病变部位,并形成一层药物膜,以驱逐邪气,疏通经络。涂药的种类众多,如治疗烫伤的紫草油;可用于防治冻疮的冻疮膏,用人中白、儿茶、黄柏、冰片、薄荷等药制成药液,涂于口中治疗口腔溃疡等,均属于涂药。

涂药使用方法与疾病部位和面积大小有关,疾病范围较小则用点药涂法。若大面积的创面则宜用喷撒涂法。涂药时要注意将药物涂抹均匀,保持一定湿润度,某些特定部位如口腔、阴部涂药剂量不宜过大、过浓。

1. 木瓜生地膏《理瀹骈文》

主治功效:用于颈椎病,或中枢神经系统病变致颈项强硬。滋养肝肾,疏风解痉。

药物:木瓜 30 克,酒蒸生地 30 克,没药 10 克。

用法:上药研成细末,水适量,调和后用毛刷涂于颈部。

2. 牵正散

主治功效:用于周围性面瘫出现口眼歪斜的。有祛风散寒,疏通经络的作用。

药物:白附子 30 克,僵蚕 10 克,全蝎 20 克。

用法:上药共研细末,用白酒适量,调和后用毛刷涂于面部。

3. 生地三黄膏《理瀹骈文》

主治功效:用于肺热火燥致鼻衄、气管炎见痰中偶有血丝。清热泻火,滋阴凉血。

药物:生地、黄连、黄柏、姜黄、归尾各 10 克。

用法:上药研成细末,芝麻油适量熬制成浓稠之药膏油,用毛刷涂于胸背部。

第四章　基层实用功能障碍的康复

第一节　疼痛及感觉功能障碍的基层康复

一、概述

疼痛及感觉功能障碍在康复科患者中极为常见，严重影响患者运动功能的恢复，同时患者容易发生烫伤、意外损伤等，我们在康复治疗中应给予重视，以期最大限度改善患者功能，达到全面康复的目的。

疼痛为“一种与实际的或潜在的损害有关的不愉快的情绪体验”，疼痛是一种复杂的主观感觉，常伴有强烈的情绪色彩。根据疼痛持续的时间分为急性疼痛与慢性疼痛，急性疼痛为最近产生并能继续较短的疼痛，常和明确的损伤和疾病有关，如创伤后痛、术后痛、心绞痛等。慢性疼痛是指维持较长时间，一般大于6个月，常伴有精神、心理的改变。

感觉障碍按照病变性质可分为刺激性症状和抑制性症状两类。刺激性症状包括感觉过敏、感觉倒错、感觉过度、感觉异常、感觉错位和疼痛。抑制性症状包括感觉缺失和感觉减退。

二、评定

疼痛疗效评定

疼痛由多因素造成的，疗效评定时需从多方面考虑，包括疼痛的部位、性质、严重程度、治疗疼痛的缓解、患者对疼痛的感受程度等。常用的评估方法如下：

1. 视觉模拟疗效评分法　患者在治疗前后可分别用视觉模拟评分法（visual analogue scale，VAS）测定疼痛强度，对比前后测量数值的变化。若治疗前评分高，治疗后降低，说明治疗有效，若治疗后评分未降低，甚至升高，说明治疗无效，甚至加重原有疼痛。具体做法是：使用一条长约10cm的游动标尺，一面标有10个刻度，两端分别为“0”分端和“10”分端，0分表示无痛，10分代表难以忍受的最剧烈的疼痛。临床使用时将有刻度的一面背向病人，让病人在直尺上标出能代表自己疼痛程度的相应位置，医师根据病人标出的位置为其评出分数。

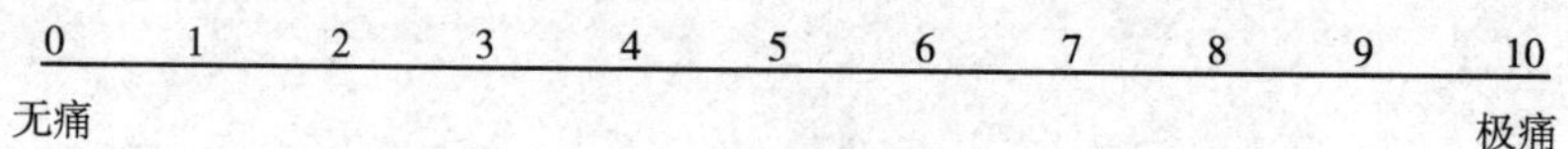

图 4-1-1　视觉模拟评分

2. 数字疼痛疗法评分法　数字疼痛评分法（numerical rating scale，NRS）用数字计量来评测疼痛的幅度或强度。数字范围为0~10，0表示无痛，10代表最痛，病人根据自身疼痛程度，挑选一个数字代表其疼痛程度。临床应用主要对比患者治疗前后挑选的数字大小，若治疗后挑选的数字较治疗前小，则证明治疗有效。

3. 口述分级疗法评分法　口述分级评分法（verbal rating scales，VRS）由简单的形容疼痛的字词组成，可分成5级，临床应用将治疗前后的评分进行对比，评定疗效。

表4-1-1　口述分级疗法评分法

形容疼痛	无痛	轻微痛	中度痛	重度痛	极重度痛
计分	0分	1分	2分	3分	4分
患者治疗前					
患者治疗后					

4. 疼痛部位标识法　将人体表面分成若干个区域并编号，可以使用人体示意图，如正面、侧面、背面图，让病人在治疗前和治疗后，将自己疼痛的部位在相应的区域上用不同符号标明。无痛不标识，轻度疼痛用“○”，中度疼痛用“□”，重度疼痛用“△”，通过治疗前后标识图的对比，评定疼痛治疗效果。

5. 疼痛日记评定法　由评定者、护士、患者家属或者患者自己对每天不同时段及每日的日常活动出现的疼痛进行记录。以日或小时为时间段，记录与疼痛有关的活动、使用药物名称和剂量、疼痛的强度等。疼痛强度可用0~10的数字量级来表示，睡眠过程可按无痛计为0分。通过对比日记，可连续动态观察疼痛变化，还便于发现疼痛和治疗、日常生活活动、药物之间的关系。

三、治疗

（一）疼痛康复治疗

1. 酸胀痛的康复治疗　酸胀痛是慢性疼痛中最常见的疼痛类型，常用的康复治疗方法有药物治疗、物理治疗、针灸推拿、运动疗法等，我们在康复治疗中，可以根据患者的病情、疼痛原因、部位、性质等灵活选用一种或者几种疗法联合应用。

（1）经皮神经电刺激（图4-1-2）：治疗时将2个电极对置或并置于痛点、腧穴、神经走行部位或神经节段，根据治疗需要电流强度可选择舒适的麻颤感，脉冲频率75~100Hz，脉冲宽度<0.2ms，每次20~30分钟，10~15次为一疗程。

（2）调制中频电疗法（图4-1-3）：治疗时先固定好电极片，然后选择处方号，选用耐受量，以电极下产生可耐受的麻、颤、抽动感为度，每次20~30分钟，10~15次为一疗程。

（3）微波疗法：微波可产生明显的温热效应，中等强度的温热效应可使痛阈升高，并干扰痛觉传入中枢，同时可以使肌肉痉挛缓解，血流加速而改善缺血缺氧，促进炎症产物的排除，对于关节炎、颈椎病、肩关节周围炎、腰椎间盘突出症引起的酸胀痛有较好疗效。使用时选择治疗部位，电极采用对置或并置，选用微热量（50~100W）或无热量（<50W），每次10~15分钟，每日1次，5~15次为一疗程（图4-1-4）。

（4）红外线疗法（图4-1-5）：酸胀痛的部位，局部皮肤温度经常降低，红外线照射机体组

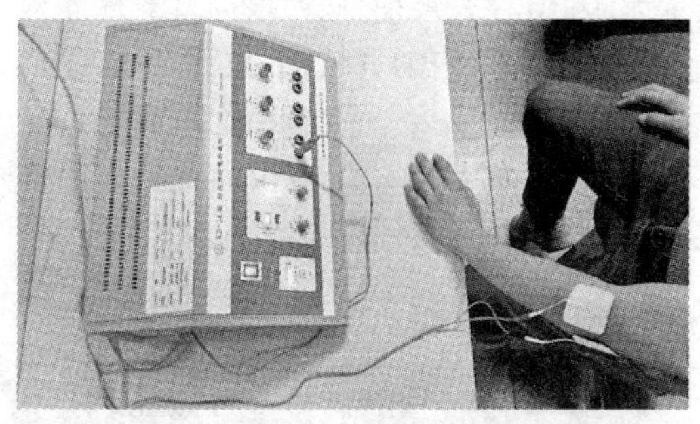

图 4-1-2　经皮神经电刺激疗法

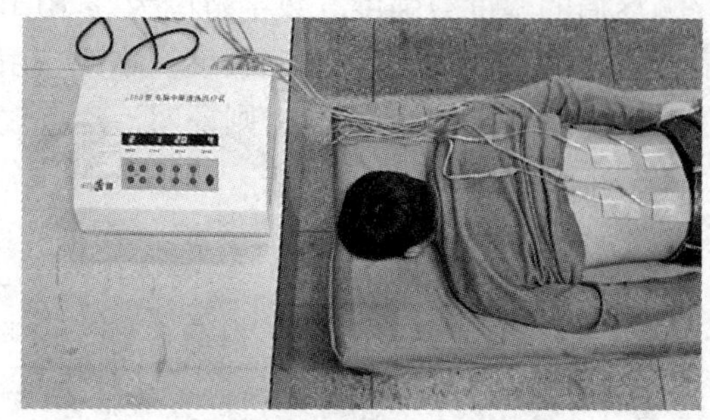

图 4-1-3　调制中频电疗法

织后主要产生温热效应，使皮肤温度感受器受到刺激，可以抑制疼痛反应，同时能提高痛阈，促进炎症吸收，对肌肉关节和软组织疼痛有较好治疗作用。每次照射 15~30 分钟，每日 1~2 次，15~20 次为 1 疗程。

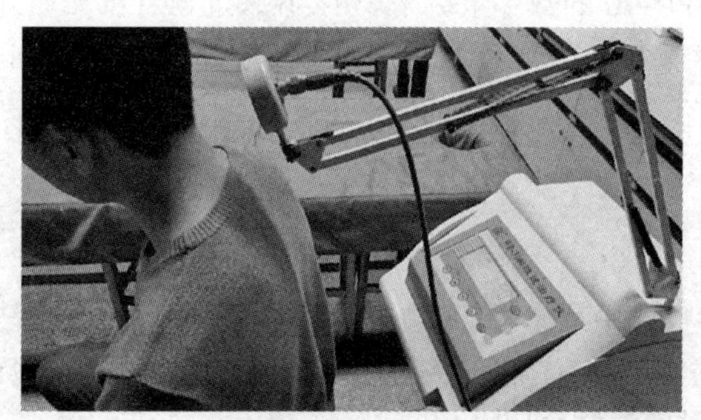

图 4-1-4　微波疗法

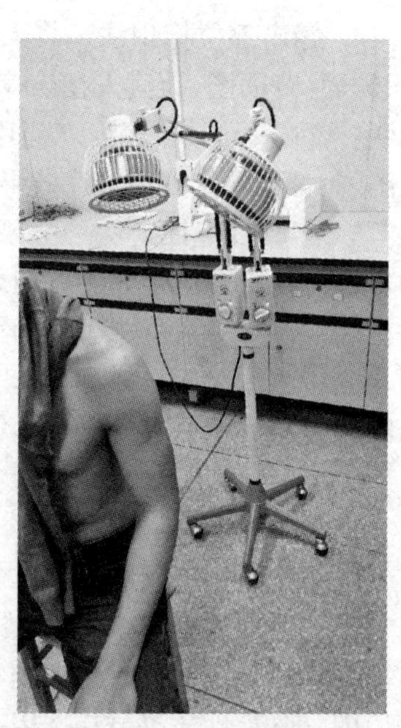

图 4-1-5　红外线疗法

（5）牵引疗法：脊柱和关节疾病引起的疼痛，可选择牵引疗法，需根据患者情况选择合适的牵引体位、重量和牵引方式。

（6）运动疗法：可选择手法治疗、局部运动疗法和整体运动。通过相应治疗技术对软组织、关节及肌肉行手法治疗，可减轻患者疼痛，有针对性的运动可以提高肌肉的力量，加强关节稳定性，防止疼痛的发生。

（7）针灸治疗：根据疼痛的部位选择相应的腧穴进行针刺，酸胀痛属于虚症，患者隐隐作痛，酸多痛少，宜针灸并用，多用补法。在针刺治疗后，可在局部用艾条进行温和灸，可提高临床疗效。

（8）推拿治疗：酸胀痛的局部可以拿法、揉法、擦法进行操作，一般操作 20 分钟左右，若有局部小关节紊乱，可采用运动关节类手法如扳法、摇法进行调治。

（9）药物治疗：药物治疗是疼痛治疗中较为基本、常用的方法。目的是使疼痛尽快缓解，有利于患者尽早恢复或获得功能性活动。酸胀痛临床可选择非甾体抗炎药和弱阿片类止痛药。

1）非甾体抗炎药：具有解热、镇痛、抗炎、抗风湿作用，具有中等程度的镇痛作用，对慢性疼痛有较好的镇痛效果。布洛芬被广泛应用于各种疼痛综合征，且耐受性良好，布洛芬缓释胶囊（芬必得）用法：0.3g/ 粒，口服，成人一次 1 粒，一日 2 次（早晚各一次）。

2）弱阿片药：本类药物都有镇痛、镇静、降低痛觉感知度、淡漠或欣快等作用，若使用不当多具有成瘾性，临床需酌情应用。常用药物如曲马多缓释片（奇曼丁）用法：0.1g/ 次，口服，一日 2~3 次。

（10）健康教育：针对患者疼痛的诱发因素及注意事项等进行宣传教育，积极治疗引起疼痛的原发病，同时要提高患者自我保健能力，培养健康的生活方式，可选用健身操、瑜伽、羽毛球、游泳、太极拳、八段锦等有氧锻炼，可改善机体耐受性，提高机体适应水平。

2. 刺痛、灼痛的康复治疗　刺痛、灼痛是急性疼痛中最常见的疼痛类型。急性软组织损伤，常常导致局部刺痛，肢体肿胀。灼痛常见于神经损伤，表现为像烧灼一样的异样疼痛和过敏性病理反应，患肢剧烈疼痛，并常保持固定姿势以免疼痛加剧。康复治疗中，针对刺痛、灼痛应及时处理，早诊断，早治疗，多种方法互补镇痛，减少并发症。

（1）冷敷法：急性软组织损伤引起的局部刺痛，可采用冷敷法，一般采用冰敷袋法，具体操作见第三章第十三节低温治疗技术。

（2）超声波疗法：灼痛患者在水肿消失后，可使用超声波治疗，有助于减轻疼痛，增加关节活动度。采用脉冲方式局部治疗，使用移动法，强度 1.5~2W/cm^2，每次 8~10 分钟，每日 1 次，10~15 次为 1 疗程。

（3）经皮神经电刺激：临床应用时可参照酸胀痛的康复治疗中的使用方法。

（4）神经阻滞疗法：神经阻滞疗法通过阻断痛觉的神经传导通路、阻断疼痛的恶性循环、改善血液循环、抗炎等达到镇痛目的。神经阻滞疗法对刺痛、灼痛短期镇痛效果可靠，但疗效与操作技术关系密切，对操作技术要求较高。

1）经皮用药：用稀释的局麻药，常选用普鲁卡因、利多卡因等，在疼痛部位周围的真皮和皮下组织浸润，用于治疗带状疱疹后神经痛，对亚急性期效果更佳。

2）扳机点注射：扳机点注射常用来治疗肌筋膜痛综合征引起的疼痛、肌紧张性结节或索条样硬块。可选用 1% 利多卡因 1.5ml，在扳机点部位做“扇形”注入，注射后，可以进行主动的或被动的肌肉牵伸。

3）腱鞘内注射：常用于手指屈肌腱鞘炎和腱鞘囊肿等病症。将药物注入腱鞘内，有消炎、松解粘连、缓解疼痛的作用。

（5）针灸治疗：根据疼痛的部位选择相应的腧穴进行针刺，刺痛、灼痛多属实症，患者疼痛明显，拒按，针刺治疗宜用泻法，常常配合局部刺络放血进行治疗。

（6）药物治疗：可选用弱阿片药，若镇痛效果不明显，可选用强阿片药（吗啡、芬太尼、哌替啶），吗啡缓释片剂（美菲康）用法：30mg/ 次，口服，成人一日 3 次。灼痛患者可服用 α 受体阻滞剂（如哌唑嗪），能明显减轻患者的疼痛。β 受体阻滞剂（如心得安和吲哚洛尔）能减轻疼痛和水肿。

（7）行为疗法和心理支持：刺痛、灼痛患者经常伴有焦虑、抑郁，有些患者甚至因为疼痛不敢做任何活动，应帮助患者保持乐观情绪，交给他们一些放松方法，如膈肌呼吸法、深部肌肉放松法等，可以增加患者的活动，减少疼痛的压力。

（二）感觉障碍康复治疗

感觉障碍在脑卒中患者中很常见，约 65% 的脑卒中患者可出现不同类型不同程度的感觉障碍，以下以脑卒中后感觉障碍为例，介绍感觉障碍的康复方法。

1. 浅感觉训练　浅感觉训练主要在训练中，通过对皮肤施加刺激为主。

（1）触觉：①用软毛刷从患侧肢体远端到近端轻刷；②将手、脚放到有豆子的盆里搓、踩；③用筷子、橡皮或手指在患侧皮肤表面上下移动，先睁眼观察感受，再闭眼体会，先感受移动的部位再体会物体的质地；④将物体适度用力压在患侧皮肤上，先睁眼后闭眼感受触压觉。

（2）痛温觉：①用大头针尖端和钝端刺激患者皮肤，对痛觉减退、过敏的病人要从正常的部位向障碍部位进行，用以训练痛觉；②用浸过热水（40~50℃）和冷水（5~10℃）的毛巾擦敷以训练温度觉。

瘫痪早期尤其是软瘫期对患肢进行轻拍、扣打、轻微触摸、快速擦刷等。训练可先闭目进行，如有明显障碍，则可睁眼训练，待进步后再闭眼训练，如此反复练习，遵循闭眼—睁眼—闭眼的顺序。加强不同质地的物体（由粗糙到精细）对患肢的刺激，结合健手感知患手再辨认加强浅感觉的传入冲动。

2. 深感觉训练　深感觉障碍主要为位置觉、运动觉障碍，对患者的运动功能影响较大，康复治疗以改善关节位置觉及运动觉为主。

（1）肢体负重和关节挤压训练：患者取坐位，偏瘫侧上肢外旋、外展，前臂旋后、伸腕、伸指，沿上肢长轴方向施加压力使关节压缩，并在负重情况下轻微屈、伸肘关节；将偏瘫侧下肢平放于地板上，施加垂直向下的压力进行关节压缩训练。通过训练，使中枢神经系统和外周肌腱、关节感受器得到输入信号。

（2）肢体定位放置和控制训练：将患者偏瘫侧上肢或下肢保持在一定空间位置，反复训练直至患者自己能完成该动作。尤其适用于肌张力低，对肢体控制不良者。

（3）关节缠绕运动训练：采用弹性绷带缠绕偏瘫侧肢体各关节，并进行被动和主动运动。使用弹性绷带缠绕偏瘫侧肢体关节，可增强皮肤表面感受器功能，提高关节本体感觉精确度。

（4）将音叉放置于关节骨隆起处训练振动觉。

（5）用手轻捏手指、脚趾远端两侧并做不同方向运动，让患者感觉并判断训练运动觉。

（6）视觉生物反馈训练—镜前训练，使关节位置感觉通过视觉得到补偿。

深感觉障碍的训练须将感觉训练与 PT 运动训练结合起来，加强关节囊和肌腱中传入感觉的敏感性，建立新的传入通路，有利于关节的稳定性。

3. 复合感觉训练

（1）当手触觉有所恢复后，辨别布袋中熟悉的物体，从形状明显不同的大物体，如积木、勺子、香蕉、苹果等，过渡到只有细微差别的小物体，如绿豆、米粒等。

（2）插木钉训练时，将木钉用不同质地的材料包绕，如砂纸、皮革、毛线、帆布、丝绸等，通过患手抓握说出是哪种材质。

（3）患者可以站立后，在足底放置不同质地的垫子，让其感受并判断。

(4) 用两脚规、叩诊锤的两端或针尖同时轻触皮肤,用力相等,闭目进行,训练患者两点辨别觉。

(5) 在皮肤,特别是手部皮肤上画图形或数字让患者体会并辨认,训练患者图形觉。

4. 良肢位保持和体位转换训练　以患侧卧位为主,转换体位时提醒患者注意感觉障碍的肢体,使其逐渐察觉到身体部位的改变。

5. 结合日常生活活动进行综合训练　如指导患者穿脱衣服、用餐、修饰、如厕、转移等。同时指导患者在患侧肢体未恢复感觉前应用视觉与健侧肢体对其进行保护,如用健手测试水温,用眼睛观察患者周围的事物,避免意外烫伤和损伤等。

6. 针灸疗法　见第三章第 19 节针灸疗法。

四、注意事项

(一) 疼痛疗效评定及康复治疗

1. 对于有明显认知功能障碍的患者不适合进行疼痛评定。
2. 评定不宜在疼痛剧烈时进行,应在疼痛较为稳定时进行。
3. 评定时周围环境尽量保持安静,室温适宜,以免对疼痛程度造成影响。
4. 评定最好采取一对一形式,防止他人干扰。
5. 对于疼痛的治疗方法应灵活选用,严格掌握各种方法的适应证和禁忌证。

(二) 感觉障碍康复治疗

1. 实施感觉功能训练前,尽量使患肢肌张力正常化。
2. 感觉功能训练中,进行感觉刺激时,必须防止刺激造成的痉挛加重。
3. 感觉功能训练可以选择多种类的刺激方式,但每一种刺激或者同一个动作需要反复、多次、长期地进行。
4. 感觉功能的训练不应与运动功能的训练相割裂,必须建立感觉——运动训练一体化的思想。
5. 感觉功能的训练,必须取得患者的合作,感觉的恢复是一个长期过程,应根据患者感觉障碍的程度选择适当的训练方法和训练工具,训练要循序渐进、由易到难、由简单到复杂。

第二节　偏瘫的基层康复

一、偏瘫的概述

(一) 偏瘫的定义

偏瘫是由脑血管病、脑外伤、脑肿瘤、脑炎和脑膜炎等脑内病变所引起的以半身瘫痪或单肢瘫痪为主要临床表现的综合征。

(二) 偏瘫的诱因与病因

偏瘫的常见诱因:高血压、心脏病、糖尿病、高脂血症、血液高黏滞综合征、A 型行为、颈椎病、痛风、吸烟、恶劣气候等。

引起偏瘫的常见疾病:蛛网膜下腔出血、脑出血、硬膜外出血、硬膜下出血、脑血栓形成、脑栓塞、腔隙性脑梗死、血管性痴呆、短暂性脑缺血发作、高血压脑病、颅内动脉瘤、颅内血管畸形、脑动脉炎、脑动脉硬化、烟雾病等。

（三）偏瘫的临床表现及特点

偏瘫是指运动系统失去高位中枢神经系统的控制，出现异常运动模式的一种运动功能障碍，常表现为偏瘫侧肢体肌力减退，肌张力降低或增高，肌群间协调运动控制差，从而不同程度地影响患者翻身、坐起、体位转移、步行等功能性活动。

与周围神经损伤引起的瘫痪不同，中枢性偏瘫患者的康复过程并非偏瘫侧肢体肌力的量变的过程，而是运动模式的质变过程。偏瘫患者最常见的异常运动模式是上肢屈肌亢进、下肢伸肌亢进，具体表现为：

1）头部：头部向患侧屈曲，面部朝向健侧。

2）上肢：肩胛后缩，肩胛带下降；肩关节内收、内旋；肘关节屈曲伴前臂旋后；腕关节屈曲、尺偏；手指屈曲、内收。

3）躯干：向患侧屈曲，并向后旋转。

4）下肢：患侧骨盆上提、旋后；髋关节伸直，内收、内旋；膝关节伸展、屈曲；踝关节跖屈、内翻；足趾屈曲、内收（也可见踇趾伸展，类似明显的 Babinski 征者）。

由于病灶损伤部位、病变性质、患者年龄等诸多因素不同，临床上偏瘫患者表现的异常运动模式多种多样，在康复过程中正确地判断患者运动模式所处的不同阶段，对异常的运动模式予以抑制，诱发出正常的运动模式，是偏瘫运动功能能否较好恢复的关键。

临床上偏瘫患者的恢复常分为弛缓、痉挛、联带运动、部分分离运动、分离运动和正常六个阶段。患者所处阶段不同，康复治疗目标及重点也不相同。康复医师及治疗师应及时评估偏瘫患者所处的运动功能恢复阶段，具体分析患者是否有异常运动模式，进行针对性的康复治疗。以下内容为偏瘫患者各阶段的临床表现及康复治疗重点：

（1）第Ⅰ阶段：常为脑损伤的急性期，表现为患侧肢体无随意运动，肌张力下降，腱反射减弱或消失。部分患者卧位下可出现骨盆后倾、髋关节外展、外旋，膝关节过伸、踝关节跖屈、内翻。此期应注重良肢位摆放，定期翻身，早期予以关节被动活动，辅以神经肌肉电刺激以及肢体正负压等理疗，防止关节挛缩、静脉血栓、压疮等并发症。

（2）第Ⅱ阶段：经过数天或数周不等的时间，偏瘫患者出现患侧肌肉不引起关节运动的轻微收缩，肌张力增高，腱反射亢进，可出现联合反应。此期痉挛开始出现，并出现异常运动模式，如联合反应。可利用躯干肌的活动，促使肩胛带和骨盆带的功能部分恢复，通过紧张性反射、姿势反射、联合反射、Rood 感觉刺激等手段，促进患侧肢体肌肉的主动收缩和肌张力增高。同时进行患侧肢体所有关节的全范围活动，防止肌肉萎缩、关节挛缩与畸形等。

联合反应是指身体某一部位进行抗阻运动或者主动用力时，诱发患侧肌群出现不自主的肌张力增高或出现运动反应。联合反应是随着肌张力增高而出现的，只要痉挛存在，联合反应就不会消失。联合反应会严重影响偏瘫患者的康复，会引起与运动无关的肌肉收缩，痉挛加重，使患者长时间被异常运动模式控制。一般联合反应常以一种固定的模式出现，常见联合反应形式为：①对侧性联合反应：健侧上肢屈曲，患侧上肢屈曲；健侧上肢伸展，患侧上肢伸展；健侧下肢内收、内旋，患侧下肢内收、内旋；健侧外展、外旋，患侧下肢外展、外旋；健侧下肢屈曲，患侧下肢伸展；健侧下肢伸展，患侧下肢屈曲。②同侧性联合反应：上肢屈曲，下肢屈曲；下肢伸展，上肢伸展。

（3）第Ⅲ阶段：患者出现半随意运动，痉挛达到高峰，出现共同运动模式。常见的共同运动为上肢屈曲共同运动、下肢伸肌共同运动。这种异常运动模式是一种病理性的、固定的、毫无价值的运动,可导致肌痉挛增加,平衡失调,限制了功能性活动的进行,妨碍了运动功能恢复。此期应采用各种方法抑制异常的运动模式,预防和减轻痉挛,诱导分离运动的产生。

(4)第Ⅳ阶段:患侧肢体痉挛程度开始降低,并出现部分分离运动。具体表现为:①患侧手可置于腰后,肩关节屈曲90°时肘关节可以伸展,肘关节屈曲时前臂可旋前、旋后。②能侧方抓握及拇指带动松开,手指能够半随意、小范围地伸展。③坐位时,足跟触地,踝能背屈;坐位,足可向后滑动,使屈膝大于90°。此期应抑制共同运动和联合反应,强化和诱发分离运动以及多种复合模式的选择性活动,可适当结合日常生活活动进行功能性活动训练。

(5)第Ⅴ阶段:患者痉挛减弱,基本脱离共同运动,出现难度更大的分离运动。具体表现为:①肘伸展,前臂旋前,肩外展90°;上肢向前平举及上举过头;肘呈伸展位,前臂能旋前、旋后;②用手掌抓握,能握圆柱状及球形物,但不熟练;能随意全指伸开,但范围大小不等;③立位,髋伸展位能屈膝;膝伸直,足稍向前踏出,踝能背屈。此期康复治疗主要以设计合理的运动方案,促进更加复杂的分离运动产生,并进行各种日常生活活动。

(6)第Ⅵ阶段:患者痉挛基本消失,偏瘫侧运动功能接近正常水平,运动反应速度、协调性及精细程度仍有待进一步提高。此期除了日常生活活动训练以外,还应强化肌力及耐力训练,设计各种环境下的协调、灵活与速度训练。

二、偏瘫患者运动功能障碍的康复评定

(一)肌张力评定

肌张力是指被动活动肢体或按压肌肉时感受到的阻力,是肌肉在静息状态下产生的一种微弱的、不随意的、持续的收缩,偏瘫患者常存在肌张力的异常,特征表现为发病初期常处于软瘫期,肌张力低下,无随意运动。随着运动功能恢复,肌张力逐渐增高,出现痉挛。这些肌张力异常,均影响患者运动功能康复进程。目前临床上多采用改良 Ashworth 量表进行肌张力的评定,具体见第二章第二节肌张力评定,基层临床建议使用如下表格(可选择运用其中的一部分)记录评定结果(表 4-2-1)。

表 4-2-1 改良 Ashworth 痉挛量表

姓名: 性别: 年龄: 科室: 床号: 住院号: 诊断: 评定人员:

关节运动肌群	评定日期					
	年 月 日		年 月 日		年 月 日	
	左侧	右侧	左侧	右侧	左侧	右侧
肩屈肌群						
肩伸肌群						
肩外展肌群						
肩内收肌群						

续表

肩水平外展肌群					
肩水平内收肌群					
肩内旋肌群					
肩外旋肌群					
肘屈肌群					
伸肘肌群					
前臂旋前肌群					
前臂旋后肌群					
腕屈肌群					
腕伸肌群					
腕尺偏肌群					
腕桡偏肌群					
拇屈肌群					
拇伸肌群					
拇外展肌群					
拇内收肌群					
指屈肌群					
指伸肌群					
髋屈肌群					
髋伸肌群					
髋内收肌群					
髋外展肌群					
髋内旋肌群					
髋外旋肌群					
膝屈肌群					
膝伸肌群					
踝伸肌群					
踝屈肌群					

续表

足内翻肌群						
足外翻肌群						
踇趾伸肌群						
踇趾屈肌群						
足趾伸肌群						
足趾屈肌群						

（二）运动功能评定

人的一切有目的的活动都是受意志支配的，由大脑皮层发出信号，经过传导系统（包括上运动神经元及其锥体束，下运动神经元及周围神经），支配肌肉完成收缩或者舒张的运动。大脑运动皮层的锥体细胞至肌肉的任何部位的病变均可引起瘫痪。瘫痪分为周围性瘫痪和中枢性瘫痪。下运动神经元及其发出的周围神经的病变导致的瘫痪称为周围性瘫痪（下运动神经元性瘫痪）；上运动神经元及其锥体束病变引起的瘫痪成为中枢性瘫痪（上运动神经元性瘫痪）。根据病灶部位不同，中枢性瘫痪可表现为偏瘫、单肢瘫、双下肢瘫、四肢瘫等，其中偏瘫是最常见的瘫痪形式。

与周围性瘫痪不同，中枢性瘫痪是低级运动中枢失去高级中枢的控制，使其固有的、平时被抑制的各种原始反射和运动模式释放，表现出肌肉紧张亢进，出现联合反应、共同运动等，其恢复是肌张力和运动模式不断演变的质变过程。因此中枢性瘫痪的评价不采用肌力评价，而多采用 Brunnstrom 评价法、Fugl-Meyer 评定法以及上田敏法等，其中 Brunstrom 评定量表应用广泛，简便易行，具体内容见表 4-2-2。

表 4-2-2 Brunnstrom 评定量表

姓名： 性别： 年龄： 科室： 床号： 住院号： 诊断： 评定人员：

部位 / 时间	左侧			右侧		
	初期	中期	末期	初期	中期	末期
上肢						
手						
下肢						

评定标准

分期	上肢	手	下肢
Ⅰ级	弛缓，无任何运动	弛缓，无任何运动	弛缓，无任何运动
Ⅱ级	出现痉挛，开始出现联合反应，不引起关节运动的随意肌收缩	出现轻微屈指动作	出现痉挛，开始出现联合反应，不引起关节运动的随意肌收缩

续表

Ⅲ级	痉挛加剧，可随意引起共同运动或其成分	能全指屈曲，钩状抓握，但不能伸展，有时可由反射引起伸展	痉挛加剧 1. 随意引起共同运动或其成分 2. 坐位和立位时，髋、膝、踝可屈曲
Ⅳ级	痉挛开始减弱，出现一些脱离共同运动模式的运动 1. 手能置于腰后 2. 上肢前屈90°（肘伸展） 3. 肩0°，屈肘90°，前臂能旋前、旋后	能侧方抓握及拇指带动松开，手指能够半随意、小范围地伸展	开始脱离共同运动的运动 1. 坐位，足跟触地，踝能背屈 2. 坐位，足可向后滑动，使屈膝大于90°
Ⅴ级	痉挛减弱，基本脱离共同运动，出现分离运动 1. 肩外展90°（肘伸展，前臂旋前） 2. 上肢前平举及上举过头（肩前屈180°，肘伸展） 3. 肘呈伸展位，前臂能旋前、旋后	1. 用手掌抓握，能握圆柱状及球形物，但不熟练 2. 能随意全指伸开，但范围大小不等	从共同运动到分离运动： 1. 立位，髋伸展位能屈膝 2. 立位，膝伸直，足稍向前踏出，踝能背屈
Ⅵ级	痉挛基本消失，协调运动正常或接近正常	1. 能进行各种抓握 2. 全范围的伸指 3. 可进行单个指活动，但比健侧稍差	协调运动大致正常 1. 立位髋能外展超过骨盆上提的范围 2. 坐位，髋可交替地内、外旋、并伴有踝内、外翻

（三）关节活动范围评定

关节活动是功能性运动的基础。评定偏瘫患者的关节活动，常采用测量偏瘫患者的关节活动范围。关节活动范围（range of motion，ROM）是指关节远端靠近近端运动的弧度（或转动的角度）。

1. 造成偏瘫患者关节范围活动异常的原因

（1）关节及周围软组织疼痛：疼痛会使患者主动和被动活动减少，如偏瘫患者肩关节疼痛会显著影响肩关节活动度。

（2）肌肉痉挛：偏瘫患者常出现痉挛，患者主观感觉活动费力，可能会导致主动的关节活动范围减小。

（3）软组织挛缩：很多偏瘫患者后遗症期遗留肌腱挛缩，导致主动、被动关节活动度均减小。

（4）肌力下降：偏瘫患者常出现不同程度的肌力下降，导致主动关节活动度减小，被动活动正常，即被动活动大于主动活动。

（5）关节内异常：关节肿胀，渗出增多或有游离体，关节半脱位，主动活动和被动活动均减少。

（6）关节僵硬：主动和被动活动范围均丧失。如踝关节、膝关节肌肉僵硬导致被动活动困难。

2. 偏瘫患者关节活动范围测量注意事项

（1）当偏瘫患者 ROM 测量时，主动 ROM 与被动 ROM 不同时，提示存在肌肉瘫痪、关节挛缩、肌张力高等问题，应以被动 ROM 为准，或同时记录主动 ROM、被动 ROM。

（2）确定关节活动度测量的起始位置，专人测量，注意两侧对比。

（3）注意排除相邻关节活动受限对结果的影响。如髋关节活动受限时，患者腰部关节可出现代偿，也可出现膝关节屈曲。

（4）关节活动度测量之后，对结果进行分析，明确引起关节活动受限的原因，如痉挛、关节挛缩、关节附近骨折畸形愈合、疼痛、皮肤瘢痕等。

（四）平衡与协调功能评定

平衡功能的维持需要感觉输入、中枢系统整合以及运动控制，这三者缺一不可。感觉输入包括：视觉、前庭觉以及本体感觉，其中本体感觉对平衡功能的影响不容忽视。中枢系统中与平衡功能相关的中枢，对以上三种感觉信息进行整合加工，并判断有价值信息，形成运动方案。

偏瘫患者绝大多数为中枢性脑损伤患者，大脑中枢整合系统受损，使患者肢体接收错误信息，导致运动功能不协调，引起平衡功能异常。当人体平衡被打破时，常通过踝调节、髋调节、跨步调节三种机制进行调整重心，使身体重新达到新的平衡。而偏瘫患者由于肌力减退、痉挛等，髋关节、踝关节控制差，不能有效地启动调节机制，导致身体失衡。

1. 偏瘫患者平衡功能障碍的特点

（1）姿势不对称，重心偏向一侧：大脑半球皮层、丘脑、基底节受损的脑卒中患者身体重心往往偏向健侧。这由于患侧肌力较健侧弱，存在异常运动模式时，在坐位、站立位保持平衡时，常以健侧负重，身体往往偏向健侧。部分顶叶受损、左侧偏瘫患者有 Pusher 征的患者其身体重心常偏向患侧。

（2）步行困难：由于上位中枢控制的站立纠正反应或平衡反应欠缺，站立不稳时，膝关节、踝关节控制较差，患腿支撑期较短，导致步态异常及步行困难。其典型表现是重心由健侧向患侧移动相对受限，患侧负重能力差，健侧代偿性控制。

（3）身体摇晃不稳，肢体动作笨拙：偏瘫患者常以健侧负重，并且重心移动范围大，常表现为摇晃不定。尤其是小脑损伤的患者，难以坐稳，步态蹒跚，精细动作完成困难，辨距不良，取物、持物时表现更为明显。

（4）失去原有平衡或支撑面不稳定时，平衡调节机制差：偏瘫患者存在患侧肢体肌力下降、肌肉痉挛甚至关节挛缩，可导致髋关节屈伸、踝关节背伸、跖屈活动受限，导致髋、踝调节机制差。此外。偏瘫患者大多在健侧，重心转移较差，加上本体感觉受损，当原有平衡被打破时，畏惧跨步进行调节，甚至即使跨步，平衡功能仍不能维持。

2. 影响偏瘫患者平衡功能的恢复因素有以下几个方面

（1）病变的部位：左侧偏瘫患者的平衡能力较右侧偏瘫差；丘脑损害患者平衡障碍明显，由于丘脑是各种感觉的整合中枢，丘脑损伤可导致感觉冲动不能正确地传输到大脑皮层进行整合分析，也无法接受各方面来的信息。

（2）本体感觉、视觉障碍、前庭觉障碍：存在偏盲、单侧空间忽略等偏瘫患者的平衡能力常较差。脑卒中患者本体感觉受到破坏，此时视觉输入对平衡功能起到了重要作用。

（3）Pusher 综合征，也称为倾斜综合征，常表现为头转向健侧，对患侧刺激接受能力明显降低，坐位时，左臀部负重，右侧躯干明显缩短；站立位时，患者整个重心偏向患侧，姿势歪斜；行走时重心不易向右侧转移，患腿屈肌占优势，伸肌支持不充分，患腿迈步困难。有研究认为Pusher综合征与大脑的整合障碍有关，也有学者认为它与单侧空间忽略及运动不连贯、失认、痴呆等广泛病变有关。

（4）言语障碍、认知障碍：伴有失语、认知障碍的患者存在交流沟通的问题，对运动训练指令不理解，导致不能及时正确地纠正平衡障碍，因此平衡功能往往较差。

（5）心理障碍：偏瘫患者长期卧床或下肢肌张力低下、负重能力较差，常惧怕摔倒而不敢患侧负重，行走时重心转移较差。

（6）年龄：老年人的神经、肌肉及骨骼系统开始退化，其平衡稳定性逐步下降。老年人在脑卒中后平衡功能恢复较年轻人慢。

3. 典型的偏瘫步态　偏瘫患者由于脑卒中后高位中枢受损而出现最典型的步态，即偏瘫步态。它主要表现为行走时偏瘫侧髋关节上提，下肢外展、外旋，同时伴有足内翻、跖屈。如按此步态持续行走不加以纠正，下肢伸直痉挛会进一步加重。偏瘫步态的特点：

（1）支撑相：从触底开始，偏瘫患者下肢处于伸肌共同模式，表现为：前足、足底外侧整个足底着地，而不是足跟着地；踝关节不能由跖屈位向背屈位转换，患者不能将重心从足跟部转移至前足，导致支撑不稳，患侧负重时间短。可出现以下代偿方式：膝过伸、屈髋、躯干前倾。

（2）摆动相：由于踝背伸肌力不足，跖屈痉挛造成：屈膝不足，髋关节微屈、外展外旋，靠患侧向外侧划圈代偿；踝关节背屈无力，足内翻，出现足趾拖曳；摆动末期踝关节趾屈、膝关节半屈着地。

（3）骨盆运动：正常人骨盆倾斜在开始摆动期和摆动中期出现。偏瘫患者髋关节屈曲不足，踝关节趾屈常伴随着骨盆过度倾斜代偿，患肢支撑期健侧骨盆向上倾斜，使健肢向前摆动；摆动期健侧骨盆向下倾斜，使患肢离开地面。

（五）日常生活能力评定

日常生活能力是指人类为了维持生存和生活，每天均进行的与衣、食、住、行、交往密切相关的最基本的活动能力。与日常的穿衣、进食、简单活动、大小便控制和个人卫生相关的人类生存最基本的活动称为基本日常生活活动。在此基础上加上家务劳动、乘坐交通工具、购物等工具性活动，称为工具性日常生活活动。

偏瘫患者绝大部分存在不同程度的运动功能障碍，伴有不同程度的言语功能障碍、吞咽功能障碍、认知障碍、情感障碍、二便障碍等，均会影响患者的日常生活能力和生活质量。临床上常用Barthel指数（Barthel index，BI）来评定患者基本的日常生活能力。功能独立性评定（functional independency measure，FIM）是对基本的日常生活能力、运动、交流、社会认知等多方面进行评定，反映了患者功能独立程度。FIM量表具体内容见表4-2-3。

表4-2-3　功能独立性评定量表

姓名	性别	年龄	床号	住院号	诊断
项目				评估日期	
运动功能	自理能力	1	进食		

续表

运动功能	自理能力	2	梳洗修饰			
		3	洗澡			
		4	穿裤子			
		5	穿上衣			
		6	上厕所			
	括约肌控制	7	膀胱管理			
		8	直肠管理			
	转移	9	床、椅、轮椅间			
		10	如厕			
		11	盆浴或淋浴			
	行走	12	步行 / 轮椅			
		13	上下楼梯			
	运动功能评分					
认知功能	交流	14	理解			
		15	表达			
	社会认知	16	社会交往			
		17	解决问题			
		18	记忆			
	认知功能评分					
FIM 总分						
评估人						

功能水平及评分标准：

1. 完全独立（7 分） 构成活动的所有作业均能规范、完全地完成，不需修改和辅助设备或用品，并在合理的时间内完成。

2. 有条件的独立（6 分） 具有下列一项或几项：活动中需要辅助设备；活动需要比正常长的时间；或需要安全方面的考虑。

3. 依赖 为了进行活动，患者需要另一个人予以监护或身体的接触性帮助，或不进行活动。

（1）有条件的依赖：患者付出 50% 或更多的努力，其所需的辅助水平如下：

1）监护和准备（5 分）：患者所需的帮助只限于备用、提示或劝告，帮助者和患者之间没有身体的接触或帮助者仅需要帮助准备必需用品；或帮助戴上矫形器。

2）量身体接触的帮助（4 分）：患者所需的帮助只限于轻轻接触，自己能付出 75% 或以上的努力。

3）中度身体接触的帮助（3 分）：患者需要中度的帮助，自己能付出 50%~75% 的努力。

（2）完全依赖：患者需要一半以上的帮助或完全依赖他人，否则活动就不能进行。

1）大量身体接触的帮助（2 分）：患者付出的努力小于 50%，但大于 25%。

2）完全依赖（1 分）：患者付出的努力小于 25%。

FIM 的最高分为 126 分（运动功能评分 91 分，认知功能评分 35 分），最低分 18 分。其中 126 分 = 完全独立；108 分 ~125 分 = 基本独立；90~107 分 = 有条件的独立或极轻度依赖；72~89 分轻度依赖；54~71 分中度依赖；36~53 分 = 重度依赖；19~35 分 = 极重度依赖；18 分 = 完全依赖。

综上所述，在临床工作中，针对偏瘫患者运动功能的评定应该是综合的、多水平的评定，注意主观资料与客观资料的收集，是否有肩痛、肩关节半脱位、肿胀、肩手综合征、关节挛缩等并发症。运动功能评定之前，先评估患者言语、认知功能、情绪心理状况等，因以上情况可影响偏瘫患者运动功能，还会导致评定过程中出现交流困难，造成评定结果的偏差。最后，针对评定结果进行分析，找出偏瘫患者存在的问题及可能的原因，制定针对性运动功能训练方案。

三、偏瘫患者的康复治疗

（一）康复目标

通过运动功能训练，物理因子治疗等综合的康复治疗手段，达到预防偏瘫患者并发症的产生，促进患者功能恢复，充分发挥患者残余功能，调整患者心理状态，提高日常生活能力，最终回归家庭、回归社会。偏瘫患者的康复治疗目标可分为以下三个水平：

1. 功能水平　通过应用各种技术尽可能抑制异常的运动模式，促进正常运动模式产生，从而恢复患者的运功功能。

2. 能力水平　通过功能性活动，结合日常生活能力训练，锻炼患者现有的运动功能，提高日常生活能力，改善患者生活质量。

3. 参与水平　通过改善居家环境、家庭环境，提供就业指导和支持，完善无障碍设施等社会环境，提高偏瘫患者的社会参与能力，从而更好地回归家庭、回归社会。

（二）康复的机理

偏瘫患者经过正规、系统的康复治疗后，肢体运动功能可得到不同程度的改善。关于脑损伤患者功能康复的学说有很多，主要内容归纳为以下几个方面：

（1）发病早期，应用合适的药物积极抢救损伤的脑细胞，使损伤后脑组织和血管病变的恢复，如血管再通、血肿的吸收、侧支循环的建立、病灶周围水肿的消退，患者的功能可以得到一定程度的恢复。

（2）神经可塑性原理：先进的大脑影像技术清楚地显示神经系统在人的一生当中或者受伤后，通过活动和行为的经验和学习而不断地进行重塑。越来越多的研究表明，脑卒中后在真实生活的作业中反复的练习和训练会是关键的刺激，以使剩余脑组织产生新的或者更有效的功能性连接。使用促进运动学习或在再学习方法的训练和练习可能是形成新的功能性连接的要素。

（3）功能再现：是神经结构中“功能代偿”学说的基础。该假说认为神经系统的结构分为不同的等级，当高等级的部分损伤后，较低级的部分就从抑制中释放出来，并尽力去完成失去的功能。

（4）功能与形态脱节：该假说认为当脑的一部分结构损伤后，未损伤的脑组织失去了来自损伤区的正常传入冲动，引起“部分暂时性休克”，从而出现了临床症状。随着休克的恢复，未受损伤的脑组织将重新恢复原有的功能。

（5）功能替代：该假说认为未受损的大脑皮层能承担（替代）脑受损部分已经丧失的功能。但前提条件是正常部分必须具有能完成受损部分功能的能力，且在替代时没有执行其他的功能。（对猴的实验已证实原损伤周围脑皮质已恢复并替代已受损的脑功能）

总而言之，脑卒中偏瘫后大脑功能重组具有充足的潜力是有据可循的，尽管确切的机制尚未清楚，但人类和动物的研究提示，脑损伤的恢复存在一种物质基础。

（三）训练原则

1. 强调患者学习运动的感觉　普遍的观点都认为运动的感觉可以通过后天的反复学习、训练来获得。反复学习运动的方式和动作可促进患者获得正常运动的感觉。为了能够获得运动的感觉，需要进行反反复复的各种正常运动感觉的训练。治疗师需根据患者的情况及存在的问题，设计训练活动，这些活动不仅诱发有目的性的反应，而且要充分考虑到是否可以为患者提供重复相同运动的机会。只有反复刺激和重复动作才可促进和巩固动作的学习，像任何儿童或成人学习一种新技能一样，需要不断刺激与重复训练，以便患者巩固学习过的运动。

2. 强调患者学习基本姿势与基本运动模式　人体的正常运动是协调、可控制的，并且总是以一种最省力的方式进行。康复治疗过程中，要依据人体正常的发育过程，抑制异常的动作模式，同时诱导患者逐步学会正常的动作模式，诱发出高级神经系统反应。

通过观察偏瘫患者功能性活动中存在的问题，用正常的运动程序引导患者，使患者重新感知正常的运动模式。功能性活动中要注意观察：①仰卧位翻身到俯卧位：观察是否出现头部控制差，抬举无力，肩胛带前伸不足、躯干旋转无力等表现；②坐起：注意观察躯干前屈以及重心转移是否充分，患腿负重如何，踝关节背屈；③站立：头、躯干是否保持直立，是否可以进行站立位重心转移；④步行：注意观察步行是否是周期性的，躯干是否保持挺直，髋、膝、踝的运动是否正常，手臂是否交替前后摆动；⑤直立反应和平衡反应：正常的平衡反应是维持坐、站、步行的平衡的前提。

比如：坐位时，伸手拿物品，头直立反射受抑制，躯干侧屈和拉长，前臂无外展和伸直反应；坐位，被外力推向侧方时，头部保持直立，手臂外展、伸直，肩胛带与髋保持相互平行，一侧髋关节外旋使重心转移，一侧腿不负重并外展。站立位向前倾倒时，头后伸，躯干后仰，足跖屈，足跟离地，甚至出现迈步反应。如果调节后仍未保持平衡，可出现手臂的保护性伸展。

3. 按照运动的发育顺序制订训练计划　患者的训练计划必须与患者的发育水平相对应。在治疗的过程中，应该用发育的观点对患者进行评定，沿着发育的顺序进行治疗。正常的发育顺序是从头到脚、由近及远。运动发育顺序一般是仰卧位→翻身→侧卧位→肘支撑卧位→坐→手膝跪位→双膝跪位→立位。

在治疗中，首先应注意的是头颈的运动，然后是躯干，最后是四肢。理论上，肢体功能恢复是按照由近端到远端的顺序进行的。因此，只有改善了头颈、躯干的运动后，才有可能改善四肢的功能；只有控制了肩胛带的稳定性后，才有可能发展上肢的精细动作技巧。

4. 将患者作为整体进行治疗　将患者作为一个整体进行训练，不仅要治疗患者的肢体运动功能障碍，还要鼓励患者积极参与治疗，掌握肢体在进行正常运动时的感觉。在训练偏瘫患者的下肢时，要注意抑制上肢痉挛的出现。

总之，要防止患者身体的其他方面出现障碍，就要把患者作为一个整体制定治疗计划和训练方案。

（四）康复治疗

偏瘫患者的康复治疗可以分为以下三个阶段：急性期的康复治疗、恢复期的康复治疗和后遗症期的康复治疗，每个阶段康复治疗各有其不同的目标及方法。

1. 急性期的康复治疗　急性期就是指病情还没有稳定的时期，康复提倡的是早期介入、早期治疗。及早介入能大大提高患者日后的功能改善情况，为后期康复的开展奠定了基础。

此期处理的重点应该放在积极处理原发病和并发症上，尽最大可能减少偏瘫患者的功能障碍。

急性期康复的主要目标是通过被动活动和主动参与，促进偏瘫肢体肌张力的恢复和主动活动的出现，以及肢体正确的摆放和体位的转移。

（1）各种体位正确的摆放方法：

1）仰卧位：头部摆正，面部可转向患侧；肩胛骨下方垫枕头，防止肩胛带出现下沉、后撤；将患侧上肢伸展置于枕上并保持外旋位，枕头的高度尽可能高于体干的高度。患侧骨盆下垫枕，防止髋关节的外展、外旋；膝下垫毛巾卷，避免出现膝关节过伸展；膝关节轻度屈曲对于预防由踝关节跖屈造成的伸肌痉挛比在患者足底放置木板效果要好。若踝关节明显跖屈或内翻，应放置足托板使之保持在踝关节背屈外翻位。对于患侧下肢有明显屈曲倾向的患者，应采取正确的仰卧位，患侧下肢的屈曲倾向对康复十分不利，如果长期将肢体处于屈曲体位，容易形成屈曲挛缩，这将大大影响患者的坐起、站立以及步行的能力，因此必须早期开始预防，保持肢体摆放正确体位；而对于伴有足内翻，伸肌张力高的患者，应该采取健侧或患侧卧位。由于紧张性迷路反射，仰卧位时伸肌张力占优势，可增强下肢的伸肌张力。因此，应尽量少采取仰卧位。

2）健侧卧位：偏瘫侧上肢应该有支撑（垫枕或者其他支撑物），肩关节前屈90°，伸肘、伸腕、伸指、掌心向下；偏瘫侧下肢也应该有支撑，呈迈步状（屈髋、屈膝、踝背屈90°，患足不可以悬空）。

3）患侧卧位：为增加偏瘫侧的感觉刺激，多主张偏瘫侧卧位，此时偏瘫侧上肢肩关节前屈90°、伸肘、伸指、掌心向上；偏瘫侧下肢伸髋、膝稍屈、踝背屈90°，健侧肢体放在舒适的位置。

（2）偏瘫肢体被动运动：这一时期偏瘫患者的患侧肢体主动活动不能或者很弱，肌张力很低。为了保持关节活动度，预防关节肿胀和僵硬等并发症，促进偏瘫侧肢体早日出现主动活动，治疗上以被动活动偏瘫肢体为主。

被动活动的顺序为从近端关节到远端关节，每天可进行两到三次，每次五分钟以上，直到患侧肢体恢复主动运动。在做被动活动的过程中，可以让患者头转向健侧，注视健侧，通过视觉反馈和治疗师的言语刺激，提高患者治疗的积极性，有利于患者的主动参与。应该注意的是，被动活动应该在患者无痛或者稍痛的范围内进行，以免造成软组织的损伤。

（3）体位变换：要给病人定时翻身，大概是每两小时一次。主要目的是预防压疮和肺部感染。另外由于仰卧位强化伸肌优势，健侧侧卧位强化患侧屈肌优势，患侧侧卧位强化患侧伸肌优势，不断变换体位可以使肢体的伸屈肌张力达到平衡，预防痉挛模式出现。采用 Brunnstrom 技术，通过转动患者的头（利用紧张性腰反射、非对称性紧张性颈反射）帮助完成翻身活动。床上翻身的具体动作如下：

1）向偏瘫侧翻身：双手叉握（Bobath 握手，即偏瘫手拇指置于健手拇指掌指关节的上面），伸肘，肩前屈 90°，健侧下肢屈髋屈膝，足部踩在床面上，头转向偏瘫侧，利用健侧上肢带动患侧上肢向偏瘫侧转动，并带动躯干向偏瘫侧转，同时健侧足部用力踏床面用力，使得骨盆和下肢向偏瘫侧转。

2）向健侧翻身，动作要领基本一样，只是偏瘫侧下肢的起始位需要他人的帮助。

（4）物理因子治疗：常用的有局部的机械性刺激（如用手在肌肉表面拍打等）、功能性电刺激、肌电生物反馈和局部空气压力治疗，这些治疗可使瘫痪肢体肌肉通过被动引发的收缩与放松逐步改善其张力。

（5）传统疗法：常用的有按摩和针刺治疗等，通过深浅感觉刺激有助于局部肌肉的收缩和血液循环，从而促进患侧肢体功能的改善。

2. 恢复期的康复治疗　此时期病人的病情基本稳定，功能也在持续地恢复。此时期最大的特点就是，患者从患侧肢体的肌力弱，甚至是软瘫期过渡到了痉挛明显的时期。患者能够主动运动，但都是以共同运动为主。康复治疗的主要目标是抑制痉挛，促进分离运动出现。主动性康复训练应遵循神经发育的顺序进行，先从躯干、肩胛带和骨盆开始，按照卧位、坐位、站位、步行以及由近端到远端的顺序进行，每天的训练要有所侧重，多种训练交替进行。关于偏瘫肢体的训练，在软瘫期，要积极地促进肌张力恢复和主动运动的出现，在出现痉挛后就要降低痉挛，促进分离运动的产生，改善运动的速度、精细程度和耐力，同时要注意非偏瘫侧肢体的肌力维持和强化。

（1）床上与床边活动：

1）上肢上举训练：刚开始偏瘫侧不能独自抬起，此时就可以采取 Bobath 握手，双手交叉抬起，慢慢地增加患侧上肢的参与度。

2）利用健侧下肢辅助的抬腿训练：患者仰卧，利用健侧足从患侧腘窝处插入并沿着患侧小腿伸展，将患足置于健足上方，治疗师辅助患者利用健侧下肢将患侧下肢抬起，尽量抬高，然后缓慢放回床面，患侧下肢的膝关节不能屈曲，如此反复练习。治疗师随着患者动作的熟练逐渐减少辅助，直至患者可以独立完成。

3）床上翻身：要清楚床上的翻身有向健侧的翻身和患侧的翻身。

4）桥式运动：桥式运动的目的是训练腰背肌群和伸髋的臀大肌，可以有效地防止站立时因为髋关节伸展不够而导致的臀部后突甚至跌倒，是站立训练的基础。动作要领如下：患者取仰卧位，双腿屈曲，足底紧贴床面，然后慢慢地将臀部抬离床面，同时足底不能抬起，这样维持一段时间，再慢慢将臀部放下（双桥运动）；在患者能够很熟练，很自如地完成双桥训练后，就该进入难度稍微再大一些的单桥训练，动作要领如下：患者健腿悬空，仅患腿屈曲，足踏床抬臀。在训练的早期需要固定下肢并拍打叩击刺激臀大肌，提醒患者用力收缩该块肌肉。

（2）从仰卧位到坐位的训练方法：通过让患者头转至患侧（利用非对称性紧张性颈反射）和刺激足背屈肌（利用共同运动）协助完成从床坐起活动。具体操作方法：患者仰卧，治疗师指示患者交叉握手，健足置患足下方，并利用健侧下肢将患侧下肢移至床边。治疗师在患者健侧，将手从患者头下插至患侧肩胛骨部，将患者头部置于治疗师的前臂。治疗师口令"双脚抬起"。当患者双脚离床时，治疗师一手抬患侧肩胛骨部，另一手将下肢向床边移动，利用双手的合力完成患者的体位变换。

（3）坐位训练：坐位是很多功能性活动恢复的基础，也是相对容易完成的动作之一。由于长期卧床的病人刚开始采取坐位时，比较容易出现体位性低血压，不适合一开始就采取直立的坐位，可以利用一个起立平台或者靠背架，使角度渐进性增加。每次增加角度时，都需要在该角度下维持30分钟，如果没有出现明显的体位性低血压的情况，再可增大角度。理论上，不适合采取床上半坐位，以免强化下肢伸肌模式。采用Brunnstrom技术，可进行坐位训练，具体训练方法如下：

1）坐位平衡：重点对健侧、患侧躯干肌的控制力进行训练，以提高躯干平衡反应，改善坐位平衡。具体训练方法：患者取端坐位，利用Bobath球在治疗师的保护下进行向前后左右各个方向的推球训练，完成躯干的屈曲、伸展以及左右侧屈运动。在患者可以维持独立坐位时，治疗师应对其头部、肩部及躯干从各个方向施加外力，外力的方向和大小视患者具体情况进行组合变化，以诱导患者的平衡反应。患者还可以坐在高台上，治疗师手握患者的小腿向两侧摆动以破坏身体的平衡，进而诱发患者头部、躯干向正中线调整和一侧上下肢外展的调整反应。当患者的坐位平衡能力较好时，可以取两手胸前抱肘位，两名治疗师在两侧交替施加外力以破坏患者的坐位稳定性，诱发头部及躯干向正中线的调整反应。

2）诱发平衡反应：治疗师用手向前、后、左、右推动患者，破坏其平衡状态后使患者重新调整重心维持平衡。

3）前方倾斜及躯干前倾：在治疗师或患者利用健侧帮助下，使躯干前倾和向前方倾斜来诱导躯干平衡能力。

4）躯干旋转：治疗师站在患者身后，双手分别放在患者两侧肩峰上，嘱患者目视前方，肩向左侧旋转时，头向右侧旋转，左右交替，动作应缓慢。利用躯干—颈—上肢模式，交替产生肩部屈肌、伸肌的共同运动、紧张性颈反射、紧张性腰反射诱发及促进躯干旋转。

5）头、颈运动：患侧上肢放在治疗台上，治疗师一手放在患侧肩上，另一手放患侧耳后，让患者用耳朵接触肩峰，治疗师用手给予抵抗，当阻力足够大时，可诱发肩上举及耸肩活动。

6）关节活动：在治疗师引导下的肩部运动，以维持肩关节活动度，预防肩痛。

7）屈髋肌群收缩训练：坐位，治疗师利用躯干前倾和后倾以诱发屈髋肌的反应性收缩。

（4）肘关节伸展时患侧重心移动训练：治疗师在患者的患侧，双手控制患侧的上肢，使之处于抗痉挛体位并在身体一侧负重，指示患者将身体重心向患侧方向移动，然后再恢复原位。也可以让患者双上肢处于抗痉挛体位支撑于体侧，再进行躯干的左右重心转移。

（5）肘关节屈曲位时的患侧重心转移训练：治疗师帮助患者将身体重心移向患侧，在肘关节屈曲位时使前臂负重，然后主动让身体回复原位。初始，治疗师可帮助患者利用肘部伸展完成身体的复位。

（6）患侧上肢功能训练：

1）诱发上肢伸向物体和指向物体的肌肉活动并进行运动控制训练：①仰卧位，支撑患者上肢，使其肩关节处于前屈位，上肢前伸，手伸向天花板；或让患者的手随治疗师的手在一定范围内活动，让其用手触摸自己的前额、枕头等。②坐位练习用手向前、向上指向物体并逐渐增大范围。

2）患侧上肢负重训练：①坐位，双侧或只将患侧上肢放于身后，肩后伸、外旋，肘伸直，手平放于训练床上以承受躯干的重量。患侧上肢的伸展模式可以有效地抑制患侧上肢的屈曲痉挛模式，对日后日常生活动作的完成有帮助作用。另外，上肢在伸展位时支撑体重，也是坐位平衡训练的一个重要方面。训练的时候，将患侧上肢置于抗痉挛体位，放在躯干侧方，指示患者将躯干重心放到患侧上肢。治疗师可以通过患侧肩关节给上肢施加向下的压力。从而提高患者伸肌张力，加强上肢肘关节的稳定性，在此体位下，也可以进行小范围、选择性的肘关节屈伸运动。②坐或立位，帮助患侧肩关节外展 90°，肘伸直，手平置于墙上，水平施压，防止手从墙上滑落。

3）诱发肌肉活动和运动控制训练：①用腕桡侧偏移练习诱发腕伸肌的活动：坐位，前臂中立位于桌面，手环握玻璃杯并试着将其抬起；之后训练抬起物体 - 伸腕 - 屈腕 - 放下物体。②伸腕：坐位，前臂中立位于桌面，伸腕使手背向后移动触碰物体，并逐渐增加移动距离。③前臂旋后环握圆筒形物体，前臂旋后使该物体的末端接触桌面；也可手背压橡皮泥训练。④对掌活动：抓住和放开杯子，注意确保前臂中立位及腕伸位。⑤对指活动：前臂旋后，练习拇指和其他手指对指。⑥操纵物体：可练习用手指拾起碗中小物体，然后前臂旋后，将物体放入另一碗中；也可练习用手抓住塑料杯的边缘而不让其变形，并向各个方向移动；或者练习从对侧肩上拾起小纸片。⑦使用餐具等。

（7）坐位和准备坐起的训练：

1）骨盆控制和躯干旋转的训练：在患者身后并排放置三把椅子，指示患者双手交叉并向前下方伸展，患侧下肢充分负重，治疗师帮助患者抬起臀部，旋转躯干，并指示患者缓慢地将臀部坐到一侧的椅子上。

2）患侧髋内收、骨盆旋前训练：患者坐位，治疗师一只手控制患侧下肢膝部，使其处于内收、内旋位，另一只手控制踝关节于背屈、外翻位，帮助患者将患侧下肢放到健侧下肢下，同时带动骨盆前倾，然后再控制下肢缓慢放下，此动作的训练对于步行时的膝屈曲动作有重要作用。

3）提腿训练：患者坐位，治疗师托住患者足部保持在背屈、外翻位，指示患者向上抬腿，再慢慢放下，并练习在关节的各个活动范围内进行控制，以加强患侧下肢屈髋、屈膝的能力。

4）屈膝训练：患者坐位，将膝部被动屈曲大于 90°，指示患者在小范围内做膝关节伸展、屈曲动作。做此训练时，整个脚掌着地，足跟不离地，尤其在进行膝关节屈曲动作时。

（8）从坐位到站位的训练：患者取坐位，双足全脚掌着地，开始利用训练球使患者双手扶球身体重心前移，治疗师可以协助患手扶球，并向前滚动球体，完成躯干屈曲。待患者能够很好地完成重心前移的动作后，把高凳放在患者的面前，让患者双手交叉，在双侧髋关节屈曲下重心前移，双手扶住凳面上，头部前伸超过足尖；治疗师在患者患侧，一手协助固定患侧膝关节并向前移，使膝关节超过足尖；另一手从患者腰后扶持健侧大转子，在协助向上抬起臀部的同时确保患者身体重心向患侧转移，防止健侧代偿。待以上的动作都能够较好地完成后，撤掉前面的高凳子，放开交叉的双手，双上肢自然下垂，练习身体对称重心前移的姿势下伸展躯干完成起立动作。

(9) 步行训练:偏瘫患者步行训练的内容包括以下方面:

1) 站位平衡训练:患者站在平行杠内,双下肢支撑体重,双膝关节轻度屈曲,治疗师用双膝控制患者的下肢,使其呈外展外旋位。治疗师一手置于患者臀部,另一手置于下腹部,协助完成骨盆前后倾运动。随着骨盆前后倾运动幅度的加大,体重逐渐向患侧下肢移动。在患侧骨盆,髋关节、膝关节、踝关节获得较好控制能力时慢慢将健侧下肢抬起。

2) 患侧下肢负重训练:治疗师一只手放在患者的腋部支撑,保持肩胛带的上举,另一只手保持患侧上肢肘关节,腕关节处于伸展位,同时指示并引导患者将身体重心逐渐向患侧移动,为防止患者利用躯干侧倾来代偿,可让患者在姿势矫正镜前进行此训练,通过视觉的反馈,让患者观察自己是否已经将重心移至患侧,同时治疗师也可以将手放在患侧骨盆对侧,帮助患者将重心移至患侧。

3) 单腿站立训练:患侧单腿站立,面前摆放大概 20 厘米高的凳子,让患者将健侧下肢踏在上面,治疗师一手下压,向前推患侧骨盆,辅助髋关节伸展,另一手置于健侧躯干,协助将重心转移到患侧,然后返回原处。随着能力的提高,可以增加踏板的次数和延长负重的时间。当以上的动作能够很好地完成时,将低凳换成高凳,治疗师一手放在患者背部,另一手置于胸骨下方,辅助患者躯干伸展,提高躯干上部的稳定性。

4) 试探性迈步训练:健侧下肢站立,指示患者下肢向前迈步,轻度屈髋屈膝、踝关节背屈,当足跟将要着地时立即抬起,反复数次,加强患侧下肢移动及足跟着地时的控制能力。

5) 交叉步态训练:此训练是为步行中旋转骨盆做准备的,可改善对髋部的控制,防止出现划圈步态。初始,可先训练患者向健侧方向行走,患者立位,双下肢轻度外旋,健侧腿稍靠前方,治疗师在患侧后方,一手控制患侧骨盆部位,指示患者旋转骨盆将患腿从前方向对侧交叉迈出。随着稳定性的加强,再进行向患侧方向的交叉迈腿训练。

6) 前后迈步训练:健侧腿站立,患腿向前迈步,然后屈膝再向后迈步。患者向后迈步时,治疗师要注意防止出现骨盆上提动作。

7) 引导步行训练:治疗师立于患者前方,将患者患手臂搭在自己肩上,治疗师一只手放在患侧肩胛骨部分使之充分前伸,另一只手放在骨盆处辅助患者行走时重心转移动作的完成。训练时,应尽量避免患者双侧上肢同时置于治疗师肩部,这将限制患者躯干的旋转动作。

8) 作业性治疗活动:针对患者的功能情况选择适合的功能活动内容,如书写练习、画图下棋、打毛线、粗线打结、系鞋带、穿脱衣裤和鞋袜、家务活动、社区行走、使用交通通讯工具等。

步行功能是人体活动的重要功能。而偏瘫患者在恢复期往往出现各种异常的步态。采用运动再学习的方法,以生物力学、人体运动学、神经生理学和认知心理学等为理论基础,以作业或功能为导向,强调患者主观参与,按照科学的运动学习方法对患者进行步行功能训练,训练方法具体如下:

1) 站立期:①训练在整个站立期伸髋:卧位,抬患侧臀部以诱发髋伸肌活动;立位,髋正确对线,练习用健腿向前及向后迈步,并保持伸髋。②训练膝控制:坐位,伸膝,通过 0°~15° 屈伸膝练习股四头肌离心和向心收缩或通过保持膝关节伸展练习股四头肌等长收缩;在此过程中,治疗师从足跟部向膝部给予强有力的压力,使股四头肌必须收缩以防止屈膝;立位,患肢负重，健腿向前、向后迈步，练习将重心在健腿和患腿之间转移；用健腿迈上和迈下8cm高的台阶，保证迈健腿时患髋始终伸展；患腿踏在台阶上，用健腿前移重心并迈上台阶，再迈下来，然后过渡到迈过台阶。③训练骨盆水平侧移：立位，髋在踝前，练习将重心从一脚移至另一脚，治疗师用手控制其骨盆移动的范围在2.5厘米左右；练习侧行，先将重心移到健腿，再迈患腿，然后健腿合拢，再迈下一步。

2）摆动期：①训练摆动初期屈膝：俯卧位，治疗师使其屈膝小于90°，通过小范围屈伸膝活动来练习屈肌群的离心和向心收缩，或通过维持膝关节在不同位置使其在各个角度都得到良好控制；立位，治疗师帮患者微屈膝，让其练习离心和向心收缩；用患腿向前迈步，治疗师帮助其控制最初的屈膝；练习向后退，治疗师指导屈膝及踝背屈。②训练足跟着地时伸膝和踝背屈：用健腿站立，治疗师将患腿置于伸膝和踝背屈位，患者身体前移，使其体重移至患足处。

3）行走练习：先用健腿迈步，治疗师站在患者身后并在其双上臂处稳定之。刚开始用患腿迈步可能有困难，治疗师可用自己的腿来指导患者的腿前移。可给予一定口令，让患者有节奏地行走。同时要观察分析患者的对线情况，找出问题，改善其行走的姿势。

4）增加难度：包括：跨过不同高度的物体；行走的同时做其他活动，如和别人说话、拿着东西等；改变行走速度；在繁忙的走廊中行走；出入电梯；在训练平台上练习行走等。

5）为患者制定家庭训练计划，合理使用矫形器和辅助设备。

3. 后遗症期的康复治疗　后遗症期的患者运动功能已达平台期，但并非没有进步的可能，只能恢复的速度会减慢。此期治疗的目的在于改善步态的质量和强化患侧手的功能，最后进行各种有意义的日常生活动作训练，再逐步向正常运动过度。

（1）上肢运动控制训练

1）联合反应的抑制　患侧上肢放置在桌面保持不动，指示患者用健手摩擦患侧上肢皮肤；或健侧手臂上抬高举过头，然后屈肘触摸头颈、枕部等，再返回前方；或用工具夹食物、写字和绘画等。当患者进行以上训练时，指示患者抑制患侧上肢不出现任何异常的张力变化和动作。

2）患侧上肢负重和及躯干旋转训练：患者坐位，患侧上肢在身体侧方保持抗痉挛负重位，指示患者旋转躯干，健手越过中线，将患侧的物体拿起，放到身体健侧。此训练在加强患侧上肢负重能力的同时，可加强患者的躯干控制能力，从而增强坐位平衡能力。

3）伸肘练习：坐位，患者双手交叉推动桌上放置的滚枕或实心球，来回拉动。此训练可加强患者肘关节的控制能力，缓解上肢的屈曲痉挛。训练时，要注意保持患者躯干前屈，双上肢向前伸展，可避免出现肩胛带的后撤动作。

（2）下肢步行功能强化训练：上下阶梯比平地步行难度大。上阶梯训练的要领是先练两足一阶法：①健手抓住扶手；②健足上台阶；③利用健手和健足将身体重心引向上一个台阶；④患侧下肢尽量以内收内旋的状态上抬，与健足站到同一层台阶上；⑤治疗师在患者身后予以保护。当患者熟练掌握后可练习一足一阶法，方法和上面的基本相同，区别是患足不与健足在同一层台阶上。治疗师的辅助重点是协助患肢上抬的正确模式以及患肢支撑的稳定性。

下阶梯训练的要领是先练两足一阶法：①健手握住前下方的扶手；②利用健侧手足身体，患足先下一个台阶；③再将健足下到与患足同一层台阶上；④治疗师在患者前方给与保护。

当患者熟练掌握后，或为了练习重心转移，患侧支撑，可练习一足一阶法，方法同上，区别在于健足与患足不站在同一层台阶上，治疗师的辅助重点是协助身体重心向患肢转移以及患肢支撑的稳定性。

（3）日常生活活动能力训练：加强修饰、用厕、洗澡、上下楼梯等日常生活自理能力训练，增加必要的家务和户外活动训练。

四、偏瘫康复的常用其他治疗技术与设备

1. 神经肌肉电刺激疗法　是应用低频脉冲电流刺激神经或肌肉使其收缩，以恢复其运动功能的方法。这种方法主要用以刺激失神经肌、痉挛肌和平滑肌，亦可用于治疗失用性肌萎缩。

（1）电刺激对失神经肌肉的治疗作用

1）延迟病变肌肉的萎缩。

2）保留病变肌肉中的糖原含量。

3）使肌块增重和肌力增强。

4）改善动静脉和淋巴循环。

（2）对痉挛肌的治疗作用：主要是利用交互抑制的原理，用电流刺激痉挛肌的拮抗肌，达到松弛痉挛肌的作用。

（3）适应证：脑血管意外后遗症轻度偏瘫、儿童脑性瘫痪、产伤引起的痉挛性瘫痪、多发性硬化瘫痪等。

（4）禁忌证：肌萎缩侧索硬化症，多发性硬化的病情进展恶化期。

2. 功能性电刺激疗法　功能性电刺激属于神经肌肉电刺激的范畴，是利用一定强度的低频脉冲电流，通过预先设定的程序来刺激一组或多组肌肉，诱发肌肉运动或模拟正常的自主运动，以达到改善或恢复被刺激肌肉或肌群功能的目的。

（1）适应证：脑卒中、脊髓损伤、脑瘫后的下肢、上肢运动功能障碍（进行站立、步行功能训练、手功能训练）、马尾或脊髓损伤后的排尿功能障碍、脊柱侧弯、多发性硬化等。

（2）禁忌证：戴有心脏起搏器者、意识不清、肢体骨关节挛缩畸形、下运动神经元受损、神经应激性的不正常者等。

3. 痉挛肌电刺激疗法　痉挛肌电刺激属于低频脉冲电刺激，该治疗的最大特点是：可以交替输出波宽与频率均可调的两组脉冲，分别刺激患者的痉挛肌和拮抗肌。通过两组电流的交互抑制使痉挛肌松弛，从而改善肢体功能。

（1）适应证：脑血管意外、儿童脑性瘫痪、多发性硬化等疾病引起的痉挛性瘫痪患者。

（2）禁忌证：孕妇的下腹部、急性化脓性炎症部位、出血部位、血栓性静脉炎、治疗部位有较大的金属异物等。

4. 肌电生物反馈疗法　通过反馈仪将肌电信号叠加输出，转换成患者能直接接受的反馈信息（如颜色、数字、声响），患者根据反馈信息对骨骼肌进行放松训练或对瘫痪肌群进行运动功能训练的方法。

（1）肌电生物反馈可分为两种方法：

1）肌肉松弛性反馈训练：治疗时依照病情选择相应的肌肉，放置电极，检查肌电信号，

让患者全神贯注地根据由 EMG 转变而来的视听信号，用意识控制放松肌肉，使之达到治疗目的。

2）肌肉兴奋性反馈训练：其方法是将电极放置于被训练肌肉的体表，让患者根据由 EMG 转变来的视听信号，努力提高肌电水平，达到增加肌力、恢复运动功能的目的。

（2）适应证：痉挛性斜颈、脑卒中偏瘫、脊髓损伤及周围神经损伤等。

（3）禁忌证：意识障碍和认知障碍者。

5. 正负压疗法　正负压治疗是一种血管运动疗法，其治疗原理是利用正负压力的周期性交替，使周围血管被动产生机械性收缩与舒张而改善肢体血液循环状况。

（1）适应证：弛缓性瘫痪合并循环障碍，脑卒中等脑血管意外导致的肢体循环障碍。

（2）禁忌证：出血倾向，静脉血栓形成和血管栓塞早期，动脉瘤，大面积坏疽，血管手术后，治疗部位有感染灶和恶性肿瘤。

6. 电动起立床训练　通过调整倾斜角度使被缚于其上的患者产生自身重力作用，可对偏瘫患者有如下帮助：

（1）帮助患者完成仰卧位到站立位，重心从低到高的过渡，使患者充分适应立位状态。

（2）提高躯干和下肢的负重能力，增加颈、胸、腰及骨盆在立位状态下的控制能力，为将来的自主立位及平衡的保持打下良好基础。

（3）通过重力对关节肌肉的挤压，有效刺激本体感受器，对患侧肢体进行促通，并可增加肌张力偏低患者的肌张力。

（4）对下肢肌张力偏高引起的尖足、内翻等异常模式，通过重力对跟腱形成足够强度且较持久的牵拉而起到矫治的作用。

注意事项：逐渐调高起立角度，注意监测患者血压、脉搏、呼吸及观察面色，防止出现体位性低血压。

7. 平衡功能训练仪　可以通过在不同等级的平衡板上对患者双侧和单侧下肢进行动、静态平衡能力的定量测试，评估神经肌肉控制能力。平衡系统可以测试身体重心在各个方向的位移及人体的平衡能力。将测试结果和参考数据对比，并以此为依据制订康复计划。能够为老年人提供快速、精确的摔倒风险评估和防摔倒训练，并且为下肢病人提供闭链、重量承受能力的评估和训练。

平衡功能训练仪主要适用于存在跌倒风险的人群，如脑卒中后平衡功能受损的病人。

8. Motomed 智能运动训练系统　Motomed 智能运动训练系统是软件控制下的电机驱动设备，包括三种训练模式：

（1）被动训练模式：当患者无法自己运动时，Motomed 可以通过电机带动患者上肢、下肢活动，从而缓解缺乏运动引起的不良后果，如关节僵硬、肌肉萎缩、骨质疏松等。

（2）助力训练模式：很多患者在生活中都不懂得如何应用自己的残存肌力进行站、走、抬腿、举手等功能性活动。在 Motomed 电机的协助下，患者可发现自己残存的肌力，并可以通过训练来提高患者残存的肌肉力量，激活患者的潜力。

（3）主动训练模式：那些有较大残存肌力的患者可以用此模式来完成主动的有阻力的训练。

Motomed 运动训练系统主要的作用是：重新发现患者残存的肌肉力量，缓解痉挛，使肌肉更具有柔软性，改善、提高步行的能力。

9. 经颅磁刺激技术　经颅磁刺激(transcranial magnetic stimulation,TMS)技术是一种利用脉冲磁场作用于中枢神经系统(主要是大脑),改变皮层神经细胞的膜电位,使之产生感应电流,影响脑内代谢和神经电活动,从而引起一系列生理生化反应的磁刺激技术。磁信号可以无衰减地透过颅骨而刺激到大脑神经,实际应用中并不局限于头脑的刺激,外周神经肌肉同样可以刺激。重复经颅磁刺激治疗原理是通过改变它的刺激频率而分别达到兴奋或抑制局部大脑皮质功能。高频率的磁刺激可导致局部神经异常兴奋,低频的刺激作用则相反。目前经颅磁刺激已经得到广泛的使用,其对脑卒中后偏瘫肢体功能的恢复有明显疗效。

(1) 适应证:缺血性脑血管病、脑脊髓损伤性疾病、脑功能性病症等。

(2) 禁忌证:①有出血倾向的患者:严重心脏病、严重高血压及严重的心、肝、肺、肾衰竭的患者;②使用植入式电子装置的患者;③有颅内感染或颅内肿瘤患者;④有颅内血管金属支架植入者;⑤生命体征不稳定者;⑥有磁疗不良反应者;⑦治疗部位开放性创口、感染者;⑧严重的精神病患者、癫痫患者;⑨孕妇。

10. 康复机器人　康复机器人是可以用来给偏瘫患者做恢复肢体运动功能的工具,或者作为残疾人的辅助工具,提高其生活的独立性,进而提高生活质量。

上肢康复机器人:运用计算机技术实时模拟人体上肢运动规律,拥有一个可调节的上臂支持系统,增加的智能反馈和三维运动空间,可使功能治疗训练在一个虚拟的环境中进行。可以使上肢在负重或者减重的状态下进行训练,并提供高质量的反馈信息,跟踪患者训练后的康复程度。

下肢康复机器人:能够使患者模拟正常的步伐规律作康复训练运动,锻炼下肢的肌肉,恢复神经系统对行走功能的控制能力,达到恢复走路的机能的目的。主要包括步态控制训练,脚的姿态控制训练,重心平衡训练。

11. 虚拟现实技术　简称VR技术,是利用电脑模拟产生一个三度空间的虚拟世界,提供使用者关于视觉、听觉、触觉等感官的模拟。让使用者身临其境一般。

虚拟现实技术在偏瘫肢体的康复训练中可以有多种形式,比如可以运用一些虚拟的游戏改善患侧肢体的关节活动度,改善患者的平衡功能,增加患侧的肌力等。

五、偏瘫患者常见并发症的预防及处理

(一) 肩关节半脱位

肩关节半脱位(glenohumeral subluxation,GHS)是偏瘫患者很常见的一种并发症。肩关节半脱位的特征是肩胛带下降,肩关节腔向下倾斜,患侧肩胛下角的位置比健侧低,呈翼状肩,患者坐位时患侧肱骨头与肩峰间触及明显的凹陷,X线可协助诊断。肩关节半脱位可能与偏瘫患者患侧肩关节周围肌肉瘫痪,肩关节囊、韧带松弛,患侧上肢自身重力牵拉有关。

肩关节半脱位的早期预防很重要。当患者上肢处于软瘫期时,卧位要防止肩胛骨后缩,坐位时患侧肩关节应予以保护,患侧上肢予以支撑,如放在前面的小桌上、bobath姿势、使用吊带。治疗时避免牵拉肩关节。

肩关节半脱位的治疗:①纠正肩胛骨的位置,使肩关节恢复正常的解剖对位,主要以纠正肩胛骨内收、后伸、向下旋转的肌肉肌张力;②治疗师徒手或者电刺激等治疗方法加强肩关节周围肌肉力量,以增加肩关节稳定性;③在不引起肩痛、损伤肩关节及周围肌肉、韧带的

情况下，做被动的全关节活动。

（二）肩痛

多在脑卒中后1~2个月出现。起初表现为肩关节活动受限伴疼痛，随着病情加重，活动时出现患侧肩、上臂、前臂整个上肢的疼痛。严重者常会影响上肢运动功能的恢复。肩痛的产生可能与早期不恰当的活动肩关节造成肩关节损伤有关。

肩痛的预防与治疗：早期要按抗痉挛体位进行合理的体位摆放，注意肩胛带处理。采用神经肌肉电刺激改善肩关节外旋，使用肩吊带，避免使用过顶的滑轮。一旦发生肩痛，可关节腔内注射曲安奈德，进行肩关节的主动、被动活动，以改善肩关节活动度，防止肩关节出现僵硬。

（三）肩手综合征

肩手综合征又称为反射性交感神经营养不良，表现为在偏瘫患者恢复期间，突然出现患侧手水肿、疼痛，伴有肩关节疼痛，手的运动功能受限，后期出现手部肌肉萎缩，遗留畸形手。目前其发病机制不明确，可能与腕关节过度掌屈有关。

肩手综合征临床表现分为三期：Ⅰ期：患侧手突然肿胀，并伴有手的运动范围受限。水肿主要发生在手背部，手的颜色继之变为橘红或紫色，患侧肩关节及腕关节疼痛，尤其是前臂外旋、腕关节背屈时疼痛加重。持续约3~6个月，如出现症状即开始治疗，可控制其发展，并有治愈可能。如不及时处理，很快转入第二期。Ⅱ期：手的症状更加明显，手指压痛加重，伴有肩痛及运动功能障碍，手水肿减轻，但患手肌肉萎缩，手指挛缩畸形。肉眼可见腕骨间区背侧中央、腕骨与掌骨结合部出现坚硬隆起。持续3~6个月，预后差。Ⅲ期：手的肿胀、疼痛消失，但手的功能几乎完全永久性丧失。腕屈曲偏向尺侧，背屈受限，掌骨背侧隆起，前臂外旋受限，拇指和小指显著萎缩，手掌扁平，手指被动屈曲困难。此期为不可逆终末期，病手完全失去功能。

肩手综合征一旦慢性化，没有有效的治疗，预后差，因此对于肩手综合征要做到预防为主，早发现、早治疗。偏瘫患者早期应避免腕关节掌屈，卧位时上肢可适当抬高。手指出现肿胀时，应避免患侧静脉输液，可采用向心性缠绕法压迫手指，冷-温水交替浸泡，主动和被动活动上肢，以缓解肩痛、增加上肢静脉回流。

（四）关节挛缩畸形

偏瘫患者长期制动，关节囊和肌肉因胶原成分增加，细胞成分减少，自行出现缩短变厚，失去原有弹性。肌张力过高也会引起关节挛缩。关节挛缩治疗效果差，临床上以预防为主，常采用保持良肢位、定时变换体位、早期被动、主动关节全范围活动。若出现关节挛缩，可行关节被动牵伸，抑制痉挛的治疗（如bobath技术和PNF技术），配合温热、超声波等物理因子治疗，部分患者可好转。

（五）失用性肌萎缩

由于肌肉长期不活动，导致肌力和耐力减退，称为失用性肌萎缩。偏瘫患者早期处于软瘫期，长期卧床制动或活动减少，肌容积缩小。早期进行肌肉活动，特别是早期负重训练（关节适当保护，避免出现损伤），并加强营养支持，可预防肌萎缩的发生或减轻偏瘫患者肌萎缩的程度。临床上对于软瘫期患者，应保持良肢位，并进行被动活动或采用神经肌肉电刺激来诱发肌肉收缩，也可一定程度上预防肌萎缩。当偏瘫患者恢复一定肢体运动功能后，可嘱患者进行主动运动、肌肉力量及耐力训练，此外可指导患者进行适当的日常活动，如翻身、起床、进食、洗漱、如厕等。

(六)骨化性肌炎

骨化性肌炎(myositis ossification,MO)是指位于肌腱、韧带、腱膜及骨骼肌的胶原性支持组织出现异位骨化的现象。骨化性肌炎一旦形成,可造成患者肢体活动障碍,严重影响患者的生活质量。局部骨化性肌炎其主要临床特点:

(1)有明确创伤或手术史,局部疼痛,受累关节僵硬、挛缩、畸形,功能受限。

(2)X线征:软组织内见不规则棉絮样模糊阴影,边缘较光滑;CT检查:病灶主要特点呈纤细点状钙化,斑块状钙化和团块状钙化,离心性分布,边缘有高密度钙化骨化环,中心为低密度区;超声显像:界限清楚、包含超过75%的钙化团块。

(3)骨闪烁成像:局部功能亢进表象。

目前骨化性肌炎的病理机制尚不清楚,存在个体差异及再发的可能。相关的病因学说主要认为是血肿组织、纤维化、软骨、骨的逐步演变过程,创伤后的血肿肌肉钙化,继而成骨细胞分化、骨膜破裂、肌肉内相关的组织变形等。好发部位为髋、肩、肘、膝关节及附着的肌群,多因这类关节肌肉止点都附着在骨膜上。偏瘫患者发生骨化性肌炎可能与关节的过度牵拉有关。因此偏瘫患者进行关节活动训练时要注意动作轻柔,切莫暴力牵拉关节和肌肉。一旦发生骨化性肌炎,应采取相应治疗:

(1)损伤初期应休息、冰敷、压迫,应用二磷酸盐类药物、1%普鲁卡因、醋酸氢化泼尼松及维生素B_6、维生素B_{12}局部封闭,减轻骨化程度。

(2)单纯性骨化性肌炎,保守治疗不成功者,可选择手术切除,但一定要待骨化成熟后,如:X片显示骨化块骨质密度较高,与周围软组织界限清楚。多数认为骨化形成时间超过半年以上,方可手术治疗。

(七)其他常见并发症

偏瘫患者除上述并发症外,还可出现以下常见并发症:神经源性膀胱、深静脉血栓、泌尿系统感染、呼吸系统感染、骨质疏松、压疮、体位性低血压、应激性溃疡、便秘、营养不良等,具体内容详见第四章第十一节、第十二节。

六、偏瘫患者康复注意事项

偏瘫患者的康复治疗是指根据患者的脑损伤部位以及损伤程度、功能障碍程度,制定综合的康复治疗方案,从而达到患者运动功能恢复的目的。偏瘫患者进行康复训练过程中应注意以下几方面:

(1)尽早进行康复训练:康复介入时间越早,康复的疗效越好,产生的并发症越少。急性期脑卒中患者,生命体征平稳,病情不再发展,即可进行康复治疗。

(2)强调患者主动康复:偏瘫患者是由于高位中枢受损引起患侧肢体出现异常的运动模式,而康复锻炼是"学习-锻炼-再锻炼-学习"的过程,需要患者的主动参与。

(3)全面康复:偏瘫患者不仅仅要强调运动功能康复,还应关注患者的言语功能、吞咽功能、认知功能、心理、职业与社会康复。不仅仅是存在运动功能障碍,往往还存在身体-活动-参与三个水平的问题。康复的目的,除了控制病情的稳定,改善患者的功能障碍,更重要的是提高患者日常生活能力以及社会参与的能力。因此,偏瘫患者的康复要采用综合康复治疗措施,达到患者的全面康复。

（4）康复与治疗并进：偏瘫患者康复的前提是病情稳定，因此要疾病的治疗与功能障碍的康复同时进行，加强偏瘫患者二级预防，使康复训练安全、平稳进行。

（5）循序渐进，持之以恒，坚持不懈：偏瘫患者的康复，要遵循患者的运动功能分期，治疗要循序渐进。康复是一个长期的、持续的过程，要重视社区康复及家庭康复的重要性。

（6）重视心理因素的影响：很多偏瘫患者会出现情绪障碍，如抑郁、焦虑、烦躁等。不良的情绪会影响患者对康复治疗的主动参与程度，从而影响康复的疗效以及康复进程。

（7）强调重建正常的运动模式：偏瘫患者主要的训练原则是抑制异常的、原始反射，改善运动模式，建立正确的运动模式，而非是单纯地进行增加肌肉力量训练。

（8）早期预防并发症的产生：偏瘫患者常出现肩关节半脱位、肩痛、肩手综合征、肺部感染、泌尿系感染、压疮、关节挛缩等并发症，这些均对偏瘫患者的康复产生不利影响。早期良肢位的摆放，主动、被动的关节活动，及时有效的康复护理，均有可能预防并发症的产生。

（9）合理用药，预防再发：脑卒中病人的复发率很高，应合理应用药物控制疾病复发。也可应用一些药物促进偏瘫患者功能的恢复，如巴氯芬对抑制痉挛状态有效。

第三节 截瘫及四肢瘫的基层康复

一、概述

截瘫及四肢瘫是脊髓损伤导致的严重残疾。截瘫指颈段以下椎管内脊髓损伤造成损伤平面以下的感觉、运动、反射等功能的损害或丧失，患者上肢功能保留；根据相应的损伤平面，躯干、下肢及盆腔脏器可能受累。四肢瘫指由于颈段椎管内的脊髓受损而造成损伤平面以下上肢、躯干、下肢及盆腔器官感觉、运动、反射等功能的损害或丧失。截瘫及四肢瘫不仅会给患者本人带来身体和心理的严重伤害，还对整个社会及家庭造成巨大的经济负担。因此，截瘫及四肢瘫的康复治疗是康复医学的重点对象之一。

二、病因

随着世界各国经济水平的发展，截瘫及四肢瘫发生率呈现逐年增高的趋势。截瘫及四肢瘫是发病率高、死亡率高、致残率高的损伤；病因分类：

（1）外伤性脊髓损伤：分为直接和间接外力两类：前者为火器、刀刺伤等，后者为交通事故、工伤事故、意外坠落、运动损伤、失足跌倒等是平时产生脊髓损伤的常见原因，约占脊髓损伤患者的70%。

（2）非外伤性脊髓损伤：约占脊髓损伤患者的30%，分为发育性和获得性两类，前者包括脊柱侧弯、脊椎裂、脊椎滑脱等；后者包括感染（脊柱结核、脊柱化脓性感染、横贯性脊髓炎等）、肿瘤（脊柱或脊髓的肿瘤）、血管性疾病、脊柱退化性疾病、代谢性疾病及医源性疾病等。

三、临床特点

（一）临床表现

1. 脊髓损伤　截瘫及四肢瘫早期在脊髓休克期间表现为损伤平面以下出现弛缓性瘫痪，运动、反射及括约肌功能丧失，有感觉丧失平面、大小便不能控制。2~4周后逐渐演变成痉挛性瘫痪,表现为肌张力增高,腱反射亢进,并出现病理性锥体束征。上颈椎损伤的四肢瘫均为痉挛性瘫痪;下颈椎损伤的四肢瘫由于脊髓颈膨大部位和神经根的损毁,上肢表现为弛缓性瘫痪,下肢仍为痉挛性瘫痪。

中央性脊髓损伤综合征:这是最常见的不全损伤,表现为:上肢与下肢的瘫痪程度不一,上肢重下肢轻,或者单有上肢损伤。在损伤节段平面以下,可有感觉过敏或感觉减退;也可能有触觉障碍及深感觉障碍;有的出现膀胱功能障碍。其恢复过程是:下肢运动功能首先恢复,膀胱功能次之,最后为上肢运动功能,而以手指功能恢复最慢。感觉的恢复则没有一定顺序。

脊髓半切综合征:损伤水平以下,同侧肢体运动瘫痪和深感觉障碍,而对侧痛觉和温度觉障碍,但触觉功能无影响。由于一侧骶神经尚完整,故大小便功能仍正常。

脊髓前束综合征:脊髓灰质对缺血比白质敏感,在损伤、压迫或缺血条件下,前角运动神经细胞较易发生选择性损伤。它好发于颈髓下段和胸髓上段。在颈髓,主要表现为四肢瘫痪,下肢瘫痪重于上肢瘫痪,但会阴部和下肢仍保留深感觉和位置觉,有的甚至还保留有浅感觉。

脊髓后束综合征:损伤脊髓后部,损伤平面以下本体感觉丧失,而运动觉、温痛觉存在。

2. 脊髓圆锥综合征　膀胱、肠道及下肢反射消失;有性功能障碍,肛门反射和球海绵体反射消失。偶尔可以保留骶段反射。

3. 马尾综合征　因椎管内腰骶神经根损伤,导致膀胱、肠道和下肢反射消失;马尾是外周神经,因而有神经再生和神经功能逐步恢复的可能,马尾损伤后的神经功能恢复有可能需要2年左右的时间。

(二)并发症

1. 呼吸衰竭与肺部感染　高位截瘫患者肋间肌麻痹,胸廓运动障碍,肺活量小,呼吸道分泌物不易排出,易发生肺部感染。

2. 泌尿系感染和结石　小便障碍需长期留置导尿管,易发生泌尿系感染和结石,即便行清洁间歇性导尿,也易发生泌尿系结石。

3. 压疮　截瘫及四肢瘫患者感觉消失,骨隆起部皮肤长期受压后易发生压疮,引起感染和炎性渗出,并可向深部发展达到骨骼引起骨髓炎,压疮不易愈合甚至可因大量消耗和感染而死亡。压疮好发的部位:枕部、肘部、骶骨部、肩胛骨部、坐骨结节部、腓骨小头部、外踝、足跟等。

4. 关节僵硬和畸形　因肢体瘫痪或痉挛在下肢常发生足下垂,髋内收畸形,关节常发生僵硬;另外在髋关节周围可发生异位骨化。

5. 体温失调　高位截瘫患者,自主神经功能系统紊乱,损伤平面以下皮温不能出汗,对气温的变化丧失了调节和适应能力,常易产生高热,可达40℃以上。

6. 下肢深静脉血栓形成　截瘫及四肢瘫患者需要卧床处于制动状态,血流缓慢、高凝状态或静脉壁损伤从而形成下肢静脉回流障碍导致下肢深静脉血栓形成,表现为单侧下肢(左下肢多见)出现肿胀、疼痛。血栓形成后,除少数能自行消融或局限于发生部位外,大部分会扩散至整个肢体的深静脉主干,若不能及时诊断和处理,多数会演变为血栓形成后遗症,长时间影响患者的生活质量;还有一些病人可能并发致命性肺栓塞,一旦发生,无特效治疗。

7. 神经源膀胱　控制排尿功能的中枢神经系统或周围神经受到损害而引起的膀胱尿道功能障碍称为神经源性膀胱。尿不畅或尿潴留是截瘫及四肢瘫患者最常见的并发症之一,严重者可导致上尿路损害及肾衰竭等。

8. 体位性低血压　是由于体位的改变,如从平卧位突然转为直立,或长时间站立发生的脑供血不足引起的低血压。通常认为,站立后收缩压较平卧位时下降20毫米汞柱或舒张压下降10毫米汞柱,即为体位性低血压。截瘫及四肢瘫患者由于较长时间卧床后进行康复训练时,由于体位的改变,易出现血压偏低,还可伴有站立不稳,视力模糊,头晕目眩,软弱无力,大小便失禁等,严重时会发生晕厥。

9. 骨质疏松、体能低下及营养不良　为截瘫及四肢瘫患者长期卧床的并发症表现,骨质减少(低骨密度)摄片时可见骨透亮度增加,骨小梁减少及其间隙增宽,横行骨小梁消失,骨结构模糊。消瘦,皮下脂肪消失,皮肤松弛,头发干燥易脱落、体弱乏力、萎靡不振。

10. 大便功能异常　截瘫及四肢瘫患者都有大便功能异常。脊髓损伤早期表现为大便失禁,随后出现便秘。截瘫病人的严重便秘主要是由于缺乏胃结肠反射,结肠蠕动减慢(主要是在左半结肠)以及直肠的排便反射消失而使水分过多的吸收所致。

11. 痉挛　一般在颈、胸髓损伤时多表现为痉挛性瘫痪,腰、骶髓损伤多表现为弛缓性瘫痪。痉挛性瘫痪即可出现于完全性瘫痪,也可出现于不全瘫,而以不全瘫中多见。痉挛的最主要体征是肢体僵硬,出现肢体不自主抽动或阵挛,特别是外部给予刺激(寒冷、轻触等)后可诱发痉挛。严重痉挛可使患者夜间无法入睡,坐、卧困难,大小便时大腿紧夹,导致清洁护理困难;加重痉挛的因素很多,如:①压疮及其感染灶;②尿路感染、尿路结石等并发症;③骨折、脱位等外伤及异位骨化等;④关节挛缩;⑤痔等肛门疾患;⑥膀胱、直肠充盈;⑦紧而挤的衣服和鞋;⑧气候、气温的急剧变化;⑨精神不安、过度紧张状况下痉挛加重。

12. 疼痛　截瘫神经痛、静息痛,夜间时疼痛明显,常见而且处理困难;部分患者口服卡马西平可缓解;此疼痛含有感情、外因、内因等因素,家属护理精细则幸福感强可减轻疼痛,有烦心事,心理问题则疼痛加重。天气、疲劳、感染、痉挛、尿的膨胀感、吸烟、饮酒、压疮、便秘等均影响疼痛。截瘫神经痛可分五种:①脊髓损伤处肌筋膜痛;②心源性疼痛;③内脏痛;④神经根疼痛;⑤脊髓损伤远端扩散性感觉异常性疼痛。

13. 应激性溃疡　脊髓损伤患者可出现急性胃黏膜病变及发生胃的应激性溃疡和出血。由于脊髓损伤后损伤水平以下的感觉丧失,应激性溃疡、出血甚至穿孔的诊断都比较困难,容易发生漏诊。腹胀、恶心、特别是呕吐或胃肠减压出现咖啡色胃内容物,或黑色大便,提示应激性溃疡,早期抑酸护胃治疗可减少应激性溃疡的发生。

14. 胃肠道功能紊乱　脊髓损伤患者胃肠道功能紊乱非常常见,主要是自主神经功能障碍,导致肠蠕动减弱或蠕动节律紊乱。一般表现腹部不适和饱胀,出现恶心等症状,一般不太严重,但必须积极干预,防止肠梗阻或不全性肠梗阻的发生。急性期可出现严重胃肠道问题,如肠麻痹,导致严重胃肠胀气,腹部膨隆,甚至影响膈肌活动。

四、康复时机与目标

截瘫及四肢瘫的康复是利用各种康复手段,对患者功能障碍进行康复训练,发挥其最大限度残存的功能,从而最大限度地恢复正常或较正常的劳动能力、生活并能从事相应的工作。

截瘫及四肢瘫的康复强调早期介入，为了获得最佳治疗效果，应从急性期介入，预防性康复措施应该完全融入到伤病急性期的治疗之中；可积极有效地防止各种并发症的发生如：压疮、下肢深静脉血栓形成、减少尿路感染、关节僵硬和畸形、骨质疏松、体能低下及营养不良等；患者康复治疗的强度应取决于患者体能情况以及疾病的稳定程度。

截瘫及四肢瘫的总体康复目标：通过规范、系统的康复治疗，使截瘫及四肢瘫患者的运动功能、二便功能、生活自理能力、社会生活功能恢复到可能达到的最大限度，促进其回归家庭及社会，从而提高患者的生活质量。

截瘫及四肢瘫患者脊髓损伤平面与康复目标功能预后直接相关：

C_4 损伤：完全不能生活自理，全靠他人帮助。

C_5 损伤：基本生活不能自理，需要大量帮助，可利用自助具进食，利用自助和专门修改过的衣服能进行穿衣，简单的个人卫生、用有突出手柄的手轮圈轮椅，颏控、舌控、颊控电动车。

C_6 损伤：能部分自理生活，在 C_5 的基础上，完成简单的个人卫生，用自助具翻书阅读；用表面有加大摩擦力材料的手轮圈轮椅，使用选择性的适合于残疾功能的轮椅完成文体活动。

C_7：基本上能自理生活，需要小量帮助，用自助具能进行写字，但速度和准确性均差，使用选择性的适合于残疾功能的轮椅完成文体活动。

C_8~T_{12}：能自理生活，在轮椅上能独立，但不能走路，只能做治疗性站立，独立进行进食、穿衣、简单的个人卫生、翻书阅读、用手写字，几乎所有的轮椅上的文体活动。

$L_{1\sim2}$：能自理生活，在轮椅上能独立，能做功能性步行。

$L_{3\sim5}$：能自理生活，在轮椅上能独立，能做社区功能性步行。

五、康复评定

在对截瘫及四肢瘫患者进行康复治疗之前，必须首先要对各种功能障碍进行科学的评定。康复评定，不仅能了解患者功能障碍的存在及其程度，判断其预后，而且能以此为依据制定出合理的康复方案，并且确定康复治疗的疗效。

（一）康复检查指标

（1）球海绵体 - 肛门反射和肛门反射：球海绵体 - 肛门反射指刺激男性龟头或女性阴蒂时引起肛门括约肌反射性收缩。直接刺激肛门引起直肠肌肉收缩称为肛门反射。这两种反射出现，提示脊髓休克已经结束。脊髓损伤后休克持续时间一般为数小时至数周，偶有数月之久，脊髓休克期间无法对损害程度做出正确的评估。

（2）肛门指检：是用手指插入肛门，检查肛门的感觉和运动，判断患者的损伤是否完全性；也可以进行肛门反射或球（海绵体）- 肛门反射，用于判断脊髓休克。这是脊髓损伤患者的必备项目。

（3）部分保留区域：指完全性损伤神经平面以下一些皮节和肌节保留部分神经支配。有部分感觉或运动功能的最低节段范围称为部分保留区，它们应按照身体两侧感觉和运动功能分别记录。例如：如果右侧感觉平面是 C_5 一直到 C_8 都存在部分感觉，那么 C_8 应被记录为右侧感觉部分保留区。

（二）脊髓损伤程度的评定

修改自 Frankel 分级：A 级：完全损伤，骶段 S4、5 无任何运动、或感觉功能。B 级：不完全损伤：脊髓功能损伤平面以下至骶段 S4、5 无运动功能而有感觉的残留。C 级：不完全损伤,脊髓损伤平面以下,有运动功能保留,但一半以下关键肌的肌力在 3 级以下。D 级:不完全损伤,脊髓损伤平面以下,有运动功能保留,且一半以上关键肌肌力均大于或等于 3 级。E 级:正常,运动、感觉功能正常。

(三)神经损伤面评定

神经平面是指身体两侧有正常的感觉和运动功能的最低脊髓段。用右侧感觉节段、左侧感觉节段、右侧运动节段、左侧运动节段平面来表示神经平面。感觉、运动平面可以不一致,左右两侧常常不一致。神经平面的综合判断以运动平面为主要依据;但胸$_2$~腰$_1$损伤无法判定运动平面,所以主要感觉平面来确定神经平面。颈 4 的损伤采用膈肌作为运动平面来做主要依据。在康复训练后评定中,应注意神经根逃逸现象:指完全性颈髓或腰髓损伤患者,损伤平面之上脊髓神经根损伤逐渐恢复,从而出现神经损伤平面"下移"的假象。脊髓损伤平面通过如下神经学检查来确定:①检查身体两侧各自 28 个皮节的关键感觉点;②检查身体两侧各自 10 个肌节的关键肌。

(1)感觉损伤平面的确定:感觉检查必查项目:感觉检查的必查部分是检查身体两侧各自的 28 个皮区关键点(表 4-3-1 感觉关键点)。每个关键点要检查 2 种感觉,即针刺觉和轻触觉,并按 3 个等级分别评定打分。即:① 0= 缺失;② 1= 障碍(部分障碍或感觉改变,包括感觉过敏);③ 2= 正常;④ NT= 无法检查。正常者两侧感觉总积分为 112 分。

针刺觉检查常用一次性安全针。轻触觉检查用棉花。在针刺觉检查时,不能区别钝性和锐性刺激的感觉应评为 0 级。

表 4-3-1 感觉关键点

感觉关键点			
平面	部位	平面	部位
C_2	枕骨粗隆	T_8	第 8 肋间(在 T_6~T_{10} 的中点)
C_3	锁骨上窝	T_9	第 9 肋间(在 T_8~T_{10} 的中点)
C_4	肩锁关节的顶部	T_{10}	第 10 肋间(脐)
C_5	肘前窝外侧	T_{11}	第 11 肋间(在 T_{10}~T_{12} 的中点)
C_6	拇指近节背侧皮肤	T_{12}	腹股沟韧带中点
C_7	中指近节背侧皮肤	L_1	T_{12} 与 L_2 之间的 1/2 处
C_8	小指近节背侧皮肤	L_2	大腿前中部
T_1	肘前窝内侧	L_3	股骨内髁
T_2	腋窝顶部	L_4	内踝
T_3	第 3 肋间 3	L_5	第 3 跖趾关节足背侧
T_4	第 4 肋间(乳线)	S_1	足跟外侧
T_5	第 5 肋间(在 T_4~T_6 的中点)	S_2	腘窝中点
T_6	第 6 肋间(剑突水平)	S_3	坐骨结节
T_7	第 7 肋间(在 T_6~T_8 的中点)	$S_{4\sim5}$	肛门周围(作为 1 个平面)

（2）运动损伤平面的确定：关键肌指确定神经损伤平面的标志性肌肉（表 4-3-2 运动关键肌）；选这些肌肉是因为它们与相应节段的神经支配相一致，并且脊髓损伤时更适合于做仰卧位检查。俯卧位是被禁止。运动检查的必查项目为检查身体两侧 10 对肌节关键肌，左右侧各选一块关键肌。检查顺序为从上而下。肌力分为 6 级：0 级完全瘫痪；1 级可触及或可见肌肉收缩；2 级在无重力下全关节范围的主动活动；3 级对抗重力下全关节范围的主动活动；4 级在中度阻力下进行全关节范围的主动活动；5 级（正常肌力）对抗完全阻力下全关节范围的主动活动。

表 4-3-2 运动关键肌

运动关键肌			
平面	关键肌	平面	关键肌
C_5	屈肘肌（肱二头肌、肱肌）	L_2	屈髋肌（髂腰肌）
C_6	伸腕肌（桡侧伸腕长和短肌）	L_3	伸膝肌（股四头肌）
C_7	伸肘肌（肱三头肌）	L_4	踝背屈肌（胫前肌）
C_8	中指屈肌（指深屈肌）	L_5	长伸趾肌（拇长伸肌）
T_1	小指外展肌（小指外展肌）	S_1	踝跖屈肌（腓肠肌和比目鱼肌）

（四）其他评定

躯体功能评定：关节功能评定、肌肉功能评定、上肢功能评定、下肢功能评定、自助具与步行矫形器的评定、泌尿与性功能的评定、心肺功能评定。心理功能评定：一般包括心理状态评定、性格评定、疼痛行为评定。社会功能评定：一般包括社会生活能力评定、就业能力评定、独立能力评定。

六、康复治疗机制

截瘫及四肢瘫康复治疗机制原则：代偿和替代、改善与训练、训练与学习。代偿和替代：对于完全瘫痪的肢体，采用矫形器固定关节结合拐或助行器的应用，可以使截瘫患者恢复步行能力；采用电动轮椅可以使四肢瘫患者恢复一定的行动能力。改善与训练：通过肌力训练的物理治疗方法促进残存肌肉的功能，补偿不足的肌力，同时致力于促进运动和冬眠神经细胞的复苏和恢复功能。训练与学习：通过神经反射建立或神经肌肉再学习的途径，帮助患者适应新的模式完成日常生活动作；例如膀胱训练、作业治疗。

七、康复治疗

（一）早期处理

1. 康复护理　睡气垫床，强调 2 小时翻身一次，防止皮肤压疮。患者可以采用平卧位或侧卧位，避免局部压力过重，以免发生压疮。个人卫生活动：协助患者梳洗，采用中性肥皂，大小便及会阴护理，注意避免局部潮湿，以减少压疮的发生，大小便后及时清洗并保持干燥。高位截瘫患者由于呼吸功能障碍，排痰能力下降，可造成肺炎等合并症，可以采用胸部叩击和体位引流的方法促进排痰。

2. 康复训练

（1）关节保护和训练：在生命体征稳定之后，就立即开始全身各关节的被动活动，1~2次/日，每一关节在各轴向活动若干次即可，以避免关节挛缩。进行被动活动时要注意动作轻柔、缓慢、有节奏，活动范围应达到最大生理范围，但不可超，以免拉伤肌肉和韧带；使用踝足矫形器防止足下垂和跟腱挛缩。

（2）直立适应性训练：又称坐起训练，患者逐步从卧位转向半卧位，或坐位，倾斜的高度每日逐渐增加，以无头晕等低血压不适症状为度，循序渐进。开始时将床头抬高或摇起30°，如无不良反应，则每天将床头增高15°，一直到90°，每日2~3次，每次30分钟~2小时。下肢可以穿戴弹力袜或气压治疗，以减少静脉血液瘀滞，从平卧位到自立位需1周的适应时间，适应时间长短与损伤平面相关；颈胸段脊髓损伤的患者应该进行起立床训练。

（3）站立训练：患者经过直立适应性训练后无直立性低血压等不良反应即可考虑进行站立训练，训练时应保持脊柱的稳定性，佩戴腰围训练起立和站立活动，患者站起立床，从倾斜20度开始，角度渐增，如有不良反应发生，应及时降低起立床的高度。

（4）呼吸及排痰训练：对高位截瘫呼吸肌麻痹的患者应训练其腹式呼吸运动，咳嗽、咳痰能力以及进行体位排痰训练，以预防及治疗呼吸系统并发症并促进呼吸功能。

（5）膀胱及直肠功能训练：截瘫及四肢瘫患者早期常有尿潴留，一般采用留置导尿的方法，留置导尿管时，定期定时活动尿管以免导尿管压迫尿壁，造成尿道内或膀胱壁压疮。注意夹放导尿管的时机，膀胱储尿在300~400ml是有利于膀胱自主收缩功能的恢复。要记录液体的出入量，以判断放尿时机，留置导尿时每日进水量必须达到2500~3000ml，以避免膀胱尿液细菌的繁殖。对于尿潴留患者应尽早采用清洁间歇性导尿术。截瘫及四肢瘫的直肠问题主要是便秘。灌肠、肛门直肠润滑剂和缓泻剂都可以。

（二）恢复期处理

一旦患者生命体征稳定，骨折部位稳定，神经损害或压迫症状稳定，呼吸平稳后可进入恢复期治疗。

1. 运动功能康复

（1）肌力训练：完全性脊髓损伤患者肌力训练的重点是肩和肩胛带的肌肉，特别是背阔肌、内收肌、上肢肌肉、腹肌；不完全性脊髓损伤，残留肌力一并训练，截瘫和四肢瘫患者为了应用轮椅、拐或助行器，在卧床、坐位时要重视训练肩带肌力，包括上肢支撑力的训练，肱三头肌和肱二头肌训练和握力训练，对于采用低靠背轮椅者，还需要进行腰背肌的训练，卧位时可采用举重、支撑，坐位时利用支撑架训练。

（2）肌肉与关节牵张：包括腘绳肌牵张、内收肌牵张和跟腱牵张。牵张训练是康复治疗过程中必须始终进行的项目，牵张训练还可以帮助降低肌肉张力，从而对痉挛有一定治疗作用，具体方法见第三章第二节软组织牵伸技术。

（3）坐位训练：正确的独立坐是进行转移、轮椅和步行训练的前提。床上坐位可分长坐（膝关节伸直）和短坐（膝关节屈曲）。实现长坐才能进行床上转移训练和穿裤、袜和鞋的训练。其前提是腘绳肌必须牵张度良好，髋关节活动超过90°。坐位训练还应包括平衡训练，及躯干向前、后、左、右侧平衡以及旋转活动时的平衡（图4-3-1）。

（4）转移训练：包括独立转移和帮助转移。独立转移指患者独立完成转移动作，包括从

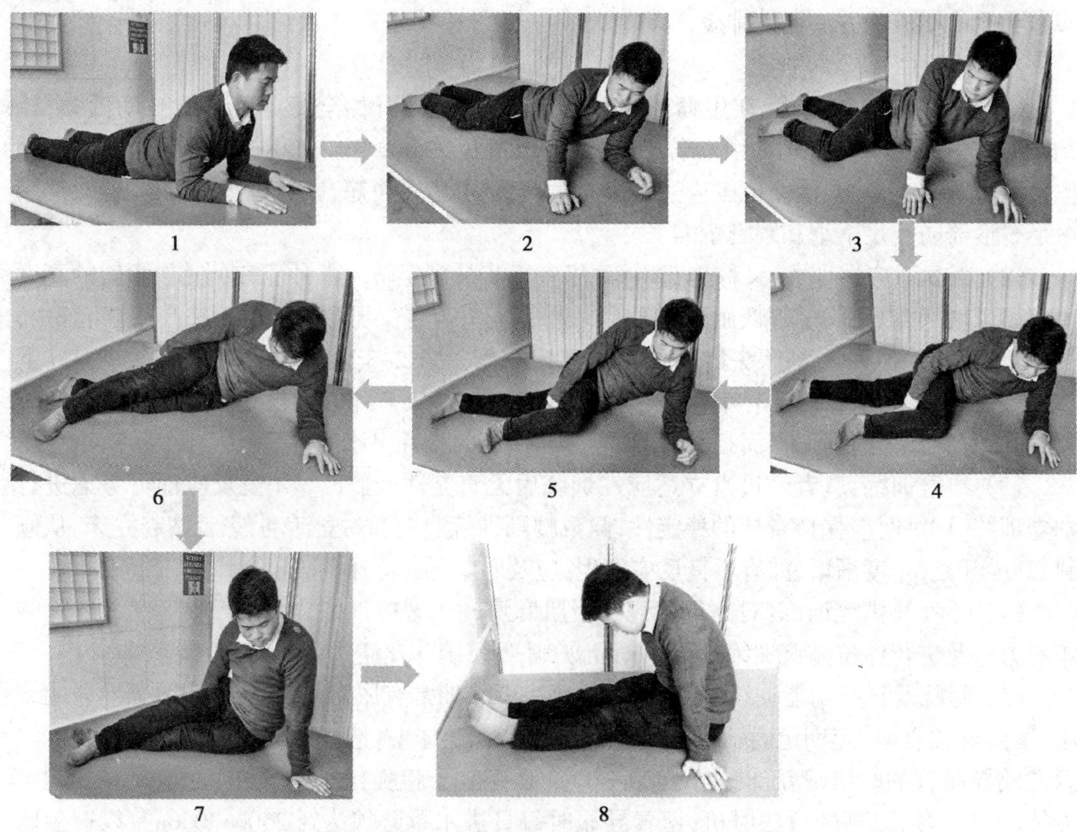

图 4-3-1 移动双肘卧位变坐位

卧位到坐位转移，床上或垫上横向和纵向转移、床至轮椅和轮椅至床的转移，轮椅到凳或凳到轮椅的转移，以及轮椅到地和地到轮椅的转移等，在转移时可以借助一些辅助具，例如滑板，帮助转移可有两人或一人帮助，具体操作见第三章第五节体位转移技术。

（5）站立平衡训练：平衡训练是从最稳定的体位通过训练逐步过渡到最不稳定的体位；从静态平衡过渡到动态平衡，以逐步加大难度，首先利用平行杠进行站立训练，然后练习重心转移，逐渐过渡到进行杠内步行训练。杠内步行训练主要有四点步行、二点步行、拖步训练、摆至步、摆过步等方法，具体操作见第三章第六节。

（6）步行训练：先要进行步态分析，以确定髂腰肌、臀大肌、股四头肌、腘绳肌等肌肉的功能状态，步行训练又分为治疗性步行（佩戴骨盆托矫形器或膝踝足矫形器、借助双腋拐进行短暂步行，一般适用胸 6~ 胸 12 平面损伤者）、家庭功能性步行（可在室内行走。但行走距离不能达到 900 米，一般见于腰 1~ 腰 3 平面损伤患者）及社区功能性步行（腰 4 以下平面损伤患者穿戴踝足矫形器，能上下楼，能独立进行日常生活活动，能连续行走 900 米），完全性脊髓损伤患者步行的基本条件是上肢有足够的支撑力和控制力。不完全脊髓损伤者，要求根据残留肌力的情况确定步行能力，步行训练分为平行杠内步行训练和拐杖步行训练，先在平行杠内练习站立及行走，包括摆至步态、摆过步和四点步，逐步过渡到平衡训练和持双拐训练。

（7）辅助步行训练：截瘫患者常用拐杖有腋拐、肘拐。利用拐杖进行步行训练时，要具有较好的平衡能力和上肢支撑能力，一般要经过平行杠内基本动作训练后方可进行，常见的拐杖辅助步行训练有拄拐迈越步态训练等，见步行训练章节。

（8）轮椅训练：伤后2~3个月患者脊柱稳定性良好，坐位训练已完成。可独立坐15分钟以上时，开始进行轮椅训练，上肢力量及耐力是良好轮椅操纵的前提，轮椅训练包括向前驱动、向后驱动、左右转训练，前轮翘起行走及旋转训练，上斜坡训练和跨越障碍训练。上楼梯和下楼梯训练，越过马路镶边石的训练，安全跌倒和重新坐直训练，注意每30分钟，必须用上肢撑起躯干，使臀部离开轮椅减轻压力，以免坐骨结节发生压疮。

（9）矫形器的使用：损伤程度不同佩戴不同规格的矫形器，见矫形器章节，配用适当的下肢矫形器是很多截瘫患者站立步行所必需的。

（10）日常生活能力训练：尤其是四肢瘫患者训练日常生活活动能力尤其重要，自理活动如吃饭、梳洗、上肢穿衣等。

2. 心理治疗　脊髓损伤给患者在身体及精神上带来极大痛苦，但大多数患者经过系统地规范的心理治疗后会勇敢面对现实，康复过程中绝不仅限于功能训练，还要强调患者在心理社会方面的适应。

（三）合并症的处理

1. 疼痛处理　脊髓损伤患者的疼痛既可以是躯体性，也可以是中枢性。疼痛可以是烧灼痛、刺痛、麻痛等，三分之二患者发生于脊髓损伤1年之内，常为非器质性病变，偶可见发生于数年之后，提示器质性病变，可发生于任何脊髓损伤水平，可由各种有害刺激导致，包括吸烟、压疮、痉挛、疲劳、寒冷气候、季节变化。可以预防性治疗，积极避免有害刺激，保持良好的营养及卫生状态，适当的关节被动活动和主动活动以及正确的体位均有助于避免疼痛发生和治疗。同时给予心理治疗，运动和理疗，抗抑郁药物治疗等。

2. 肌肉痉挛　于伤后3~6周逐渐发生，而于伤后3~4个月达到中等程度的痉挛，6~12个月左右达到高峰。严重的痉挛状态常提示损伤平面以下躯体存在病损，如尿路感染、结石、肛周脓肿、肛裂、压疮等，预防措施注意脊髓损伤早期瘫痪肢体的位置，促进躯体伸张反射，避免屈曲性痉挛，如颈段、上胸段脊髓损伤采取俯卧位，肢体被动活动和训练恢复直立位，有利于促进伸张反射，解除患者的精神紧张，积极治疗尿路感染、褥疮等并发症，避免室温剧变、衣服鞋帽过紧以及膀胱直肠充盈引起的痉挛状态，解痉药物治疗如巴氯芬。

3. 挛缩和关节活动障碍　持续的被动运动、物理因子治疗（蜡疗、电疗、热疗、水疗等）、矫形器的使用能有效预防关节挛缩，关节活动训练应与主动运动、被动运动、助力运动、关节牵引相结合。

4. 其他常见并发症如神经源性膀胱、深静脉血栓、呼吸系统感染、尿路感染、骨质疏松、压疮、体位性低血压、体能低下、营养不良，见“长期卧床的并发症及其处理”一节。

第四节　脑性瘫痪的基层康复

一、概述及诊断

脑性瘫痪（cerebral palsy，CP）简称脑瘫，是以运动障碍、广泛性的生理和心理功能障碍为特征的疾病，是最常见的儿童身体残疾，合并症及并发症很多，几乎囊括与日常生活相关的所有功能障碍,包括痉挛和挛缩、喂养困难、流涎、沟通困难、智力障碍、骨质疏松、骨折、疼痛、功能性胃肠道异常导致的肠梗阻、呕吐和便秘等等。

脑性瘫痪的诊断是一种排他性诊断疾病,应除外各种进行性及退行性疾病(如代谢性疾病和变性疾病),其治疗需要多学科综合治疗,治疗团队应围绕每个病人的需求,不断更新的个体化的治疗方案,目标是提高患者独立性的功能和能力。

随着循证医学与专科评估手段的发展,许多以往治疗这种疾病的方法正在受到挑战,一些治疗方式与理念得到了更新,我们将在脑瘫的治疗章节进行详细讲解。脑瘫患儿80%~90% 可以生存至成年。需要注意的是,虽然脑性瘫痪患者在成人阶段出现缺血性心脏病、脑血管病、癌症和创伤的发病率和死亡率均比普通人群高,但是影响脑瘫患者预期寿命的最主要因素仍然是最基本的功能—抬头和进食能力以及严重智能障碍。

(一) 定义

依据 2006 版国际脑瘫定义的原则,第六届全国儿童康复、第十三届全国小儿脑瘫康复学术会议于 2014 年 4 月通过了我国脑性瘫痪定义:脑性瘫痪是一组持续存在的中枢性运动和姿势发育障碍、活动受限症候群,这种症候群是由于发育中的胎儿或婴幼儿脑部非进行性损伤所致。脑性瘫痪的运动障碍常伴有感觉、知觉、认知、交流和行为障碍,以及癫痫和继发性肌肉、骨骼问题。

脑性瘫痪并不是单一疾病,而是一组症候群,核心表现表现是持续存在的运动、姿势发育障碍以及功能受限,临床康复治疗和研究应以解决脑瘫患儿的运动功能障碍为主。对于定义的理解需要注意三个关键词:持续存在(permanent),指脑瘫的诊断应排除一过性异常的运动障碍,脑瘫患儿的异常运动模式无法正常化;发育(development),这是脑瘫的关键特征,脑瘫的起病时间需要是发育期的胎儿或婴幼儿,另外脑瘫患儿的生理结构及功能仍在发育,但无法发育至正常水平。这一特征决定了脑瘫干预的理论基础和方法;非进行性(non-progress),指的是导致脑部病理改变的事件不再进展,但是这种损害引起的临床表现会随着不同的发育进程而有所改变。

(二) 患病率

目前比较认可的国际脑瘫患病率约为 2.0‰ ~3.5‰。我国的脑瘫患病率尚缺乏大样本的流行病学调查研究,国内部分调研约 2% 左右。值得注意的是,随着医疗水平的提高,脑瘫患病率并没有下降,反而有升高趋势,猜测与产科及新生儿科诊疗水平的提高有关,社会及环境因素是否与之相关仍有待考证。

(三) 病因

孕期至生后 2 岁人类大脑都处于持续发育阶段,产前、围产期或产后的脑部损伤都可能导致脑瘫的产生,且多数原因不明,很难明确导致脑瘫的独立危险因素。虽然病因诊断并不是诊断脑瘫的必要条件,但是了解脑瘫发生的病因对于疾病的预防与干预仍有重要价值,临床上仍需要尽可能的明确病因。

既往我们认为出生时窒息是导致脑瘫的最主要原因,目前的观点则认为,70%~80% 的脑瘫病例都是产前获得的,遗传因素越来越受到重视,早产、感染和遗传正成为小儿脑瘫发病的三大因素。窒息至少不应该是导致脑瘫的独立因素,有学者提出先天因素致脑功能异常的假说,认为部分胎儿在宫内可能由于感染或遗传已经出现了脑部损伤和畸形,影响了包括自主神经在内的神经调节功能,导致胎儿活力下降以及出生窒息表现,从而促使产科学上预防干预措施的介入。临床上有可能错误地把这些保护性措施曲解为这些神经损伤产生的原因。

表 4-4-1 可能出现脑瘫的危险因素

发生时间	高危因素
产前因素	父母近亲结婚、智力低下家族史、胎儿宫内发育迟缓、母亲孕期用药史、射线暴露史、孕期感染、多胎妊娠、先兆子痫等
产时因素	异常分娩、胎儿窘迫、出生窒息、缺氧缺血性脑病、颅内出血、早产、过期妊娠、低出生体重、4000g 以上巨大胎儿等
产后因素	细菌性脑膜炎、病毒性脑炎、高胆红素血症、严重低血糖、重度贫血、头颅外伤等

（四）诊断

脑瘫的完整诊断应包含四个层面，即是否为脑性瘫痪、分型及分级诊断（功能诊断）、伴随障碍诊断，在此基础上尽量明确病因诊断。

1. 脑瘫的诊断条件　运动发育落后，肌张力异常以及异常姿势是诊断脑瘫的初步线索，具体的诊断条件可参考表 4-4-2，表中所列的参考条件用以帮助寻找病因，对于诊断并不是必须条件。由于脑瘫的康复疗效与介入时间的早晚有直接关系，脑瘫的早期诊断非常重要（详见本节第二条），随着遗传学检测手段及全身运动质量评估（GMs）等技术手段的提升，脑瘫诊断的时间越来越提前，典型病例甚至可以前到婴儿期。但由于某些遗传、代谢性疾病起病隐匿且缓慢，不论诊断是否已经明确，持续进行神经反射及功能监测都是非常重要的，所有患儿在 4 岁时都建议诊断复核。

表 4-4-2 脑瘫的诊断条件

必备条件	参考条件
1. 中枢性运动障碍持续存在	1. 引起脑性瘫痪的病因学依据
2. 运动和姿势异常发育	2. 头颅影像学依据（磁共振、CT、超声检查）
3. 反射发育异常	
4. 肌张力及肌力异常	

2. 脑瘫的鉴别诊断　根据定义，脑瘫是非进行性的，如患儿出现对已获得的技能的丧失，异常反射消失，体格发育异常以及其他进行性病变应评估遗传、代谢、肌肉或神经元病变等神经退行性疾病，见表 4-4-3。

表 4-4-3 脑性瘫痪的鉴别诊断

诊断	临床特点	辅助检查及鉴别方法
1. 运动发育落后 / 障碍性疾病		
发育指标 / 里程碑延迟	包括单纯的运动发育落后*；语言发育落后或认知发育落后	不具备诊断脑瘫的其他必备条件

续表

诊断	临床特点	辅助检查及鉴别方法
全面性发育落后(GDD)	年龄小于5岁;存在多个发育里程碑的落后,不能做出确切的评估称为GDD	年龄要求符合标准化智力功能的系统性测时需重新测评,查找病因
发育协调障碍(DCD)	运动协调性的获得和执行低于正常同龄人;日常生活能力、工作及学习因此明显受影响;在发育早期出现;不能用其他疾病解释	不具备诊断脑瘫的其他必备条件
孤独症谱系障碍(ASD)	社会沟通及社会交往的缺失;刻板或重复行为;语言功能障碍;高度受限的固定的兴趣;对感觉输入的过度反应或反应不足;症状在发育早期出现;在社会很多重要领域中非常严重的功能缺陷	临床诊断
2. 骨骼疾病		
发育性先天性髋关节脱臼(DDH)	智力和上肢运动功能正常;站立困难	骨盆X线片、CT和MRI
先天性韧带松弛症	大运动发育落后;关节活动范围明显增大及过伸;腱反射正常、无病理反射、智力正常;随年龄增长病情趋于好转	临床诊断
3. 脊髓疾病		
小婴儿脊髓灰质炎和脊髓炎后下肢截瘫	有相关病史;多数呈软瘫;肌肉萎缩明显	脊髓MRI
婴儿型进行性脊肌萎缩症(SMA)	双下肢起始的对称性肌无力;进行性肌肉无力及萎缩;运动脑神经受损	肌电图、肌活检均提示脊髓前角病变;SMN基因检测
4. 内分泌疾病		
先天性甲状腺功能减退症	运动落后;反应低下;智力低下;肌张力低下	血TSH、FT3、FT4、甲状腺彩超
5. 自身免疫病		
多发性硬化(MS)	病灶呈复发缓解交替表现;症状和体征的空间及时间的多发性;运动发育异常#	脑脊液检查、诱发电位和磁共振成像
6. 遗传性疾病		
杜氏肌营养不良	双下肢对称性无力;双腓肠肌肥大;运动障碍进行性加剧	血清肌酸激酶、肌电图、肌活检
精氨酸酶缺乏症	新生儿期无症状,进行性痉挛性瘫痪,随后出现智力障碍	血串联质谱提示精氨酸浓度显著增高;血氨升高(范围:85~170mg/dl[50~100μmol/L]),基因检测
戊二酸尿症I型	进行性肌张力不全;舞蹈徐动症;1至2岁进行性运动障碍	血、尿戊二酸水平升高,基因检测

续表

诊断	临床特点	辅助检查及鉴别方法
神经元蜡样质脂褐质沉积症青少年型(JNCL)	五岁以后起病;进行性智力障碍;进行性锥体外系症状;视力恶化;惊厥	皮肤成纤维细胞或血液中淋巴细胞纹状体沉积,基因检测
脑白质营养不良青少年型	常表现为学习成绩下降及步态异常,缓慢进展,最终致盲	外周血白细胞或成纤维细胞芳基硫酯酶-A(ASA)活性降低至正常人的5%~10%;基因检测
自毁容貌综合征(Lesch-Nyhan syndrome)	X连锁次黄嘌呤鸟嘌呤磷酸核糖转移酶缺乏,有手足徐动症状,部分患者不出现自残表现,容易与不随意运动型脑瘫混淆;一般有轻到中度智力障碍;尿中有尿酸或橙色晶体;自残作为诊断的特征性表现反而变异较大。	次黄嘌呤鸟嘌呤磷酸核糖转移酶活性测定,肾脏彩超,基因检测
线粒体病	共济失调;神经病变;视网膜色素变性;多毛	血浆乳酸升高,组织活检,基因检测突变热点
尼曼匹克C型	常染色体隐性遗传胆固醇代谢障碍;70%于幼儿或青少年期发病;上视不能;舞蹈徐动;肌张力不全;震颤	皮肤成纤维细胞镜检胆固醇酯化异常;18号染色体基因突变检测
佩梅病	遗传性脑白质病;X-连锁遗传,进展缓慢;锥体和锥体外系症状混合存在;眼球震颤;手足徐动;小头畸形;痉挛性四肢瘫痪	蛋白脂蛋白缺乏(主要的髓鞘蛋白),PLP1基因检测
Rett综合征	基本见于女性;进展缓;16~18个月前发育正常,后出现自闭症特征;已获得的有目的地手功能失用;手刻板动作;进行性言语功能丧失及肌肉痉挛;	临床诊断

* 爬的动作可能因孩子不需要进行而脱漏,故不应作为发育里程碑的指标

运动发育异常的5个早期信号:①身体发软;②踢蹬动作明显少;③行走时步态异常;④两侧运动不对称;⑤不会准确抓握

3. 脑性瘫痪的分型和分级诊断　依据2014年4月,第六届全国儿童康复、第十三届全国小儿脑瘫康复学术会议制定的脑性瘫痪新的临床分型、分级标准,脑性瘫痪分为6型Ⅴ级。

(1)临床分型:见表4-4-4。

表4-4-4　脑性瘫痪分型及临床特点

临床分型	受损部位	异常肌张力	异常神经反射	典型异常姿势
痉挛型四肢瘫(spastic quadriplegia)	以锥体系受损为主,包括皮质运动区损伤	肌肉痉挛,肌张力增高	腱反射亢进、踝阵挛、折刀征和锥体束征	上肢背伸、内收、内旋,下肢内收、内旋、交叉、剪刀步、尖足

续表

临床分型	受损部位	异常肌张力	异常神经反射	典型异常姿势
痉挛型双瘫（spastic diplegia）	症状同痉挛型四肢瘫，下肢重于上肢			
痉挛型偏瘫（spastic hemiplegia）	症状同痉挛型四肢瘫，表现为一侧肢体			
不随意运动型（dyskinetic）	锥体外系受损为主，主要包括舞蹈性手足徐动和肌张力障碍	肌张力可高可低，可随年龄改变，婴儿期多表现为肌张力低下	腱反射正常、锥体外系征 TLR（+）、ATNR（+）	非对称性姿势，头部和四肢出现不随意运动，自主运动难以自我控制
共济失调型（ataxia）	小脑受损为主，以及锥体系、锥体外系损伤	肌张力可偏低	闭目难立征（+）、指鼻试验（+）、腱反射正常	不协调运动，步态蹒跚，宽基底步态，可有意向性震颤及眼球震颤，头部活动少
混合型（mixed types）	具有两型以上的特点			

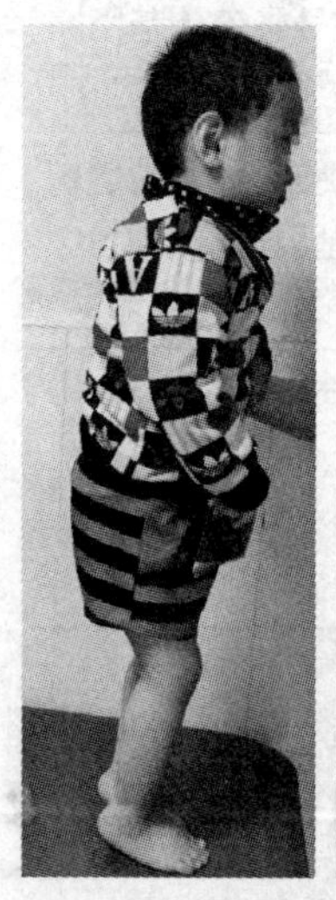
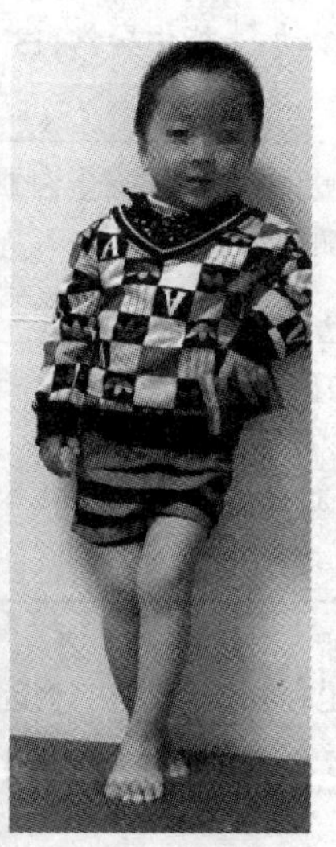

图 4-4-1 痉挛型脑瘫直立位姿势
患儿直立位时双上肢屈曲、内收、内旋，下肢交叉、尖足

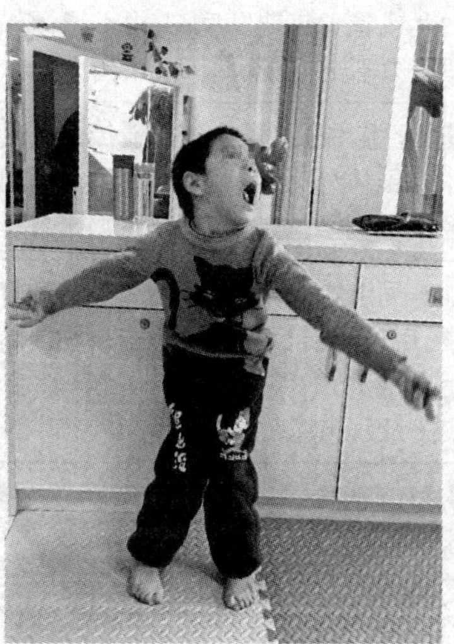

图 4-4-2 不随意运动型脑瘫直立位姿势
患儿立位呈明显双侧姿势不对称，头偏斜一侧，上肢关节角度极度扭曲

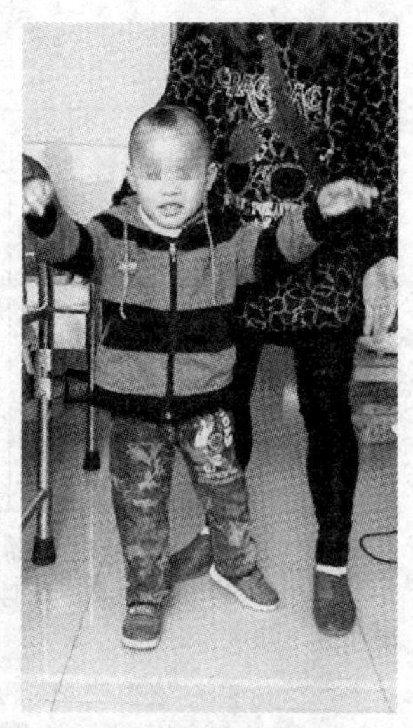

图 4-4-3 共济失调型脑瘫直立位姿势
患儿直立位时呈宽基底，双上肢上举以维持平衡，动作缓慢

此外，欧洲小儿脑瘫监测组织（surveillance of cerebral palsy in Europe，SCPE）推荐的树状分型法（决策树）现在也被临床广泛用于脑瘫的分型诊断（图 4-4-4）。

（2）临床分级：因脑瘫的核心症状是运动障碍，因此临床分级采用运动功能作为分级依据，目前多采用粗大运动功能分级系统（gross motor function classification system，GMFCS）。GMFCS 是根据脑瘫儿童运动功能受限随年龄变化的规律所设计的一套分级系统，完整的 GMFCS 分级系统将脑瘫患儿分为 5 个年龄组（0~2 岁；2~4 岁；4~6 岁；6~12 岁；12~18 岁），

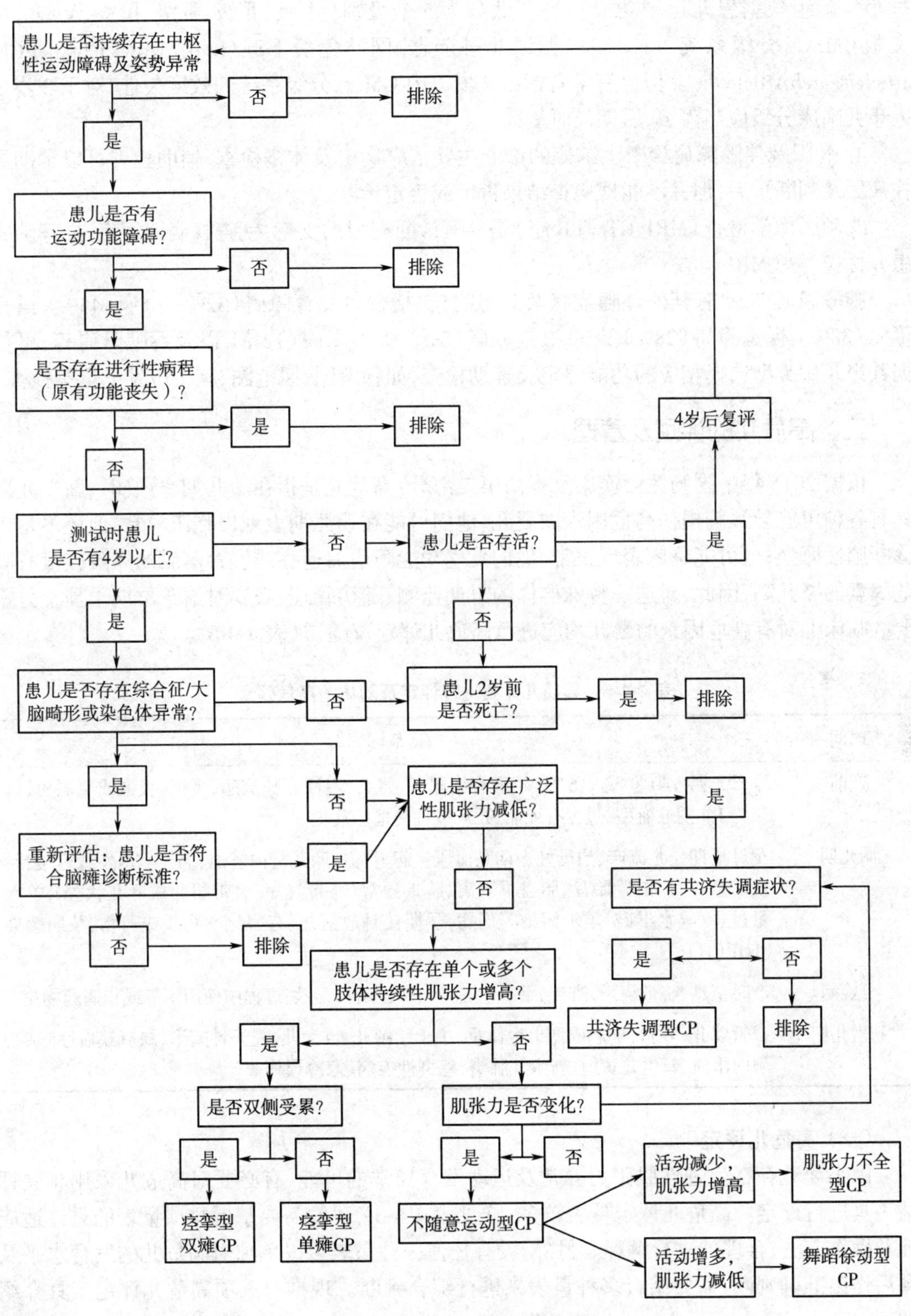

图 4-4-4 SCPE 树状分型法

作者译自：Cans C.Surveillance of cerebral palsy in Europe：a collaboration of cerebral palsy surveys and registers.Developmental Medicine & Child Neurology，2000，42（12）：816-824.

每个年龄组根据患儿运动功能从高至低分为5个级别(Ⅰ级、Ⅱ级、Ⅲ级、Ⅳ级、Ⅴ级),中文版GMFCS分级系统可在《中国循证儿科杂志》网站免费下载(http://www.cjebp.net/CN/article/searchArticle.do)。但也有学者指出2岁以内GMCS分级系统的效度欠佳,对于2岁以内患儿临床分级应当谨慎,后期及时复评。

4. 病因及伴随障碍诊断 脑瘫的诊断主要依靠病史及体格检查,辅助检查可以帮助寻找病因及判断预后,但并不能据检查结果肯定或否定诊断。

头颅影像学检查(MRI、CT和B超)是脑瘫诊断有力的支持,就查找病因而言,推荐脑瘫患儿优先考虑MRI检查。

脑瘫患儿70%有其他伴随症状及共患病,包括智力发育障碍(52%)、癫痫(45%)、语言障碍(38%)、视觉障碍(28%)、严重视觉障碍(8%)、听力障碍(12%),以及吞咽障碍等,可依据共患儿病类型选择相应的功能评定及辅助检查,如脑电图、肌电图、脑干诱发电位等检查。

二、高危儿的评定及管理

依据2015年中国脑性瘫痪康复指南第二部分:高危儿是指在胎儿期、分娩时、新生儿期具有各种可能导致脑损伤高危因素的婴儿,他们可能在婴儿期表现出临床异常,但还不足以诊断脑性瘫痪;也可能临床表现正常,他们发生功能障碍后遗症或发育落后的风险较没有高危因素的婴儿高,因此,对这一特殊群体的早期监测、随访管理、必要时给予早期干预十分重要。临床上对有高危因素的婴儿均应进行高危儿评定及随访(表4-4-5)。

表4-4-5 婴幼儿需要进行评定及随访的高危因素

时间	高危因素
产前	孕母年龄 >40岁或 <16岁,孕母有糖尿病、感染、慢性心肺疾病、吸烟、吸毒或酗酒史,母亲为Rh阴性血型,过去有死胎、死产或性传播疾病史
胎儿期	孕母早期先兆流产、孕母妊娠期高血压疾病、贫血,胎儿宫内窘迫、胎儿宫内发育迟缓,胎盘发育不良、前置胎盘、胎盘早剥离、脐带异常(脐带过短、脐带扭曲成麻花状等)、羊水量过少、羊水早破、羊水污染等疾病,孕期接触放射线、有害化学物质或药物、孕期感染(TORCH)
分娩期	产时窒息、脐带绕颈,难产、手术产、急产、产程延长,分娩过程中使用镇静或止痛药物史
新生儿期	试管婴儿、多胎、早产或低出生体重、小于胎龄儿、巨大儿、先天性畸形、缺氧缺血性脑病、颅内出血、新生儿黄疸、新生儿肺炎、感染性疾病、寒冷损伤等

(一)高危儿评定

因小婴儿存在生理性肌张力异常及运动发育异常的可能,有必要对高危儿采用相关评估工具进行评定。高危儿评定量表较多(详见表4-4-6),我们需要掌握每项量表的具体适应证及操作方法,合理地进行解释。另外,没有任何一种量表可以单独对高危儿的发育水平及预后作出准确判断,需要结合多种量表来进行综合判断。现推荐三项高危儿评定工具介绍如下:

1. 全身运动(GMs)质量评估 全身运动(general movements,GMs)是一种最常出现和最复杂的自发性运动模式,最早出现于妊娠9周的胎儿直至出生后5月,能够十分有效的评估年幼神经系统的功能。GMs 指整个身体参与的运动,臂、腿、颈和躯干以变化运动顺序的方式参与这种全身运动。在运动强度、力量和速度方面具有高低起伏的变化,运动的开始和结束都具有渐进性。沿四肢轴线的旋转和运动方向的轻微改变使整个运动流畅优美并产生一种复杂多变的印象。GMs 评估是一种针对新生儿和小婴儿的新型神经运动评估,能敏感地提示特定的神经损伤,适用于生后 3 天至纠正胎龄 5 月龄的小婴儿的运动预测评估,具体的评估方法与操作条件要求较高,可以到专业脑瘫康复机构进行预约,临床研究证实,不安运动阶段相较早产阶段和扭动运动阶段 GMs 评估预测效度很高,其敏感度 75%、特异度 98%、阳性预测值为 90% 和阴性预测值为 94%。如果在临床工作碰到疑难病例,可进行细化评分,通过细化评分结果进行整体把控患儿的预后。

2. 新生儿神经行为测定(NBNA) 新生儿 20 项行为神经测定是鲍秀兰教授团队吸取美国 Brazelton 新生儿行为骨架评分和法国 Amiel-Tison 神经运动测定方法的优点,筛选出部分项目,结合自己的经验,制定我国新生儿 20 项行为神经测定方法。该量表适用于生后 1 月内足月儿的评定,因新生儿在生后 7 天时神经功能逐渐恢复正常,因此,出生 7 天后进行 NBNA 评分对预后预测的敏感性和特异性较高。有研究表明,早期 NBNA 评分越低的患儿后期合并智力落后等不良预后的可能性越大。该检测方法评估项目少,易掌握,简便经济,地区差别对评分无明显影响,行为和神经测查并重,易于在我国基层医院推广。

评估条件:该检测方法需由有经验者进行评估,一般测查在喂奶后 1 小时睡眠状态开始,测查室温度适宜,光线适中,检查在 10 分钟内完成。满分共 40 分,总大于 37 分视为合格,多次评定低于 37 分应给予持续监测。

3. Alberta 婴儿运动量表(AIMS) AIMS 量表共有 58 个项目,分为俯卧位(21 项)、仰卧位(9 项)、坐位(12 项)、站立位(16 项)四个亚单元,适用于 0~18 个月婴儿的粗大运动能力评定。AIMS 评估过程完全由婴儿启动和完成各项运动,评估者只是观察和分析婴儿的运动。评估为对每个项目进行"观察到"或"未观察到",每个体位下均找到观察到的最不成熟和最成熟的项目,从而设定运动技能"窗",窗前的每个项目均得 1 分,窗内的每个项目都应逐一检测。计算出四个体位的原始分总和,通过与常模比较得出婴儿在同龄儿中所处的百分位,由此判断婴儿运动发育水平。

AIMS 可以早期敏感的检查出运动发育轨迹偏离正常同龄儿的高危儿,是一种以运动表现为依据的、标准化的和规范的运动评估工具。因为脑性瘫痪的病理性运动模式难以恢复正常,故不适用于脑瘫患儿的疗效评估,且对远期预测运动发育结局信度和效度均不高。AIMS 对高危儿运动功能发育水平敏感,可用于制定早期干预方案,同时可用于检验家庭康复成果。

AIMS 结果判读:①根据年龄分层及 AIMS 得分可以确定目前婴儿运动发育所处百分位;②百分位越高,发生运动发育异常风险越低,百分位越低,运动发育程度就越低;③通常将百分位小于 5TH 或 10TH 作为运动发育异常的判断标准,并借此将高危儿运动发育分为异常,可疑和正常。

4. 影像学检查(颅脑超声和头颅 MRI) 颅脑超声检查简便、无创、易行、可床旁操作,成为新生儿颅内疾病筛查的首选,该检查方法主要通过新生儿的前囟进行扇形扫描。该方法对新生儿尤其是早产儿的颅内出血和脑室周白质软化有特异性诊断价值。

颅脑超声检查应在新生儿生后尽快完成,因轻度的脑损伤在 1 周后将逐渐吸收好转,对小于 2mm 的病灶不灵敏,因此在临床中可根据情况定期复查,对早产儿因常规行颅脑超声筛查;对重度的脑损伤(IV 度脑室内出血、囊性 PVL 等)敏感性和特异性都很高。

头颅核磁共振(MRI)对脑室内出血的分辨率低于颅脑超声,但对脑灰白质的分辨率非常清晰,对 PVL 的诊断特异性高,同时对脑内神经传导束的病变敏锐。通过大脑支配功能区的划分,可以一定程度地预测患儿运动功能、认知行为、语言能力等神经发育情况。MRI 零辐射,可显示的信息量大,能看到细微的脑部病变,在临床上可弥补颅脑超声的不足,但 MRI 价格贵,噪音大,拍摄要求高,扫描时间长,需使用镇静剂,对病情不稳定的新生儿检查困难,家属满意度低。

表 4-4-6 高危儿常用评定工具简介

工具名称	适应内容	判断标准	使用注意事项
Dubowitz 量表	早产儿、足月儿	2~3 项异常可能有神经系统后遗症,4 项及 4 项以上异常,可能发生永久性神经损伤	以肌张力作为判断标准,信度稍低
Amiel-Tison 神经发育评定量表	足月儿、纠正 40 孕周早产儿至 6 岁	0 分神经发育正常;1 分轻~中度异常;2 分,严重损伤	与 EEG 及超声检查具有较高的一致性
NBNA	足月儿至纠正胎龄 30 天	低于 35 分患儿提示预后不良	生后 7 天评测效度较高
GMs	早产儿至胎龄 60 周婴儿	CS、CH 提示预后不良,F^-99% 发展为脑性瘫痪	操作需取得资质,但信度及效度高,能早期预判高危儿严重脑损伤
AIMS	0~18 个月婴儿	<5Th 或 10Th 提示发育落后	能提示高危儿运动水平,但不适用于有明显异常运动模式的高危儿
TIMP(婴儿运动能力测试)	胎龄 32 孕周到纠正胎龄 4 个月婴儿	持续低于正常 TIMP 评分 0.5 个标准差提示发育落后	尤其适用于早产儿,纠正胎龄 8~9 周和 12~13 周的评估结果对预后的判断有重要参考价值
Vojta 姿势反射	0~1 岁婴儿	1~3 项极轻度异常;4~5 项轻度异常;6~7 项中度异常;7 为重度异常	我国正常 6 个月内婴儿 Vojta 姿势反射标准较国外稍延迟
Gessell 发育诊断量表	0~6 岁	DQ<75 为异常	诊断性量表,但不具备预后判断功能

(二)高危儿早期干预的介入指征

依据最新的儿童脑性瘫痪康复指南,满足以下两条或两条以上,需积极的介入医院早期干预治疗,如存在除第 3 项外的单独一条,可安排家庭指导,进行家庭康复:①存在以上任何一项高危因素;②神经系统体格检查提示肌张力异常、姿势异常及反射异常;③全身运动

(GMs)质量评估为痉挛同步性(CS)或不安运动缺乏(F-);④ AIMS 评估结果为百分位小于5th;⑤ NBNA 总分小于等于 35 分。

(三)高危儿的干预治疗

早期干预是指对发育偏离正常或可能偏离正常的高危儿的有组织、有目的的综合康复治疗活动。早期干预针对婴幼儿的智能发育能收到一定效果,但对运动障碍的改善则留有争议。目前的观点认为,高危儿干预的内容需要根据婴幼儿的发育规律,在丰富环境刺激的基础上通过对婴幼儿运动训练、视听训练、触觉刺激、本体感觉刺激和前庭器官的平衡功能刺激,促进高危儿认知,语言,运动和情感交往能力的发展。

高危儿的干预治疗应当遵循以下原则:综合治疗;早期发现、早期治疗;按照儿童生长发育规律制订治疗方案;重视防治;逐步形成防治体系及社区康复;康复治疗与培训家长相结合。

1. 姿势控制　维持正确的姿势对婴幼儿发育起重要的作用,有研究显示俯卧位和左侧卧位可减轻宝宝胃食管反流;袋鼠式护理(将早产儿以皮肤贴皮肤的方式放在妈妈的乳房之间)可以降低早产儿对疼痛的反应;保持早产儿生命体征的稳定增强舒适度,同时缓解早产妈妈的焦虑情绪。小婴儿头后仰和频繁"打挺"表现是不正常的姿势,有可能是脑损伤肌张力增高的表现,也可能是不正常睡姿与抱姿导致的。通过睡小吊床不但可以抑制头后仰(异常头背曲),还可以促进前庭功能发育。家长也可以在喂奶时侧抱宝宝来抑制头后仰。竖抱时,宝宝脸朝前方,背靠在妈妈的胸前,可以抑制头后仰的同时扩大宝宝的视野,改善追视与认知功能。

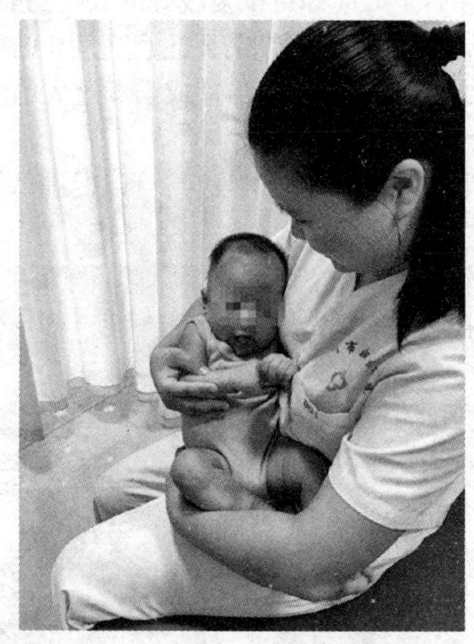

图 4-4-5　高危儿的抱姿(母亲坐位)

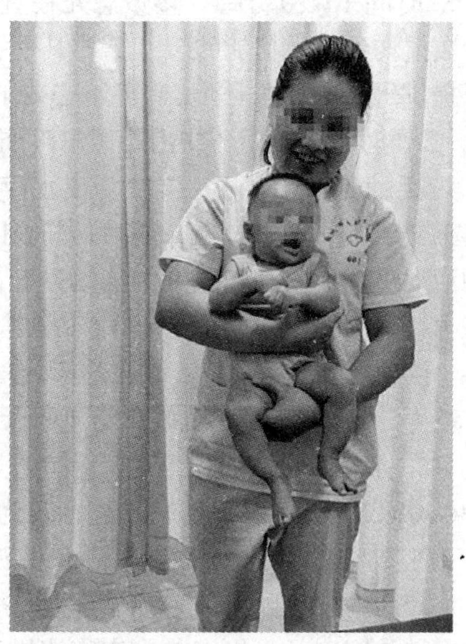

图 4-4-6　高危儿的抱姿(母亲立位)

2. 环境控制及丰富环境刺激　室内应保持通风,但最好不要有对流风。环境不能太嘈杂,灯光不要太亮且不要直接对着宝宝照射。家长如有感冒最好不要接触宝宝,妈妈感冒喂奶时要戴口罩。给宝宝勤洗澡,至少每天一次或隔天一次。勤换衣物,给宝宝穿全棉的衣物。给宝宝穿衣服时,不要把宝宝手掌缩在衣袖里面,要把宝宝的手掌放在外面。勤换尿不湿，保持皮肤干燥。在此基础上，为高危儿提供丰富的环境刺激可以提高高危儿的主动探索能力，对高危儿的运动功能可能会有帮助，但是具体提供哪种刺激会对高危儿的治疗有效仍欠缺大样本的临床研究。

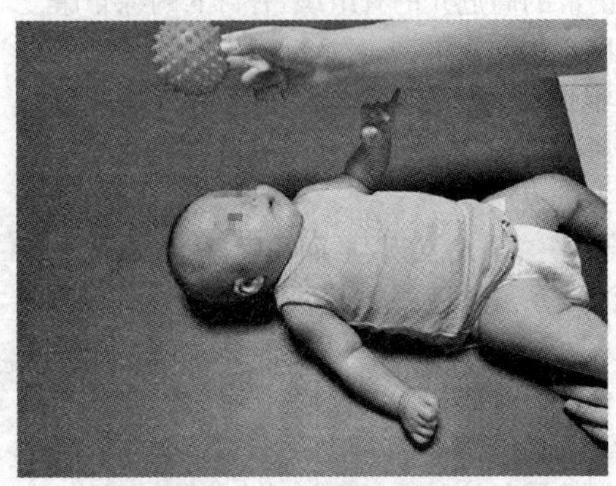

图 4-4-7 视觉刺激（1个月）

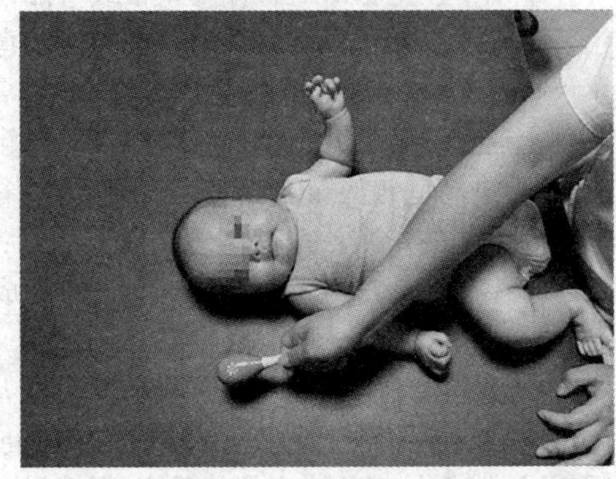

图 4-4-8 听觉刺激（1个月）

3. 喂养介入及疼痛管理　新生儿及小婴儿容易出现喂养困难，多数见于早产儿。高危儿新生儿会出现吸吮无力或减少，能量供给不足将导致呼吸暂停、心律失常、发育迟缓等危险。因此，早期的喂养介入、早期建立吸吮反射非常重要。吮吸训练的操作非常简单，操作者可以用手指放入新生儿口中，诱导出吸吮反射，感受患儿的吸吮力量调整手指深度，每日1~2次，时间10~20分钟。多数患儿在进行吸吮诱导后1~2周即可恢复较好的吸吮功能，只有少数损伤到脑干功能的患儿需要其他吞咽功能治疗的介入。同期需要注意高危儿的疼痛感以提供舒适的生长环境，避免不必要的操作，例如，不适宜的针灸治疗或强度过大的牵伸训练，必要时可以使用药物治疗缓解疼痛。

4. 婴幼儿水疗　相关文献指出水疗可促进新生儿智能和体能的发育，可以促进母子间的情感交流社交能力及自知能力，同时让婴儿在水中自由的活动可增加内脏和肌肉的活动强度，可降低婴幼儿肌张力，促进胃肠道蠕动，但国内对婴幼儿水疗仍存在较多争议，缺乏有效证据。

新生儿出生24小时后就可给予每天1次，每次10~15分钟的水疗。设定室温28℃，保持通风防止缺氧，水温39~40℃，水深以孩子足底不能触及为准。选择合格的专为婴幼儿设计生产的游泳圈和游泳池，泳池要消毒。水疗时，可给新生儿脐带贴上防水脐贴，以防感染。宝宝在游泳时家长可以多与宝宝交流讲话，水疗后可给宝宝进行抚触。

5. 口面部运动感觉干预及抚触　在脑损伤的高危儿中，有相当比例的患儿存在吞咽吸吮障碍及口腔感觉运动障碍，因此，及早介入吞咽训练及口腔感觉刺激对患儿的语言发育有重要意义，有报道显示安抚奶嘴能

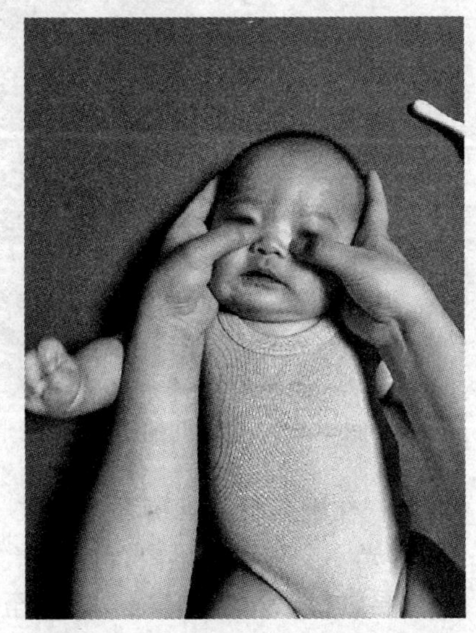

图 4-4-9 高危儿的头面部抚触

刺激口腔感觉，减少不安全感，可以减轻高危儿对疼痛的反应。抚触可以改善高危儿血液循环，并提供感觉刺激。但目前国内外缺乏临床大样本的随机对照研究证据。

6. 运动发育管理　高危儿的运动管理遵循运动发育的规律进行运动干预，可选择被动操、太极操、环境刺激、游戏诱导等多种方式进行运动训练。对出现肌张力增高的患儿，可以姿势控制的基础上进行肌肉牵伸，维持肌肉长度。如合并有臂丛神经损伤、骨骼关节异常可以根据患儿实际情况选择夹板、肌内效贴等方法尽可能的维持受累关节的正常关节活动度。就现阶段的研究成果，丰富的环境刺激、肌肉牵伸及肌肉力量训练对高危儿运动干预是有效的。

模仿，是婴幼儿运动的有力刺激因素。我们鼓励与高危儿运动发育水平稍好的婴幼儿共同玩耍，同伴之间的模仿行为可以帮助高危儿主动自发的运动。但我们不建议与运动发育水平差距过大的同伴玩耍，限于高危儿的运动能力，模仿行为并不能有效地实施，这对高危儿的自信心建立也没有帮助。

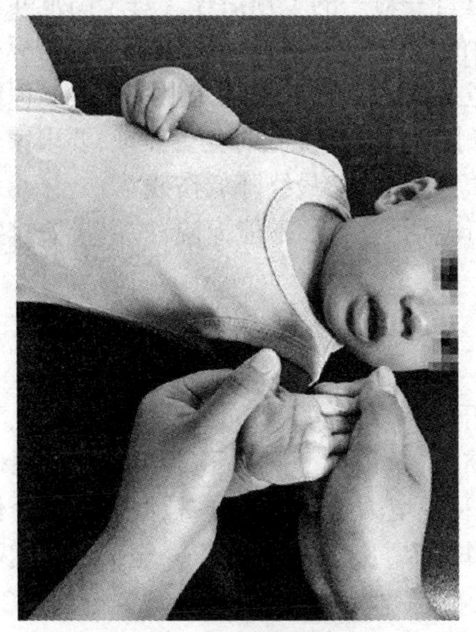

图 4-4-10　指关节牵伸

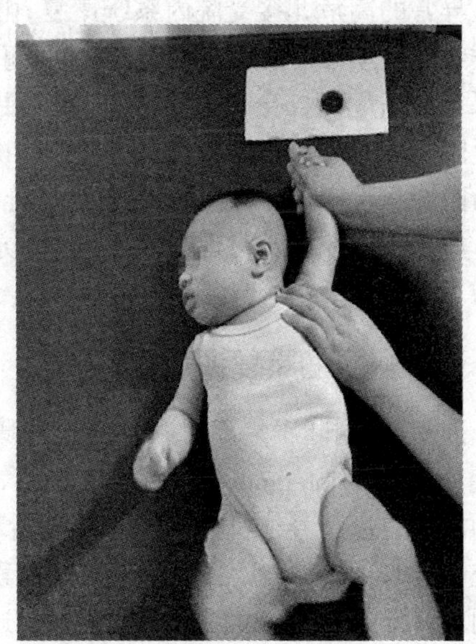

图 4-4-11　上肢肌肉牵伸

（四）高危儿的家庭康复及随访管理

家庭康复主要针对未达到医院康复指征的高危儿指导家长有目的的家庭康复训练，促进婴儿全面发育，缓解家长的焦虑情绪。主要由专业的康复治疗师对小婴儿家长进行有针对性的一对一家庭康复指导，每周 1 次，定期返院复评。

高危儿随访管理需要多学科合作，完善的高危儿转诊流程，设定专门的高危儿管理中心，由专人负责，专案管理，给每个高危儿制定随访档案，按时返院复诊。随访内容包括一般生长发育、各项神经学检查及评估（运动、语言、认知等），根据评估结果预约下次随访时间。0~6 月每月一次，6~12 月龄每 2 月一次，1 岁至 2 岁每半年一次，2 岁以上每年一次，根据病情可适当调整随访时间。（表 4-4-7）。

表 4-4-7 不同年龄段高危儿随访内容

随访时间	随访内容	随访时间	随访内容
1 月龄内	GMs 评估 /NBNA	8 月龄	PDMS/Gesell
2 月龄	GMs 评估 /AIMS	10 月龄	PDMS/Gesell
3 月龄	GMs 评估 /AIMS/Gesell	1 岁	PDMS/Gesell/ 象征性游戏
4 月龄	GMs 评估 /AIMS/Gesell	1 岁半	PDMS/Gesell/ 象征性游戏
5 月龄	GMs 评估 /AIMS/Gesell	2 岁	PDMS/Gesell/ 象征性游戏
6 月龄	PDMS/Gesell	3 岁	PDMS/Gesell/ 雷尼氏语言评定

按时返院随访的高危儿经评定后，由随访医生负责向家属交代患儿情况，完善相关辅助检查，轻度异常可能恢复正常的高危儿可进行每周一次的家庭指导，主要以家庭干预为主，明显异常的高危儿接受院内系统康复，由治疗师进行一对一的干预治疗。每个高危儿需制定详细的干预计划及下一次随访时间，每次随访时的评估结果，各个阶段体格发育指标检测结果等与高危儿自身相关的情况，都要更新至高危儿管理系统。高危儿出院后要确保能按时返院复诊，如果情况特殊，需追加随访次数。监测期间，高危儿临时变更住址，要求家长及时与医院互通信息，促进了规范管理的连续性，提高了随访率，最终降低伤残率。

如果高危儿未及时返院复诊，由随访人员进行电话催访，如不能返院，应尽量安排家庭随访。

三、脑瘫的康复评定

近年来，国际康复界对脑性瘫痪的康复评定开展广泛的讨论，在参照《国际功能、残疾和健康分类》(International Classification of Function, Disability and Health, ICF)，对脑性瘫痪的功能障碍进行身体机构，身体功能，活动与参与和环境因素 4 个部分，核心概念是个体在特定领域的功能是健康状况和背景性因素间交互作用和复杂联系的结果。全面的评定不但有利对脑瘫患儿的功能障碍程度进行描述，而且也有利对康复疗效进行客观评价，在 ICF 的框架下对脑瘫患儿从身体、个体和社会水平进行全面评定已经是儿童康复的发展方向。在 ICF 的三个层次下对脑瘫进行综合评估(表 4-4-8)。

表 4-4-8 康复评定的三个层次

身体结构	身体功能	活动和参与	背景因素
神经系统结构 骨骼问题 脊柱 关节	精神功能(包括认知能力，情绪问题，智力，语言能力) 运动功能(包括精细运动能力，粗大运动能力，肌力，肌张力，关节活动度，协调和平衡)	日常生活能力 社交能力 休闲活动	居住环境因素 社区环境因素 个人因素

脑瘫评定的对象多数是儿童。与成人评定不同，孩子无法像成人一样配合我们的评定工作，加之专为脑瘫儿童制定的评定量表相较成人而言明显偏少，多数量表套用成人标准，使用混乱，这就强调了脑瘫评定临床经验的重要性。脑瘫评定的特殊之处还在于孩子的发

育性,我们要在不同的年龄用不同的标准衡量孩子的发育水平,这又强调了脑瘫评定的专业性。因此,我们建议在评定过程中注意以下事项:

1. 要以正常儿童整体发育标准为对照进行全面的评定。

2. 注意判断原发损伤和继发障碍。

3. 以观察为主,利用玩具及游戏诱导患儿进行自发活动,在多个场景观察其力所能及的所有体位活动。诱发患儿的语言,注意观察其语言的表达、理解能力及发音情况。

4. 尽量避免不必要的检查,防止因检查时间过长而引起患儿反抗。

5. 定期评定,在初次接触和治疗患儿,消除患儿的紧张情绪和恐惧心理后,再次进行评定往往可以接触到患儿实际的发育情况和异常姿势。一般 2~3 周进行一次评定或在治疗随评随治疗,与治疗保持一体化。

6. 询问患儿的简要运动发育史,从已经可以完成的功能开始测评,可以缩短评估工作时间,但要注意不能以问代评,要眼见为实。

(一) 姿势

脑瘫儿童的肌张力及姿势异常将持续终生,评定内容包括直立位、坐位及卧位的评定。需要注意的是,儿童原本处于发育时期,很多生理性的体征及姿势容易与异常姿势混淆(表 4-4-9),因此,了解正常儿童各年龄段的姿势非常重要。例如发育中的婴幼儿膝足姿势异于成人,如果用成人标准进行评测则多数婴幼儿会被误判为异常姿势。

表 4-4-9 脑瘫患儿常见异常姿势及鉴别

体位	常见姿势异常	有相同姿势的常见疾病
直立位		
	头位前倾及侧斜	肌性斜颈、寰枢椎脱位
	肩内旋、外旋	臂丛神经麻痹
	脊柱前后凸及侧弯	发育性髋关节半脱位、脊柱炎
	骨盆侧方倾斜	发育性髋关节半脱位
	髋内旋、外旋	股骨头骨折
	膝内翻、外翻	佝偻病
	足内翻、外翻	正常婴幼儿、家族性扁平足
	尖足	先天性马蹄足、精氨酸血症
	肢体周径及长度不对称	脊髓灰质炎
	前臂旋前	臂丛神经损伤
坐位		
	W 状坐位	下肢软瘫
卧位		
	蛙状体位	进行性脊肌萎缩症
	上运动神经元损伤综合征体位	慢病毒感染性脑炎

（二）发育性反射与反应

反射发育与反应（developmental reflexes and reactions）是指胎儿在母亲妊娠后期，出生时或出生后的一段时间里会阶段性出现的一种脊髓、脑干、中脑以及大脑皮质水平的反射。随着婴儿的神经系统的发育成熟，脊髓和一些脑干水平的原始反射逐渐消失。一些反射的出现或消失能十分准确反映出中枢神经系统发育成熟程度，是脑瘫诊断与评定重要手段之一。具体评定内容见表 4-4-10。

表 4-4-10 常见的发育性反射与反应评定

反射		出现 / 消失时间	阳性反应
脊髓水平	吸吮反射	胎龄 28 周 / 出生后 3 月	小儿用唇与舌吸吮手指
	屈肌收缩反射	胎龄 28 周 / 出生后 2 月	受刺激的下肢失去控制屈曲
	伸肌伸展反射	胎龄 28 周 / 出生后 2 月	受刺激的下肢失去控制伸展
	交叉性伸展反射	胎龄 28 周 / 出生后 2 月	屈曲位下肢伸展，伸展位下肢屈曲
	握持反射	胎龄 28 周 / 出生后 4~6 月	手指屈曲
	惊吓反应	出生时 / 终生保持	上肢突然伸展或外展，大哭
脑干水平	非对称性紧张性颈反射	出生时 /4~6 月	头面侧上下肢伸展，另一侧双下肢屈曲
	对称性紧张性颈反射	4~6 月 /8~12 月	上肢屈肌张力增高，下肢伸肌张力增高
	紧张性迷路反射	出生时 /4~6 月	仰卧位伸肌张力增高，俯卧位屈肌张力增高
	阳性支持反应	出生时 /6 月	下肢伸肌肌张力增高，僵硬伸展
	联合反应	出生时 ~3 月 /8~9 岁	对侧肢体出现同样的动作或其他部位肌张力增高
中脑水平	颈部调整反应	出生后 ~6 月 /6 月以后	整个身体随着头的旋转而向相同方向旋转
	躯干旋转调整反应	4~6 月 /18 月以后	身体分段旋转，即头旋转 - 肩旋转 - 骨盆旋转
	头部迷路调整反应	出生 ~2 月 / 终生存在	蒙眼后主动将头抬起至正常位
	视觉调整反应	出生 ~2 月 / 终生存在	睁眼后主动将头抬起至正常位
	拥抱反射	出生 4 月内 /4 月后	上肢外展、伸直、外旋手指伸直和外展
	保护性伸展反应	出生后 6 月 / 终生存在	双上肢伸展以支持和保护身体不摔倒
大脑皮层水平	俯卧位平衡反应	出生后 6 月 / 终生存在	头和胸调正，抬起的一侧双下肢外展伸直，（平衡反应）对侧出现保护性伸展反应
	仰卧位平衡反应	出生后 7 月 / 终生存在	
	坐位平衡反应	出生后 7 月 / 终生存在	
	膝手四点位平衡反应	出生后 9 月 / 终生存在	
	跪位平衡反应	出生后 12 月 / 终生存在	
	站立位平衡反应	出生后 12~21 月 / 终生存在	

(三)肌张力

肌张力(muscle tone)是指肌肉在安静状态下,持续存在的、不随意、微弱的收缩,是维持身体各种姿势和正常运动的基础。从临床角度来分析,肌张力是指被动牵伸肌肉时感觉到的阻力,以及触摸肌肉时感受到硬度,这种阻力的程度就是我们评定肌张力的指标。肌张力的评定是神经肌肉损伤评定的重要组成,也是物理治疗的运动功能障碍和作业治疗的主要评定项目之一。

1. 正确区分肌张力异常 肌张力异常分为增高和减低,其中至少有三个术语用来描述肌张力增高,包括痉挛、强直和肌张力障碍。肌张力评定的第一步需要正确的区分出肌张力异常的类型,以此来选择正确的评定方法及量表。遗憾的是,国内没有统一的儿童肌张力异常分类标准,2001 年美国国立卫生研究院在 pediatrics 杂志发布的儿童肌张力增高分类及诊断指南可供参考。

表 4-4-11 异常肌张力鉴别诊断及特征对比

异常肌张力类型	痉挛	肌张力障碍	强直	肌张力低下
临床特征	速度依赖性	持续或间歇肌肉收缩	不依赖于速度和姿势	合并明显肌力减低
被动活动速度增加对关节活动阻力的影响	增加	无影响	无影响	无影响
快速反向活动对关节活动阻力的影响	延迟出现	即时出现	即时出现	无影响
在特定的姿势下出现	仅存在于严重病例	明显	否	无影响
自主活动对肌张力的影响	不明显	明显	不明显	无影响
情绪状态和行为对肌张力的影响	不明显	明显	不明显	无影响
代表性的评定量表	CSS、MAS	BADs	同痉挛	肌张力低下分级量表

2. 评定方法

(1)痉挛(spasticity):痉挛是由于锥体束受损引起的牵张反射亢进的一种表现。通常我们认为痉挛具有以下临床表现:①被动活动时阻力随着牵拉速度的增加而增加,并随关节活动方向不同而变化;②被动活动时阻力在牵拉超过一定速度或者一定的关节角度后迅速升高。但是由于儿童无法有效的做到在“静息”状态下配合肌张力检查,我们更推荐使用“上运动神经元综合征”指代儿童痉挛的临床表现。诊断儿童痉挛需要以上临床表现加上以下至少一条标准:腱反射亢进伴或不伴阵挛;反射活跃(reflex overfolw);巴氏征阳性;主要影响下肢屈肌或上肢伸肌群的力弱(weakness),即“锥体束分布”支配的肌力减弱(下肢尖足、上肢屈曲内旋)。

目前没有针对儿童痉挛制定的专用量表,仍然参考成人痉挛的评定量表使用,具体操作见第二章第三节肌张力评定,但儿童痉挛的评定仍值得进一步研究。

(2)肌张力障碍(dystonia):肌张力障碍是由于肌肉持续或者间断的不自主收缩导致的

扭曲和重复的动作及异常的姿势。存在肌张力障碍的脑瘫患儿一般会出现模式化、重复性、刻板化的动作，常常因自主动作而启动或加重。目前学术上对于肌张力障碍的讨论一直在持续，肌张力障碍不仅仅是一种广义上的肌张力异常表现，因其不管是损伤部位还是表现形式均不同于肌张力增高或痉挛，更倾向于运动障碍的范畴，故应该作为一种综合征看待。多数学者认为成人肌张力障碍的定义适用于儿童肌张力障碍。

由于情绪及环境的刺激会触发或加重肌张力障碍的临床表现，在评定时，应该尽量让患儿保持放松，在多个环境下进行评定，并且做到尽量不触碰患儿，而以观察为主。临床上严重的肌张力障碍会出现明显的肌张力增高，难以与痉挛相鉴别，此时可以在睡眠期检查患儿肌张力，痉挛在睡眠期仍然出现肌张力增高，而肌张力障碍则不会。Barry-Albright 肌张力障碍评定量表（Barry-Albright Dystonia Scale，BADs）是针对脑瘫患儿肌张力障碍所制定的标准评定量表，其信度和效度已经得到国际的普遍认可，主要从患儿的眼、口、颈部、躯干、上肢、下肢 8 个区域评价异常姿势或动作，分级范围（0~4 分）。

（3）肌张力低下（hypotonia）：肌张力低下指没有肌张力变化，被动阻力减小或消失，关节过度伸展。主要表现有：翼状肩，W 字坐姿，对折状态，倒 U 字姿势，外翻扁平足，骨盆稳定差，步态呈鸭步，膝过伸。评级标准见表 4-4-12。

表 4-4-12 肌张力低下评定标准

级别	评级标准
轻度	肌力下降，肢体具有短暂的抗重力能力，主动肌拮抗肌同时收缩弱，能完成一定的功能性动作
中度到重度	肌力明显降低或消失（MMT 0 级或 1 级），将肢体放在抗重力位，肢体迅速落下，不能维持规定肢位，不能完成功能性动作

（四）肌力

肌力（muscle strength）是指肌肉或肌群为维持姿势，控制运动所产生的最大力量。徒手肌力检查（manual muscle testing，MMT）是在肌力明显减弱或功能活动受到影响时用于协助某些神经肌肉疾病的损伤定位，判断肌力训练效果的一种常用的重要的临床评定内容。也是最具有国际公认，操作简单、实用，临床上应用最为广泛的评定方法（第二章第二节肌力评定）。

儿童肌力评定与成人肌力评定存在特殊性，儿童的肌力水平需要与儿童的发育年龄相符，不能用成人肌力标准对儿童进行评定，另外儿童无法完全配合检查人员进行主动的完全抗重及抗阻活动。因此需要注意以下几方面内容：①在肌力评定时以观察为主，注意不同动作及体位下抗重力及抗阻力是否与患儿实际肌力相符来判断肌力等级；②评定过程强调肌群的评定，而不是如成人进行单块肌力评定；③评定中注意其他肌群的代偿；④判断是否需要在临床治疗中如物理治疗或作业治疗采用最佳代偿肌群。

儿童肌力的评定往往需要有大量的临床评定经验，设定不同的运动场景进行评定，同时需要掌握儿童肌肉力量发育水平。简单举例，如患儿可以独站，则下肢至少具备 3 级以上肌力；可以独行，则下肢至少具备 4 级以上肌力。在无法完全确定肌力等级的情况下，可以简单记录正常或减低，择日完善评定，但切忌仅凭主观印象轻易判断所有肌群肌力。

肌力检查环境:被检查者按照要求进行功能运动,应先从抗重力位开始检查,检查者观察功能运动完成的质量和范围的大小,如被检查者不能完成抗重力位的运动,则去除重力检查,如果能完成抗重力位的全范围关节活动,即可逐渐增加阻力直至完成全部最大肌力的检查。

(五)关节活动度

关节活动度(range of motion,ROM)评定是指在特定的体位下,测量被动关节活动最大范围。由于脑性瘫痪患儿长期处于紧张或痉挛状态下,导致关节活动障碍,严重影响患儿的自主性运动,因此关节活动度评定也是脑瘫评定中十分重要的评价指标。

关节活动测量可发现关节活动障碍的原因,判断障碍的程度和性质,通过测量患儿自主移动的关节活动度还可以为治疗提供有效的指导意见(表 4-4-13)。

表 4-4-13　儿童关节活动评定标准

测量项目	1~3 月	4~6 月	7~9 月	10~12 月
腘窝角	80°~100°	90°~120°	110°~160°	150°~170°
股角(内收肌角)	40°~80°	70°~110°	100°~140°	130°~150°
足背屈角	60°	30°~45°	0°~20°	0°~20°
足跟耳实验	80°	90°~130°	120°~130°	140°~170°

儿童通常采用关节活动度的评定方法:

1. 头部侧向转动试验　正常下颌能达肩峰,肌张力越高阻力越大,下颌难以达肩峰。

2. 围巾征　将儿童双上肢牵拉环绕颈部,观察肘关节是否过中线,1 月内婴儿不能过中线,3 月龄后幼儿能过中线,肌张力低下时,双上肢可以如围巾一样环绕颈部,肌张力增高时肘关节不能超过中线。

3. 前臂弹回试验　把小儿的上肢伸展后,马上松手,正常时松手后上肢马恢复屈曲模式。

4. 足跟耳试验　仰卧位,治疗师握住患儿膝部靠向同侧耳朵,骨盆不能离开床面,观察足跟与髋关节连线与床面的角度,4 月龄正常儿童此角度应大于 90°,或足跟能触及耳朵。

5. 对关节变形和挛缩的评定:对脑瘫患儿的如脊柱侧弯,骨盆倾斜,髋关节半脱位或脱位,膝关节过度屈曲或过伸,足内外翻等,通过不同体位的关节活动度测量,往往可以很好的分辨关节是否有存在变形或挛缩。对已经存在变形或挛缩的关节还需要测量肢体的长度、周径等。

6. 髋关节脱位评定:常规进行 X 线检查,可应用髋臼指数(acetabular index,AI)、头臼宽度指数(acetabular head index,AHI)、沈通(Shenton)线、中心边缘角(center-edge angle,CEA)、Sharp 角等评定髋关节脱位的程度。通过定期观测股骨头偏移百分比(migration percentage,MP)动态预测脑瘫儿童髋关节脱位与半脱位的风险,MP 值小于 33% 为正常,33%~50% 为髋关节半脱位,大于 50% 为全脱位推荐作为髋关节脱位预测。

(六)粗大运动

粗大运动功能评定是一个对功能障碍诊断的过程,是脑瘫评定中最核心的环节。根据患儿的不同情况,利用合适的评定项目,确定康复治疗目标,制定治疗计划,设定治疗方法。

从患儿进入治疗室的那一刻开始，我们的评定就已经开始了。患儿进来治疗室的方式，进来以后的情绪变化和态度已经预示着以后我们将采取怎么样的态度对患儿进行治疗。我们在进行观察分析后需明确患儿的运动发育程度，根据正常儿童的发育规律，一般从仰卧位，俯卧位，坐位，站位，步行等体位上找出患儿的发育水平，对粗大运动发育水平上判断出应该选择何种评定量表，详见表 4-4-15。

1. 粗大运动发育里程碑：国内一般采用《人体发育学》中的相关指标进行评定，表 4-4-14（专家共识）。

表 4-4-14 《人体发育学》儿童粗大运动发育里程碑

月龄	运动发育
1 月	拉着手腕可以坐起，头可竖直片刻（2 秒）
2 月	拉着手腕可以坐起、头可竖直短时（5 秒）
3 月	俯卧时可抬头 45 度、抱直时头稳
4 月	轻拉腕部即可坐起、独坐头身向前倾
5 月	俯卧时可抬头 90 度、扶腋可站片刻
6 月	俯卧翻身
7 月	独坐自如
8 月	双手扶物可站立
9 月	会爬、拉
10 月	会拉住栏杆站起身、扶住栏杆可以走
11 月	扶物、蹲下取物；独站片刻
12 月	独自站立稳；牵一只手可以走。
15 月	独走自如
18 月	扔球无方向
21 月	会跑扶栏上楼
24 月	双足跳高地
27 月	独自上楼
30 月	独脚站 2 秒
33 月	立足跳远
36 月	两脚交替跳

WHO（世界卫生组织）在 2006 年发布的《儿童生长及婴幼儿急性严重营养不良判断标准》中对儿童发育里程碑的描述较为客观（图 4-4-12），该标准认定的发育里程碑为 6 个，分别是独坐、扶站、手膝位爬、扶行、独站及独行，且明确指出发育里程碑是一个时间窗，而不是

一个具体的时间点。有很多孩子不经过腹爬(指腹部未离开地面的爬行)而直接独坐,出现假阴性。竖头功能受影响的因素较多,有些脑瘫患儿因肌张力增高在新生儿期就能观察看到扶胸坐位竖头,出现假阳性。因此该两项运动功能不计入运动发育里程碑。

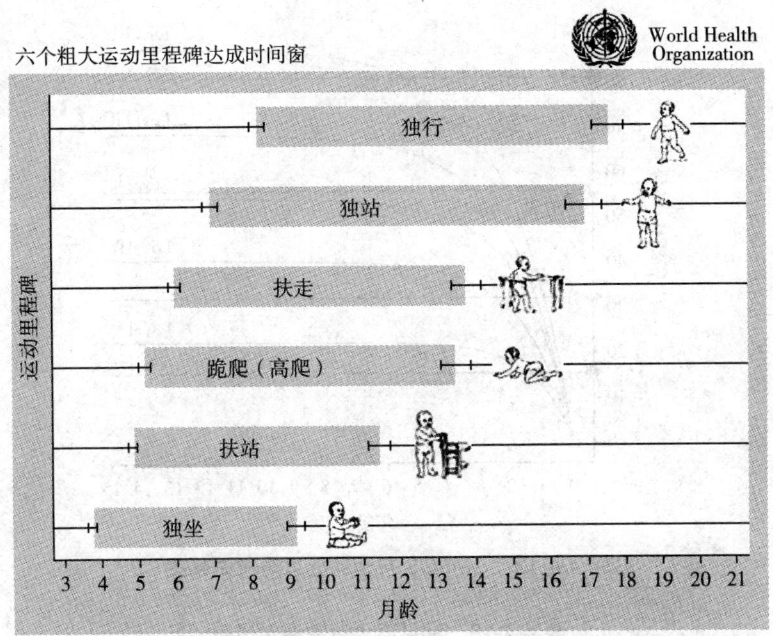

Reference:WHO Multicentre Growth Reference Study Group.WHO Motor Dvelopment Studu: Windows of achievement for six gross motor development milestones.Acta Paediatrica Supplement 2006;450:86-95.

图 4-4-12 WHO 六个粗大运动发育里程碑达成时间窗

2. 量表法 脑瘫患儿评定应该通过观察首先确定运动功能分级,从而确定远期目标。粗大运动分级系统(gross motor function classification cystem,GMFCS)是根据脑瘫儿童不同年龄段的运动发育情况及移动能力,把儿童运动分为 4 个年龄组,每个年龄组分为五个等级,Ⅰ级指在不需要辅助的情况下能具备与年龄相符的移动能力,Ⅴ级指在辅助条件下仍无法具备与年龄相符的移动能力。

当确定了脑瘫患儿的运动功能分级后,基本可以确定其远期运动功能(图 4-4-13),经过康复治疗的脑瘫患儿仍然在该发育轨迹上下波动,以目前的治疗水平,运动能力的提高基本无法跨越两个以上的等级运动能力。从图中我们可以看出,Ⅳ级及Ⅴ级的脑瘫患儿基本不具备独立行走的能力,因此依据 GMFCS 等级在评定的过程采取不同的关注点,对 GMFCS Ⅰ级至Ⅲ级的患儿重点关注运动分析,而 GMFCSⅣ级及Ⅴ级重点关注坐位与体位保持(Seating and positioning)的评定。

目前国际上使用最广泛的脑瘫运动能力评估量表是 GMFM,该量表分为 GMFM-88 及改良版的 GMFM-66 两个评价系统。GMFM-88 在 0~2 岁阶段的评估信度及效度均不高,因此新版的 GMFM-66 缩减了 0~2 岁脑瘫儿童 A 区部分评定项目。临床上对于 2 岁以内的运动评估使用 Peabody 运动发育量表(PDMS)更为广泛。GMFM 将不同体位的反射、姿势和运动模式进行分解,共分为 5 个能区,包括Ⅰ仰卧位、Ⅱ四点位及爬、Ⅲ坐位、跪位及平衡反应的建立、Ⅳ立位、Ⅴ走、跑、跳及攀登运动，每项评分 0~3 分。对于评分为 2 分的项目可以参考作为近期运动康复目标，指导康复方案的设定。

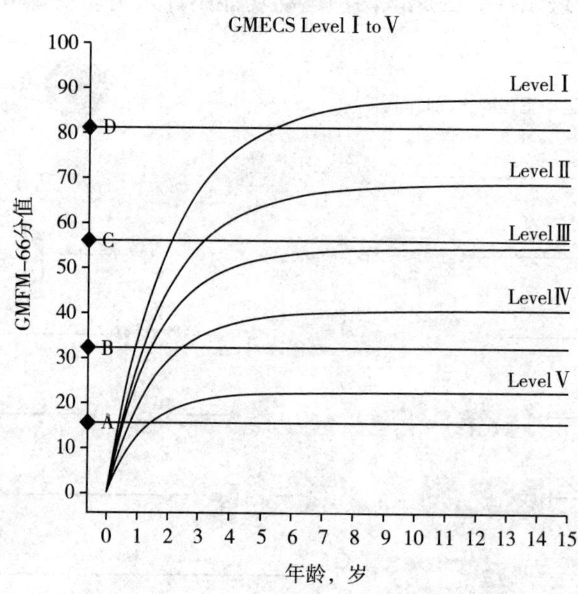

图 4-4-13 GMFCS 与运动能力对应关系图

表 4-4-15 常见粗大运动评定量表

项目名称	适应年龄	作用
粗大功能评定量表（GMFM）	0~12 岁	是一种等距量表，能够合理，客观地反映脑瘫患儿粗大运动发育变化，评价脑瘫患儿康复疗效
Peabody 运动发育量表	0~72 月	可以反映儿童应对环境变化的能力，主要以评定运动功能为主，适应运动发育落后和轻微脑瘫患儿，不适应中重度脑瘫患儿
Alberta 测试量表（AIMS）	0~18 月	常用评定儿童运动发育指标
贝利婴儿发展量表（BSID）	0~30 月	包括运动量表，智力量表和行为记录，主要评定发育指数

（七）平衡功能

平衡（balance）：是指人体为了维持各种姿势状态稳定的能力，是完成各项日常生活活动，如转移动作、行走等复杂运动的保证。通过平衡功能的评定了解是否存在影响行走等功能性活动的平衡障碍和寻找发生平衡功能障碍的原因以及程度。

评定内容：

1. 观察法 通过观察患儿在不同条件下的平衡表现，进行简易平衡评定。

（1）静态平衡试验：观察患儿在没有外力的影响时在坐位、站立位（双脚站，单脚站），足尖对足跟站位时是否能保持平衡。

（2）自动态平衡试验：患儿取坐位，站立位，支持面不动，躯体朝前方，后方，左右进行姿势转移时，能保持现有平衡。

(3) 他动态平衡试验:在外力的推拉下,患儿保持能坐位,站立位的平衡。

分别在以上三种活动环境对患儿进行观察,主要观察患儿在维持姿势时是否能够维持体位,在一定时间内对外力变化发生反应并做出必要的姿势调整,具备正常的平衡反应。需要注意的是,评定过程需要与患儿的发育水平相符,例如正常 1 岁的儿童原本就未建立站立位他动态平衡,此时只需评定静态及自动态平衡正常即可认为平衡功能为 1 级。

平衡功能分级:1 级:能完成活动;2 级:能完成活动,但需要较小辅助来维持平衡;3 级:能完成活动,但需要较大辅助来维持平衡;4 级:不能完成活动

2. 量表法　目前应用于儿童的平衡量表极度缺乏,Berg 平衡评定量表(BBS)是可供选择的量表之一。但是,BBS 侧重于活动能力中平衡与移动能力的评测,仅适用于运动功能完全发育的大龄儿童,该量表中缺乏步行过程中的平衡测试部分,有学者认为存在"天花板效应",在脑瘫平衡尚缺乏有效的循证学支持。

平衡仪测试法　是近年来发展起来的定量评定平衡的能力的一种的测试方法,这类仪器采用高精度压力传感器和电子计算机技术,可以准确评定平衡障碍的程度和部位,可以进行静态平衡和动态平衡评定。

(八)精细运动

精细运动能力(fine motor skills)是指个体主要凭借手以及手指等部位的小肌肉或小肌群的运动,在感知觉、注意等心理活动的配合下完成特定任务的能力。精细运动能力是在儿童获得了姿势维持能力和移动能力后逐渐发育起来的一种认识世界,探索外界的重要能力,也使人与动物有了本质的区别,可以有目的性完成各种任务和活动。视觉功能同样受到姿势和移动能力的影响,同时又促进精细运动发育,由此可见,视觉功能、姿势与移动能力和精细运动之间有着密不可分的联系,既相互影响,又相互促进,对个体在适应社会生存和自身发展有重要意义。儿童精细运动的发育及评定量表见表 4-4-16 及表 4-4-17。

表 4-4-16　婴幼儿精细运动发育关键年龄

精细运动	关键年龄
主动用手抓物	4 个月
可用拇指及另外两指握物,可以进行有目的换手	7 个月
拇指能与其他手指相对抓握	9 个月
能用拇指与示指捏较小的物体	10 个月
搭 2~3 块积木,全手握笔,自发乱画	12 个月
搭 3~4 块积木,几页几页翻书,用小线绳穿进珠子里	15 个月
搭 6~7 块积木,模仿画垂直线	18 个月
搭 8~9 积木,能模仿画横、竖,会穿鞋子,解开衣扣	24 个月
搭 9~10 块积木,能临摹"O"和十字,会穿珠子,向杯子倒水	30 个月
能折纸并边角整齐	36 个月

表 4-4-17 常见精细运动能力评定量表

评定项目	适应年龄	作用
PDMS 精细运动部分(PDMS-2)	6~72 月	适应各种原因引起的手功能发育落后,对治疗有较好的指导作业
精细运动功能评定量(FMFM)	0~36 月	可以判断脑瘫儿童的精细运动发育水平,分析脑瘫儿童运动功能障碍特点,区分不同类型脑瘫的精细运动障碍的差别
精细运动分级(BFMF)	各个年龄	可以同时判断单手和双手的功能
脑瘫儿童手功能分级系统(MACS)	4~18 岁	针对脑瘫儿童日常生活双上肢使用物品的能力进行分级,能清楚的区分不同能区的差别,反应患儿日常生活能力表现

(九) 语言、言语功能评定

语言(language)是一种社会现象,是人类最重要的交际工具,是进行思维和传递信息的工具,言语(speech)是运用语言表达思想,感情的工具。言语过程主要包括感知,理解,表达三部分,在正常的言语 - 语言能力发育过程中三者缺一不可,对儿童的言语功能进行评定,不仅可以了解儿童语言发育情况,还可以了解言语发育对个体的影响。

评定内容:

(1) 语言发育迟缓(delayed language development):是指各种原因引起的语言理解表达和交流过程出现障碍,明显落后同龄儿童。主要应用于语言发育迟缓的评定方法详见表 4-4-18。

表 4-4-18 常见语言发育迟缓评定量表

评定项目	适应年龄	作用
S-S 语言发育迟缓评定法(S-S)	18~78 月	以言语符号形式 - 指示内容的关系和交流态度评价为核心,按标准分为 5 个阶段。并将评定结果与正常儿童年龄水平相比较
皮博迪图片词汇检查(PPVT)	4~18 岁	在规定时间内儿童对特定词汇语音理解能力
象征性游戏	-	用于测试幼儿的智力和语言发育潜能,反映幼儿的早期概念形成及象征性思维能力水平
格塞尔发育诊断量表	0~6 岁	是婴幼儿智能测试的经典方法。为婴幼儿发展测验的范型之一,广泛应用于儿童心理学研究等实践领域

(2) 构音障碍(dysarthria):是指由于神经病变,与言语有关的肌肉麻痹、收缩力减弱或运动不协调所致的言语障碍。强调呼吸、共鸣、发音和韵律方面的变化。表现发音困难、发音和言语不清,对于构音障碍的评定,临床上常使用由中国康复研究中心研发的《构音障碍评定法》包括构音器官检查和构音检查,通过此方法的评定不仅可以检查出脑瘫儿童是否存在运动性构音障碍及程度,而且对治疗计划的制定具有重要的指导作用。

(十)日常生活活动能力及质量

日常生活活动(activities of daily living,ADL)能力是指人们为了维持生存适应环境而每天反复的,最基本,最具有共性的活动,包括穿衣,进食,如厕等,家属找出认为患儿急需解决的问题后,作业治疗师针对家属提出的问题对患儿进行评定,找出患儿 ADL 的障碍特点,制订方案,指导治疗。可采用婴儿初中生社会生活能力量表、儿科残疾评定量表(PEDI)、功能独立性测评量表(WeeFIM)、脑性瘫痪患儿生活质量量表等量表进行评定。

日常生活活动能力评定通常使用 WeeFIM 是功能性独立性测量量表(functional independence measure,FIM)儿童版,从发育角度进行设计,主要用于儿童在自理,移动和认知的独立情况,适应年龄在 6 月 ~7 岁患儿的功能独立性,WeeFIM 总共包括 18 项,采用 7 分制标准评定患儿的功能水平,6~7 分为独立,3~5 分为有条件依赖,1~2 分为完全依赖。结果判读:126 分 = 完全独立;108~125 分 = 基本独立;90~107 分 = 有条件的独立或极轻度依赖;72~89 分轻度依赖;54~71 分中度依赖;36~53 分 = 重度依赖;19~35 分 = 极重度依赖;18 分 = 完全依赖。详见表 4-4-19。

表 4-4-19 儿童功能独立性评定量表(weeFIM)

项目					项目				
运动功能	自理能力	1	进食		认知功能	交流	14	理解(听觉/视觉/两者)	
		2	梳洗修饰				15	表达(言语/非言语/两者)	
		3	洗澡			社会认知	16	社会交往	
		4	穿裤子				17	解决问题	
		5	穿上衣				18	记忆	
		6	上厕所		认知功能评分				
	括约肌控制	7	膀胱管理(排尿)		FIM 总分(运动 + 认知)				
		8	直肠管理(排便)						
	转移	9	床、椅、轮椅间						
		10	如厕						
		11	盆浴或淋浴						
	行走	12	步行/轮椅/爬行/三者						
		13	上下楼梯						
	运动功能评分								

(十一)心理测试

1. 智力测试 智商(intelligence quotient,IQ)是智能商数的简称,是一种表示人的智力高低的数量指标,智力功能评定是以评定患儿的观察力、记忆力、思维力、想象力、创造力以及分析问题和解决问题的能力。它是通过一系列标准测试,测量患儿在其年龄段的认知能力的一种评定方法(表 4-4-20)。

表 4-4-20 儿童常见智力功能评定量表

评定项目	适应年龄	作用
韦氏幼儿智力量表(WPPSI)	3~6 岁	可用于各种原因导致的智力障碍,常用于智力发育水平的诊断
韦氏儿童智力量表(WISC)	6~16 岁	
中国比内测验	2~18 岁	比奈 - 西蒙智力量表斯坦福 - 比奈智力量表的中文修订版,主要应用脑瘫儿童的认知和智力评定
贝利婴幼儿发展量表(BSID)	0~30 月	本量表有三个分量表,智力量表部分可判读出智力发展指数,也可应用于脑瘫早期智力评定

2. 儿童人格与气质功能评定 人格是由行为和行为群有机组织而成的层级结构,及早了解儿童的人格、气质,有利于抚养人对患儿培育方式的选择,以防止因培育方式不对而导致儿童出现障碍。

少儿气质性格量表中文版(junior temperament and character inventory,JTCI)共有 240 个条目,每一个问题陈述一种个人行为与感受,每个条目分为 1~5 级评分少儿气质、性格量表可应用于脑瘫儿童气质、性格的评定。

3. 感觉功能评定 感觉(sensation)是大脑对直接作用于感觉器官的客观事物个别属性的反映。给予刺激后观察患儿对刺激反应,如果有感觉障碍,需明显障碍的类型、范围、部位,程度以及患儿的主观感受,找出感觉障碍的原因,分析感觉障碍对日常活动即动作的影响。

儿童感觉统合发展评定量表(sensory integrative schedule,SIS)适用于 3 岁以上儿童的前庭功能、本体感觉功能和触觉功能等评定。可以敏感地反映出儿童的辅助感觉功能障碍

(十二)环境评定

1. 辅助用具评定 矫形器(orthosis)主要作用患儿四肢和躯干等部位,通过生物力学原理辅助用具是脑瘫患儿依照功能常用的辅助器具包括进食,洗澡,穿衣,如厕,交流,转移等方面的辅助器具,治疗师对所需要的辅助用具进行适应性、适合程度、使用后的效果进行评定。

通过询问家长和对患儿的观察进行评定(专家共识)。

2. 家庭对患者支持情况证据 家庭对患者支持包括两方面。

(1) 家庭康复效果评定:对康复治疗的认识、家庭康复实施情况,在家庭中应用在康复器械效果。

(2) 家庭环境评定:包括内部环境和外部环境,如电源插座位置,如厕、洗澡辅助用具,进入住宅通道等进行家长问卷调查家访进行评定(专家共识)。

四、脑性瘫痪的物理治疗

(一)治疗原则

脑瘫康复治疗遵循以下原则:早期发现,早期介入治疗;与日常生活相结合;将患儿作为

整体进行治疗；个体化设计治疗；遵循循证医学。另外，综合、全面的小儿脑瘫康复治疗（包括运动疗法、作业疗法、言语训练、感觉统合训练、引导式教育以及手术治疗等）可改善脑瘫儿童的运动、言语、行为和认知、社会交往与社会适应能力，优于单项治疗。

（二）不同类型脑瘫康复治疗策略

（1）痉挛型脑瘫治疗策略：主要以提高痉挛肌相拮抗肌群的收缩功能，保持各关节的对线活动度为主。在平时的训练中注意扩大关节活动度，抑制异常姿势反射，提高主动运动；训练方案设计应鼓励进行自发的活动，诱发随意性的、分离性的运动。治疗方法的选择包括运动疗法、作业疗法、物理因子治疗、中医治疗、矫形器及辅助器具的应用。

当发现脑瘫儿童肢体肌肉肌腱的痉挛（挛缩）制约了运动功能的进一步发展时，需要实施相应的外科治疗，以减低痉挛、矫正畸形、改善功能和改善生活质量。但多数手术仅限于改变躯体结构，对于功能改善仍需要通过物理治疗来实现。

家庭康复护理可促进门诊脑瘫儿童康复效果，家长要充分了解对痉挛型脑瘫儿童的护理情况、皮肤黏膜的完整性、良好姿势的保持以及维持软组织的长度；手术后家庭护理应注意预防并发症，防止肌肉萎缩、关节僵硬，解除支具后注意关节被动活动、牵伸跟腱、站立和平衡训练、步态和步行训练等。

（2）不随意运动型脑瘫的治疗策略：不随意运动型脑瘫的主要特征是不自主运动增多，由于不稳定肌张力和原始反射的存在，患儿出现较多的异常姿势和异常运动，往往伴随较明显的吞咽及言语障碍。因此该类型脑瘫在治疗时需要重点抑制异常的肌紧张和非对称姿势，通过压迫、负重、抵抗等方法提高肌肉同时收缩能力，进行持续性的中间位的姿势控制，给予适当的刺激，进行感觉的强化以提高平衡能力。

不随意运动型脑瘫因锥体外系损伤累及额面部肌肉、发音和构音器官，吞咽训练可改善不随意运动型脑瘫儿童流涎和语言、摄食障碍，在言语训练时可以使其异常姿势得到抑制、构音器官运动得到提高，从而使其语言功能障碍得到改善。

针对不随意运动型脑瘫患儿下肢不稳定情况，可以采用贴布增强感觉输入，改善下肢关节的稳定性，同时伴有流涎等口面、颈部等相关肌群的运动不随意运动减少。

（3）共济失调型脑瘫的治疗策略：共济失调型脑瘫的平衡功能障碍是行走的主要制约因素，训练的重点在于提高平衡能力，必要时可辅以辅助器具的使用。其他治疗原则与痉挛型脑瘫基本相同。

（4）混合型脑瘫的治疗策略：临床上以中度痉挛与不随意运动混合型多见，运动疗法的原则基本同痉挛型儿童的治疗；训练应特别注意抑制全身异常，特别是头、肩及肩胛带等部位。也可根据患儿病情选择个体化的手术治疗方案。

（三）神经发育学疗法

脑性瘫痪的运动疗法各类繁多，包括神经发育学疗法（NDT）、Vojta 疗法、上田法、Rood 法、核心稳定性训练、PNF 治疗技术、减重步态训练等等，目前使用最为广泛的方法是神经发育学疗法（NDT）如 Bobath 疗法等，对于婴幼儿期的中重度脑性瘫痪患儿，神经发育学疗法仍不失为一种有效的治疗技术。在具体应用时要注意其提供给治疗师的是一种弹性指南，要尽可能多地从事功能性与发展性的活动，从而激发患儿出适合任务需求的运动。

在对脑瘫患儿进行神经发育学疗法时我们提倡：早期发现、早期康复；促通与抑制并用，保持正确对线，加强自身调节与平衡能力；家庭训练与医生指导相结合，训练与游戏相结合，愉快康复,功能第一;全面康复,人性化康复,提倡多引导和诱导。

在对脑瘫患儿进行神经发育学疗法时我们应该避免:局限治疗;过度治疗;痛苦治疗;被动治疗;强迫治疗;盲目治疗。

具体方法:

1. 头控训练 正常儿童1月龄开始有头立直出现至3月龄俯卧位抬头90°,头的控制是脊柱抗重力伸展的开始和保持对称性姿势的关键,受到脊柱肌群稳定性的影响,与ATNR等原始反射残存有着密切的关系,婴幼儿的竖头控制的开始也标志着脊柱抗重力伸展发育的开始,在婴幼儿的发育中占重要地位。

头部控制必需的条件:①脊柱的对称性伸展。②体轴回旋。③上肢的支撑能力。④拥抱反射消失。

手法举例:

Bobath球上俯卧位:将患儿俯卧于Bobath球上,双上肢在球上取肘支撑位,双肘关节置于对应肩关节在球上投影点的稍前外侧,治疗师双手轻握患儿肘部,控制球向前移动,促进患儿抬头及保持,也可进行左右移动,锻炼患儿颈部肌群的稳定性收缩,及诱导其颈立直反射的出现。

拉起训练:患儿取仰卧位,治疗师双手包绕患儿肩胛带,将患儿轻拉起至45°,促进其颈前肌群收缩,后缓慢过渡到坐位。障碍程度较轻的可将控制关键点由肩胛带平移到上臂、肘部、前臂、腕部及双手掌,依次类推。在拉起过程以患儿感兴趣物品进行诱导,促进患儿主动竖头是训练的关键

头控训练的重点:利用患儿感兴趣的物品逗引,使患儿主动竖头,术者手法刺激关键点辅助,以达到患儿主动抬头的目的,治疗师的角色是诱导及辅助,是参与者,而不是控制者。通过语言、表情或玩具进行任务导向非常重要。

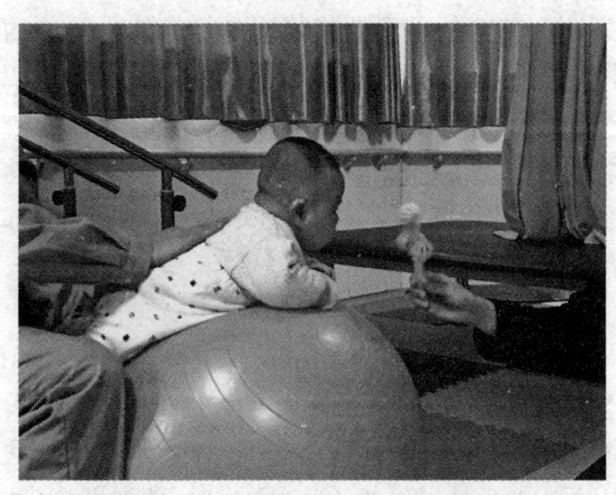

图4-4-14 Bobath球上头控训练

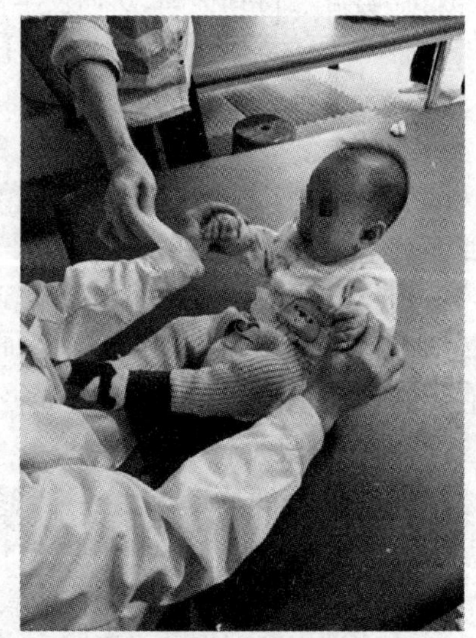

图4-4-15 拉起训练

2. 翻身训练 3~5月龄是儿童翻身发育的年龄,在这一阶段随着原始反射的消失,慢慢出现的随意运动、翻身运动以及四肢的左右伸展和屈曲,预示着躯干立直反射正逐渐出现,

脊柱的随意伸展开始形成，为以后的坐位平衡、脊柱的稳定打下坚实的基础。

翻身必需的条件：①躯干立直反射的出现。② ATNR、TLR 等原始反射的消失。③髋、膝关节屈曲。④躯干回旋。⑤肘关节支撑。

手法举例：

颈翻正反射翻身训练：将患儿仰卧位，治疗师一手拇指控制点在耳后乳突、其余四指后头部，另一手控制颜面侧耳后（必须露出耳朵），向颜面侧回旋头部，带动躯干翻身。

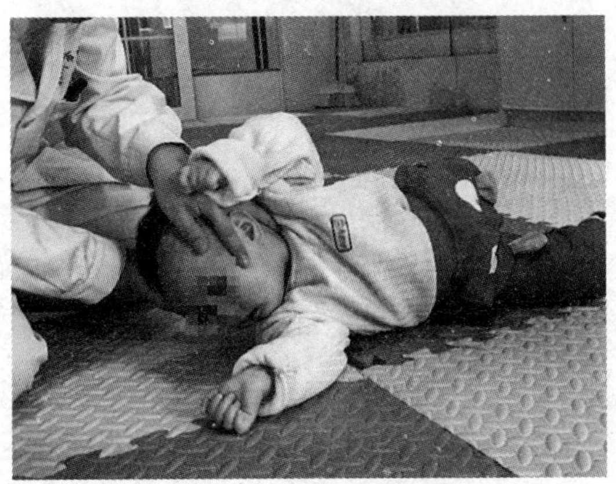

图 4-4-16 颈翻正训练

翻身训练的重点：异常反射的消失对翻身至关重要，所以前期的抑制异常的反射和腹部肌肉感觉传导的促通是翻身的重点。

3. 坐位训练 儿童 5~7 月龄（撑手坐 - 独坐）是坐位发育时期，仰卧位与俯卧位姿势上伸展和屈曲统合的发育，是坐位控制的先决条件，只有在仰卧位和俯卧位的充分的姿势转换和双下肢分离动作完成的前提下，幼儿才形成各种姿势下完善的坐位平衡能力，才能有成熟的脊柱控制能力。也是向立位发育的中间姿势，脑瘫患儿如能在 2 岁以前完成坐位，那么能独立步行的几率就有 80% 以上。

坐位平衡形成必需的条件：①成熟头部控制能力。②双上肢能将身体支撑到坐位的高度。③髋关节屈曲 90°，与躯干充分分离。④躯干回旋能力建立。

手法举例：

Bobath 球上坐位训练：将患儿坐位置于 Bobath 球上，双手控制关键点依患儿能力可选择腋下、腰部、骨盆，利用 Bobath 球的前后左右滚动促进脊柱抗重力伸展，增强躯干稳定性，使患儿建立坐位平衡。

仰卧位→坐位的姿势转换：将患儿仰卧于 Bobath 球上，治疗师一侧手控制在患儿弱侧髂前上棘，另一侧手支持在对侧骨盆，通过球的滚动，促进头及躯干的前屈，弱侧手轻轻下压，对侧手辅助患儿由仰卧位到坐位的姿势转换（同时通过语言的诱导）。

坐位训练的重点：坐位是整个发育里程碑中的转折点，使儿童的观察方式和脊柱控制发生了翻天覆地的变化，这种变化可以使患儿在以后发育中有着主动探索和移动的欲望，在进行坐位训练时应该把不同平面运动体验和核心肌群训练作为重点训练目标

4. 爬行训练 6~8 月龄是儿童爬行发育时期，从俯爬 - 姿势转换 - 四点跪爬，标志着儿童运动发育从简单到复杂，全身协调运动的开始，也是立直运动的开始，爬行运动虽然不是儿童运动发育所必须掌握运动技能，但是作为儿童早期正面面对世界，增加空间探索，主动接受和认知事物，促进儿童认识和探知能力的发展。

爬行必需的条件：①头控能力的成熟和手支撑的完善。②脊柱伸展至腰骶椎、躯干的稳定。③骨盆抗重力发育成熟。④四点位支撑位平衡发育成熟。⑤有移动的动机与目的。

手法举例：

逗引腹爬：患儿俯卧位，用玩具逗引患儿伸出一侧上肢，治疗师辅助其前伸对侧下肢，另一侧重复，完成一个周期，循环训练，以逗引和语言诱导的方式促进患儿腹爬能力的习得。

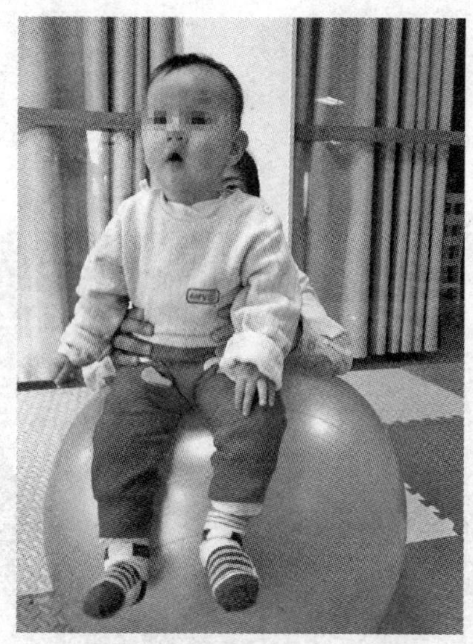

图 4-4-17 Bobath 球上坐位训练

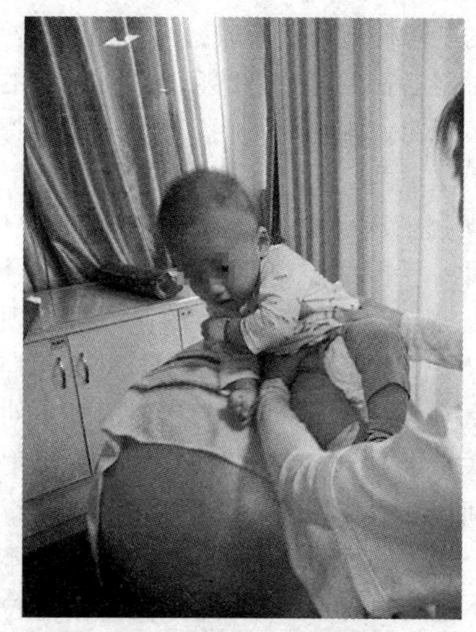

图 4-4-18 Bobath 球上姿势转换训练

球上四点支撑：Bobath 球上支撑训练，将患儿俯卧于 Bobath 球上，取四点支撑位于球上进行球的前后向及左右向的滚动，训练负荷体重下的重心转移。控制关键点在双小腿。

手法重点：不是让患儿单纯学会腹爬，而是让患儿初步建立低位平衡协调能力，体会移动及空间位置觉，为高位（立位）平衡打好基础。从解放功能的角度而言，爬行只是功能恢复的过程，而非目的。所以，手法的选择并不是特别严格，能诱导出肢体协调动作及平衡感的手法都可以尝试。

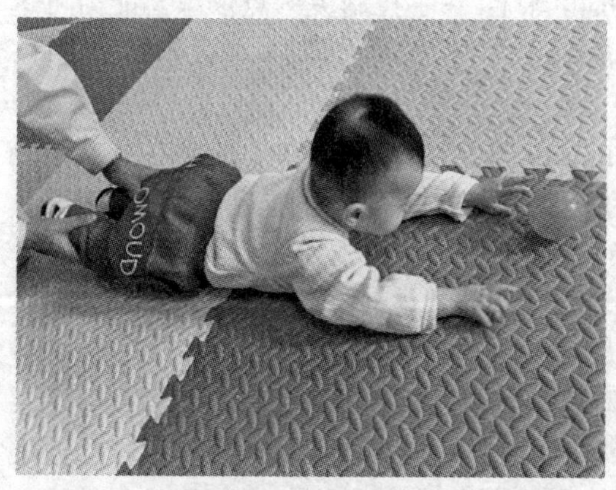

图 4-4-19 腹爬训练

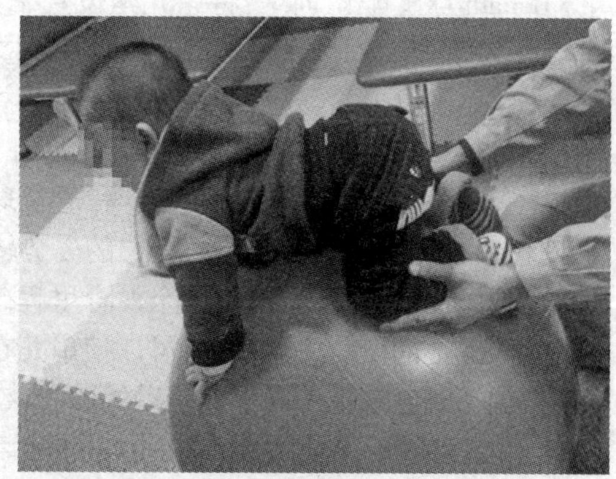

图 4-4-20 Bobath 球上四点撑训练

5. 站立位的训练 9~12 月龄虽然是正常儿童站立位发育完成的年龄，但必须建立在儿童的头部，躯干以及骨盆的平衡发育成熟的基础上，获得支撑体重所必需的姿势稳定性、充分的运动性和正确的生物立线，只有前面的发育成熟才能建立正常站位平衡反应。

站立位必需的条件：①能四爬位、跪位抓物站起时，同时上肢能高举过肩。②髋、膝关节具有一定的伸展能力。③具备骨盆稳定性和下肢关节控制和协调动作。④足底感觉发育成熟。

手法举例：将患儿立位于滚筒上，通过滚筒的前后移动，增强患儿的本体觉及平衡觉，促进立位稳定及肌群的协调收缩。

步行训练的重点:给患儿不平衡的基底面,让患儿主动调节,治疗师给予提示、诱导及辅助,只有诱导出患儿的主动调节才算有效治疗。此治疗手法仅为举例,读者可以依此原则设计不同的站立训练方法,不拘泥于治疗手法。

6. 步行训练　正常儿童在11个月以后开始有步行表现的欲望,正常的步行必须能负荷体重,能应变外界变化作出相应的调节动作,在成熟的步态中必须有完整的步态周期即在迈出一侧肢体前,重心向该侧肢体转移使之完成摆动相,迈出的肢体首先是足跟着地,然后是脚掌着地,最后是足尖着地,当足尖着地时,同侧骨盆开始向前回旋,向支撑相完成,周而复始。步行是儿童全身肌肉合作,整体协调的过程,也是脑瘫训练的关键过程,所以在治疗过程中一定要注重有目标的、有任务的、主动的、康复训练。

推荐减重步态训练,悬吊,Bobath疗法等感觉、肌肉和运动控制多项技术结合对脑瘫患儿后期的步态有很好的促进作用,且不建议在患儿先期基础不牢固的情况就进行步态训练,从而使患儿出现不能避免的异常运动模式和异常的生物对线,需谨慎训练。

步行的发育必备条件:①站位立直发育成熟。②立位平衡的建立。③有步行的欲望与动机。④有正确的骨盆对称性和分离运动。

手法举例:患儿步行前的能力较好时,可直接进行迈步训练,患儿直立位,治疗师支持其骨盆,将重心移向一侧下肢,同时负重侧下肢的骨盆向对侧轻度回旋,引出对侧下肢向前迈出;再将重心移向迈出侧下肢,同时将迈出侧下肢的骨盆向对侧轻推,引出对侧的下肢向前迈出,完成一个步行周期。如此循环即可。对于能力再好一点的患儿,可直接通过语言或物品逗引使之完成步行训练。

手法的重点:事先评定出患儿的骨盆及下肢运动功能,找出适合的移动方式。具备独立移动功能和解放双手才是目的,建立正常步态并不是步行训练的目的。对于有严重步行障碍的脑瘫患儿,可以解放双手的代偿步态也可以接受。使用辅助器具移动也是一种不可忽视方式,另外,步行环境非常重要,不能单纯在PT垫或其他安全的环境下训练,当患儿具备一定能力后就需要学习在室内、走廊、社区等社会训练环境。达到回归社会的最终目的。

(四)悬吊训练疗法

悬吊训练疗法(sling exercise therapy,S-E-T)是以持久改善肌肉骨骼疾病为目的,应用主动治疗和主动训练的一个总的概念集合,该疗法以主动训练和康复治疗作为关键要素,包括诊断及治疗两大系统。其中诊断是通过逐渐增加开链和闭链运动的负荷来进行肌肉耐力测定,并结合肌肉骨骼疾病的常规检查,即弱链测试。治疗可以开闭链的形式进行肌肉放松、改善关节活动度范围、牵引、核心稳定肌肉力量训练、感觉运动控制训练、体能运动、移动训练等,既可以进行小组训练、亦可以制定运动计划进行个体化家庭训练。

1. 不同悬点的作用　悬点在运动关节上方:在此种悬吊方式下,运动可以始终保持在水平方向上运动,没有阻力的变化。

悬点在运动关节远侧:在此种悬吊方式下,运动在关节与悬点的连线上时,肢体高度最低,向两侧运动时阻力不断增加,返回时有重力的分力提供助力。运动轨迹为凹形的弧线。

悬点在运动关节近侧:在此种悬种方式下,运动在关节与悬点的连线上时,肢体高度最高,从两侧向中间运动时阻力不断增加,返回时有重力的分力提供助力。运动轨迹为凸形的弧线。

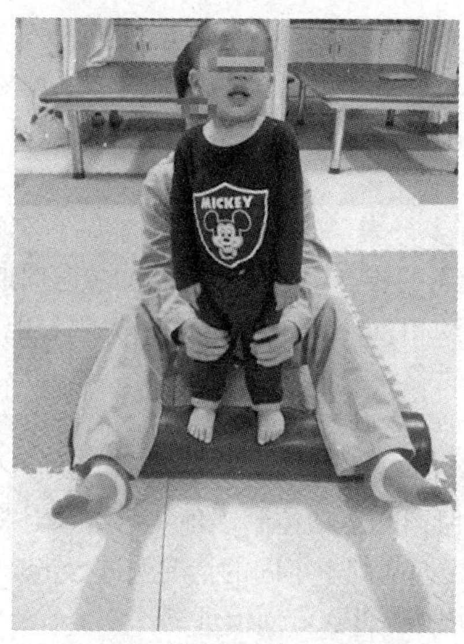

图 4-4-21 滚桶立位训练

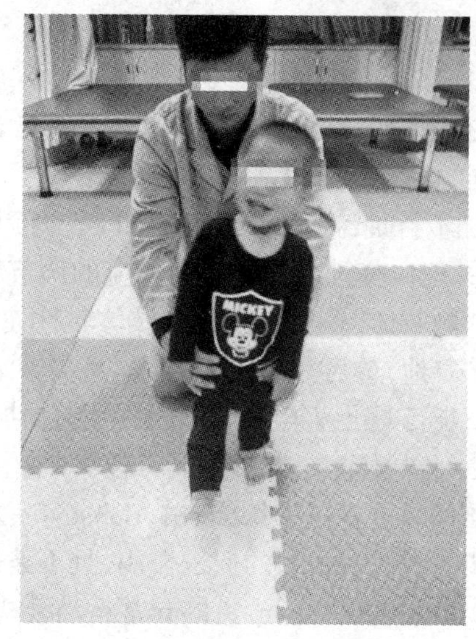

图 4-4-22 步行训练

悬点在运动关节外侧:在此种悬吊方式下,关节向外运动时没有阻力,并且在重力作用下可向外运动,向内运动有阻力并不断增加。向外的运动轨迹为逐渐下降的弧线。

悬点在运动关节内侧:在此种悬吊方式下,关节向内运动时没有阻力,并且在重力作用下可向内运动,向外运动有阻力并不断增加。向外的运动轨迹为逐渐上升的弧线。

2. 弹力带的使用 弹力带可以作为额外提供的助力,也可作为运动的阻力。根据所选的弹性不同的弹力带和使用时拉伸的程度,可以给肢体提供大小不同的助力。同样也可提供不同大小的助力。

3. 强度阶梯的训练计划 强度阶梯训练计划是运动训练中非常关键的部分。根据评定的结果,给患者提供什么强度的训练,这就是不同阶梯强度的计划内容。在悬吊训练中,阶梯强度的调节主要通过以下的方式进行:

悬吊点的选择:悬吊点的位置可以决定运动是无阻力、有阻力还是有助力的方式进行,不同的悬点可以改变运动的强度。

弹力带的悬吊与运用:弹性悬吊带可以给予额外的助力。助力的大小可以改变运动的强度,甚至通过施加阻力来增加强度。

肢体的悬吊位置与悬吊高度:悬吊带悬吊于肢体的近端或是远端,其杠杆力是不同的,可以通过调节悬吊肢体的位置来调节运动强度。

运动时间:时间的长短决定了运动强度的高低。

运动的范围:运动的范围与强度密切相关。范围越大,强度越大。

同时进行其他运动:在进行某一肢体运动时,同时要求其他肢体进行运动,可以提高训练难度和强度。

施加阻力:通过人工的或者其他方式给予施加阻力,调节强度大小。

4. 开链运动与闭链运动 开链运动(Open Kinetic Chain):远端不负重或者仅部分负重;远端游离。开链运动主要训练单独的肌肉或肌群,即主动肌和拮抗肌。

闭链运动(closed kinetic chain):远端负重;远端闭合。闭链运动则是主动肌,固定肌,协同肌以及拮抗肌的同时收缩，主要在于功能训练，提高关节稳定和运动的稳定性。

5. 脑瘫患儿悬吊治疗的临床应用 悬吊治疗技术运用“弱链测试”运动链中的薄弱环节，从而确定不能正常执行其应有功能肌肉。弱链的形成主要由于肌肉的无力或萎缩、感觉运动功能减退等。

治疗原则首先应进行弱链测试，确保无痛；其次应做到先练“神经”再练“肌肉”的原则，即是先通过静态闭链运动使肌肉完成一个正确的动作传递正确的感觉输入大脑，使大脑得到正确的反馈信息，如此往复。当大脑发出的指令能得到肌肉的正确反馈后，再进行动态闭链运动训练，开链运动训练，开闭链运动结合训练。最后就是遵循阶梯式训练原则，即是级别的调整和同级难度的调整。晋级的方法可以通过改变悬吊点的位置、悬吊高度，改变悬吊的方式、不稳定的程度以及增加附加运动来达成。

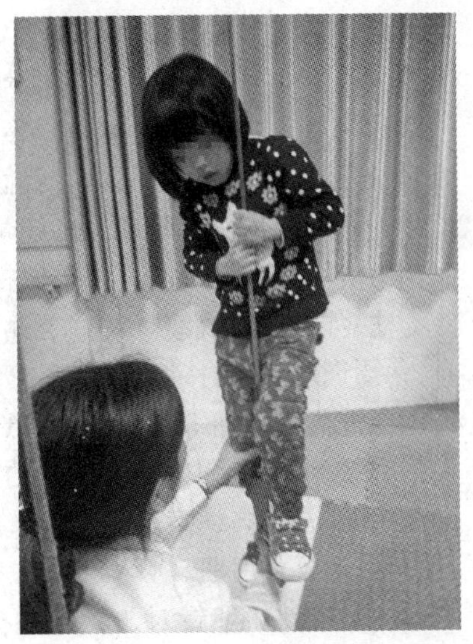

图 4-4-23 悬吊训练

（五）核心稳定性训练

脑瘫患儿存在运动发育落后、反射的异常、肌力、肌张力异常、姿势运动模式异常如非对称姿势、过伸展、过屈曲、共济失调、不随意运动等。脑瘫患儿除了存在这些问题外还存在核心稳定性差的问题，包括躯干回旋困难如翻身、转身、步行能力差，俯卧位时臀高头低等等。我们在给脑瘫患儿进行核心稳定性训练时应改善核心肌群肌力，调节肌力、肌耐力和协调性，打破异常姿势运动模式，引导出正常的姿势和运动模式。

针对脑瘫患儿的康复治疗我们应根据运动发育的条件来进行训练，结合患儿的实际情况进行方案的设定。现举例如下：

竖头：发育条件是原始反射消失、立直反射、中间位、肘手支撑、抗重力、颈部躯干平衡等脊柱的充分伸展及回旋，所以核心肌群应训练竖脊肌、腰腹肌等的肌力。

翻身：发育条件是原始反射消失、立直反射存在、肌张力均衡、躯干的回旋及髋关节的主动屈曲与伸展所以核心肌群应训练腹肌或髂腰肌肌力。

坐位：发育条件是立直反射存在、平衡反射建立、躯干回旋、能姿势转换、髋关节屈曲、脊柱垂直伸展、骨盆稳定、动静态平衡建立，所以核心肌群应训练腰腹肌肌力。

爬行：发育条件是头部控制能力建立、可完成上肢支撑、骨盆上举、四点支撑、腰腹肌肌肉发育、平衡反应建立、能重心转移。所以核心训练应练习脊柱伸展，加强腰椎、骶椎、躯干稳定性、髋关节负重及控制、髋关节屈曲、外展、下肢交互运动的能力。

膝立位：发育条件是四点位姿势转换、抗重力、上肢上举、立直反射及平衡反射的建立。所以核心训练应加强躯干肌群、髋关节周围肌群如髂腰肌、内收肌、臀大肌等的稳定与协调。

站立及行走：发育条件有足底感觉、立直反射及平衡反射建立、具备重心移动能力、能负荷自身体重。所以应骨盆对称性，分离、回旋、协调、静态、动态站立得练习。

（六）力量训练

关于脑瘫患儿肌肉功能的研究在不断更新，以往的观念不再受到支持。现代医学观点认为影响脑瘫儿童关节挛缩的原因包括肌肉的失用、肌纤维本身的凋亡、痉挛等等，其中影响最大的不是痉挛，而是关节肌肉的废用。现在已经证实肌肉力量训练不会导致脑瘫患儿痉挛的加重，力量训练是脑瘫康复的重要项目。影响脑瘫患儿肌肉力量的因素主要有肌肉因素、神经因素以及力学因素，我们在制定训练方案时需要将其考虑在内。

力量训练遵循抗阻训练和超量恢复的原则，靶肌肉要有适度的疲劳和适宜的训练频度，肌肉力量才能有所提高。如果以提高肌力为主，治疗可以采取高负荷、低次数（3~8 次）的训练方法；如果想提高患儿的肌肉耐力，建议低负荷、高重复（8~20 次）。训练时每组间适当休息，每周训练 3 天，持续 6 周。

在进行力量训练前，应当对患儿的肌肉功能进行评定，我们并不需要准确的确定每块肌肉的力量，一般能明确每组肌群的力量及功能即可针对性进行训练。一般而言，对于痉挛型脑瘫患儿，常选择痉挛肌群的拮抗肌群作为靶肌群进行力量训练。例如，前臂旋前屈曲的患儿，可以选择伸肘肌、前臂旋后肌、腕伸肌作为靶肌群进行训练。

力量训练一般针对 3 岁以上有较好理解能力的患儿进行，但小婴儿可以设计不同的游戏方案进行力量训练。对无随意控制能力的患儿，可采用神经肌肉电刺激、协同运动模式等进行训练。训练的方法可以采用等张力量训练、等速力量训练相结合。等张力量训练提高肌力的效果较好，而等速力量训练则对改善步态效果较好。

（七）肌肉牵伸

肌肉牵伸的机制非常复杂，但可以明确的是，牵伸训练可以增加肌肉的柔韧性，维持并增加关节的活动范围，增加肌肉的弹性，维持肌肉 - 肌腱的单位长度。脑瘫患儿的牵伸方法与卒中患者的牵伸方法基本相同，可以参考成人卒中指南进行操作。

（八）任务导向性训练

据神经网络理论，人类习得性运动是在发育过程中通过反复实践和不断优化，神经系统因功能的需求而进行不断的“塑形”，最终形成功能依赖性神经网络体系。脑组织残留部分进行功能重建需要通过固定模式的重复输入、调整及改善，才能最终重新形成合适的神经网络或程序。

脑瘫患儿的功能恢复需要通过“运动学习（motor learning）”促进脑功能重建，针对性的进行重复的主动运动功能训练，以获得尽可能接近正常的运动技能。

任务导向性训练（task-oriented training）是指根据患儿个体能力和训练目标，设计具体的任务或活动，通过引导患儿完成这些任务或进行这些活动，达到提高运动技能的目的。任务导向性训练并强调通过反复强化的主动肌力及体能训练建立正确高效的运动模式。

（九）物理因子疗法

1. 电刺激疗法

（1）神经肌肉电刺激（neuromuscular electrical stimulation，NMES）：神经肌肉电刺激可以促进病肌血液循环，改善肌肉营养，抑制肌肉纤维化，防止肌肉结缔组织变厚、变粗或硬化和延缓肌萎缩，具体操作技术见电疗法章节，儿童治疗参数如下。肌肉收缩次数：开始治疗建议每条病肌收缩 10~15 次，休息 10 分钟，反复 4 次。每条病肌至少收缩 90 次才有效果。另外还有一些条件需要综合考虑：

1）病肌收缩要有足够强度，否则难以延迟萎缩出现。

2）收缩时无疼痛感或很轻微疼痛。

3）收缩中幅度每次均相近。

当出现以下情况时提示刺激过度，应当减少电流强度及收缩次数(增大 t 止)，或中止治疗：

1）收缩先强后弱。

2）收缩时伴有明显颤抖。

3）每次治疗后数小时仍有僵硬感。

治疗次数与疗程：门诊条件下，至少每日 1 次，好转后可每周 3 次。有条件者可每日 4~6 次。部分变性或失神经支配约需治疗 6~12 周，而完全变性或失神经支配则需要治疗 6~12 月。

（2）功能性电刺激（functional electrical stimulation，FES）：功能性电刺激对中枢麻痹有持续长期的疗效，其原因有两方面：①同时刺激主动肌和抑制拮抗肌，对人体而言可以激活本体和的反射机制，促进脊髓反射的修复；②结合人体本身的功能运动，对神经元之间的网状结构功能改组学习和训练，对大脑及小脑控制运动机制发生影响。因此，与功能活动相结合的电刺激是 FES 有效的重要保障。

治疗方法：FES 的开关插入鞋内的不同部位，为触点式设计，要使开关在受训练的站立期断开，迈步期接通。因需要与运动配合，FES 的电极较一般电极更为特殊，必须保持持久的导电性，保持电极与接触面湿润。

电刺激参数的选择：

WF：三角形、矩形或双向脉冲均可使用，调节波幅，使之缓升缓降。

t 宽：0.3~0.6 毫秒，t 宽越短，对感觉刺激越小，甚至可以减少疼痛感。增加感觉刺激可使用长 t 宽，可用 0.8 秒甚至 1.8 秒。

f（频率）：20~100Hz，常取低值，脑性瘫痪宜从 30~35Hz 开始，随运动功能改善再选用高频率。

通断比：由步伐决定，也可由施术者手动控制。

1）辅助偏瘫站立和步行：站立期刺激患侧股四头肌和屈髋肌可增加步行站立稳定性，举步期刺激髋外展肌可减轻剪刀步态。手指伸展功能障碍时，抓握配合 FES 刺激桡神经及相应肌肉，也可改善上肢抓握功能。

2）辅助偏瘫足下垂病人步行：电极安放在支配踝背屈肌的神经或相应肌肉上，于举步期通电，至足跟落地，电刺激停止。可配合足部支具一起使用。

3）辅助双瘫病人站立和步行：站立时刺激双下肢伸膝肌，迈步时刺激站立腿伸膝肌，迈步腿用传入神经电刺激法引起协同性屈肌反应，完成屈膝动作。双瘫病人 FES 操作时开关切换较难控制，最好施术者手动控制。

（3）经皮神经电刺激（transcutaneous electrical nerve stimulation，TENS）：TENS 早在 70 年代在美国盛行用于治疗急性疼痛，20 世纪 90 年代，国外应用 ENS 治疗脑卒中患者，结果显示其可改善患者的感觉和运动功能、降低肌痉挛、改善反射和运动控制能力，从而提高生活自理能力。近十年来国内杜青、徐开寿等学者将 TENS 结合运动疗法用于脑瘫治疗，发现可以降低患儿下肢痉挛，提高其站立、步行功能和步行速度。

TENS 的放置部位较为灵活，包括触发点，穴位或运动点上。

刺激参数：

t 宽：2~50μs；<50μs 的刺激易兴奋粗纤维。

I：峰值电流在 150mA 以下，不宜太小。

f：50~100Hz 之间；3~10Hz 高强度刺激可加强镇痛效果。

波形：单相或双相不对称方波。

治疗时间及频率：对于疼痛治疗，每次 30~60 分钟，每日 1~2 次，每周 3~6 次均可。用于改善运动功能尚无特殊指南，多数仍与疼痛治疗的时间及频率相同。

2. 生物反馈疗法　生物反馈疗法（biofeedback therapy，简称 BFT）是应用电子仪器，将人们意识不到的身体功能（如肌电、皮温、心率、血压等）变化，转变为可以被人感觉到的信号，如视觉或听觉形式显示出来，再让病人根据这些信号，学会控制自身不随意功能的治疗或训练方法。

基本的原理是当靶反应出现时，给予强化训练，使两者形成暂时性联系，通过多次结合结合和训练，控制自身的某些不随意运动，形成条件反射，最终达到治疗疾病的目的。

BFT 的分类：①肌电生物反馈疗法（EMGBFT）；②脑电生物反馈疗法（EGBFT）；③心电生物反馈疗法（ECGBFT）；④血压生物反馈疗法（BPBFT）；⑤手指皮肤温度生物反馈疗法（FSTBFT）；⑥直流电皮肤反应生物反馈疗法（GSRBFT）。

目前 BFT 在康复医学中主要用于降低神经肌肉兴奋性的松弛性训练、提高神经肌肉兴奋性的功能性训练，调节心律失常、高血压及胃肠运动功能等。具体针对儿童康复除外脑瘫所致的各型运动障碍以外，还可用于治疗臂丛神经麻痹、面部痉挛、痉挛性斜颈等。

目前国内生产生物反馈产品的产家很多，但良莠不齐，多数以 FSTBFT 训练为主。随着学科的发展必将有越来越多的优秀产品面世，儿童康复的应用也在进一步研究中。

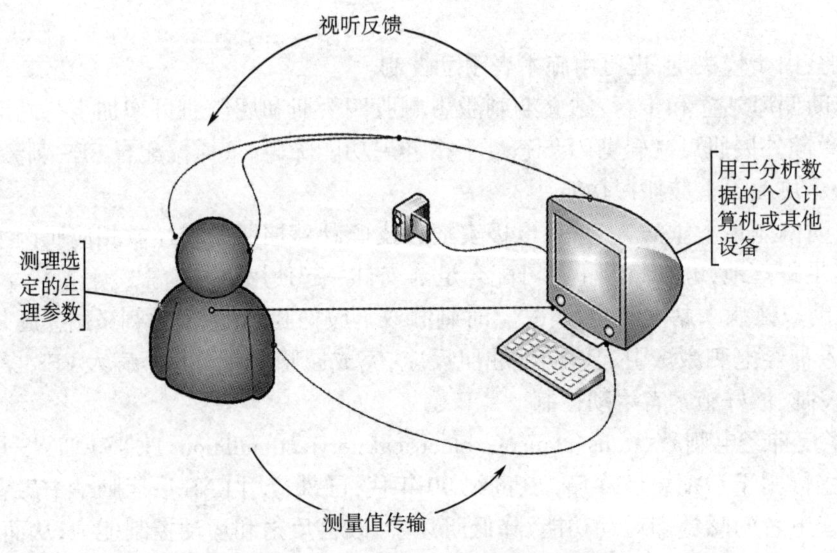

图 4-4-24　生物反馈治疗原理示意图

3. 水疗法　利用水的温度、静水压、浮力和水中所含化学成分，以不同方式作用人体以治疗疾病的方法，称为水疗法。可用于治疗各种瘫痪、关节活动障碍、骨折后遗症、软组织损伤和劳损，以及一些神经疾病或损伤后的状态。

（1）涡流浴：市场上出售的涡流浴装置有三种类型：上肢用涡流浴装置，下肢用涡流浴装置和全身用涡流浴装置。

治疗方法：首先根据患儿治疗需要选择适用的涡流浴装置，注入 2/3 容量浴水，温度在 37~42℃之间，打开涡流开关，将患儿浸入水中治疗。合并有开放性损伤时水温应当低些。全部治疗过程，要保持水温恒定，水流强度适中。治疗时间为 15~30 分钟。

（2）气泡浴：气泡浴即在治疗时将浴水中混合空气，由空气压缩机将空气压入气泡发生装置而产生。一方面气泡对人体产生按摩作用，另一方面由于空气和水的温度差，作用于人体皮肤改善血液循环，训练血管舒缩功能。治疗方法并不复杂，与涡流浴基本相似，但水温多在 36~38℃，仰卧位进行浴水，水面不超过剑突部，治疗时间 10~20 分钟。每日或隔日治疗，20~30 次为一疗程。

（3）Hubbard 槽浴（hubbard tank bath）：Hubbard 槽可以让患儿提供轻度的运动阻力，可以让患儿早期在水中进行康复训练。比起常规水中运动，Hubbard 槽易于消毒和清洁，需水量更少，还可加入涡流、气泡、局部喷射等治疗方式，对个体治疗而言较为理想。由于单人单用，在严格消毒的前提下，对有外伤、烧伤感染及褥疮患儿也同样适用。

患儿在池边根据需要可以进行被动关节活动、推拿、抗阻或辅助等各种训练。一般水温 38~39℃，治疗时间 10~30 分钟。

（4）步行浴：步行浴是步行训练的理想方法，因其耗水量大，现在又开发出了多种步行浴槽，有适合单人、多人多种型号。除浴池外，有的还配备升降机方便病人进出。在浴池中可以进行仰卧位训练、坐位训练、直立训练、站立训练、步行训练，同样可加入气泡及涡流。每次治疗时间 15~20 分钟，每日 1 次，20~30 分次为一疗程。

（5）水疗法注意事项

1）水疗室温度应保持在 23℃左右，室内通风良好、整洁安静。

2）治疗前应检查浴槽、起重装置是否完好。

3）患者入浴后，胸前区应露出水面，以减轻静压对心功能的影响。如患儿身材矮小，应于足下放置脚垫托起身体，以保证胸前区露出水面。

4）用 38℃以上热水时，应给患者头部旋转冷水袋或冰帽。

5）对于体弱儿童或有特殊情况者，治疗中应严格观察，注意安全，加强护理。

6）治疗中如患者出现头晕、心慌、恶心、疲倦不适等，应停止治疗。

7）感冒、发热、炎症感染、呼吸道感染等不宜进行水疗。

8）膀胱、直肠功能紊乱者，应排空大、小便，方可入浴。

9）治疗完毕，应让患者在休息室内休息 15~20 分钟后离去，以防感冒。

10）浴槽用后必须清洗消毒。DA- 高效清洗消毒净的有效氯含量，优于氯酸钠和氯亚明，对各种致病肝炎毒均有较好杀灭效果。

（十）矫形器等辅助器具的选择及使用

根据国际标准化组织（ISO）1992 年发布的 999 号文件，残疾人用品分为十大类，包括康复治疗和训练用具；假肢与矫形器；个人护理与保护用品；移动辅助用具；家务辅助用具；家具及残疾人专用住宅设备；信息接收、发出和交流的辅助用具；持物的辅助用具；环境改善设备和辅助用具；业务活动辅助用具。

儿童所用到的辅助器具与成人所用到的不尽相同,且处于发育时期,我们并不提倡过早及过多的介入辅助器具。另外,成人辅助器具主要以解放功能及维持姿势为主,儿童各项运动功能并未定型,不同时期所选择的辅助器具还需要根据孩子的发育水平来确定。主要掌握以下原则:

(1) 有良好的矫正和康复作用。

(2) 重量轻、坚固、耐用、舒适、安全。

(3) 穿脱方便,调整或修理方便。

(4) 外观美观。

(5) 简单实用、以自身力源的辅助器具为主。

(6) 尽可能临时使用,根据患儿发育情况进行实时调整。

(7) 有多种功能障碍时,选用能解放主要功能障碍的器具。

(8) 依据ICF的理念综合考虑辅助器具的使用。

例如,针对一名3岁痉挛型脑瘫儿童,不能独坐,双下肢尖足,竖脊无力,但尚无脊柱侧弯,吞咽障碍,双上肢抓握能力可,但上肢有旋前,语言功能欠佳。此时的辅助器具选择思路是:

(1) 找出主要障碍:患儿3岁痉挛型脑瘫,仍不能独坐,GMFCS分级应该在Ⅳ以上,基本不具备独行能力,远期为轮椅生活。

(2) 找出身体结构异常及伴随障碍:患儿存在尖足,吞咽障碍、上肢功能障碍、语言障碍。

(3) 根据患儿在日常生活能力及社会参能力的障碍,确定近期、远期训练目标:依据患儿临床表现,应该存在穿脱衣、如厕、进食、移动、社交等多方面的功能障碍,对于GMFCS分级,患儿远期应该为轮椅生活,近期需要完善辅助器具下独坐、如侧、进食及基本交流功能(受困呼叫)训练。

(4) 最终确定辅助器具的配置:为完成患儿远期目标,应从现在起进行轮椅移动训练,因此需要配备适应年龄段的小轮椅。为完成患儿近期目标,应配备坐姿矫正椅,残疾人专用特殊饭勺、轮椅便盒以及可供交流使用的呼叫器。

五、脑性瘫痪的作业疗法及日常生活能力训练

(一) 作业疗法

脑瘫儿童的作业治疗,不仅要有促进运动功能发育的相关内容,还应包括生活自理能力、认知、学习和社会体验等方面的内容。作业治疗应针对不同时期儿童生长发育的特点和需求,选择和设计活动,来维持、恢复或开发丧失的功能,在治疗中应注重治疗—游戏—教育的结合。治疗方法包括基于神经发育治疗原则的训练内容、运动学习、牵伸、力量训练、协调训练和特定任务训练等。

1. 姿势设定　姿势设定是指控制身体在空间位置以达到稳定性和方向性的目的。姿势保持是从事日常生活活动的基本条件。姿势设定有三个基本目标:促进正常肌肉的能力发展;发展剩余功能;避免和减低骨骼变形或肌肉挛缩。姿势设定主要依靠器械和用具,在此基础上将患儿的异常姿势调节到最大限度的功能位。在进行器械设计时要充分考虑到患儿的现有姿势,保持姿势的舒适性及避免压伤,不要为了过度追求正常姿势矫正过度而适得其反。

以坐位姿势控制举例。我们知道坐位能力分为7级(表4-4-21),当超过8个月仍无法独坐即应该尽早开始坐位姿势设定下的训练。

表4-4-21 不同阶段坐位能力的姿势控制方法

坐位阶段	判断标准	处理方法
1	不放置坐位	稳定骨盆的稳定性,Symmetrikit 型椅
2	能放置坐,不能保持	稳定骨盆,坐位基本由辅助坐姿椅完成
3	能够维持坐位平衡,不能自由活动	稳定骨盆,提供稳定基底面,部分借助辅助坐姿势椅,盘腿坐
4	能在坐位基面上活动,但没有骨盆稳定能力,弓背坐	提供稳定基底面,辅助器具使背部直立,双上肢在基底面内活动
5	能维持坐位平衡并伸展上肢,不能完成姿势转换	双足着地坐位,辅助器具稳定基底面,鼓励患儿双手伸展,超越基底面活动
6	能从坐位转换姿势,但不能恢复原有坐姿势	辅助器具使基底面成直角,双足着地,方便姿势转换
7	能够保持和恢复坐位姿势	稳定且与身高相符的坐椅

2. 精细运动功能训练　儿童手功能的发育,包括精细动作活动均以伸手向物体,抓握物体,释放物体以及腕关节能在各个方向活动为活动基础。其发育分为伸手、抓握及释放3个方面。

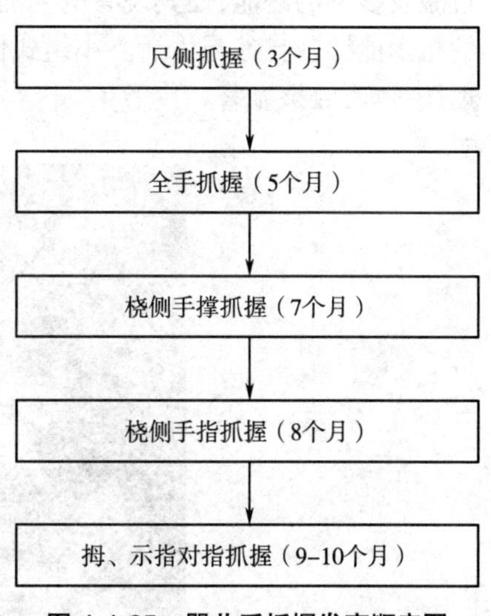

图4-4-25 婴儿手抓握发育顺序图

手功能的评价分为粗大抓握能力、精细动作及移动物品能力三部分。为了准确的了解上肢功能,还会进行协调性及日常生活能力的评定。目前临床上对于手功能评定的量表非常多,但对于脑瘫儿童专用的量表可以说非常匮乏,多数是以正常儿童的发育水平进行对比。常用的评估量表有Peabody运动发育量表、脑性瘫痪儿童精细运动能力测试(fine motor function measeure scale,FMFM),通过对儿童的运动发育评估,来确定儿童手运动发育目前存在的问题,并制定相应治疗方案。

精细运动训练内容主要有视觉功能训练、手眼协调能力训练、抓握及手指使用技巧的训练、双手协调训练、感知觉训练等。很多手的精细运动是在坐位下完成的,因此,在进行手精细运动训练之前,要先训练患儿获得良好的坐位平衡和保持良好姿势的能力。在训练时选用适当的桌椅;从事单侧手活动时,要将另一个手摆放在恰当位置,以维持患儿正确的姿势与肌肉张力。考虑操作物件的形状、大小、重量与质地。因为手运动控制开始于感觉输入;鼓励采用双手性活动,且保持正中位活动;动作难度应设置在患儿通过努力能完成的范围;训练器具不应该选择尖锐等危险器具,注意患儿的安全。

训练内容没有固定的训练方法，依据功能训练原则，根据患儿的兴趣，设计有效的游戏场景进行训练，尽量与日常生活活动相结合。

偏瘫患儿进行强制性诱导疗法（CIMT）和镜像视觉反馈疗法对偏瘫患儿的上肢运动功能康复有一定的疗效。但需要强调的是限制健手，而患手不进行特殊的结构化训练严重意义上不属于 CIMT。有研究显示，CIMT 与双手协同训练交替进行能起到更好的疗效。具体两种治疗方法读者可以参考本书作业疗法章节。

（二）小组式作业疗法

小组式作业治疗目的在于提供有组织、有计划、有指导的人际交往场所，使参加的脑瘫患儿共同参与活动，相互支持，相互促进，增强对人及对己的了解与认识，促进人际交往和沟通能力，从而解决心理冲突，舒解抑郁情绪，矫正不良行为，消除精神症状。

小组式作业治疗采用游戏的方式能最大限度地激发患儿的积极主动意识、竞争意识，能增强患儿的社会交往能力。大部分脑瘫患儿由于受身体条件的限制，参与小组活动的机会较少，缺乏社会交往及自理能力的主动意识和实践机会，造成患儿探索欲望低，没有分享、竞争等积极心理，活动和参与严重受限，脑瘫患儿也具有正常儿童共性的年龄特点和心理需求，患儿需要和其他孩子接触、交流、建立小朋友间的相互角色。在小组式作业治疗中，通过设计一些目的性、趣味性的活动和课题，让孩子参与其中，既能让脑瘫患儿在活动过程中提高精细运动功能，又能促进患儿相互的沟通能力和表达能力，从而获得宝贵的生活经验。通过激发孩子的潜能，使其现有的功能得到超常发挥，培养自信心，增强独立感，早日脱离家庭的帮助能够独自参与生活。小组式作业治疗广泛适用于小儿脑瘫、智力低下、精神运动发育迟缓等等，效果显著。

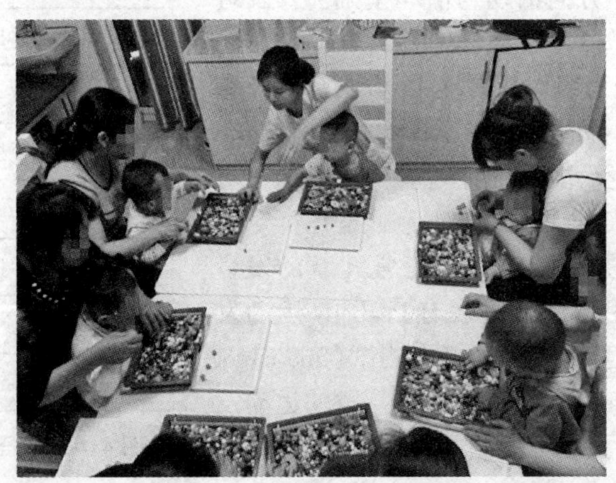

图 4-4-26 小组式作业疗法

（三）日常生活活动能力训练

日常生活活动能力训练（ADL）指一个人为了日常生活需要每天进行的必要活动，包括衣、食、住、行、个人卫生动作训练与技巧学习等。

1. 进食训练 肢体运功障碍患儿由于姿势控制，口腔器官，手眼、手口协调能力，肌力，肌张力，手抓握物品对象能力及手功能，坐位平衡，食物质地等异常直接影响患儿生长发育所需的营养及热量。进餐原则如下：

（1）姿势控制：保持头部抬起，并在中线，躯干直立，双上肢对称放置身体前方。

（2）口腔器官：唇、舌、咀嚼、吞咽。

（3）手眼、手口协调：眼睛看着手拿取食物并准确送到口中。

（4）手功能：能克服自身肌肉痉挛或不随意运动障碍使上肢和手指伸向食物或饮品。

（5）食物质地：根据年龄大小及功能障碍选择合适食物进行喂养从儿童喜欢食物开始、控制进餐时间与三餐规律、食物从小剂量开始在逐渐增加。

2. 更衣训练　指穿脱衣服、裤子、鞋袜、帽子及装饰品的穿戴等一系列日常生活活动。更衣原则如下：

（1）更衣前准备：手功能训练、双手协调能力、中线活动能力、认识身体部位、姿势控制、认识衣物的概念、知晓穿衣顺序、知晓空间概念、坐位平衡能力、准备宽松开衫或套头衫。

（2）穿衣体位：侧卧位、俯卧位（趴在护理员双腿上）、坐位、坐（立）于墙角，避免仰卧位。

（3）穿衣顺序：先穿障碍重的一侧，再穿健侧；先脱健侧，再脱患侧。具体穿衣方法详见表 4-4-22、图 4-4-27。

表 4-4-22　穿开衫上衣动作解析

目标	偏瘫 / 躯体动能障碍	双上肢功能障碍	双侧肢体协调障碍	双上肢主被动活动度障碍
准备上衣	将上衣衣领向上，里面向外，放在膝盖上	将上衣的里面朝外，领子对着自己放在膝盖上	将上衣背面向外放在大腿上，袖子和领子朝向膝盖	把上衣前面向上放在腿上
上肢和手穿进一侧袖子	用健手帮助露出袖口，并帮患手穿好袖子	将一侧上肢伸进袖子，直到手露出来为止，另一侧上肢同理	双上肢穿过衣服伸进袖子里，并将袖子拉到肘部以上	将一侧上肢穿进袖子里；躺下利用床和衣服之间的摩擦力，固定衣服并穿进袖子里
将衣领拉到对侧肩	用健手把患侧衣领拉至肩颈部，再用健手拉住或牙咬住衣领另一端	低头将上衣上举过头顶并伸直手臂，这时让上衣滑落颈后部再掉落到肩膀上，身体前倾使上衣滑落	将衣服拉到一起，并拉过头顶；或用肘关节顶在膝盖 / 桌上，低头弯腰将衣服拉到头颈并滑落至腰部	将肩膀滑到衣领上；将另一侧上肢穿进袖子里；坐起穿好衣服并整理好
穿上另一只袖子	健手穿进上衣另一只袖子，并将衣服整理好			
扣上扣子	找准对应扣眼，用健手拇指撑开扣眼并扣上纽扣	找准对应扣眼，并逐一扣上扣子	找准对应扣眼，并逐一扣上扣子	找准对应扣眼，并逐一扣上扣子

（4）脱衣顺序：脱开衫上衣与穿上衣基本相反，先脱健侧，再拖患侧（详见图 4-4-28）。

（5）穿脱裤子原理与穿脱衣基本相似，详见表 4-4-23、图 4-4-29、图 4-4-30。

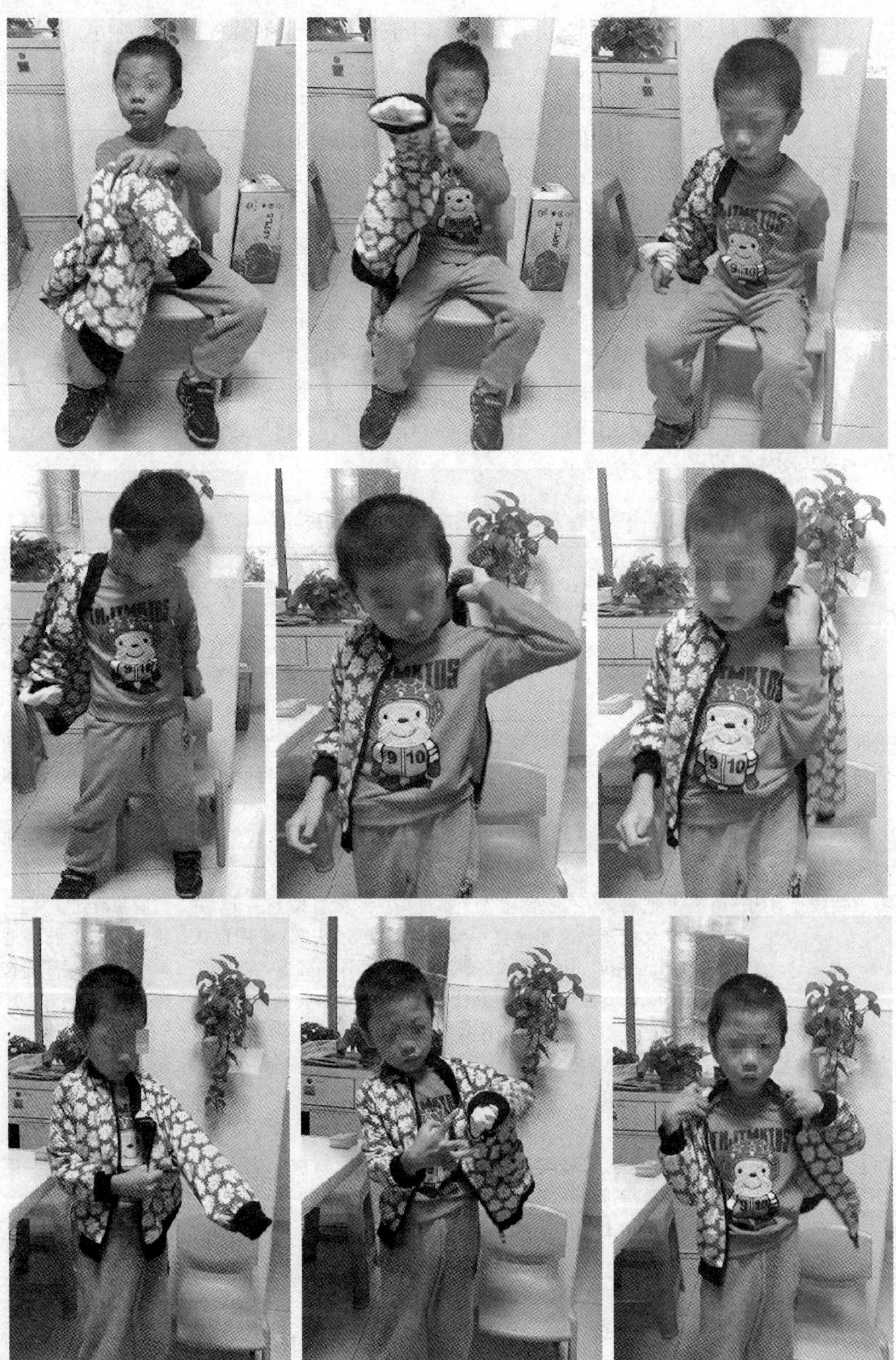

图 4-4-27 穿开衫上衣动作解析

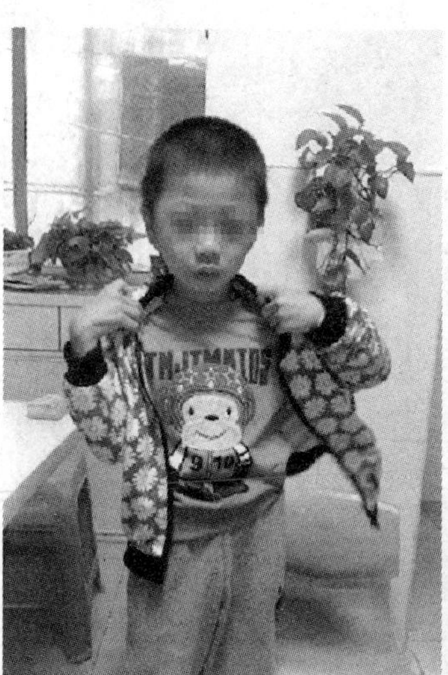
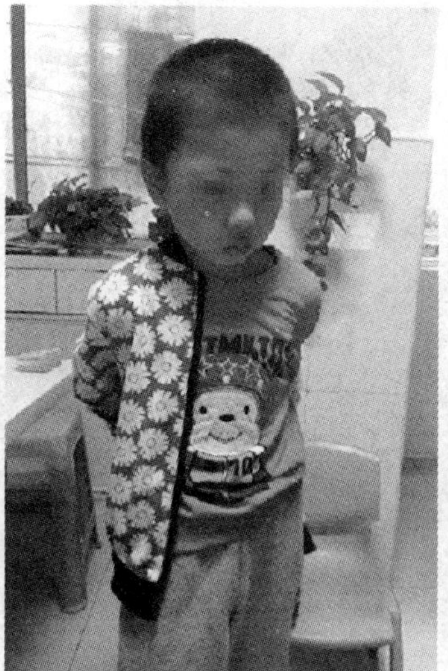
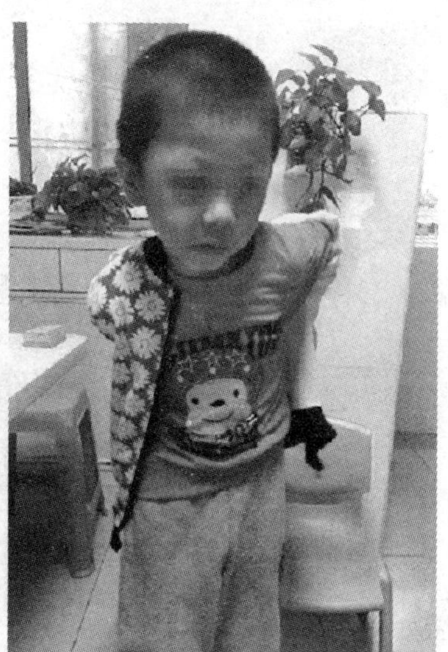
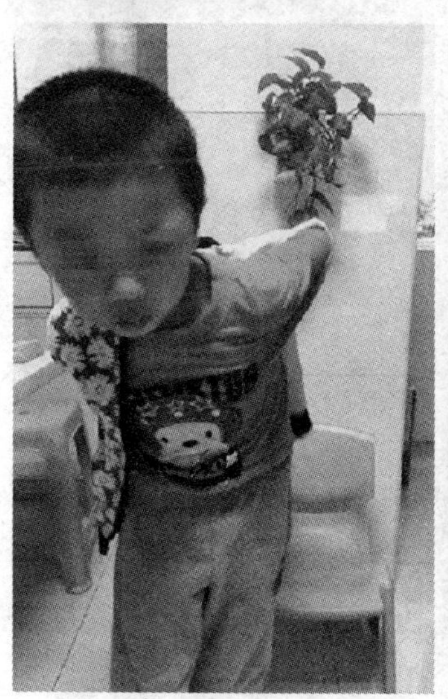
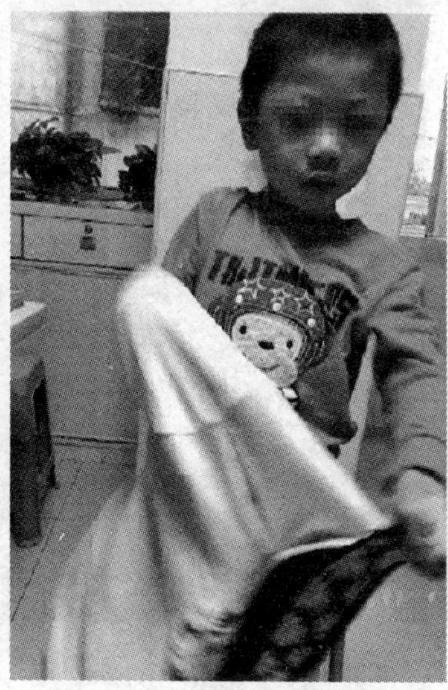
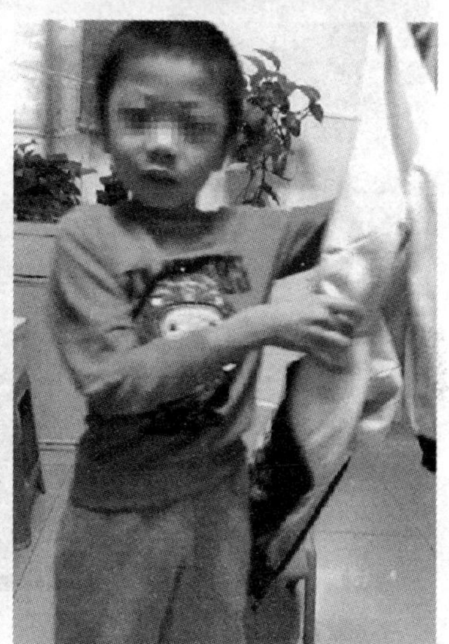

图 4-4-28　脱开衫衣动作解析

表 4-4-23　穿裤子的动作解析

目标	单侧肢体功能障碍	双侧下肢功能障碍
摆放好腿的位置以便手够到脚踝部	把裤子放在健手容易拿到的地方，抓住患侧小腿交叉放在健侧大腿上，将患侧裤腿穿到患腿脚踝，并拉到膝上防止滑下	把裤子放在容易拿到的地方，将左腿放在右膝上，身体前倾，经裤子套在左腿上，用同样办法穿上右腿裤子
将裤脚拉到双脚大腿部	放下患腿，把健腿裤腿穿上	将右脚放下，轮流抬高腿，并将裤子拉到一侧臀部
将裤子拉到腰部	通过坐卧转移，躺到床上，将裤子拉到臀部，通过桥式运动或转移臀部离开床面，把裤子拉过臀部直至腰上	轮流抬高两侧臀部，并将裤子拉到腰部

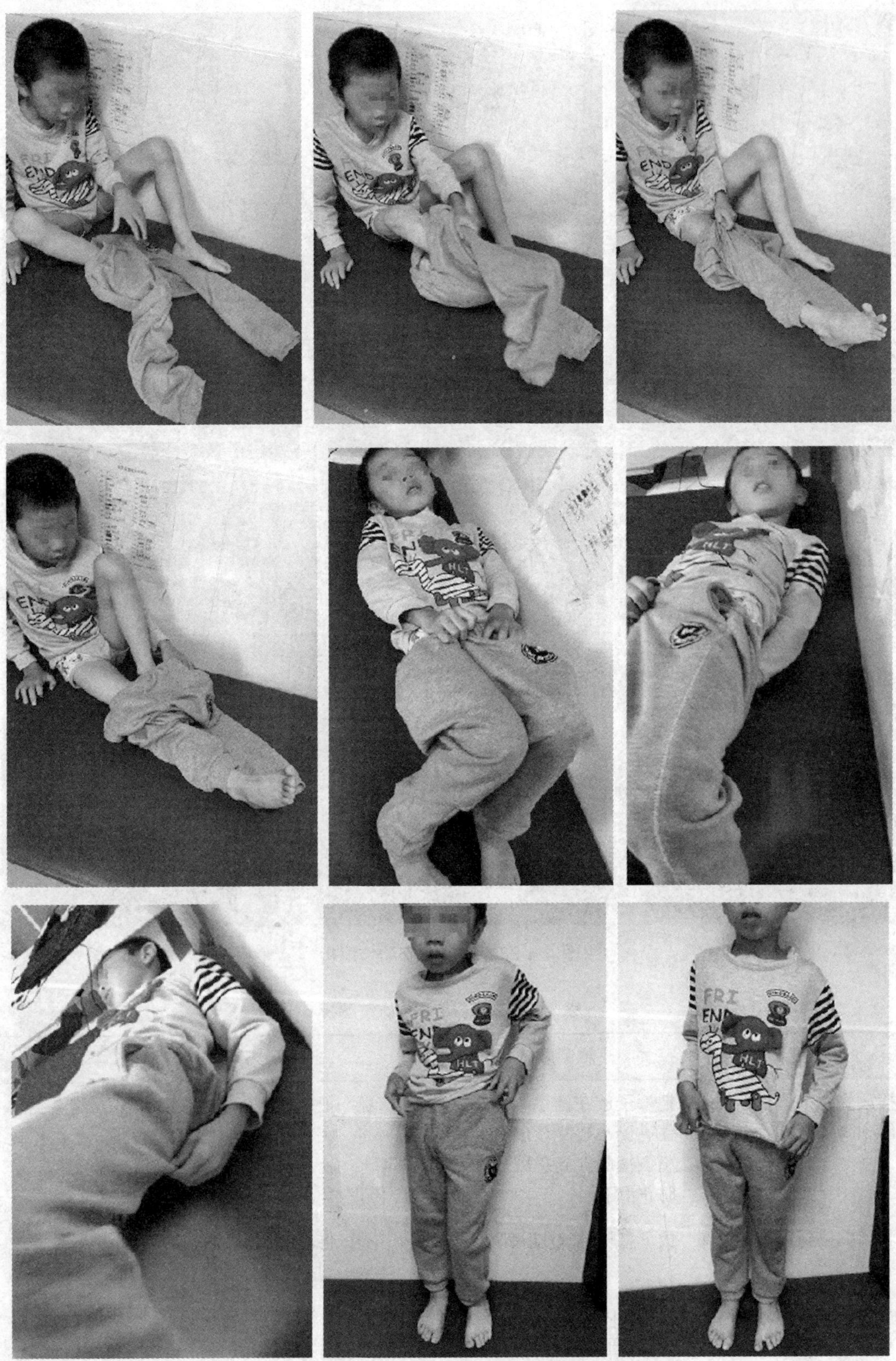

图 4-4-29 穿裤子的动作解析

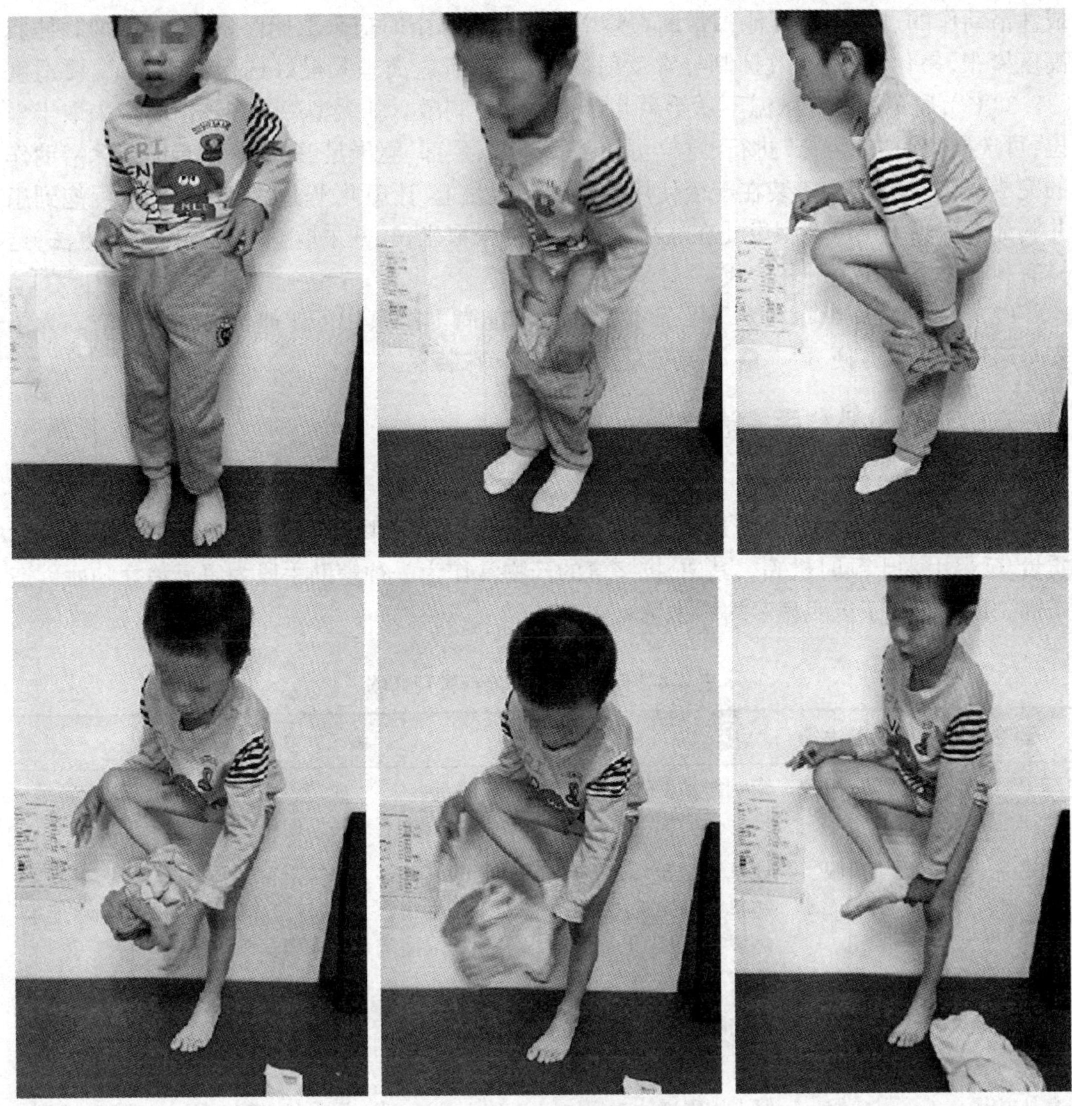

图 4-4-30 脱裤子动作解析

3. 如厕训练　指儿童在辅助或独立的情况下保持自身身体清洁与干燥，也是儿童日常生活能力水平提高的一个标志。

如厕原则：

（1）快捷如厕训练方法：先日间，后夜间；先小便，后大便；先用痰盂，后上厕所；并教会患儿在排便前能向大人预示。

（2）独立如厕：一手扶栏杆，一手脱裤子，慢慢坐于便盆上，进行大小便，最终完成排便动作，并给予鼓励或奖励，以增加其自信心。

（3）辅助如厕：在护理员口头提示并帮助下，养成定时、有规律的排便，并理解排便目的。

4. 沐浴训练　脑瘫患儿的年龄不同，障碍情况不同，沐浴时所采取的体位也不尽相同。必须选择一个舒适、稳定安全的体位，患儿才能顺利完成沐浴动作。

（1）辅助患儿沐浴的训练：对于年龄较小、不能维持坐位、手功能极度低下的患儿，在完成沐浴动作的过程中需要他人帮助。痉挛型患儿在沐浴时应采取俯卧位，这样可抑制伸肌高度紧张，易化屈肌，有效抑制异常反射的出现，对于这类患儿最好选择盆浴，水温要适度（37~38℃），避免沐浴和水温不适给患儿带来的不良刺激。弛缓型患儿在沐浴时应采取半坐位，可选择使用“沐浴床”进行，这样可给予其头部、颈部、躯干足够的支持，有助于沐浴动作的完成。将“沐浴床”安装在配套使用的长圆形浴盆上，让患儿坐上后浴盆中的水浸泡到患儿胸部为宜。手足徐动型患儿在沐浴时应尽可能采取坐位，并采取躯干加固定带的方法，这样有利于沐浴动作的顺利完成。

（2）独自沐浴的训练：对于平衡能力和手功能尚可的患儿可让他自己练习洗浴。为了安全起见和提供方便，可在浴盆周围安装扶手及特殊装置。

六、药物及外科手术治疗

（一）药物治疗

近年来，如何处理肌痉挛已成为脑性瘫痪研究重点，药物干预可以改善功能，提高生活质量，延迟手术干预时机等。其中，抗痉挛的药物常作为一种辅助手段为康复治疗脑瘫创造条件。目前应用于抗肌痉挛的药物见表 4-4-24。

表 4-4-24 脑性瘫痪治疗常用药物

药物名称	给药途径	作用机制	不良反应
苯二氮䓬类（如地西泮）	口服	影响氨基丁酸受体亲和力，降低肌痉挛	成瘾性、记忆障碍、协调障碍等。长期使用可致代谢率增加
巴氯芬	口服	氨基丁酸激动剂，通过氨基丁酸受体抑制单突触伸肌和多突触屈肌活性而缓解痉挛，也可降低 P 物质水平和局限痛觉地传导	血脑屏障通透性差，药物半衰期短，口服作用慢，突然停药可能引起癫痫发作。
丹曲林	口服	肌肉松弛剂	肌肉无力，嗜睡，胃肠道反应，心血管反应及可能的肝脏毒性。
替扎尼定	口服	肾上腺素激动剂，限制兴奋传入 α 运动神经元，主要通过突触前作用来影响不合适的运动信息输入和减弱反射活动	低血压、镇静、恶心、长期使用有肝毒性。
小剂量巴氯芬	鞘内注射	使用口服剂量的 1/30 鞘内注射能缓解肌肉痉挛	无全身性副作用
大剂量巴氯芬	鞘内注射	通过植入的泵无而持续起作用，以恒定速度缓慢释放药物而持续起作用，随脑脊液向上流动直至脑，可以松弛整个机体，包括颈、上肢、躯干、脑。多用于严重卧床的脑瘫痪患儿	可出现镇静作用，不宜使用于控制不稳定的合并癫痫的脑瘫患儿，并发症发生率为 15%~20%，主要包括脑脊液漏，脑脊髓膜炎，导管感染，软组织损伤。
乙醇	肌肉注射	非选择性地使蛋白质变性，影响轴突、神经肌肉接头、肌纤维、间质组织，使周围神经产生华勒氏变性，即化学去神经支配，需明确注射剂量	疼痛，短暂肌肉不适，皮肤损伤，周围神经损伤，主要是闭孔神经和腓神经。需要麻醉和镇静，使用越来越少

续表

药物名称	给药途径	作用机制	不良反应
苯酚	肌肉注射	选择性地使蛋白质变性,化学去神经支配。	皮肤损伤,肌肉坏死,间质纤维化,注射处感染,麻醉意外,注射后疼痛,副作用多,使用越来越少
A 型肉毒毒素	肌肉注射	作用于突触前胆碱能末端而抑制乙酰胆碱的释放,产生弛缓性麻痹	肌肉无力

目前应用于脑瘫患儿肌痉挛的药物无一获得美国食品药品监督局的批准。而神经生长因子应用于脑瘫治疗尚缺少大量样本研究的循证学依据。有研究报道,A 型肉毒毒素注射在缓解下肢痉挛具有更持久效用,且能明显提高下肢功能和改善步态,且能短期明显改善上肢功能,但对上肢运动功能改善不明显,针对不随意运动型脑瘫患儿流涎较多情况,Basciani等的研究证实,合适剂量的肉毒毒素 B 注射到唾液腺能够安全有效缓解脑瘫患儿的多涎症状。回顾性研究表面注射 A 型肉毒毒素的严重不良事件很低。肉毒毒素治疗后 4~12 周内必须保证有效的物理治疗及作业治疗的实施。

此外,脑瘫患儿因负重、营养和抗惊药应用等因素,常出现低骨密度和骨质疏松,易造成骨折,故临床上使用维生素 D,钙补充剂和双磷酸盐等相应药物以改善脑瘫患儿骨密度。

（二）手术治疗

外科手术治疗常用于矫正肌肉骨骼病变,选择合适的手术时机亦很重要,其疗效受到多方面的因素的影响,不适宜的手术不仅会影响疗效,还会对患儿的远期发育和功能改善造成不良影响。如果条件允许,应该尽可能延缓外科矫形手术,才能达到比较满意的疗效(表 4-4-25)。

表 4-4-25 下肢各关节矫形手术及适应证

手术名称	手术适应证
骨盆截骨术	1~5 岁、髋臼指数小于 45°、股骨头大小与髋臼基本适应的患儿
软组织松解手术结合股骨旋转截骨术	脑瘫骨盆旋转
髋臼成形术结合股骨截骨术及软组织松解术	股骨头畸形
腰大肌和相关软组织松解术结合股骨近端缩短和 Chiari 截骨术	适用于半脱位并伴有疼痛的青少年或成年脑瘫
全关节置换术	髋关节疾患严重脑瘫患儿
近端股骨切除关节置换术	痉挛型脑瘫伴髋关节疼痛和脱位
髂腰肌松解术、股直肌松解术	髋关节屈曲畸形
内收肌切断术或闭合闭孔神经前支切断术	髋关节内收畸形
股直肌转移术	僵直步态脑瘫,脑瘫膝关节活动范围小于正常 80%
腘绳肌内外侧延长术	腘绳肌痉挛

续表

手术名称	手术适应证
软组织矫形加 Ilizarov 外固定支架术	重度屈膝畸形的痉挛性脑瘫
跟腱延长术	马蹄足
腓肠肌筋膜延长术、腓肠肌 - 比目鱼肌延长术、小腿三头肌延长术	有固定和动态的马蹄内翻足脑瘫
胫后肌部分转移、肌腱延长术	痉挛性马蹄内翻足畸形的偏瘫患儿
关节外距下关节融合术	脑瘫足外翻
一次麻醉下的多部位手术（SEMS）	大龄的、有移动能力的痉挛型脑瘫

有研究报道，上肢矫形手术均缺乏有效证据支持。脑性瘫痪常见脊柱侧凸，当脊柱侧凸 Cobb 角达 40° 以上，可考虑脊柱融合术，有证据支持神经性脊柱侧凸可行脊柱融合术。另外脑性瘫痪患儿步态多有异常，尤其在痉挛型脑瘫患儿中，可出现各种挛缩畸形，下肢矫形目的是矫正力线，平衡肌力。

七、传统医学康复

中医学没有脑瘫的名称，但历代对相当于本病的“五迟”“五软”“五硬”等有关描述的记载却不少。传统中医在辨证论治的前提下，以中药、针灸、推拿、洗浴等综合治疗方法治疗脑瘫，原理是祛邪扶正、调补阴阳，调动患儿的自主恢复能力，形成一个系统化的康复体系，弥补了专科常规治疗的弊端。

（一）针灸治疗

针刺治疗脑瘫能缓解肌张力、提高肌力，增强智力，改善患儿运动功能和认知能力。针灸方法很多，有毫针、灸法、穴位注射，头针疗法、三棱针、皮肤针、埋线疗法等，在小儿脑瘫治疗中以毫针刺法、头针疗法、穴位注射应用最广。

1. 针刺法

（1）头皮针：头皮针选取的形式多样，例如有头针标准化方案、靳三针、焦氏头皮针等等。例如穴线多选取额中线、额旁 123 线、顶中线、顶旁 12 线、顶颞前后斜线、颞前后线、枕上正中线、枕上下旁线等，穴位多选取百会、风池、四神聪、神庭、本神、风府、哑门等，依照神经生理学原理，选择刺激头部相对相对应运动区、平衡区、足运感区、语言一、二、三区，感光区、智力区、晕听区、视区等，对语言障碍、智力障碍、粗大运动功能恢复都有积极作用。临床应根据患儿具体情况选取适合的方案针刺。

（2）体针：脑瘫患儿多伴有运动功能障碍，针刺局部肢体可以降低肌张力，提高肌力，促进运动功能的恢复。基本原则是循经选穴，如足阳明胃经、手阳明大肠经、足太阴脾经、足太阳膀胱经等等，其中以阳明经最为多用，有“治痿独取阳明”之意。

2. 电针法　电针疗法是指在针刺入腧穴得气后，在针具上通以接近人体生物电的微量电流，利用针和电两种刺激相结合，以防治疾病的方法。电针可以增加脑瘫患儿的脑血流量，改善脑细胞代谢，促进脑功能的部分或完全代偿，对脑组织的修复有一定促进作用。

3. 穴位注射　穴位注射所选穴位多位于脊髓所在的督脉和活动功能障碍的肢体上或

补益气血的脾胃经上，如肾俞、脾俞、腰阳关、足三里、血海、悬钟等穴。通过针药的协同作用来平衡阴阳、缓解血液循环障碍、改善脑部供血达到治疗脑瘫的作用。临床上脑瘫患者常注射一些营养神经、改善脑细胞代谢的药物以刺激穴位。

4. 穴位埋线 穴位埋线是通过羊肠线或其他可吸收的线在穴位内进行植入，产生刺激经络、平衡阴阳、调和气血、调整脏腑，达到治疗疾病的目的。选穴原则同体针大致相同，需要辨证分析具体的患儿的具体情况。穴位埋线优点是长效、治疗次数少、花钱少，缺点是刺激量相对小儿来说可能会比较大，埋线后因为个体差异局部血液循环较慢的患儿可能会出现局部的肿胀、青紫等现象。

5. 灸法 有研究表明艾灸可以改善脑瘫患儿的运动功能、营养状况，调整胃肠道功能和免疫功能。艾灸的作用部位多为关元、气海、腰阳关、足三里等补气升阳的腧穴以及功能障碍的局部肢体。但小儿的配合度不高，艾灸若不慎容易烫伤皮肤，所以临床上应用不多。

（二）推拿按摩康复疗法

推拿对脑瘫患儿运动及神经功能发育有促进作用，可以改善脑瘫患儿关节活动度，降低肌张力，提高肌力，改善异常姿势。根据患儿的不同病情、体质、年龄、障碍情况等选择不同的按摩手法，放松性手法和刺激性手法配合应用，对于肌张力高时宜用放松性手法，对于肌力低时宜用刺激性手法，包括循经推按、穴位点压、异常部位肌肉按摩、姿势矫正，对脑瘫患儿伴随症状进行对症推拿，包括循经点穴按摩、健脾益气按摩、捏脊、促肌力恢复按摩及关节活动度按摩等，以达到缓解肌痉挛、改善循环、增加关节活动度、改善平衡能力以及舒筋活络、强筋健骨、增强体质、提高免疫力、有效地减少因病休疗的天数，保证康复疗程。

（三）中药内治法

中药在脑瘫患儿的治疗中较为广泛，例如参苓白术散适用于脾胃虚弱型患儿，归脾丸适用于心脾气血两虚型患儿，六味地黄丸适用于先天亏虚、肾精不足的患儿，河车大造丸适用于肺肾阴虚型患儿，玉屏风散适用于肺气虚弱、免疫力差的患儿。临床应根据患儿的不同症候辨证论治，不应拘泥于形式。表 4-4-26 列举了部分脑瘫患儿的辨证方法。

表 4-4-26 脑瘫的中医辨证治疗

	肝肾亏虚型	心脾两虚型	痰瘀阻滞型
证候	筋骨萎软，发育迟缓，独坐、站立、行走、生齿等明显晚于正常同龄小儿，头颈萎软，天柱骨倒，头型方大，目无神采，反应迟钝，囟门宽大，易惊，夜卧不安，舌质淡，舌苔少，脉沉细无力，指纹淡	语言发育迟缓，精神呆滞，智力低下，头发生长迟缓，发稀萎黄，四肢萎软，肌肉松弛，口角流涎，吸吮咀嚼无力，或见弄舌，食纳欠佳，大便秘结，舌淡胖，苔少，脉细缓，指纹色淡	失语失聪，反应迟钝，意识不清，动作不自主，或有吞咽困难，口流痰涎，喉间痰鸣，或关节强硬，肌肉软弱，或有癫痫发作，舌体胖有瘀斑瘀点，苔腻，脉沉涩或滑，指纹暗滞
辨证分析	肝肾不足，不能荣养筋骨，则筋骨、牙齿不能按期生长发育，可见运动功能障碍、头型方大、囟门宽大诸症	心主神明，言为心声，心气虚弱，故语言迟钝、精神呆滞、智力低下。心主血，脾生血，发为血之余，心脾俱虚，血不荣发，故头发生长迟缓，发稀萎黄。脾主肌肉、四肢，开窍	若见于脑炎后遗症或先天性脑缺陷等因痰湿内盛，蒙蔽清窍，证见智力低下、喉间痰鸣诸症。若有颅脑产伤及外伤史者，初期症状不著，日久离经之血滞而不化，则见躁动尖叫、失聪、

续表

	肝肾亏虚型	心脾两虚型	痰瘀阻滞型
		于口，摄取精微，化生气血，脾虚生化乏源，故四肢萎软，手足失用、肌肉松弛无力诸症俱现，弄舌乃心虚智力不聪之证	呕吐等症，此为痰瘀交阻脑腑，气血运行不畅，脑失所养。舌上瘀斑瘀点，脉沉涩，皆为痰瘀阻滞之象
治法	补肾填髓，养肝强筋。	健脾养心，补益气血。	涤痰开窍，活血通络。
中药	加味六味地黄汤加减（熟地黄、山茱萸滋养肝肾；鹿茸温肾益精；五加皮强壮筋骨；山药健脾益气；茯苓、泽泻健脾渗湿；牡丹皮凉血活血；麝香活血开窍。齿迟者，加紫河车、何首乌、龙骨、牡蛎补肾生齿；立迟、行迟者，加牛膝、杜仲、桑寄生补肾强筋健骨；头项软者，加锁阳、枸杞子、菟丝子、巴戟天补养肝肾；易惊、夜卧不安者，加丹参、远志养心安神；头型方大、下肢弯曲着，加珍珠母、龙骨强壮筋骨）	调元散加减（人参、黄芪、白术、山药、茯苓、甘草益气健脾；当归、熟地黄、白芍、川芎补血养心；石菖蒲开窍益智。语迟失聪加远志、郁金化痰开窍；发迟难长加何首乌、肉苁蓉养血益肾生发；四肢萎软加桂枝温通经络；口角流涎加益智仁温脾益肾固摄；气虚阳衰加肉桂、附子温壮元阳；脉弱无力加五味子、麦冬养阴生脉）	通窍活血汤合二陈汤加减（半夏、陈皮、茯苓、远志、菖蒲涤痰开窍；桃仁、红花、郁金、丹参、川芎、赤芍、麝香活血通络。心肝火旺惊叫、抽搐者，加黄连、龙胆草、羚羊角粉清心平肝；大便干结者加生大黄通腑涤痰；躁动者加龟板、天麻、生牡蛎潜阳息风）
针灸	体针：肝俞、肾俞、关元、气海、悬钟、三阴交、肓俞、照海、气穴、太冲。 头针：四神聪、额中线、额旁3线；偏瘫取对侧顶颞前、后斜线，运动型失语取颞前线，耳聋取颞后线，斜视取枕上正中线、枕上旁线，平衡障碍取枕下旁线 阳虚者加灸法	体针：心俞、脾俞、足三里、阴陵泉、内关穴、神门、通里、三阴交、血海。 头针：百会、额中线、额旁2线；偏瘫取对侧顶颞前、后斜线，运动型失语取颞前线，耳聋取颞后线，斜视取枕上正中线、枕上旁线，平衡障碍取枕下旁线	体针：合谷、三阴交、丰隆、足三里、梁丘、上巨虚、下巨虚、手三里、二间、三间。 头针：额中线、额旁2线；偏瘫取对侧顶颞前、后斜线，运动型失语取颞前线，耳聋取颞后线，斜视取枕上正中线、枕上旁线，平衡障碍取枕下旁线
推拿	循经推按：循足厥阴肝经、足少阴肾经。穴位点按：肝俞、肾俞、关元、气海、悬钟、三阴交等	循经推按：循手少阴心经、足太阴脾经。穴位点按：心俞、脾俞、内关、阴陵泉、足三里等	循经推按：循足阳明胃经、手阳明大肠经。穴位点按：合谷、三阴交、血海、足三里、阴陵泉等

八、伴随障碍的治疗

（一）智力发育障碍

1. 概述　脑性瘫痪患儿的智力障碍体现在记忆力、空间思维、注意力等方面的缺陷尤为显著，而大部分脑瘫患儿的语言功能相对较好，但是跟同龄儿童相比较，其对语言的理解和表达力仍然较差。脑瘫患儿的智力水平跟其运动发育的结局相关，同时运动功能障碍也极大地影响了脑瘫患儿的智力发育。

脑性瘫痪合并智力障碍的患病率跟其年龄成正比，其中男性多于女性，多以轻度智力缺损者为主，大部分患儿的 VIQ 明显高于 PIQ。随着 CMV 分析检测平台技术日益成熟，目前染色体基因芯片分析技术已广泛地运用于脑性瘫痪合并智力发育障碍的检测。

2. 治疗　对于脑瘫合并智力障碍的儿童，提倡越早治疗、越早干预越好，通过积极治疗，脑瘫儿童的认知和生活能力会得到完全不同的改善。治疗方法可以选择语言训练、社会交往技能培训、家庭训练、精细运动训练以及传统医学疗法。

（二）学习障碍

1. 概述　脑瘫患儿特别是一些学龄期儿童，普遍存在学习障碍（learning disorder，LD）。LD 是一组异质性综合征，主要表现在听、说、读、写、推理及计算能力的获得和应用方面出现明显困难，有推测脑瘫儿童学习障碍跟遗传、神经系统功能障碍、功能失调或结构异常有关，亦不能排除不利环境教育因素作用于脑瘫儿童所致，这种障碍持续终生。智力障碍的脑瘫患儿尤其突出，这类儿童大多不存在感觉器官和运动能力的缺陷，学习障碍亦非原发性情绪障碍或教育剥夺所致。

2. 治疗　脑瘫患儿合并有学习障碍的防治重点在于早期预防、早期干预，一般原则是以接纳、理解、支持和鼓励为主，以增强其自信心和学习动力，改善不良的自我意识。最常见的有感觉统合训练、引导式教育、游戏式训练、音韵和阅读训练、结构化训练（structered teaching）、心理治疗、手眼协调训练。

（三）心理障碍

1. 概述　脑瘫儿童由于肢体运动障碍，社会活动受限，以及社会周围环境对脑瘫学生的歧视和偏见等原因常出现情绪及人格特征的变化。常常出现消沉、自卑、自弃的情绪。个别脑瘫学生还出现固执、多动、冲动、社交退缩、强迫行为、攻击行为甚至自我伤害，严重者还可表现为选择性缄默症，拒绝与任何人接触及说话。脑瘫儿童的心理行为异常较为普遍，而情绪异常为脑瘫儿童最常见的心理行为问题。

2. 治疗　采取早期干预及时给予心理辅导，医疗、康复机构及学校等部门都应重视脑瘫儿童的心理康复，在进行运动训练的同时帮助孩子及其亲属认识到孩子的情绪和行为问题，创造和谐的家庭环境。在脑瘫儿童每个年龄阶段心理障碍的训练重点也不尽相同：

（1）婴儿期：在婴儿期对脑瘫患儿良好的情绪和行为的培养，尽早干预是防治心理障碍的关键。

（2）学龄前期：该时期注意教育与康复的相结合，使脑瘫儿童能够较早接接触到教育。帮助脑瘫儿童认识自己的身体状况，家长必须参与其中，鼓励其多与正常儿童交往，摆脱忧虑及恐惧。最好能与亲属同住生活，全面与社区学校融合，备有辅助设施、特殊护理辅助支持及学习辅导；由家长或社区计划及组织活跃的课余活动。在治疗时，尽量使治疗活动设计夹杂在日常生活活动中。

（3）学龄期和少年期：本阶段脑瘫患儿的日常生活活动能力存在着很大的差异，而功能水平的高低很大程度上影响了患儿的日常生活活动能力。学龄期脑瘫患儿日常生活活动能力会更多地受到参与能力、机会以及个人因素、环境因素的影响，所以，在加强脑瘫患儿自身生活活动能力的同时，学校、家庭和社区需要更多地注重改善环境，让脑瘫患儿在不同的环境中充分地表现自身的能力。该阶段重点是需帮助脑瘫儿童学习，养成独立活动的能力，并要重点关注其今后的就业等问题。

对于心理行为问题较严重的患者，首先应当给予就是行为矫正治疗，必要时建议及时就诊心理医师，或到专业机构进行专业的行为矫正。

（四）髋关节脱位、半脱位

1. 概述　髋关节发育异常是脑瘫患儿常见的骨骼畸形问题，脑瘫患儿一般在2~3岁时开始出现继发性髋关节半脱位，在严重的脑瘫患儿中，髋关节半脱位或全脱位的比例在2.5%~59%之间。

导致髋关节发育异的常见原因有：运动发育迟缓、肌力不平衡、习惯性姿势不良、生长因素以及骨组织缺少自身重力和运动的机械刺激等。

通过骨盆平片股骨头外移百分比（migration percentage，MP）的测定，可以分析脑瘫患儿发生髋关节脱位的风险。MP>33%认为髋关节半脱位，MP>50%认为髋关节全脱。MP是进行性发展的动态指标，定期测量MP可有助早期发现髋关节的半脱位。

2. 治疗　脑瘫患儿髋关节脱位的治疗原则与原发病脑瘫本身一样，在于早期诊断，早期治疗。对大多数患儿来说，综合治疗手段（如物理疗法、手术、康复训练等）联合的方式比一种方式更有益。

手术：有研究表明，MP接近33%应及时手术。5岁前行单纯软组织的松解手术，可减少髋关节半脱位或脱位的发生。经过手术治疗的脑瘫患儿与未经手术治疗的脑瘫患儿相比，髋关节脱位的可能性减小很多。手术包括：选择性脊神经后根切断术、闭孔神经前支切断术、内收肌肌腱切断术、截骨矫形术等等。

矫形器具：下肢矫形器具可以使患儿的双下肢维持处于外展状态，可辅助患儿边学习边训练治疗，起到双重效果。小于1岁的脑瘫儿童可在手法复位后佩戴3个月髋关节外展矫形器（蛙式支具），能有效稳定髋关节，保持在位状态。使用矫形器时，须防止对身体的压迫，要选用重量轻、佩戴合适，可随年龄增长调整大小的矫形器。

药物：目前常用的有酚阻滞术、肉毒毒素注射和鞘内注射巴氯芬等。

运动疗法：运动疗法主要包括内收肌牵拉训练和臀中肌的肌力增强训练，原则上持之以恒，才能保证其有效性，在进行运动疗法时加用水疗、按摩、蜡疗及牵伸内收肌及臀中肌的肌力训练等综合康复训练可治疗和预防肌腱挛缩，对抗股内收肌痉挛，预防髋关节半脱位，为康复训练创造有利条件。

治疗管理：对于不同的髋关节异常发育阶段，其治疗管理方法也不一样。对于早期就发现患儿有明显髋内收，18个月时就需测定其MP值，之后每6~12个月复查1次；对于痉挛型双侧瘫患儿，30个月时常规测定其MP值；对于严重的脑瘫患儿，尤其是GMFCS分级系统中Ⅳ级、Ⅴ级的脑瘫患儿，最好进行24小时姿势管理。

（五）视觉障碍

1. 概述　视觉障碍是脑瘫患儿比较常见的合并损伤之一，临床上可造成视网变性、脱离，并发白内障、继发青光眼、斜视、弱视、眼球震颤等，严重者可致盲（表4-4-27）。

脑瘫儿童的视觉障碍可高达28%，重度视觉障碍者占8%。视觉功能不同程度的异常阻碍了患儿姿势控制、认知及精细技能的发展，对其日常生活与学习带来了巨大的影响。客观综合的眼病检查对脑瘫患儿的视觉评估具有重要意义。

表 4-4-27 脑瘫患儿合并视觉障碍的临床表现

视觉障碍类型	临床表现
眼运动障碍	眼随意扫视、注视、追视的困难，对眼运动控制困难
视感知障碍	选择性视觉注意的缺陷、处理多项方面目标障碍、视感知操作能力低下

2. 治疗　视觉障碍的治疗强调早期诊断、早期干预、早期监测，斜视、弱视均有 92% 左右可以通过脑瘫的康复而自行消失，屈光不正早期矫治效果好。

视觉刺激：反复利用不同强度的光线以及不同大小、颜色的玩具，可有效训练其追视能力和视反应速度，激发视觉系统对外界反应的敏感性，促进视功能的发育和完善。

空间联合感知和协调能力训练：通过该训练方式来训练患儿手—眼—脑的反应能力，在训练当中融入丰富的听觉、视觉及感知觉刺激，尽量调动患儿的多种感官，加入眼运动和调节功能，反复重塑视觉传导通路，使其视觉发育和脑发育得到有效改善。

神经干细胞移植：有学者报道运用人神经干细胞移植术能改善部分脑瘫并重度视觉障碍患儿的视觉功能。这一治疗方法仍有待进一步探讨。

多学科联合治疗：临床治疗建议多学科会诊，遇到重度的脑瘫合并视觉障碍儿童，应及时请眼科医师会诊，协助治疗。

（六）癫痫

1. 概述　癫痫是脑瘫患儿最常见的并发症，其发病率约 15%~60%，男性多于女性，任何类型的脑瘫都可以并发癫痫。痉挛性四肢瘫合并癫痫比率最高，达 50%~71%，其次为痉挛性偏瘫，达 47%，而痉挛性单瘫相对少了很多，为 21%~27%，首次发病的时间大多在 1 岁以内。

脑瘫合并癫痫临床上各种发作类型都可以见到，其病死率比单纯癫痫的患儿要高很多。影响其预后的因素很多，包括脑瘫的类型、智力水平、抽搐形式是否单一以及是否单药治疗等等。

2. 治疗　脑瘫合并癫痫的治疗原则与普通癫痫患者基本相同，具体治疗选择及治疗目标见下图。

药物治疗：抗癫痫药物仍然是首选的治疗手段，根据癫痫发作类型用药，虽然脑瘫合并癫痫联合用药的比例较高，我们仍建议在单药治疗无效后再采用联合药物治疗。由于脑瘫患儿机体功能较差，多数为继发性癫痫，临床症状多变，建议增加定期复查其动态脑电图、血生化指标及血药浓度的频率，以密切观察患儿服药后的不良反应（表 4-4-28）。

表 4-4-28 脑瘫合并癫痫的药物选择

发作类型	药物选择
全面强直阵挛发作	丙戊酸、拉莫三嗪、卡马西平、奥卡西平、左乙拉西坦
强直或失张力发作	丙戊酸
失神发作	丙戊酸、拉莫三嗪

续表

发作类型	药物选择
肌阵挛发作	丙戊酸、左乙拉西坦、托吡酯
局灶性发作	卡马西平、拉莫三嗪、奥卡西平、左乙拉西坦、丙戊酸

其他治疗方式:对于药物治疗无效的难治性癫痫,可选用手术、生酮食和迷走神经刺激术等。

癫痫的管理:脑瘫合并癫痫的患儿需定期随访、长程管理,重视对癫痫患儿及其家长的健康宣教,就该病的严重性和治疗方案的必要性做充分沟通,消除顾虑,使其对治疗的目的、方法、过程有充分的理解并主动配合,指导家长填写规范的病情日志和服药记录。持续的综合治疗和社会功能康复能提高抗癫痫治疗的依从性,是脑瘫患儿获得理想预后、走出阴影、融入社会的最佳道路。

九、脑瘫儿童的家庭康复及管理

脑性瘫痪是终生性疾病,自身生活及就业遇到极大困难的同时,给家庭及社会也带来了沉重的负担。脑瘫患儿在生命的多数时间是在家庭中度过的,家庭环境可以提供足够的运动和发育经验,对脑瘫儿童进行合理的家庭康复和管理,可以减轻家庭压力,提高脑瘫患儿的生活质量。

我们在进行脑瘫儿童家庭管理会关注是否能改善脑瘫患儿的运动功能,然而,近期Hielkema及Law分别进行的两个基于家庭和环境的干预方法的RCT研究结果却不尽如人意。家庭管理及环境刺激更多的是让孩子在日常生活能力以及认知功能得到改善。家庭康复疗效所涉及的因素是多方面的,例如,家庭康复的方法,家长的文化素质以及家庭背景等等。我国目前的家庭多数为老人居家,年青家长外出工作,而且东方传统文化不愿意让存在残疾的孩子过多的暴露在社会环境下,使家庭康复存在许多的不利因素,推广普及社区及家庭康复仍存在许多问题和困难。

如前文所述,家庭康复及管理的重点在于长期训练,并且与日常生活能力训练紧密地联系在一起。家庭康复的内容包括生活能力训练、姿势管理、良好的生活习惯的养成、自信心的培养、社交技能训练等等。例如,留给患儿足够的时间晨起后通过自己的努力穿衣服;鼓励患儿自行移动取物及进食;针对患儿兴趣选择绘画、打鼓、马术、游泳等技能训练。就运动功能而言,治疗师应该指导家长在家庭完成每日的牵伸训练及肌肉力量训练。在对家长进行家庭康复及管理指导时需要注意环境设定的便利性,不断地变换家庭环境,提供丰富的环境刺激让患儿具有主动探索的欲望。

随着患儿年龄的增长,对于外界环境的渴望以同龄人的社交显得越来越明显。治疗师应该针对脑瘫患儿的个体情况,清楚的提供建议。具备社交功能的脑瘫患儿应该尽早鼓励社交活动,而部分严重患儿,特别是GMFCS水平Ⅲ~Ⅴ级的脑瘫患儿则应该被告知身体功能的限制,理性选择参与活动。然而,不论任何程度的脑瘫患儿,由于交流能力及运动功能的限制,社会情感的发育都会缺陷,医务人员及社会工作者都应该尽可能的培养患儿的自信心,维护患儿的自尊心。

十、小结

脑性瘫痪是儿童运动残疾中最常见的疾患，持续终生。随着年龄的增长，脑瘫患儿与同龄人会在身体结构、心理、社会功能方面出现差距，且多数患儿家庭负担沉重。因此，我们的方案选择需要全方位多学科的综合管理，家庭及社会的参与。制定目标需要充分考虑患儿的机体结构、实际能力、自身以及家庭的愿望需求，采取有效的、经济的、以家庭及患儿为中心的适宜技术，以达到让患儿回归社会的目的。

第五节 认知功能障碍的基层康复

认知功能障碍，可以出现在中枢神经系统损伤的患者，如脑卒中、脑外伤、脑炎、酒精性脑病等，也常见于衰老、神经心理障碍、应激性状态中，认知障碍的康复治疗与训练，在基层建议使用以下简单方法，在认知评定的基础上，安排相关的治疗与训练。

一、意识障碍的训练

意识障碍的患者常见于脑外伤、脑卒中、儿童脑炎病人，这类患者意识障碍的时间长短不一，建议意识障碍期间，使用提高警觉能力的训练为主的训练方法：

1. 声音刺激（歌曲、家人的声音等），每天定时、定量给予一些声音刺激，并指定刺激操作者，注意各类不同声音刺激后，患者出现的反应，根据反应情况，随时调整刺激的强度和种类。

2. 触觉刺激（触摸、拍打、擦刷、温度刺激等），对于患者感受器的刺激，有助于促进其意识状态的恢复，需要特别注意的，是刺激避免随意化，一定要给予定量、定时、定人的方案，参考处方：每天早上起床时，护工抚摸头部、面颊、肩膀、手，三分钟；拍打背部 1 分钟；屈伸活动上肢下肢五分钟；翻身一次；冰水刺激足底、手掌心各 1 分钟。

3. 光线刺激　对患者的眼睛，使用不同亮度、不同颜色光线，每日进行刺激，处方方法同上。

4. 味觉刺激　使用辣、甜、咸、苦、酸等不同的味觉刺激物，对患者的舌，进行定时定量刺激。

二、注意障碍的训练

注意障碍的患者，表现为注意力不集中的情况，可以给患者做一定的活动，要求患者在此期间保持注意力，逐渐延长活动的时间，以此来提高患者的注意力，活动内容和形式需具有多样性，以便更好地吸引患者的注意力。

1. 猜测游戏　用两个纸杯和一个硬币，将硬币盖在其中一个纸杯下，随机调换顺序，让患者指出硬币所在的纸杯。若患者完成程度好，则可增加纸杯的数量。

2. 删除作业　在纸上写出一段文字，让患者删去指定的文字。如患者完成程度好，则可增加文字的长度。

3. 时间感　给患者一块秒表，让患者注视秒表至 10 秒时按下，注视时间逐渐延长至 1 分钟。若误差时间小于 2 秒时，让患者闭眼心算至 10 秒时按表，时间可逐渐延长至 1 分钟。

4. 数目顺序 让患者按顺序写出 0~20 之间的数字,如患者完成较好,可让患者按顺序写出 0~20 中的奇数或偶数。

可以准备一些糖果、饮料,或者患者喜爱的东西,作为患者完成了相应任务的奖励,鼓励患者配合训练和治疗。

三、记忆障碍训练

(一) 记忆训练方法

1. 联想法

(1) 视觉想象:引导患者将抽象的信息转化为视觉的影像。例如要记住电话号码"83034357",可以想象成"8 个 30 岁的人去一个 34 岁和 35 岁人的婚礼吃(7)饭"。

(2) 兼容:让患者把新信息与旧信息联系起来。

(3) 自身参照:让患者将新信息与自身的经历、知识等联系起来。

(4) 精细加工:让患者将信息进行分析、整理、归纳与旧信息衔接起来,形成知识体系。

2. 背诵法 反复背诵要记住的信息。

3. 分解 - 联合法 从简单到复杂,先一步一步练习,再逐步联合。

4. 提示法 提供言语或视觉提示。

5. 记忆技巧法

信息浓缩法:将需要识记的信息中重要的内容编成熟悉好记的词或短语,如:"飞雪连天射白鹿,笑书神侠倚碧鸳"中包含了 14 部武侠小说的名字。

编故事法:将要记忆的抽象信息,转化为具象的故事,具体实例可参考视觉想象。

6. 常规化 遵循规律的生活习惯,让日常活动程序化,如定时起床、定时锻炼、定时吃饭等。

(二) 实际操作

1. 视觉记忆 给患者出示 3 张日常生活用品的图片,每次出示时间为 5 秒,然后收起图片让患者写下生活用品的名称。若患者完成程度较好,则可以增加图片数量。

2. 地图作业 给患者一张有详细街道和建筑物但没有文字介绍的地图,让患者从某点出发,沿街道行走到某处后停止,然后让患者由停止处回到出发处,反复多次练习。若连续 2 日都能正确返回,则可以增加难度。

3. 彩色积木块排列 用每 3 秒一块的速度向患者出示形状完全相同但颜色不同的 6 块积木,出示完成后让患者按出示的顺序排列积木,反复多次。若连续 2 日都能正确出示,则可以增加积木数或者缩短出示时间。

(三) 忆辅助物的应用

鼓励患者借用一些辅助工具帮主记忆,如张贴时间表,设定报时闹钟,罗列清单,张贴标记,记录日记等。

四、失认症的训练

1. 视觉失认的训练

(1) 物品失认训练方法

1) 对日常的有特定功能的必须用品进行反复辨认,如水龙头。

2）通过使用物品来帮助患者了解物品的作用，例如用水杯装水喝来帮助患者了解水杯的作用。

3）引导患者在日常的活动中调动多种感觉，如听觉、嗅觉等。

4）为了让患者能够更好的独立，可以在物品上贴上标签提示患者该物品的名称和作用。

（2）色彩失认训练方法：可以通过颜色配对，按要求指出对应颜色，说出所指颜色的名称，给出事物图形让其涂色，如给出国旗涂色等方法对患者进行测试和训练。

（3）面容失认训练方法

1）将同一人的不同时期的照片按照时间顺序排列，帮助患者进行辨认。

2）引导患者根据发型、服饰、体型、声音等来识人。

3）让患者从不同场景不同角度的照片来寻人。

2. 听觉失认的训练

（1）反复的进行根据指令指出物品的训练。

（2）用其他感官代偿，如电话响铃时附带震动。

3. 体觉失认的训练　触觉失认训练方法。

（1）用粗糙的物品从患者的手指向指尖滑动，反复对患者进行几次，让其对感觉的输入有一个稳定的感觉。

（2）在做感觉成分多的作业时，要提醒患者集中注意力，以免受伤，如切菜。

（3）运用其他感觉如听觉、视觉或有利的感觉来帮助患侧进行感觉。

（4）在练习的过程引导患者注重感受物品的特征上，如大小、材质、温度等。

4. 形态辨认障碍训练方法

1）给出几组形状不同的积木，让患者进行配对。

2）根据功能不同对物品进行分类，物品在垂直摆放的情况下最容易辨认，因此在让患者识别物品的时候最好保持物品的直立。

3）将一些不易区别的物品贴上标签帮助识别。同时在存放物品时，可以把同类物品放在较为固定的地方。

4）摆动一个悬挂的几何形物品，让患者辨认。使他感觉物品在空间形状、位置的变化。

5）对相似的物品可以示范其作用来帮助患者辨识。

5. 空间关系辨认障碍训练方法

1）发出含有空间概念的指令让患者完成，如“请你拿出书架左侧第二层的书”。

2）让患者进入一个房间，将几样物品放在不同的地方，然后离开房间后再返回，要求说出它们的准确位置并一一取回。

3）日常用品摆放在较为固定的位置，不易区分的物品可以贴上标签。

4）定向能力训练：每次治疗开始前询问患者诸如以下问题：你现在在哪里？（空间）；现在几点钟？（时间）；桌上的笔在你的什么方位？（位置）。

6. 地形方位辨认困难训练方法　可以引导患者用标记标注和识别路径，在患者外出时可以随身携带注明患者姓名、住址、家人电话的卡片，以免走失。

7. 深度和距离辨认障碍训练方法

1）鼓励患者多用触觉进行探查识别，如倒水前触摸杯子确定位置。

2）改造环境，如在台阶处用黄线标出。在日常生活中还可以给患者一定的语言提示。

8. 单侧忽略的训练

(1) 基本技能训练——视扫描训练:出示一段文字,让患者寻找文字中指定的词语,词语的分布须涉及患者的忽略侧。

(2) 忽略侧肢体的作业活动:将下跳棋、打字等作业活动放在忽略侧,拿取忽略侧物品等活动。

1) 交叉促进训练:健侧上肢越过中线在患侧进行作业。

2) 躯干旋转:躯干旋转的方法会比传统的转头锻炼的方法更为有效。如患者是右侧忽略,向右转动躯干的锻炼会比向右转头的锻炼更为有效地减轻患者右侧空间忽略的情况。

3) 右眼遮盖:若患者为左侧忽略,那么遮盖住患者的右眼可以提高患者对左侧物体的注意水平。

(3) 忽略侧肢体的感觉输入训练:可以要求患者注视忽略侧肢体的同时对患者进行深浅感觉刺激,视觉刺激等,如对皮肤进行冷热感觉刺激(浅感觉刺激)、活动忽略侧肢体(深感觉刺激)、对着镜子梳头(视觉刺激)等。

(4) 阅读训练:在阅读文章时,在忽略侧用彩色线条做标记从而给患者一定的视觉暗示。

(5) 代偿及环境适应

1) 改变环境:为引起患者的注意,在与其讲话时须站在患者的忽略侧,日用品、遥控器等物品的摆放也须放在患者的忽略侧。

2) 口头回忆法:这一训练方法是将复杂的动作分解成小步,让患者在活动前背出每一步的步骤,再进行动作。

9. 身体失认的训练

(1) 躯体失认训练方法

1) 感觉 - 运动法:让患者按照指令运用粗糙的毛巾擦拭指定的部位。

2) 在训练中鼓励患者用失认侧或双侧肢体完成指定动作,以此强化患者的正常运动模式。

3) 让患者及家属了解失认部位的功能及其失认后的影响,并提醒患者和家属日常生活中的注意事项及如何实现代偿。

4) 如患者知道器官的功能,但不能辨认器官或器官部位间的关系,治疗师应多用口头暗示,如不要说"请举起你的手",而说"请举起你拿东西的手"。

5) 对躯体部位定位不准确时,如让他动手,他可能动肩或肘,此时,治疗师要提醒他"请动一下比你刚才动过的部位低的那个部位"。

(2) 偏身失认训练方法

1) 让患者注视着治疗部位,对患者的患侧肢体进行深、浅感觉刺激。

2) 为唤醒患者对患侧的注意,在日常生活中须鼓励患者尽量使用双侧肢体。

3) 以贴纸条的形式提醒患者注意,如在镜子上贴"您的胡子是否两侧都刮干净了?"

4) 训练患者进行自我检查,如穿完裤子后自查"是否两只裤腿都穿上了?"

(3) 手指失认训练方法:身体的表象刺激要在大脑皮质中再现必须要通过反复刺激才能实现,所以在进行失认训练时必须要反复刺激患者的指尖、指腹,且刺激要有一定的强度。在进行刺激时,可以先让患者睁眼感受,再闭上眼睛说出受刺激的手指名称。在做抓握物品训练时需要给予一定的压力，这个压力的大小根据物品的质量而发生改变，由手中物品移动所产生的摩擦感可以刺激、活化大脑皮质。

（4）左右失认训练方法

1）治疗师给患者本体觉、触觉的输入。

2）当患者完成指定动作有困难时，可以给予一定的提示，如将衣服的一侧与对应肢体上做相应的标志，便于患者进行配对、完成。

3）在指示方向时不用“左右”，例如不说“拿起你左手边的笔”而说“拿起书旁边的那支笔。”

五、失用症的训练

1. 观念性失用的训练

（1）在训练前和整个训练过程当中都要给予触觉、本体觉、运动觉地输入。

（2）治疗师握住患者的手完成相关的训练。如治疗师握住患者的手去拿梳子，并慢慢将手移至头顶，做梳头动作。

（3）训练日常生活中的动作最好在对应的时间、地点和场景，如刷牙洗脸在起床后盥洗室。

（4）在患者做动作可以先闭上眼睛想象一下动作的顺序、方法等，然后睁开眼睛完成。

（5）帮助患者建立顺序概念：如①打开牙膏盖；②拿起牙刷；③将牙膏挤到牙刷上；④刷牙。

（6）在训练的过程中要尽可能的不用语言命令，如果一定要使用，也注意不要直接进行指令，而是转为提醒，如盖上杯盖时，不直接发出指令，而说“请注意下杯盖。”

在患者无法完成指定动作时也要给患者一定的鼓励，明确并非患者能力不足导致无法完成，而是动作设定太难，然后降低动作的难度，再其完成后再给予一定的奖励。

2. 运动性失用的训练　在做运动性失用的训练中要尽量减少口头的指令，在训练前要充分刺激和调动患者的本体觉、触觉、运动觉。

3. 结构性失用的训练

（1）在进行结构性训练前，可以对患者进行触觉和运动觉的暗示，引导患者去触摸该物品。

（2）让患者将对应的积木安放到对应的空隙中，患者完成较好的情况下，可以增加难度，如增加积木的数量或形状多样化。

（3）在治疗的过程中，治疗师可以给予指导和帮助，如手把手帮助患者将更换圆珠笔的笔芯，再根据患者的完成情况适当的减少帮助。

在指导患者进行相关训练时须注意患者的动作成分，确定困难的步骤并提供一定的帮助，可以鼓励患者先完成相关工作的一部分，然后再完成全部。

4. 穿衣失用的训练

（1）鼓励患者自己穿衣，在穿衣的过程中要始终给患者给予触觉和运动觉地指导，可以引导患者发现自己更容易穿上衣服的方法，待其熟悉后可以逐渐减少指导。

（2）让患者根据衣服的材质、款式、重量的不同采用不同的穿衣方法，以此来促使患者使用受累侧肢体。

（3）使用功能代偿的方法。例如通过衣服商标的位置来区别衣服的前后，在系扣时可以采用从上至下逐一扣的方法,若还不能完成可以运用色彩帮患者找到对应的纽扣与扣眼。

(4)对患者和患者家属讲解患者存在的状况,让他们了解相关知识及其对生活的影响,鼓励他们在日常生活中多进行锻炼,提高自己独立生活的能力,但在这个过程中须注意安全。

六、其他认知训练

1. 抽象思维能力训练　引导患者区分不同种类的事物并确定相应的概念和定义,如能将苹果、梨、香蕉、葡萄等归为水果类,尺子、铅笔、橡皮、圆规等归为文具类。同时能够反向推到,如文具——尺子,水果——苹果。逐渐确立患者找出事物之间关联的能力,可以经常向患者提出一些问题,如丢东西了怎么办?下雨没带伞怎么办?让患者学会分析和解决一般问题。

2. 学习能力的训练　训练患者的计算能力,可由简单的加减乘除法逐渐增加难度。学习某种生活技能,如洗衣、做饭等。逐渐引导患者学会计划和安排工作,如进行家庭预算和日常消费统计等。

3. 社交能力的训练　鼓励患者加强与外界的交往,如外出购物、观看比赛、参与集体活动等。学会运用如电话、电脑、书信等方式与他人沟通。增强自信心,提高社交能力。

第六节　言语功能障碍的基层康复

一、概述

言语功能是人类进行沟通和交流的一种基本能力。言语功能障碍是指在沟通和交流的过程中,对语言的生成、理解和获得的障碍。

根据临床表现的不同,对于言语功能障碍的康复主要有以下几类:失语症康复、构音障碍康复、发声障碍康复、口吃康复和儿童语言发育迟缓康复。

二、康复训练原则和目的

1. 训练原则

(1)按照评定结果选择适当的治疗方法:言语功能障碍的种类繁多,每种功能障碍表现出的临床症状也各有不同。在进行康复治疗之前,首先要根据不同的临床症状,判断出不同的言语功能障碍类型,再制定适当的治疗方法,这样才能提高疗效。

(2)治疗过程中必须建立良好的医患关系:言语功能障碍的康复非数日之功,在治疗期间,医患的积极性、和睦关系以及互相信任都与治疗效果密切相关;为此,要求治疗师对患者应无条件、无保留的热情关怀,创造良好的气氛,时刻站在患者的角度上去思考问题和解决问题。

(3)治疗遵循循序渐进的过程:因患者个体的差异性,康复治疗的时间和强度要遵循由易到难、由简到繁、训练时间逐渐延长的训练原则,为避免过度疲劳,一般情况下,一次治疗30分钟为宜。

(4)训练要因人施教:言语功能障碍的人群是不同的,有老人、小孩、妇女等,每个人都有自己的喜好、优缺点、习惯方式等。因此,康复训练的计划和方法也是各有不同,因人而异。

2. 目的　采用不同的康复治疗技术和方法最大限度的改善和利用其残存的能力，提高或者恢复听、说、读、写等各方面的沟通交流能力，使患者尽可能地达到正常人的生活。

三、康复评定

康复评定是制定康复治疗计划、评价康复疗效的重要参考指标。由于言语功能障碍的种类较多，康复评定也各有不同，具体参考言语功能评定（第二章第八节）内容。

四、康复治疗

（一）失语症康复

失语症主要是由于脑部与语言有关的结构损伤引起，恢复的理论依据为脑的可塑性。失语症康复主要从听理解治疗、阅读理解治疗、言语表达治疗、书写表达治疗、实用交流能力技术、辅助交流技术六个方面进行康复训练，每次训练时间 30 分钟，一天 1~2 次，21 天一个疗程。

1. 听理解治疗　使用词汇、语句、语段等语言材料给予患者听觉输入，提高失语症患者听理解能力。

（1）名词听理解：准备 1 张图片或者一个实物（如勺子），治疗师手指着图片或实物说“勺子”“指勺子”或者“把勺子递给我”，看患者能否指出图片或做出相应的动作，如能完成则逐渐增加训练的图片或实物到 3~6 个；如不能完成则重复训练。反复训练时，目标图的位置要经常变换，避免患者记忆图片的空间位置，而不是事物的特征。

（2）动词听理解：患者听指令后，执行动作，如：站起来、坐下、向上看、向下看、闭上眼睛、睁开眼睛、转身、伸出舌、摘下眼镜、戴上眼镜等。

（3）听语记忆广度扩展：呈现 5~6 张物体图片、动作图片、彩色图片，治疗师说出 2~3 个物体名称或颜色形状，患者指出。如：尺子、钥匙、铅笔；走、刷牙、睡觉；“哪个是红色的？三角形的？”

2. 阅读理解治疗　使用词汇、语句、语段等文字材料给予患者视觉输入，提高失语症患者阅读理解能力。

（1）字词阅读理解：字词与图或实物匹配，呈现 1 个字词和若干图画，患者读字词后，找出相应的图；读短语填空：如猫抓______（小花、兔子、老鼠）等。

（2）同义词、反义词阅读理解：如：美丽的同义词是 ~（漂亮、高大）；少的反义词是 ~（高、多、大）等。

（3）动词、方位词、形容词的阅读理解。

（4）句子的阅读理解：包括句与图匹配、简单句填空、复杂句填空、读句子选择动词等。如：~ 被女孩吃掉了（糖果、手机、钢笔）；他去操场—篮球（采、打、推）等。

3. 言语表达治疗　采用不同的方法刺激患者的口语表达，提高失语症患者的语言表达能力。

（1）言语失用症治疗

1）发声训练：治疗师对着镜子发 /a/ 音，患者注视治疗师的发音动作并注意听，然后把镜子放在患者面前，患者模仿。当患者能自发地发 /a/ 后，可练习发 /i/、/u/、/o/、/ei/ 等音。

2）唇舌运动训练：患者照着镜子模仿治疗师的唇舌运动。教患者张嘴、闭唇、伸舌、鼓腮等运动。

3）声韵母连续发音训练：先掌握单个韵母或声母发音，标准是做出 20 次发音尝试。可从易于看到发音动作位置的语音开始，如：/m/。将掌握的辅音与元音 /a/ 一起发，可应用有意义的刺激，如：/m/ 与 /a/ 连续发，说出“妈”“马”；/w/ 与 /u/ 一起发，说出“屋”“舞”“雾”；/w/ 与 /a/ 一起发，说出“袜”“瓦”等。

（2）口语表达治疗：包括单字产生、词语产生、词选择、动词产生、语句产生等训练。可用数数的方法，诱导单字的产生，如“1”与“衣”；可唱简单、熟悉的歌曲诱导患者说出歌词；可治疗师说上半句，患者说下半句，如：熟能生 ~（巧），床前明月 ~（光）等。

4. 书写表达治疗　采用描摹、抄写、完形书写等形式刺激患者做出书写反应，提高失语症患者的文字表达能力。

1）描摹或抄写：呈现供患者描摹或抄写的线条图形、数字、文字。患者描摹或抄写。

2）延迟抄写：将一个字呈现 3 秒后，移开。患者根据记忆书写该字。

3）部件组合：将一个字的数个部件拆开，如：“玥”，拆开为“王”和“月”，让患者将部件组合成一个字，并写出。

4）同音字、近音字书写：给患者看一个字，如：“日”，让他尽可能多的写出含有“日”的其他字。

5）完形书写：提供一个偏旁或部首，让患者尽可能多的书写具有该偏旁或部首的字。

5. 实用交流能力技术　应用多种交流方式，最大程度提高失语症患者利用其残存交流能力。

将一叠图片正面向下放在桌上，治疗师与患者交替摸取，不让对方看见自己手中图片的内容，利用各种表达方式（如：命名、描述、手势、书写等）将信息传递给对方，接受者通过反复确认、猜测、质问等方式进行适当反馈。

6. 辅助交流技术　采用手势、图画和交流板等代偿手段提高患者日常生活交流能力。

1）手势交流：包括理解手势、模仿手势、同时做动作、听指令执行动作、用动作回答问题等。如：喝水，吃饭等手势。

2）绘画交流：可看图或字，画图画；也可画与日常生活有关的实物，如：苹果、香蕉、眼镜、水杯等；也可治疗师问患者问题，患者画图作答。

3）交流板、交流册训练等。

（二）构音障碍康复

构音障碍康复主要从舌感觉运动、口唇感觉运动、下颌运动、软腭感觉运动、声带运动、呼吸训练等方面进行康复训练，改善患者发声困难，发音不准，声响、音调及速度、节律等异常发声，每次训练时间 30 分钟，一天 1~2 次，21 天一个疗程。

1. 舌感觉运动技术　采用多种感觉刺激和运动训练，对造成构音障碍的舌运动力量、运动协调性和感觉障碍进行治疗。

1）舌运动：用压舌板或勺把后部，在舌一侧由里向外划，然后引出舌向一侧运动，随后换边做；舌尖抵在硬腭上，停 5 秒；用舌头碰触硬腭，发音；张嘴，舌尽量伸出，向上、下运动，每个方向停 5 秒；在压舌板上放些花生酱、糖、果酱类，让患者用舌尖去舔，做 10 次；用柠檬棒或棉花棒蘸点柠檬水，从舌尖中间往后划动（刺激舌尖向上）。

2）舌牵拉运动：用干纱布包住舌，用拇指、示指稍用力向外、向左、向右分别牵拉舌 3~5 下，让患者尽力伸舌到两侧嘴角外侧，用压舌板抵抗舌中后部，让舌根抬高，做 5~10 次，每天重复做 2~3 次。如牵拉过程中，有疼痛，可减小牵拉力度或暂停牵拉，查明原因再行治疗。

3）舌尖抵抗运动：戴手套，用手指或压舌板抵抗舌尖，要求患者尽量将舌尖伸出来抵抗手指，做 10 次；放置小棉棒在上下磨牙之间，患者用舌头去抵住小棉棒数次之后，换边做。

2. 口唇感觉运动技术　采用多种口唇活动，对造成构音障碍的口唇运动力量、运动协调性和感觉障碍进行治疗。

1）唇运动：如：抵抗棉棒运动、抵抗毛巾运动、纽扣运动、吹吸运动、紧吸示指运动、夹压舌板运动、练习闭 / 咬唇音等。把棉棒、毛巾、纽扣等放在双唇之间含紧，用手往外拉，训练唇周肌肉力量。

2）唇角冷摩擦：用毛巾包住冰块，或用冰冻棉棒从唇角外斜下方，向唇角快速摩擦，以促进嘴角上抬运动，每次 5~10 分钟，每日 2~3 次。

3. 下颌运动技术：采用多种运动方式，对造成构音障碍的下颌运动力量、运动协调性和本体感觉障碍进行治疗。

1）下颌运动：如：推下颌、咬塑料棒、张口训练等。

2）增加下颌开口度运动：尽量张口，增加压舌板数量。

3）增加下颌咬合力运动：咬压舌板，用力往外拉训练。

4）下颌稳定运动：维持张口或闭口咬压舌板姿势训练。

4. 软腭感觉运动技术　采用感觉刺激和运动训练，对造成构音障碍的软腭上抬困难进行治疗。

1）冷刺激腭弓。

2）发音法训练。

3）鼓腮。

4）分辨：分辨鼻音与非鼻音。

5）推撑法：患者双手放在桌面上向下推或两手掌对推的同时发 /a/ 音，这种方法可以与打哈欠和叹息相结合。

6）引导气流法：如：吹哨子、吹蜡烛、吹纸张等训练。

5. 声带运动技术　采用多种运动方式，对造成构音障碍的喉运动异常进行治疗。

1）推撑运动：坐在有背部支撑的椅子上，双手直臂去推前方稳定的桌子；在推的同时说出：一、二、三、四、五。

2）双手合掌：双手十指相对，深呼吸；对掌的同时说出：一、二、三、四、五。

3）一人推患者最有力的手，用力互推的同时说出：一、二、三、四、五。

6. 呼吸训练技术　采用多种呼吸运动方式，对造成构音障碍的呼吸运动力量和运动协调性障碍进行治疗。

1）仰卧位：仰卧位时双下肢屈曲，腹部放松并平稳地呼吸；治疗师的手平放在患者的上腹部，在吸气末时，随着患者的呼气动作平稳地施加压力，通过横膈的上升运动使呼气相延长；逐步让患者呼气时发 /f/、/ha/ 等音。

2）坐位：双手往上抬，同时深吸气，然后双手慢慢放下，同时吐气；双手往上抬，同时深吸气，手提到最高点时停止呼吸 3 秒钟，慢慢放手同时喊“啊”，保持匀速，尽量延长时间；吹气球训练等。

7. 发音训练技术 采用听、视、发音等方式对中枢神经系统、周围神经系统损伤或病变导致的发音异常进行治疗。

1）轻声引出靶音：先训练发韵母，如：/a/、/o/ 等，然后发声母，声母先由双唇音开始，如：/b/、/p/、/m/ 等。待能发声母后，将已掌握的声母与韵母相结合进行训练，如：/ba/、/pa/、/ma/、/bo/ 等。

2）减慢言语速度：当患者能发大多数音时，由于痉挛或运动不协调而使多数音歪曲或失韵律。治疗师可轻拍桌子，控制发音速度，患者随着节奏进行训练，节奏的速度根据患者的具体情况而定，逐渐由慢变快。

3）克服费力音：费力音是由于声带过分内收所致，听起来喉部充满力量，声音好似从其中挤出来。因此，治疗目的是获得轻松的发音方式。可利用放松伴发声法，让患者在转动头颈部放松的同时发声。

8. 语调音量训练技术 采用发音、唱音阶、朗读等多种方式对中枢神经系统、周围神经系统损伤或病变导致的语调异常、音量减退进行治疗。

治疗师数或发元音，音调由低到高或由高到低；音量由小逐渐增大，再由大逐渐减小，音量一大一小交替，患者模仿。指导患者强有力地呼吸并延长呼气的时间。训练时循序渐进，音量不要过大，避免损坏声带。

（三）发声障碍康复

发声障碍主要表现为不同程度的声音嘶哑和异常的共鸣方式，主要从基础发声训练和发声矫正训练两个方面进行康复训练，每次训练时间 30 分钟，一天 1~2 次，21 天一个疗程。

1. 基础发声训练 对与发声器官相关的功能如呼吸控制、喉颈部肌肉收缩以及基础发音进行训练。

1）体位和呼吸的改善：在正确的坐位和站位下，分别练习胸腹式呼吸，包括慢吸气、慢呼气；快吸气、慢呼气；慢吸气、屏气、慢呼气等不同形式的呼吸方法。

2）放松训练：颈部肌肉放松训练时，要求患者进行头部的屈、伸，左右侧头以及左右转头的动作，每个动作完成 10 次，运动时平静呼吸使颈部放松；也可做叹气样发声、打哈欠、深呼吸或持续发声等训练动作。

2. 发声矫正训练 针对音量、音调、音质以及喉部痉挛等异常因素进行矫正的训练。

1）音量异常的训练：音量过弱的训练：要求患者先进行屏气、咳嗽等提高声门下压力的训练，进行呼吸力量的训练如吹气等，然后进行元音的发音练习，提高音量；音量过强的训练：先使患者进行放松，减少喉部呼气流强度，软起声，减低音量；单一音量的训练：使患者先进行喉部气流的变化训练如吹气球、吹口琴等，使患者有参照的进行小声到大声的转换。

2）音调异常的训练：针对音调单一和音调变化障碍的患者，可进行哼唱训练，利用一小段歌曲曲调进行哼唱；对于痉挛性发声障碍的患者，可利用放松训练、软起声的训练；对于音质异常的患者，可进行纠正鼻漏气、鼻音化的训练等，如：主动吹、屏气、鼓腮训练，主动发“ka、ga、ka、ga”的音，以及被动进行抬举软腭发音法和捏鼻发音法等。在音调的练习过程中，注意患者发音的连贯性以及喉部的放松，从单音的音调变化逐渐过渡到词和句子的音调变化。

（四）口吃康复

1. 儿童口吃治疗　对儿童口吃进行指导和治疗，改善儿童口吃状况。

1）家庭指导治疗：父母在与儿童对话时，尽量减慢语速，减少提问，多倾听他们的说话，鼓励孩子多说，多交流。不要刻意追求语言发育的顺序，增加孩子的压力，随时随地与孩子进行交流，交流过程中，可采用“重复”技巧，重复刚才说的话。

2）儿童口吃治疗：治疗过程中，主要注意速度、音量、语音、呼吸气流、节律、态度等问题。治疗时一定要了解口吃者心理状况，在吃惊、害羞、恐惧、窘迫、失望等负性情绪下要注意给予鼓励，引导避免口吃发生。

2. 成人口吃治疗　对成人口吃进行指导和治疗，改善成人口吃状况。

注意控制言语节律和速度，可利用节拍器以一分钟40节拍开始训练，逐渐提高速度；可通过治疗人员与患者齐声朗读，利用听觉反馈进行治疗；指导患者学习和自我总结能减少口吃症状的方法，如：训练发言前避免目光直视；发音前调整呼吸；学习控制首字低声言语，逐渐提高音量等；减轻口吃伴随症状，如：目光对视、摇头、东张西望等伴随症状。

（五）儿童语言发育迟缓

1. 事物及事物状态理解训练　包括注意力训练、记忆力训练、事物操作的引申训练，如拍打引申的击球等。

2. 事物基本概念的理解训练　通过模仿让儿童懂得身边日常用品的用途；通过分类游戏，学习认识事物的外部属性，如：将不同颜色大小的积木分类；学习认识事物的特性和用途，建立事物类别的概念，如：将混放的蔬菜、水果、生活用品分类；事物恒存的概念：如将儿童正在玩的玩具放在其他地方让其寻找。

3. 事物的符号理解训练　手势符号训练，培养患儿对手势符号的选择、理解；改善理解力训练：以日常生活中接触较多的事物，来引导孩子言语理解功能的训练；口语表达训练，多说多联系，适当使用一些外界物体（如：照片、书籍等）进行诱导。

4. 词句及句子主要成分理解训练　动词、名词、形容词、句子、语法等的理解学习。

五、适应证和禁忌证

适应证：由脑血管病、脑外伤、脑肿瘤、颅内感染、先天性疾病、口吃、言语功能发育迟缓等原因引起的言语功能障碍的患者。

禁忌证：处于急性期或者病情不稳定，严重意识障碍的患者，全身状态不佳、病情进展期明显情感、行为和精神异常的患者。

第七节　吞咽功能障碍的基层康复

吞咽障碍治疗包括药物治疗、手术和康复治疗，目前治疗以非手术治疗为主。临床工作中，康复治疗对象主要是口腔期和咽期吞咽障碍的患者。

一、口腔期吞咽障碍康复治疗

（一）感知觉训练

在患者吞咽之前或吞咽过程中给予多种感觉刺激，有助于增强口腔感知觉的输入及吞咽反应，对于有些存在吞咽失用、口腔感知觉减退、吞咽启动延迟的患者，可在进食前使用以下方法 1~3，在进食过程中使用以下方法 4~5，方法 4~5 可指导患者或家属参与完成训练。

1. 用冰快速刺激唇周、双颊内外侧、舌，每次进食前刺激 5 次，或让患者含漱冰水 5 次。
2. 用软毛刷快速刷擦唇周、舌，每次进食前刺激 5 次。
3. 用勺子下压唇周、口腔内侧周围、舌体，每次进食前刺激 5 次。
4. 进食过程中加适合患者的带有酸味、辣味或刺激性较强的芥末等食物。
5. 进食时根据患者的功能情况选择适合的需要咀嚼的食物。
6. 鼓励患者自己进食。

（二）下颌、面颊部的训练

下颌、面颊部功能主要影响张口、咀嚼，进行此项训练的目的是加强下颌的力量、运动控制及协调性，改善下颌及面颊部功能，从而提高咀嚼功能。以下方法根据评估结果来选择是否需要进行此项训练。

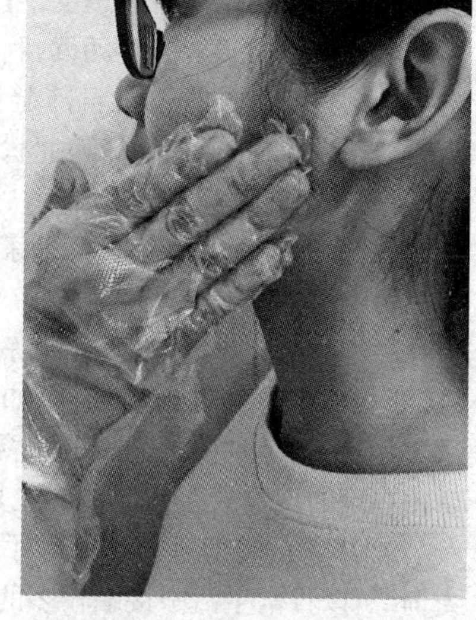

图 4-7-1 热敷或冰刺激部位

1. 临床工作中，常常会遇到患者紧闭不张口的情况，则应先降低患者面颊部肌肉肌张力，可以使用的方法有：①按摩或热敷咬肌 10 分钟使其放松（图 4-7-1）；②用冰持续刺激咬肌至少 30 秒，然后放松，重复刺激 3~5 次；③在上下牙齿之间使用一个软垫子持续牵伸 2 小时，然后放松，随着肌肉的放松，逐渐增加垫子的厚度，再继续牵伸。

2. 做类似发夸张的“啊”的张口动作，维持 5 秒，然后放松，重复 10 次，一天做 3 次（图 4-7-2）。

3. 做夸张的咀嚼动作，重复 10 次，一天做 3 次，也可应用于每次进食过程中。

4. 做闭唇鼓腮的动作，维持 5 秒，重复 5 次，一天做 3 次（图 4-7-3）。

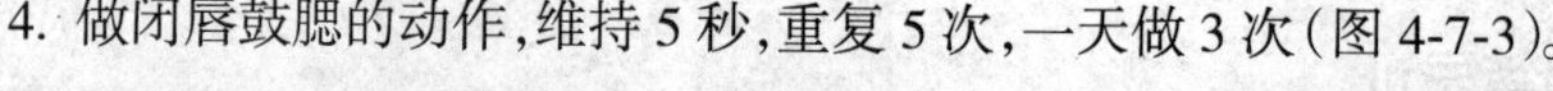

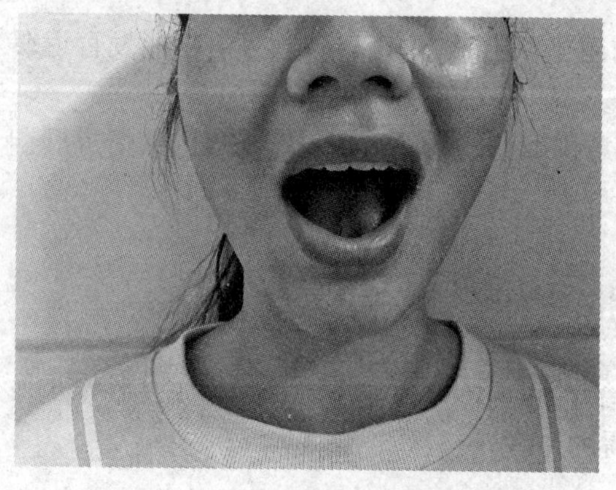

图 4-7-2 张口发类似“啊”动作

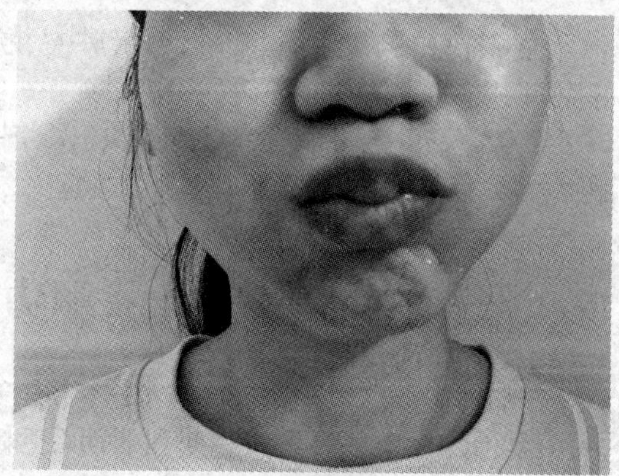

图 4-7-3 闭唇鼓腮动作

5. 让患者含住少量水在口中不要漏出，让水在两侧面颊内侧移动，每次尽量把水从一侧全部移至另一侧，重复 5 次，一天做 3 次（图 4-7-4，图 4-7-5）。

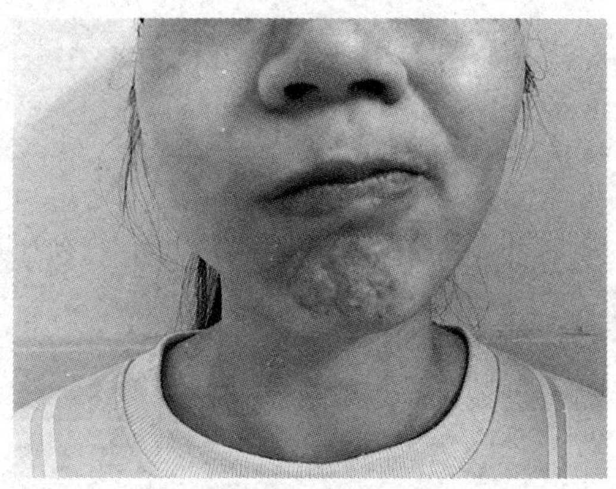

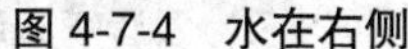

图 4-7-4 水在右侧

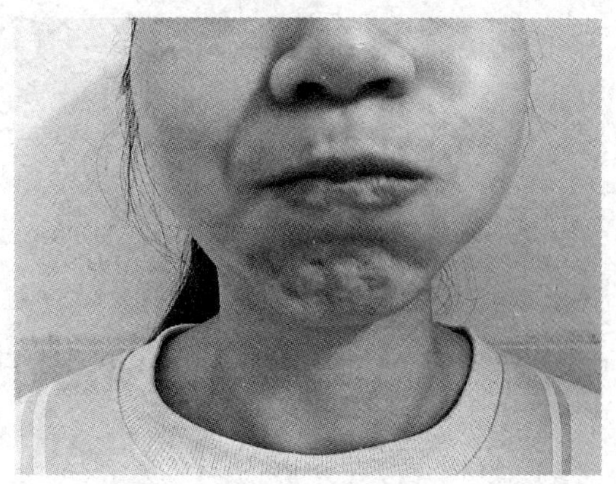

图 4-7-5 水在左侧

6. 做用力咬牙的动作，维持 5 秒，重复做 5 次，一天做 3 次。也可以根据患者的功能情况选择一种合适厚度的咬牙胶进行咬合力量训练。

7. 除以上训练方法外，还可使用电刺激治疗。通过刺激面颊部肌肉，达到增强肌肉力量的目的，以改善面颊部功能。只要能引起肌肉收缩的低频、中频电刺激治疗仪均可达到效果，如吞咽障碍电刺激治疗仪 VitalStim 或中频治疗仪，若一侧面颊部功能障碍，可将电极片放置于一侧咬肌和一侧口角外侧，若双侧面颊部功能障碍，则将电极片放置于双侧的咬肌和左右口角外侧，一天做 1~2 次。

（三）唇的训练

目的是加强唇的力量、运动控制及协调性，改善流涎，使食物保留在口腔内不会漏出。以下方法根据评估结果来选择是否需要进行此项训练。

1. 在双唇之间放一个压舌板，双唇用力抿住压舌板维持 5 秒，重复做 5 次（图 4-7-6）。

2. 双唇用力抿住压舌板的同时，治疗师将压舌板向外拉，双唇与之对抗，维持 5 秒，重复做 5 次（图 4-7-7）。

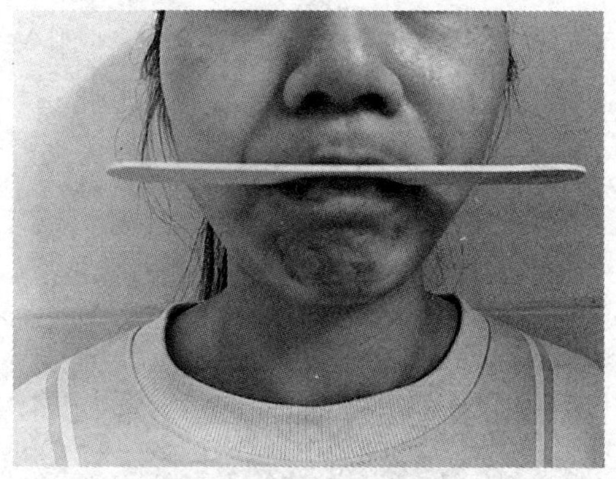

图 4-7-6 双唇抿住压舌板

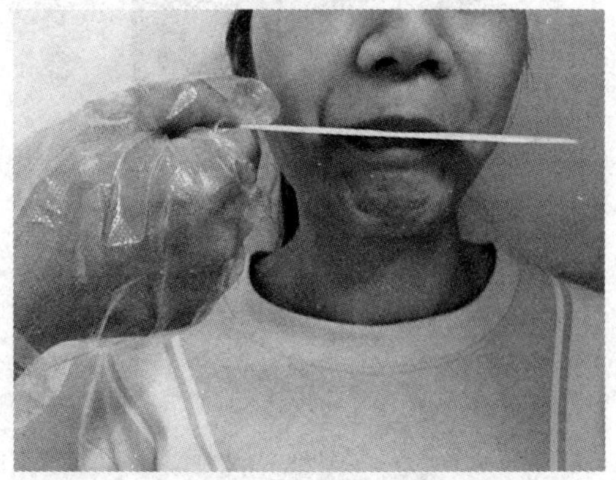

图 4-7-7 双唇对抗阻力

3. 做露牙齿的动作，每次露出牙齿越多越好，维持 5 秒，重复做 5 次（图 4-7-8）。

4. 双唇嘟起做类似发“u”音的动作，维持 5 秒，重复做 5 次；功能改善时，对抗压舌板用力嘟嘴，维持 5 秒，重复做 5 次（图 4-7-9）。

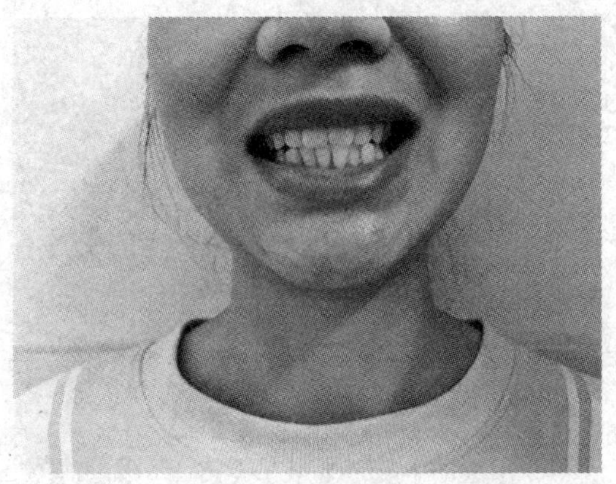

图 4-7-8 露牙齿动作

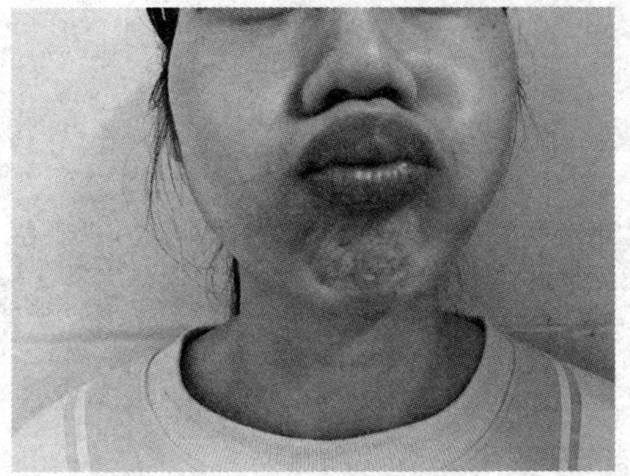

图 4-7-9 双唇嘟起动作

5. 做交替嘟嘴和露牙齿的动作，重复 5 次。功能改善时，变换的速度可以增加。

6. 紧闭双唇，然后发“叭”一声，也可结合发双唇音“b”“p”训练唇的快速打开和闭合。

7. 还可通过吹气球、哨子、肥皂泡等来训练唇的控制；存在吞咽失用的患者，可以让患者看着镜子时，在双唇间涂酸奶、酱等食物，鼓励患者抿唇，来增加训练的乐趣。

（四）舌的训练

目的是增强舌的力量、运动控制及协调，使食物均匀搅拌，顺利被推送至舌根，改善食物口腔残留。以下方法根据评估结果来选择是否需要进行此项训练。

1. 尽可能向口外伸舌，直到再无法再向前伸，维持 5 秒，后缩回放松，重复 10 次（图 4-7-10）。

2. 按照动作 1 反方向后尽可能缩舌，直到无法再向后，维持 5 秒，后放松，重复 10 次。

3. 快速交替做动作 1 和动作 2，重复 10 次。

4. 做如图 4-7-11 所示动作，维持 5 秒，后放松，重复 10 次（图 4-7-11）。

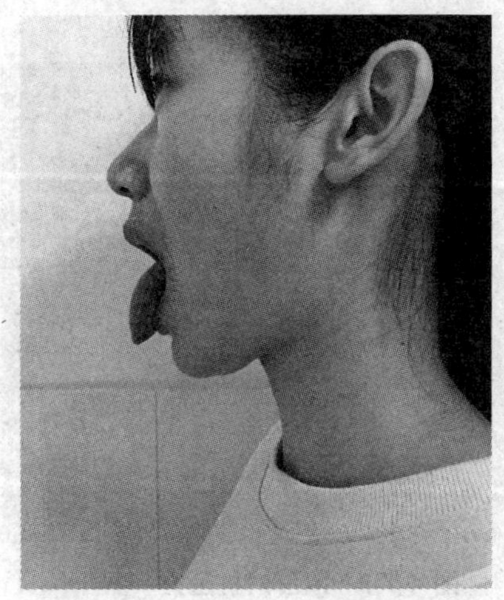

图 4-7-10 向外伸舌动作

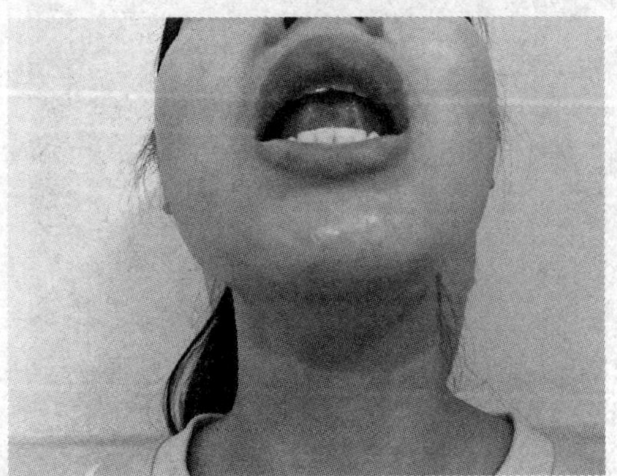

图 4-7-11 舌抵住硬腭

5. 舌尖向后卷曲，做类似用舌头舔硬腭上黏住的食物，重复 10 次。

6. 用舌尖舔左唇角，维持 5 秒，重复 10 次；右边做同样的运动，可在唇角放置食物，范围以舌尖舔到食物为度(图 4-7-12,图 4-7-13)。

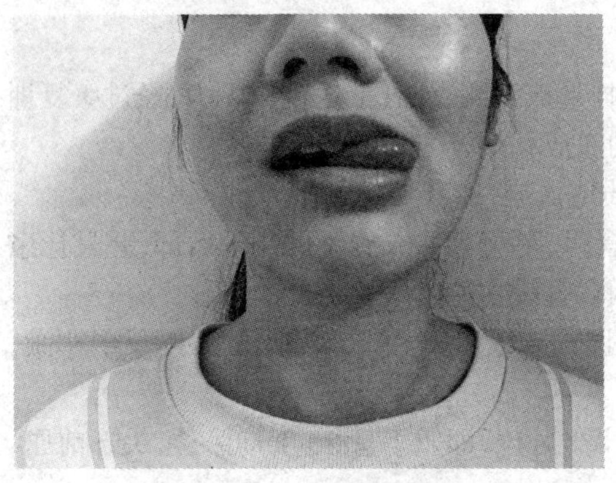

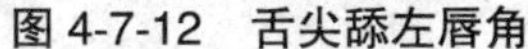
图 4-7-12　舌尖舔左唇角

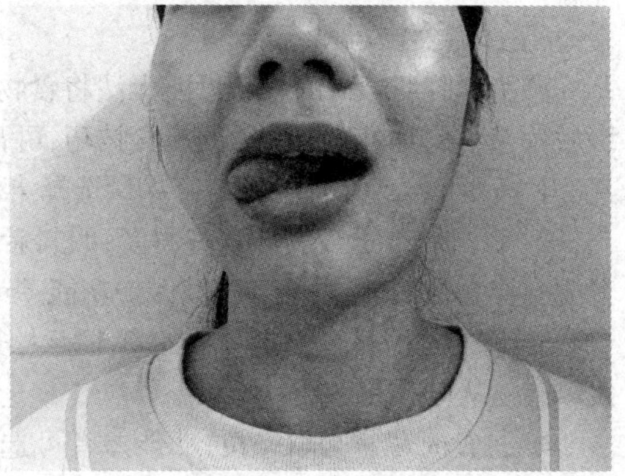
图 4-7-13　舌尖舔右唇角

7. 快速在左唇角与右唇角之间来回移动舌,重复 10 次

8. 沿着唇用舌舔一圈,重复 10 次。

9. 用舌沿着上下牙齿舔一圈,重复 5~10 次。

10. 舌尖抗阻训练:在舌伸向外、舌伸向左右唇角、舌向上伸的各个方向时,使用压舌板与舌对抗,使之做抗阻训练,每个方向维持 5 秒,重复 5~10 次(图 4-7-14)。

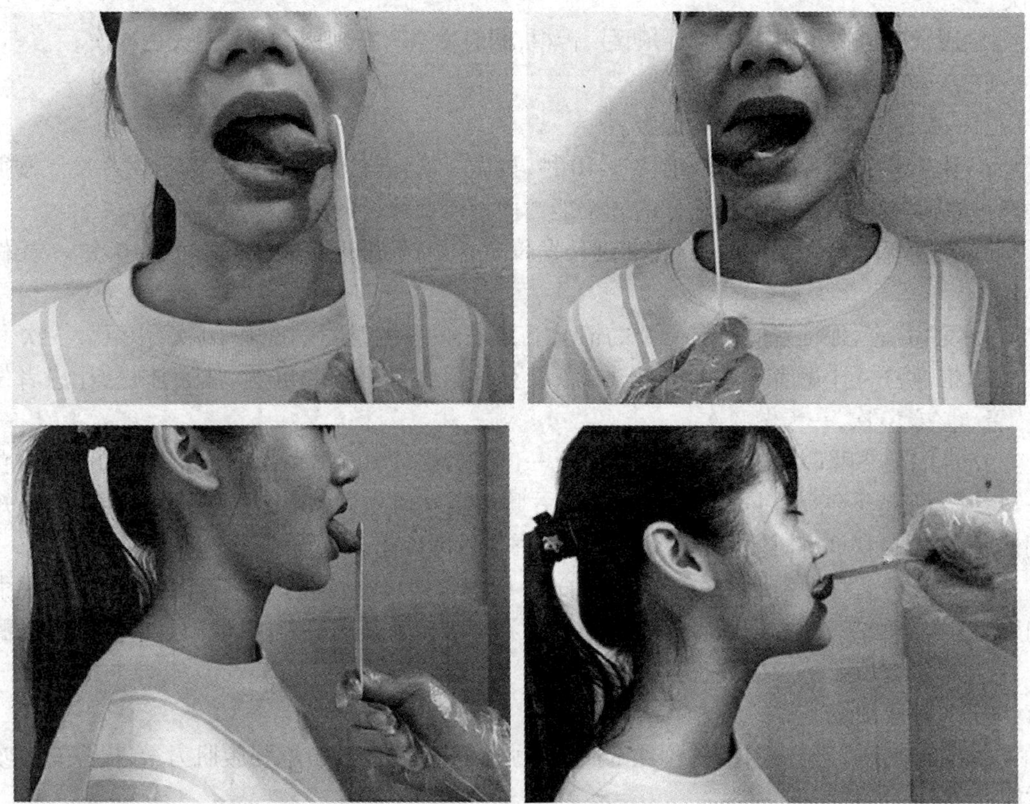
图 4-7-14　舌尖各方向抗阻训练

11. 结合发音来训练舌的不同部位运动：分别发“da”“la”“ga”各10次；再重复发“da、la、ga”10次。

（五）摄食技巧训练

严重口腔期障碍的患者可能无法将食物搅拌形成食团，或者推送食物无力，经过康复训练后效果不佳时可选择合适的摄食技巧，可帮助完成吞咽。

1. 舌运动严重障碍的患者，尽量选择半流质或流质，如米汤或果汁。

2. 舌向后推送食物严重障碍者，照料者喂食时，可将食物放置于健侧舌后部，并且让患者配合仰头吞咽，但对于呼吸道保护功能差或咽食管段功能障碍的患者禁用。

3. 进食时照料者一次喂食的量不能太多，也不能太少，太少不容易引起吞咽反射刺激，太多容易从口腔漏出。

4. 进食时尽量采取坐位，功能差者可选择半坐卧位，即躯干呈30度仰卧位，头部前屈，偏瘫侧肩部以枕垫起，站在患者健侧喂食。

二、咽期吞咽障碍基础训练

（一）腭咽闭合训练

目的是增强腭咽肌群力量，防止食物反流至鼻腔。

1. 发舌根音“g”“k”“h”，每个音发10次，一天做3次。

2. 冰刺激　用冰棉棒快速刺激软腭、腭咽弓、舌根，同时发“a”音，刺激5次，一天做3次。

3. 用软毛刷快速刷擦软腭、腭咽弓、舌根，同时发“a”音，刺激5次，一天做3次。

（二）声带闭合训练

目的是改善声带闭合，减少误吸。

1. 让患者深吸气鼓起肚子维持5~10秒，再做一次咳嗽，重复10次，一天做3次。按循序渐进原则，视患者的体力及动作的领悟能力而定需要练习的总次数。

2. 发元音“a”，音调由低音，逐渐延长发长高音调，促进声带的闭合，重复10次，一天做3次。

3. 发“a”音，保证音质连贯一致的情况下，延长发音的时间。重复10次，一天做3次。

4. 推撑法　让患者面对桌子坐着，患者双手用力推桌子和屏气，然后放松，让患者发“a”音，重复10次，一天做3次。

5. 声门上吞咽训练法　让患者深深吸一口气后屏住气，然后保持闭气状态的同时进食一口食物，保持屏气状态同时吞咽1~2次，吞咽后吸气前立即咳嗽，再次吞咽。此法只能短期使用，配合摄食训练时使用，患者出现正常吞咽后即停止训练。

6. 超声门上吞咽训练法　让患者吸气并且紧紧地屏气，同时让患者做吞咽动作，用力向下压，当吞咽结束时立即咳嗽。有冠心病的吞咽障碍者禁用。此法同样只能短期使用，配合摄食训练时使用，患者出现正常吞咽后即停止训练。

（三）呼吸训练

目的是纠正呼吸方式，缓解颈项部肌肉紧张；延长呼气时间；增强腹肌力量，提高有效咳嗽能力，防止误吸。

1. 腹式呼吸训练　患者仰卧位，治疗师两手分别放于胸部和上腹部，让患者用鼻吸气，用口呼气，吸气时腹部隆起，呼气时腹部凹陷。呼气时要尽量慢，根据患者的耐受选择治疗的总次数。随着患者功能改善，卧位腹式呼吸可改为坐位腹式呼吸。重复10次。

2. 缩唇呼吸训练　让患者经鼻吸气，用口呼气，控制呼气时间越长越好。重复10次。

3. 可通过吹气球、哨子、蜡烛等物品来训练呼气控制，增加治疗的乐趣。

4. 有效咳嗽训练　让患者深吸气后屏气3秒，后连续咳嗽2声。重复5次。

（四）喉上抬训练

改善喉上抬功能，增强吞咽时呼吸道保护，减少误吸。

1. 门德尔松吞咽训练法　在患者吞唾液时感受到喉部有提拉感时，设法保持喉上抬数秒；或在吞咽时让患者舌尖抵住硬腭的同时屏气，维持数秒。若患者喉无法上抬时，则由治疗师用手保持喉上抬位置数秒。

2. 电刺激治疗法　临床上常应用吞咽障碍电刺激治疗仪，一天做1~2次治疗。通过电刺激颈项部吞咽肌肉，改善喉上抬功能，从而改善吞咽。

（五）增强吞咽运动的训练方法

1. Masaka吞咽训练法　让患者用牙齿轻轻咬住舌尖或治疗师用手拉出一部分舌体，此时让患者做吞咽动作。这种方法可增加吞咽的压力，有利于推进食团，此方法会增加误吸或渗漏的风险，不能应用于直接进食食物过程中。

2. Shaker训练法　让患者仰卧于床上，保持肩不离开床面，尽量抬高头，眼睛看自己的脚趾，重复数次。这种方法可改善吞咽后食物残留和误吸。

3. 用力吞咽法　让患者再吞咽时，用最大的力挤压食团，以减少吞咽后食物残留。

4. 使用吞咽障碍电刺激治疗仪来改善吞咽。

（六）摄食技巧训练

咽期吞咽中度以上障碍者，选择适合的摄食方法给患者喂食时，可改善食物残留，减少误吸的发生。

1. 选择合适性状的食物

（1）对于容易呛咳者，进食时应选择糊状食物如粥、米糊等，应避免进食水等流质。

（2）对于吞咽启动延迟者，进食时应选择半流质，应避免进食水等流质。

（3）对于喉上抬不足、咽壁收缩不足者，进食时应选择流质，避免进食比较黏稠的糊状食物。

2. 调节头部位置

（1）对于吞咽启动延迟、呼吸道入口闭合不足者，吞咽时采取低头姿势。

（2）对于一侧食物容易残留者，吞咽时采取向同侧侧屈头的姿势。

（3）对于一侧食物容易残留者，吞咽时采取向对侧转头的姿势。

（4）对于有食物残留者，在每次吞咽后，反复做几次吞咽，或进食极少量水，再进行下一次进食。

（5）以上姿势可以结合吞咽方法应用，治疗效果更好。

3. 进食受多种因素影响，进食时可给予患者语言、手势、身体姿势、文字等多感官提醒，以促进患者的吞咽，帮助患者减少吸入的危险。

4. 吞咽障碍者进食前后要保持口咽腔清洁，可有助于预防肺部感染。

三、针灸治疗

详见针灸治疗相关章节。

四、心理治疗

吞咽障碍患者因症状严重程度不同,可能表现不同的心理问题,如焦虑、恐惧及抑郁等心理问题。在临床工作中,要关注患者心理方面的变化。医护人员要多给予关心和沟通,家人要积极给予各方面的支持,并加强患者饮食护理。

五、药物治疗

目前仍无针对吞咽障碍的特效药物,只能针对吞咽功能的某一方面给予药物治疗以改善症状,应用抗胆碱能药物溴比斯的明来改善咽缩肌肌肉无力效果较好。

六、手术治疗

吞咽障碍保守治疗无效时选择手术治疗。吞咽障碍手术治疗主要是整复吞咽器官、肌肉等解剖结构以改善吞咽功能,减少误吸,解决患者的营养摄入问题。值得一提的是,在临床工作中,有一种导管球囊扩张术应用效果好。导管球囊扩张术是20世纪80年代中期发展起来的介入技术,这项技术应用于环咽肌功能障碍患者效果显著。用球囊导尿管经鼻孔插入食道,确定进入食道并完全穿过环咽肌后,用分级注水的方式向球囊内注水,持续扩张环咽肌,恢复其功能。

第八节 关节活动障碍的基层康复

一、概述

关节活动障碍指以关节周围组织疼痛、肿胀、挛缩或骨性限制等发病机制导致的关节活动功能受限的总称。由于关节活动受限的发病机制不同,所使用的治疗方法和处理原则也存在差异,所以,对待关节活动障碍病人的处理,医务人员需先找出导致关节活动障碍问题的机制是什么?处理原则是什么?禁忌证是什么?然后,再结合患者的整体病情,制定详细的康复计划,从根本上解决关节活动障碍的问题。

由于导致关节活动障碍的发病机制的多样性,针对性的康复治疗方法和处理原则我们将在下面的内容一一叙述。

二、关节活动障碍的康复

(一)骨性限制

骨性限制是指参与构成关节的骨骼骨折、骨性关节病变或关节活动过程中,骨骼之间相互卡压、碰撞等因素导致关节活动障碍的总称。

1. 骨骼骨折

(1)康复评定:①观察关节外周组织的特点,如是否有肿胀、肤色改变、皮肤弹性改变等；②双侧关节活动度评定（具体评定方法见本书第二章第四节）；③双侧肢体周径、肌力评定；④感觉功能评定（需重点关注关节周围轻感觉和本体感觉的评定）；⑤疼痛程度评定：VAS评分，疼痛评分量表等；⑥日常生活活动能力（ADL）评定（重点关注因关节活动障碍方面导致的日常生活能力减退的评定）；⑦认知行为及心理评定；⑧参与能力评定：生活质量评定、劳动力评定、职业评定等。

（2）康复治疗目的：①减轻关节疼痛；②改善关节活动范围、提高关节各项功能；③提高日常生活活动能力，改善生活质量。

（3）康复治疗：骨折康复分为早期康复和恢复期康复，早期康复的主要目的是消除肿胀和疼痛，恢复期康复的主要目的是继续消除残存肿胀，增加关节活动度和肌力、协调性等，包括的治疗分别物理因子疗法、运动疗法、作业治疗、辅具等。

早期康复：

1）物理因子疗法：①高频电疗法：目的是改善局部血液的循环和组织代谢，增加局部营养，加速致痛物质的排出，从而起到消肿止痛的目的。超短波治疗选取无热或微热剂量，每天1次，每次15分钟，5~10天1疗程；毫米波治疗每天一次，每次20分钟，10~15天1个疗程。②超声波治疗：通过高频率声波作用于局部组织，使深部组织产热，缓解疼痛；使粘连的组织松解，减轻关节活动受限。方法：采用脉冲模式，无热或微热剂量，每天一次，每次5~10钟，10~15天1个疗程。③磁疗：方法：磁头在患处对置，频率40~60Hz，强度为0.6~0.8T，每天一次，每次20钟，10~15天1个疗程。④冷疗：收缩血管，改善组织肿胀现象。方法：使用冰水混合物，局部冷敷10~15分钟，每日1~2次。冷敷在关节发热或运动疗法之后使用，但要注意防止被冻伤。

2）运动疗法：①抬高患肢：患肢远端高于近端，近端高于心脏，加速组织液回流速度，减轻或消除关节或肢体肿胀；②向心性手法按摩，促进组织液回流，预防水肿；③被动关节活动度训练和主动关节活动度训练（包含CPM训练）；④利用牵伸技术，延长粘连或挛缩的关节周围软组织；⑤肌力训练：不活动关节可进行等长训练，增强肌肉力量，增加关节稳定性。

恢复期康复：

1）物理因子治疗：①高频电疗法；②超声波治疗；③磁疗；④冷疗；⑤蜡疗：局部组织加热，促进血液循环，加速炎性物质排出，改善组织延展性，改善关节活动度。方法：每天一次，每次20钟，10~15天1个疗程。

2）运动疗法：①放松训练：减轻关节的不适感（如：使用DMS治疗仪，可以放松周围组织的紧张程度）；②关节松动术：利用不同级别的松动手法，缓解关节疼痛，增大关节活动度；③关节活动度训练：增加关节活动度；④肌力和肌耐力训练：增加关节周围肌肉力量，提高关节稳定性；⑤协调功能训练：增加关节灵活稳定性。

3）作业治疗：通过有目的有选择性的作业活动使患者在作业中获得功能锻炼，以最大限度地促进患者身体、精神和社会参与等各方面障碍的功能恢复。

作业治疗可以根据患者的肢体活动功能障碍、兴趣爱好、日常生活习惯为参考标准，设计符合患者恢复独立生活能力的治疗方法，也可以通过改造环境、增加辅具等来提高患者的生活自理能力。

作业治疗的最终目标就是改善患者的工作和日常生活能力，提高生活质量和自信心，最终重返社会，成为对社会有用的人。

4）康复工程：对于关节活动障碍的患者，可以通过一些支具或矫形器来减轻疼痛、固定和增加关节活动角度。如：肘关节挛缩的患者，可佩戴可动性肘矫形器，使用较小牵引力，改善肘关节的伸展或屈曲畸形。对于不同的疾病，要根据不同的情况，选择不同的支具或矫形器等。

5）心理治疗：通过安抚、疏导、行为疗法等治疗来改善患者的心理状态，让患者正确认识病情，积极配合治疗，树立对康复的信心，增强适应性，从而促进肢体功能的恢复。

6）其他治疗：①针灸和推拿：较为常用的辅助治疗，多用于减轻关节活动障碍患者的疼痛问题；②药物治疗：了解治疗的部位、持续时间、特性，寻找合适的镇痛药物。多用于减轻关节活动障碍患者的疼痛问题；③手术治疗：可用于治疗关节活动障碍、顽固性关节疼痛等问题。

7）健康教育：包括让患者了解自己的治疗计划，对自身疾病的认识，以及疾病对自身今后的生活方式、工作、娱乐等造成的影响。鼓励患者适应并保持良好的心态和健康生活习惯，增强患者治疗信心，全身心投入康复治疗训练中去。

2. 骨性关节病变

（1）康复评定：①观察关节外周组织的特点，如是否有肿胀、肤色改变、皮肤弹性改变等；②双侧关节活动度评定；③双侧肢体周径、肌力评定；④感觉功能评定；⑤疼痛程度评定：VAS 评分，疼痛评分量表等；⑥日常生活活动能力（ADL）评定。

（2）康复治疗目的：①减轻关节疼痛；②改善关节活动范围、提高关节各项功能；③提高日常生活活动能力，改善生活质量。

（3）康复治疗

1）物理因子治疗：①经皮神经电刺激疗法：改善血液循环、镇痛、消肿治疗频率 2~160Hz，治疗电流种类和强度视患者耐受性而定，每天 1 次，每次治疗 20 分钟，10~15 天 1 个疗程。②等幅中频电疗法和音频电疗法：改善血液循环、镇痛、消肿。方法：每天一次，每次 20 分钟，10~15 天 1 个疗程。③蜡疗：局部组织加热，促进血液循环，加速炎性物质排出，改善组织延展性，改善关节活动度。方法：每天一次，每次 20 钟，10~15 天 1 个疗程。④冷疗：局部冷敷 10~15 分钟，每日 1~2 次。

2）运动疗法：急性期主要以制动休息为主，慢性期可进行适当的关节松动训练、关节活动度训练、肌力训练（早期以等长训练为主），治疗遵循循序渐进的原则，治疗强度以患者耐受为准。

3）作业治疗：根据患者的功能障碍情况和独特的日常生活习性，设计适合患者的治疗方法，且具有一定的趣味性和实用性，利于中老年患者接受，提高患者训练的积极性；也可以通过改造环境、来提高患者的生活自理能力。

4）康复工程：对于关节活动障碍的患者，可以通过一些支具或矫形器来减轻疼痛、固定和增加关节活动角度。

5）手术治疗：情况严重的骨性关节病变，可通过关节镜治疗或进行关节置换。

（二）肌痉挛

由于上运动神经元损伤，锥体束下行性控制能力丧失，脊髓牵张反射亢进，肌张力增加，以频率为依赖的肌肉过度收缩的表现。

1. 康复评定

1）使用修订版的 Ashworth 痉挛分级评定。

2）关节活动度评定。

2. 康复治疗目的　①降低肌张力;②改善因肌张力增加导致的关节活动障碍;③提高日常生活活动能力,改善生活质量。

3. 康复治疗

1）物理因子治疗:①经皮神经电刺激疗法:电刺激拮抗肌,每天1次,每次治疗20分钟,10~15天1个疗程。②蜡疗:改善组织延展性,改善关节活动度。方法:每天一次,每次20钟,10~15天1个疗程。③水疗:每次20分钟,每日1~2次。④肌电生物反馈:每次5~10分钟,每日1~2次。

2）运动疗法:①被动牵伸痉挛肌,每次牵伸在关节活动的末端保持5~10秒,治疗时间5~10分钟,每日1~2次。②拮抗肌肌力训练,治疗时间10~15分钟,,每日1~2次。训练的助力或阻力可由治疗师或器械提供,患者也可主动肌力训练。③利用原始反射或姿势、体位来调节局部肌痉挛现象。

3）作业治疗

4）康复工程:制作矫形器,如:踝足矫形器(AFO),可以防止肌痉挛的加重,预防肌腱挛缩。

5）药物治疗:常用药物有硝苯呋海因、地西泮、吗啡等。

6）外科治疗:可进行神经溶解技术治疗,肌注肉毒素治疗,严重肌痉挛长期治疗无效者,可进行脊神经后根切断术、肌腱延长术治疗等。

（三）疼痛

疼痛是一种复杂的心理活动,它代表人体对自身潜在或实际存在的损伤的一种不愉悦的情绪。疼痛位置在关节处,还可影响关节的主被动关节活动度。

1. 康复评定

1）痛觉而评定的方法有电刺激、热刺激、压力法等;在临床上,疼痛评定最常用的方法是目测类比法(VAS评分)。

VAS评分:是将疼痛的程度用0分到10分来表示,0分表示无痛,10分代表最痛,病人根据自身疼痛挑选一个分数代表疼痛的程度。

0分:表示无痛;

1~3分:有轻微的疼痛,能忍受;

4~6分:患者疼痛并影响睡眠,尚能忍受;

7~10分:疼痛难以忍受,严重影响睡眠。

2）关节活动度评定。

3）肌力评定。

4）肢体围度评定。

2. 康复治疗目的　①减轻关节疼痛;②改善关节活动范围、提高关节各项功能;③提高日常生活活动能力,改善生活质量。

3. 康复治疗

1）物理因子治疗:冷疗、热疗、超短波、功能性电刺激、药物离子导入等。

2）运动治疗：①在疼痛的早期，主要是进行等长肌力训练，防止肌肉萎缩；②脱敏治疗；③关节松动训练；④关节活动度训练；⑤肌力训练等。

3）药物治疗：使用非甾体类抗炎药、钙离子通道阻滞剂、皮质类固醇类药物、肌肉松弛药物等。

4）封闭治疗或手术治疗。

5）心理治疗：疼痛可导致患者焦虑不安，不配合治疗，心理干预治疗可让患者更加积极配合其他治疗，提高治疗效果。

（四）肿胀

关节周围皮肤、肌肉等组织充血或因组织液渗出而导致的体积增大，并导致关节的主、被动活动受限的现象。

1. 康复评定

1）关节活动度评定

2）肢体围度评定

3）疼痛评定

4）肌力评定

2. 康复治疗目的　①减轻关节周围组织肿胀，减轻其炎性反应；②改善关节活动范围、提高关节各项功能；③提高日常生活活动能力，改善生活质量。

3. 康复治疗

1）物理因子治疗：加速组织液的吸收，减轻关节的炎性反应。红外线治疗、超短波治疗、冷疗、蜡疗等。

2）运动治疗：①受限关节进行等长肌力训练，防止肌肉萎缩；②从肢体远端向近端推动，促进组织液的回流；③关节活动度训练；④肌力训练；⑤体位摆放，让肢体摆放至高于心脏的位置，加速回流。

3）压力治疗：利用气压治疗仪、压力衣等来消除肿胀。

（五）瘢痕粘连

主要是指关节周围皮肤或皮下组织的瘢痕或创伤、手术后的组织粘连，而导致的关节活动障碍。

1. 康复评定

1）增生性瘢痕评定：观察瘢痕的颜色、大小、弹性疼痛，可使用 Vancouver 烧伤瘢痕评定量表。

2）关节活动度评定，主要针对因瘢痕组织增生导致的关节活动度障碍的评定。

3）疼痛程度评定：VAS 评分。

4）日常生活活动能力（ADL）评定。

5）超声波测量：测定瘢痕厚度。

6）血氧测定。

7）血流量测定：激光多普勒。

2. 康复治疗目的

1）减轻损伤处的疼痛、肿胀和炎症反应。

2）改善皮肤的弹性、延展性等，防止挛缩。

3）改善关节活动范围、提高关节各项功能。

4）提高日常生活活动能力，改善生活质量。

3. 康复治疗　急性期的治疗主要是以减轻疼痛、减少肿胀、抑制炎性反应为主；缓解期主要以增加皮肤的弹性和延展性、增加关节活动度、增强肌力为主，还要重视心理辅导和干预。

（1）物理因子治疗：高频治疗、音频治疗、超声波治疗、蜡疗、光疗、磁疗等，主要是起到消炎、镇痛、消肿、抑制瘢痕增生的作用。

（2）运动疗法

1）利用关节松动技术和关节活动度技术，起到松解粘连、增加关节活动度的作用。

2）牵伸瘢痕累及的关节部位和运动方向，软化瘢痕。

3）肌力和肌耐力训练。

4）水下治疗：利用水的浮力，来减轻患肢的负重和疼痛。

5）压力治疗：软化和消除瘢痕。运动治疗遵循循序渐进的原则，治疗强度以患者耐受为准。

（3）作业治疗：作业治疗以减轻患肢的瘢痕性质、减轻肿胀、维持和增加关节活动度和灵活稳定性为目标来设计的治疗项目和治疗方式。改善患者的工作和日常生活能力，提高生活质量和自信心，最终重返社会，成为对社会有用的人。

（4）压力治疗：利用气压治疗仪、压力衣等来消除肿胀、软化消除瘢痕组织。

（5）心理治疗：通过安抚、疏导、行为疗法等治疗来改善患者的心理状态，让患者正确认识病情，积极配合治疗，树立对康复的信心，增强适应性，从而促进肢体功能的恢复，争取早日回归家庭、回归社会。

小结　在临床工作当中，以上五种因素，是造成患者关节活动障碍的最常见的原因。而且，一些关节活动障碍的病因可能是由多种原因导致的，如：烧伤的早期，关节活动障碍的原因可能同时合并有肿胀、疼痛、瘢痕粘连等。这就要求我们的基层医务人员，在治疗处方的选择上，要同时具备科学性、合理性、高效性、经济性等。如果遇到难以处理的临床关节活动障碍问题，应向上级医务人员或医疗单位汇报治疗情况，寻求更加完善的治疗方案。

第九节　肌力下降的基层康复

一、概述

（一）肌力下降的原因

临床上引起肌力下降的原因有很多，常见的原因有：

1. 神经系统疾病　无论是中枢神经系统损伤还是周围神经系统损伤，都会影响到受损神经所支配的肌肉的力量，如脑出血、脑梗死及颅脑外伤等可引起偏瘫肢体的肌肉萎缩及肌力下降；臂丛神经损伤也可以引起肌力下降。

2. 失用性肌肉萎缩　是指由于制动及无功能状态，使肌原纤维产生减少，从而导致肌纤维萎缩和肌肉力量的减退，常见于骨关节病、骨关节损伤术后和长期卧床的心脑血管疾病患者。研究表明正常人在完全卧床休息的情况下，肌力每周减少10%~15%，每天减少约

1%~3%。如卧床休息 3~5 周,肌力可减少 50%,同时肌肉出现失用性萎缩,肌力和肌耐力下降。

3. 肌源性疾病　肌源性疾病肌力下降的主要原因是因肌营养不良、多发性肌炎等疾病所致。进行性肌营养不良主要表现为四肢近端与躯干的肌力下降与肌肉萎缩;多发性肌炎出现肌力下降的主要部位为四肢近端肌群、颈屈曲肌群、咽喉肌群等。

4. 年龄增加　肌肉力量在儿童青少年时期随年龄增长而逐年增强,20~25 岁达到最高水平,25 岁以后平均每年最大力量下降 1%,65 岁只有 25 岁时力量的 60%。

(二) 肌力训练原则

根据肌力大小,选择不同训练方法,见表 4-9-1

表 4-9-1　根据肌力大小选择不同训练方法

肌力大小	训练方法
0 级	被动运动、神经冲动训练
1~2 级	等长训练、助力训练、神经冲动训练
3 级	主动训练、等长训练、等张训练、助力训练
4~5 级	抗阻训练、主动训练、等张训练、等长训练、最大负荷训练

(三) 肌力训练注意事项

1. 肌力训练后肌肉应有一定疲劳,第二天疲劳消失,精神状态饱满,则这个训练量合适。临床上部分患者为了急于求成,拼命锻炼,出现过度疲劳。过度疲劳通常表现为:运动速度减慢、运动幅度下降、肢体出现明显的不协调动作,心血管症状如胸闷、心慌、血压低或偏高很多等。

2. 肌肉训练要掌握适宜训练频度　一般住院病人每天一次,或者隔天一次。

3. 注意无痛或微痛原则　尤其是骨折术后康复或者痉挛患者,运动过程中发生疼痛,一般会出现肌肉损伤,容易造成肿胀,影响疾病恢复。

4. 在进行肌力训练时,应考虑受试者是否存在疼痛、关节水肿、是否使用了特殊药物,还要考虑进行训练的时间和环境等因素,这些看起来不起眼的因素可能会对训练结果造成很大影响。

5. 禁忌证

(1) 严重感染和高热者。

(2) 严重心脏病者。

(3) 皮肌炎、肌炎发作期不宜进行局部肌肉训练。

(4) 活动性出血。

(5) 骨折未进行手术复位或不稳定。

二、主要肌群肌力训练技术

(一) 屈肘肌群肌力训练

1. 肌力 0~1 级　患手放台面上或者床上,嘱患者眼睛看患侧前臂,治疗师发令"屈曲肘关节”，患者心里用意念的方式，眼睛尽量看着肌肉，并竭力去引发瘫痪肌肉的主动收缩。

临床上常见于脑卒中或者脑外伤患者中处于脊髓休克期的软瘫状态，在这一期患者除了肌力差，肌张力也低，在处理肌张力低下的被动活动当中，通过拍打、冷刺激、按摩等提高肌张力的同时，对促进肌力的恢复，也有良好作用。

2. 肌力 2~3 级　患者可通过悬吊上肢或者使上肢在光滑台面上，在降低活动阻力的情况下，嘱患者屈曲肘关节。临床上治疗师一般用徒手给患者进行训练：患者坐位，治疗师一手握住患者上臂远端，一手托起上肢使患者在去除重力下进行屈肘运动。每天训练 2 次，每次 15 分钟。

3. 肌力 4~5 级　患者肌力已经可以完成所有关节活动，为了增加力量，可在前臂远端绑一沙袋，或者用弹力带进行屈肘抗阻训练。

临床上治疗师徒手进行训练：一手固定上臂远端，另一手握住前臂远端并向下施加阻力。患者抗阻力全范围屈肘。在最大抗阻动作下，以等张收缩完成关节运动，并在完成时接着做等长收缩 5~10 秒，然后放松，重复 5 次，每次约 20 分钟，以适度疲劳为止。

（二）屈髋肌群肌力训练

1. 肌力 0~1 级　患者卧位，治疗师治疗师发令“屈髋”，患者心里用意念的方式，竭力去引发瘫痪肌肉的主动收缩，每天 3~4 次，每次 5 分钟。

2. 肌力 1~3 级　患者健侧卧位，伸髋，患侧下肢置于平滑台面上或者悬吊，嘱患者屈曲髋关节；治疗师徒手训练：健侧侧卧位，伸髋，治疗师立于患者后面，一手托住足跟及踝关节，一手托住大腿远端及膝关节。嘱患者做全关节范围内屈髋运动，然后回复原位，重复进行，1 级肌力时，治疗师给予助力屈曲髋关节；2~3 级肌力时，只帮助托起患侧下肢，不予屈髋助力。每天训练 2 次，每次 15 分钟。图 3-4-2 悬吊辅助训练。

3. 肌力 4~5 级　患者可仰卧位或者坐位，施加阻力嘱患者屈髋全范围关节运动。可施加阻力有：在股骨远端施加阻力、可绑沙袋于小腿远端等等。以最大阻力的 1/2、3/4 及完全抗阻依次进行屈髋训练，每组 4 分钟，每组间休息 1 分钟，每天一次。图 4-9-1。

（三）股四头肌肌力训练

1. 肌力 0~1 级　患者健侧卧位，屈膝状态下，通过悬吊下肢，患者心里用意念的方式，竭力去引发伸膝动作。如果不能完成，治疗师助力辅助完成。神经冲动传递训练可以每天 3~4 次，每次 5 分钟；助力训练每天 2~3 次，每次 10 分钟。

2. 肌力 2~3 级　患者健侧卧位，屈膝状态下，嘱患者完成伸膝动作。每次 10 下，中间休息 1 分钟，持续 10 分钟或者患者不能完成动作为止。也可进行股四头肌等长收缩肌力训练：患者站立位，可辅助站立或者独立站立，等长收缩股四头肌（股四头肌用力使髌骨往上拉，不产生膝关节运动），每次持续 5~10 秒，休息 1 秒，一共训练 10 分钟，每天 1~2 次。

3. 肌力 4~5 级　患者仰卧位，小腿在床边下垂，检查着在踝关节处施加阻力，嘱患者完成伸膝动作。阻力可以是治疗师给予的，也可以是沙袋、弹力带等给予的。在最大抗阻下，以等张收缩完成伸膝，并伸膝持续 5~10 秒，然后放松，重复 5 次，每次重量在前一次基础上有所增加约 0.5kg，训练时间总共 10 分钟，每天一次。如果等长收缩不能持续，则不增加阻力。图 4-9-2 为肌力 4 级以上沙袋抗阻训练。

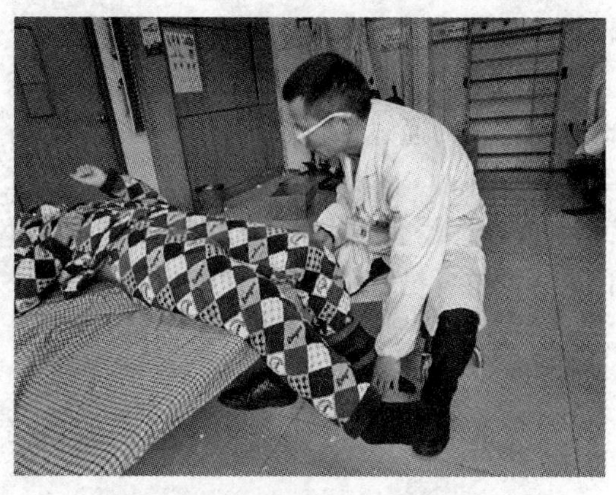

图 4-9-1 屈髋沙袋抗阻训练

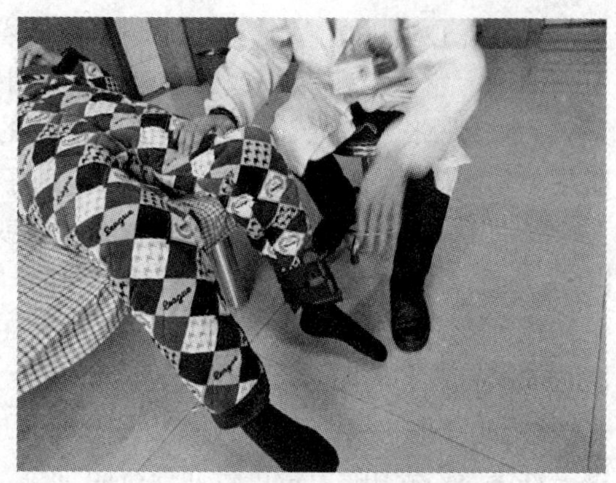

图 4-9-2 股四头肌沙袋抗阻训练

（四）躯干后伸肌群肌力训练

1. 肌力 1~3 级

患者体位：俯卧位，下肢被固定，双上肢置于体侧。

治疗师位置：立于患者一侧，一手压在臀部，一手托在患者上胸部。

训练方法：患者注意力集中，努力做全范围的头、肩抬离床面动作。1 级肌力时，治疗师给予助力帮助头、肩抬离床面动作；2~3 级肌力时，只帮助压住臀部，不予头、肩抬离床面动作的助力。每次持续 5~10 秒，休息 1 秒，持续 10 分钟，每天 1 次。

2. 肌力 4~5 级

患者体位：仰卧位，下肢被固定，双上肢置于体侧。

治疗师位置：立于患者一侧，一手压在臀部，一手放在患者的上背部施加不同大小的阻力。

方法：在最大抗阻动作下，以等张收缩完成躯干后伸，并在完成后做后伸等长收缩 5~10 秒，然后放松，重复 5 次，总共时间 5 分钟，见图 4-9-3。

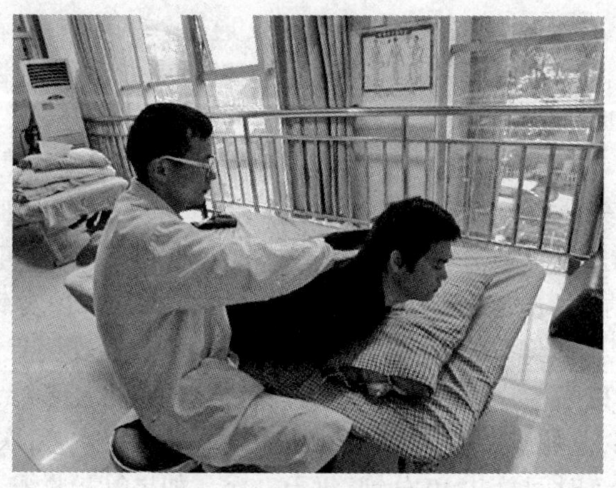

图 4-9-3 躯干后伸抗阻训练

（五）手指屈曲肌群肌力训练

1. 肌力 0~1 级　患手放台面上或者床上，嘱患者眼睛看患侧手，治疗师发号施令“屈曲手指关节”,患者心里用意念的方式,眼睛尽量看着手指竭力去引发瘫痪肌肉的主动收缩。

肌力处于这期患者手指容易出现水肿,水肿发生概率大,水肿会导致肌力恢复差,因此这期患者除了进行常规肌力训练,患侧手抬高,按摩等也是非常重要的,也可进行缠指法促进水肿消退,临床护理中应尽量避免患侧手输液。神经冲动传递训练可以每天3~4次,每次5分钟;被动训练每天2~3次,每次10分钟。

2. 肌力2~3级 嘱患者尽量屈曲手指。每次持续5~10秒,休息1秒,持续10分钟。

3. 肌力4~5级 嘱患者屈曲手指,对屈曲手指施加阻力。可施加的阻力有:手指重锤、治疗师给予的徒手阻力、橡皮筋等等。在最大抗阻动作下,完成屈曲手指关节,并在完成后接着做等长收缩5~10秒,然后放松,重复5次,总共5分钟。

除了肌力训练以外,肌力下降的患者,常常还用到神经肌肉电刺激治疗技术,使用低、中频电疗,刺激肌肉收缩,避免肌肉萎缩;另外,对于肌力下降后,无法恢复的患者或恢复不良者,为了改善功能状况,还常常使用功能性电刺激技术,代偿失去的功能,相关操作请参考电疗章节。

同时,肌力下降除了出现在四肢躯干,导致的运动障碍以外,还可以出现在主管吞咽、言语、呼吸功能等的相关肌群,导致相关的功能障碍,相应的治疗技术,请参阅相关章节。

对于肌病如进行性肌营养不良等,导致的肌力下降,因为病程有进行性加重的特征,此类患者肌力的逆转相当困难,因此,常规的神内临床用药之外,及早地运用辅助器具,如矫形器、助行器等,可以有效地保障其生活质量,避免出现日常生活自理能力的迅速大幅度下降,相关技术请参阅矫形器辅具章节。

第十节 呼吸功能障碍的基层康复

一、概述

呼吸功能训练是一个系统化、个性化的过程,建立在患者的康复评定基础上,根据患者的不同功能障碍及病理生理机制,通过各种训练增强肺通气换气功能,纠正病理性呼吸、建立有效的呼吸方式,改善呼吸肌的肌力、耐力及协调性,改善患者的气道廓清能力、促进气道分泌物的排出,提高日常生活活动能力和社会交往能力。

(一)呼吸功能训练的基本原理

1. 呼吸运动 呼吸运动是由于呼吸肌的舒缩而造成胸腔有规律的扩大与缩小相交替的运动,呼吸运动受随意调节系统和不随意调节系统双重支配。根据参与活动的呼吸肌的主次、多少和用力程度不同、呼吸运动可分为以膈肌的收缩与舒张为主的腹式呼吸,及肋间外肌舒缩活动为主的胸式呼吸。一般情况下,成年人的呼吸运动呈腹式和胸式混合式呼吸,在婴幼儿主要呈腹式呼吸。

2. 呼吸肌 平静呼吸时,吸气运动是一个由膈肌和肋间外肌收缩产生的主动运动,呼气运动由膈肌和肋间外肌舒张产生的被动运动。用力呼吸时,吸气运动由膈肌、肋间外肌及辅助吸气肌参与,此时呼气是呼气肌参与的主动运动。

主要的吸气肌有横膈肌、肋间外肌,主要呼气肌有腹肌、肋间内肌,辅助呼吸肌有斜角肌、胸锁乳突肌等。正常呼吸时,横膈肌所起的作用占2/3。膈肌活动时耗氧少,呼吸效率高，所以膈肌训练是呼吸训练的重要内容。

3. 呼吸功能训练的理论基础

（1）呼吸是通过呼吸肌肉改变胸腔容积，从而使胸腔内压产生相应的变化，从而引起肺泡的扩张与回缩，产生呼吸运动，呼吸肌属于骨骼肌其力量、耐力及抗疲劳性遵循超量恢复原理，可以通过运动训练改善。

（2）呼吸运动受随意调节系统及不随意调节系统双重支配，呼吸可在一定程度上受意识支配，因而可进行主观训练。

（3）肺的功能潜力：正常人潮气量仅占肺活量的1/6。肺循环有巨大代偿能力，即使出现部分症状，通过呼吸功能训练，仍有可能产生足够的代偿能力。

（4）对于一些限制性呼吸疾病，可以通过训练改善患者胸廓顺应性，从而从而改善肺功能。

（5）训练可改善辅助呼吸肌的使用：吸气运动中过度使用辅助呼吸肌，可增加无效耗氧量，加重呼吸困难症状。通过呼吸功能训练可减少或纠正辅助呼吸肌的使用。

（二）呼吸功能训练的适应证与禁忌证

1. 主要适应证　慢性阻塞性肺疾病或有气道痉挛情况者；急性或慢性肺部疾病导致肺部扩张不全、呼吸功能增加患者；由于外科手术或外伤造成胸廓疼痛或肺扩张受影响者；神经肌肉系统疾病造成呼吸有关肌肉无力者；骨骼肌肉异常而影响呼吸功能患者。

2. 主要禁忌证　认知功能障碍；临床病情不稳、感染未控制；合并严重肺动脉高压或充血性心力衰竭、呼吸衰竭；训练时可导致病情恶化的其他临床情况如；近期脊柱损伤、肋骨骨折、咯血等。

二、呼吸功能训练的方法

根据患者的呼吸功能障碍，采取不同的呼吸训练方法。呼吸训练的体位选择应该充分考虑放松、舒适及鼓励患侧的使用，可选择的体位有卧位、半卧位、前倾依靠坐位、椅后依靠位等。这些体位能达到尽量放松辅助呼吸肌、优化呼吸能耗、加强下胸廓呼吸运动，缓解呼吸困难、有利于膈肌移动等作用。

（一）腹式呼吸训练

1. 定义　腹式呼吸训练又叫做膈肌呼吸，训练过程中强调膈肌及下胸廓的使用，腹式呼吸通过增大膈肌的活动范围来来增加肺部通气，膈肌活动增加1cm，可增加约250~300ml的通气量。腹式呼吸训练能较好的缓解呼吸困难、减少呼吸能耗、改善通气、减少呼吸频率和增加潮气量。

2. 操作方法

（1）让患者处于舒适放松体位，如仰卧位、半卧位、前倾依靠位等，如图4-10-1。

（2）评估患者呼吸模式，治疗师示范腹式呼吸的正确方法。

（3）治疗师将手放置于患者肋骨下方的腹直肌上，如图4-10-2。

（4）让患者经鼻缓慢的深吸气，腹部鼓起，注意尽量减少上胸廓及肩部的动作。

（5）然后让患者有控制地呼气，将空气缓慢地排出体外。

（6）重复以上动作3~4次后休息，不要让患者换气过度。

（7）让患者将手放置在腹直肌上，体会腹部的运动，患者吸气时手上抬，呼气时手下降。

（8）让患者结合各种体位（坐、站）及活动下（行走、上下楼梯）练习腹式呼吸。

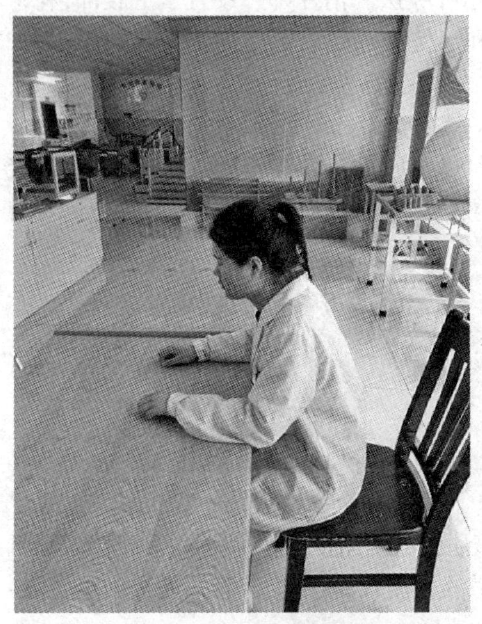

图 4-10-1 患者前倾坐位

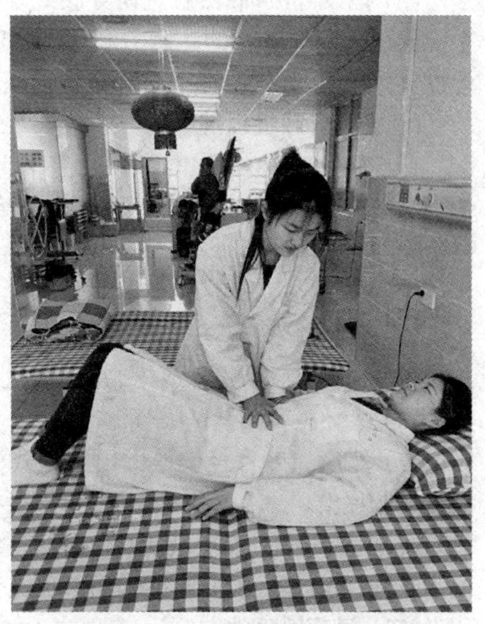

图 4-10-2 仰卧位腹式呼吸训练

3. 注意事项 训练过程中可以让患者的手放置于治疗师腹部感受呼吸过程中腹部的动作，同时注意训练过程中的呼吸节奏，避免过度换气及患者产生憋气的现象，与正常呼吸节律相近为宜。

（二）呼吸肌训练

1. 定义 缓解呼吸困难症状，改善呼吸肌的肌力和耐力的过程为呼吸肌训练，该过程强调吸气肌的使用。适用于治疗各种急慢性肺疾病，主要针对吸气肌无力、萎缩或吸气肌无效率，特别是横膈及肋间外肌。

2. 方法 主要包括横膈肌阻力训练、吸气阻力训练、诱发呼吸训练三种形式。

（1）横膈肌阻力训练：患者仰卧位，头稍抬高。在患者上腹部放置 1~2kg 的沙袋，让患者进行膈肌呼吸，吸气时腹部隆起，将沙袋抬高，呼气时腹部下陷。注意沙袋必须以不妨碍膈肌活动及上腹部鼓起为宜。逐渐延长患者阻力呼吸时间，当患者可以保持横膈肌呼吸模式且吸气不会使用到辅助呼吸肌约 15 分钟时，则可增加沙袋重量，如图 4-10-3。

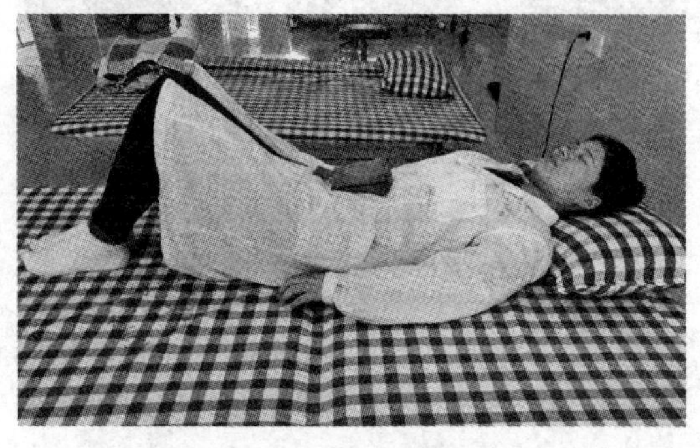

图 4-10-3 横膈肌阻力训练

（2）吸气阻力训练：一般利用为吸气阻力训练所特别设计的呼吸阻力仪器来改善吸气肌的肌力及耐力，并减少吸气肌的疲劳。吸气阻力训练器有各种不同直径的管子提供吸气时气流的阻力，气道管径越窄则阻力越大。开始训练 3~5 分 / 次，3~5 次 / 天，以后训练时间可以逐渐增加到每次 20~30 分钟 / 次，以增加吸气肌耐力。当患者的吸气肌肌力和耐力有所改善时，逐渐将训练器的管子直径减少，以增加训练阻力。

（3）诱发呼吸训练：触觉诱导腹式呼吸又叫暗示呼吸法。治疗师一手置于上腹部，利用手部的压力吸引患者的注意力和引导呼吸的方向和部位。呼吸时治疗师手稍微加压用力，促进气体排出，吸气时让上腹部对抗受压力。

（三）缩唇呼吸训练

1. 定义　又称作吹笛式呼吸，是指患者正常吸气后，收缩口唇缓慢呼气的方法，可以避免细小气道的过早塌陷。适用于慢性阻塞性肺疾病患者，可降低呼吸速率，增加潮气量及增强运动耐力。

2. 操作方法

（1）患者处于舒适放松体位。

（2）呼气时必须被动放松，并且避免腹肌收缩。

（3）指导患者缓慢深吸气。

（4）然后让患者轻松地做出吹笛式姿势呼气。呼气时将口唇缩紧，慢速均匀的在 4~6 秒将气体呼出。

3. 注意事项　训练过程中必须被动放松，避免腹肌的收缩，治疗师可将双手置于患者腹肌上，判断是否收缩。腹肌收缩和用力呼吸会增加气道的气流，以致细支气管功能进一步受限。

（四）局部呼吸法

1. 定义　适用于因手术后疼痛及防卫性肺扩张不全或肺炎等原因导致肺部特定区域的换气不足，强调肺部局部的扩张。

2. 操作方法

（1）单侧或双侧肋骨扩张，如图 4-10-4。

1）患者坐位或屈膝仰卧位

2）治疗师双手置于患者下肋骨侧方，让患者呼气，可感觉到肋骨向下向内移动，如图 4-10-5。

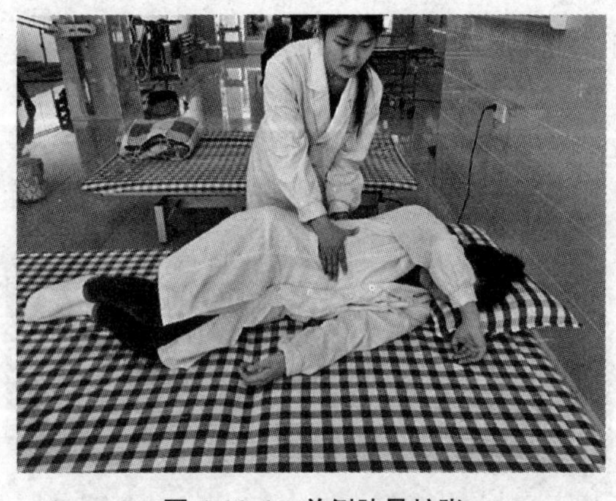

图 4-10-4　单侧肋骨扩张

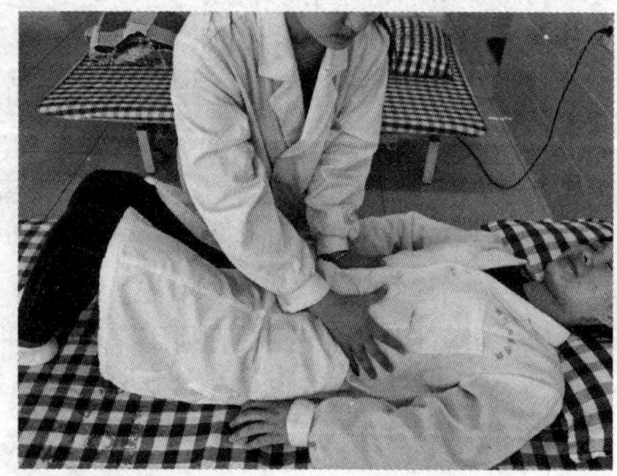

图 4-10-5　仰卧位双侧肋骨扩张

3）让患者呼气，治疗师置于肋骨上的手掌向下施压，恰好在吸气前，快速地向下向内牵张胸廓，从而诱发肋间外肌的收缩。

4）患者吸气时抵抗治疗手掌的阻力，以扩张下肋，治疗师可给予下肋区轻微阻力以增强患者抗阻意识。

5）当患者再次呼气时，治疗师用手轻柔地向下向内挤压胸腔来协助。

6）让患者学习这种方法，可将双手置于肋骨上或利用皮带提供阻力，如图 4-10-6。

（2）后侧底部扩张：患者坐位，身体前倾，髋关节屈曲，参照以上方法进行。适用于长期卧床分泌物易于堆积于肺下叶患者，如图 4-10-7。

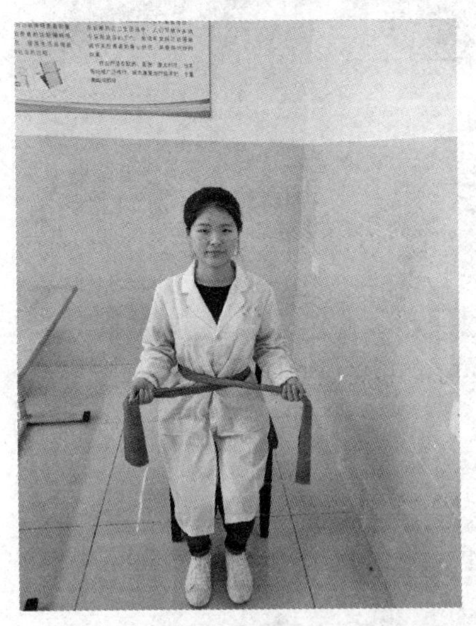

图 4-10-6 使用绷带做侧肋呼吸训练

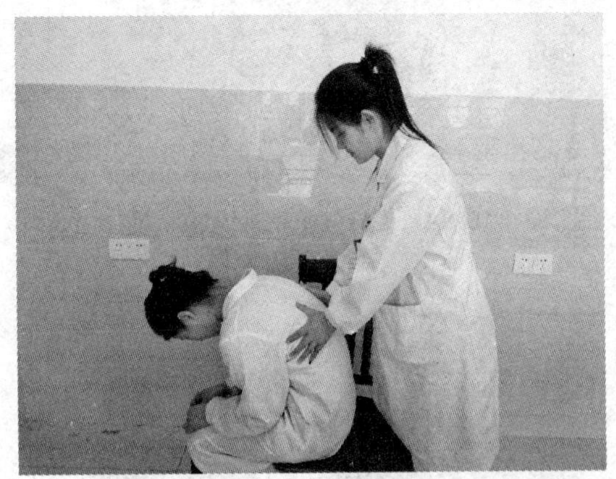

图 4-10-7 后侧底部扩张

（五）胸腔松动练习

1. 定义 胸腔松动练习是躯干或肢体结合呼吸所完成的主动运动。其作用是维持或改善胸廓、躯干及肩关节的活动范围，增强呼吸深度及呼吸控制能力。

2. 操作方法

（1）松动一侧胸腔：患者坐位，躯干朝紧绷侧侧屈并呼气，将握拳的手推紧绷侧胸壁，接着上举胸腔紧绷侧的上肢过肩，并朝另一侧弯曲并吸气，牵拉紧绷侧组织。重复 3~5 次，休息片刻再训练，一日多次，如图 4-10-8A、图 4-10-8B。

（2）松动上胸部及牵张胸肌：患者坐位，双手交叉置于头后方，深吸气时做手臂水平外展的动作。患者呼气时将手、肘靠在一起，并且身体往前弯，如图 4-10-9A、图 4-10-9B。

（3）松动上胸部及肩关节：患者坐位，吸气时两上肢伸直，掌心朝前举高过头。然后呼吸时身体前弯，手着地，如图 4-10-10A、4-10-10B。

（六）体位引流

1. 定义 利用重力，通过体位将分泌物从高处往低处排出体外的方法，称为体位引流。引流的体位一般取决于病变的部位，使病变肺段向主支气管垂直方向引流为宜。

2. 适应证及禁忌证

（1）适应证：由于身体虚弱、膈肌麻痹或有术后并发症而不能咳出肺内分泌物；慢性气道阻塞、急性呼吸道感染、急性肺囊肿；长期不能清除肺内分泌物如支气管扩张，囊性纤维化者。

（2）禁忌证：急症患者、精神意识障碍明显不合作者、明显呼吸困难及严重心脏病患者。

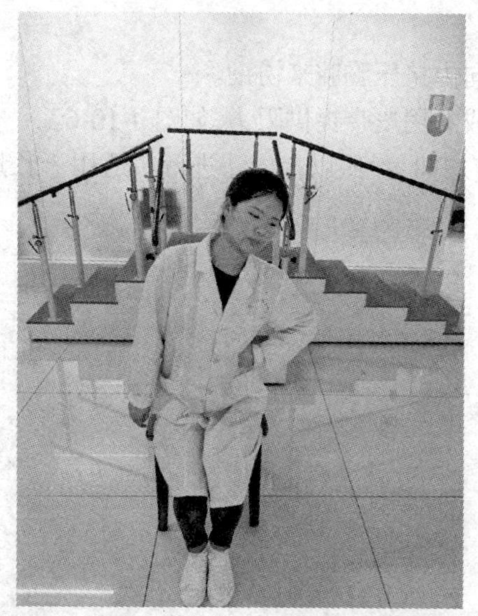
图 4-10-8A 手推躯干朝紧绷侧侧屈

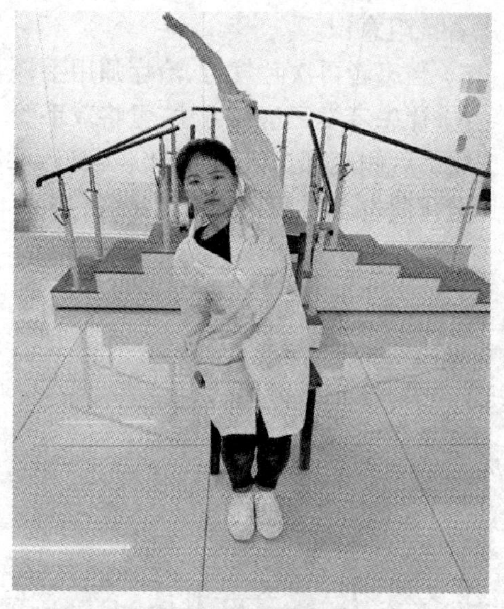
图 4-10-8B 手上举朝另一侧弯曲

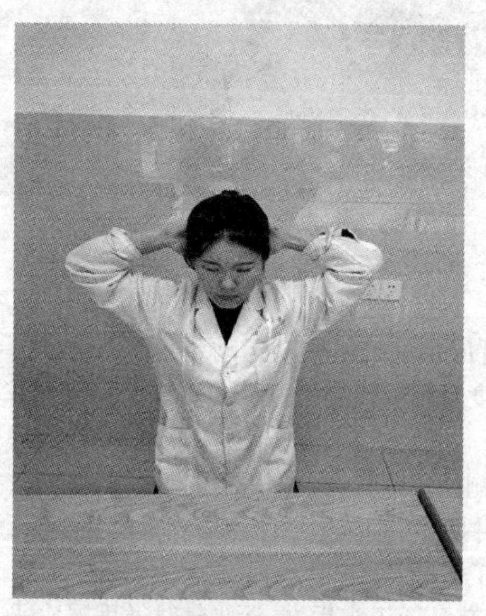
图 4-10-9A 深吸气时扩胸

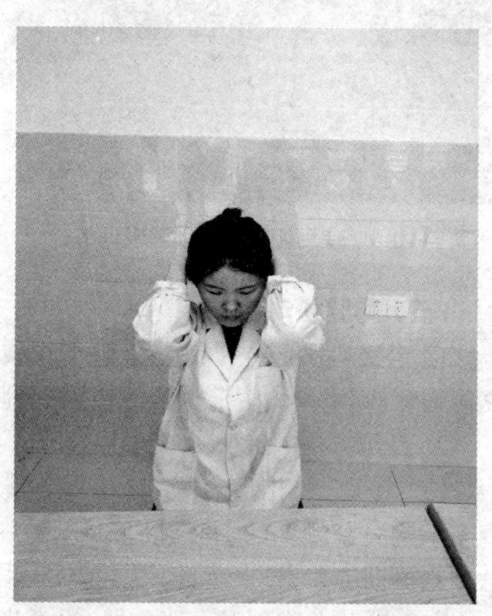
图 4-10-9B 双肘水平内收诱发呼气

3. 操作方法 根据患者病情评定确定引流部位及体位，病变部位摆于高处，让患者尽量舒适放松，应随时观察患者脸色及表情。如果患者可以忍受，维持引流体位 30 分钟左右，引流过程中可结合叩击、振动、摇法等技巧，如果患者体位引流 5~10 分钟仍未咳出分泌物，则进行下一个体位姿势的引流。每次引流时间不超过 45 分钟，避免患者疲劳。

4. 注意事项 餐前或餐后两小时进行引流，有大量浓稠的黏液者，每天应 2~4 次，直至肺部干净；维持时每天 1~2 次，以防治分泌物进一步堆积。引流时患者能够轻松呼吸，避免过度换气及呼吸急促，引流结束时缓慢起身，避免较快变换体位，引起不适。

（七）咳嗽训练

1. 定义 咳嗽是维持气道卫生最重要的组成部分，有效的咳嗽能较好的清楚呼吸道阻

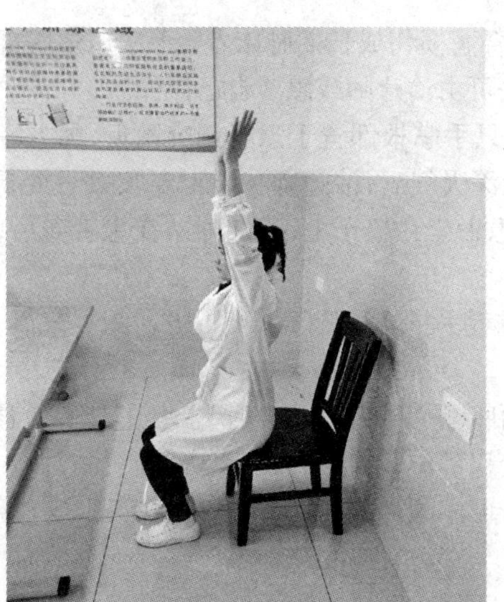

图 4-10-10A 吸气时两手上举

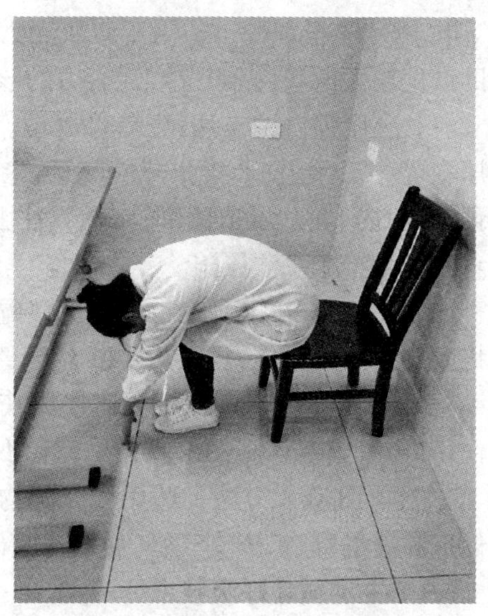

图 4-10-10B 呼气时两手下伸

塞物并保持肺部清洁，无效的咳嗽只会增加患者痛苦和消耗体力，并不能维持呼吸道通畅。咳嗽训练是针对患者咳嗽无效的原因进行训练的一种气道廓清方法。

2. 咳嗽的机制 有效自主的咳嗽包括 5 个部分：

（1）深而缓的吸气，吸过快过浅不能达到足够的吸气容量及不利于分泌物的松动。

（2）吸气后短暂的闭气，促使气体在肺部充分分布，维持气管至肺泡的驱动压，增加气道中的压力。

（3）声门关闭，进一步增加气道中的压力，良好的咽喉部肌肉组织是有效咳嗽的重要组成部分。

（4）通过肌肉收缩如胸壁、腹壁肌肉等从而达到增加胸膜腔内压及腹内压，促使呼气气流速度的加快。

（5）声门开放，当肺泡内压力明显增高时，突然将声门打开，即可形成由肺内冲出的高速气流，从而达到松动或者清除气道分泌物的作用。

3. 有效的咳嗽训练

（1）确定咳嗽无效的原因：如吸气不足、气道速度不足、声带麻痹导致声带不能靠拢、腹肌无力或痰液过于黏稠。

（2）患者处于放松舒适的体位，坐位或身体稍前倾，颈部稍微屈曲。

（3）患者掌握膈肌呼吸，强调深而缓的吸气

（4）治疗师示范咳嗽及腹肌收缩。

（5）患者双手置于腹部且在呼气时做 3 次哈气以感觉腹肌的收缩，练习发 ‘K’ 的声音以感觉声带绷紧、声门关闭及腹肌收缩。

（6）当患者将这些动作结合时，知道患者做深而放松的吸气，接着做急剧的双重咳嗽。单独呼气的第二个咳嗽比较有效。

（7）训练中不要让患者借喘气吸进空气，因为这样会使耗能增加，患者更容易疲劳，有增加气道阻力及乱流的倾向，导致气管痉挛，还会将黏液或外来物向气道更深处推进。

4. 诱发咳嗽训练　适用于腹肌无力者(例如脊髓损伤或长期卧床者),手法压迫腹部可协助产生较大的腹内压,进行强有力的咳嗽。手法可由治疗师或患者自己操作。

(1)治疗师协助方法:患者仰卧位,治疗师一只手掌根部置于患者剑突附近,另外一只手压在前一只手上,手指张开或交叉,患者尽可能深吸气后,治疗师在患者要咳嗽时给予手法帮助,向内、向上压迫腹部,将横膈往上推。或患者坐在椅子上,治疗师站在患者身后,在患者呼气时给予手法压迫。

(2)患者的自我操作:手臂交叉放置于腹部或者手指交叉置于剑突下方。深吸气后,双手将腹部向内向上推,且在想要咳嗽时身体前倾。

5. 伤口固定法　适用于手术受因伤口疼痛而咳嗽受限者。咳嗽时,患者用双手紧紧地压住伤口,以固定疼痛部位。如果患者不能触及伤口部位,治疗师应给予协助。

6. 气雾剂吸入方法　适用于分泌物浓稠者。可用超声雾化器等,产生气雾剂。气雾剂可促进黏液稀释、扩张支气管,使痰易咳出。

(八)主动循环呼吸技术

主动循环呼吸技术是由主动的呼吸控制、胸部扩张和用力吐气技巧(哈气)在一个呼吸循环之内构成的气道廓清技术(图4-10-11)。可与体位引流及叩击合用,促进分泌物的排出。用力吐气技巧可用吹纸、棉球等活动方式来进行。活动较周围气道中的痰液,只需中等程度的吸气即可,同时吐气应较长较短;但若要活动较中心较大气道中的痰液,则吸气要强、吐气短且较用力。

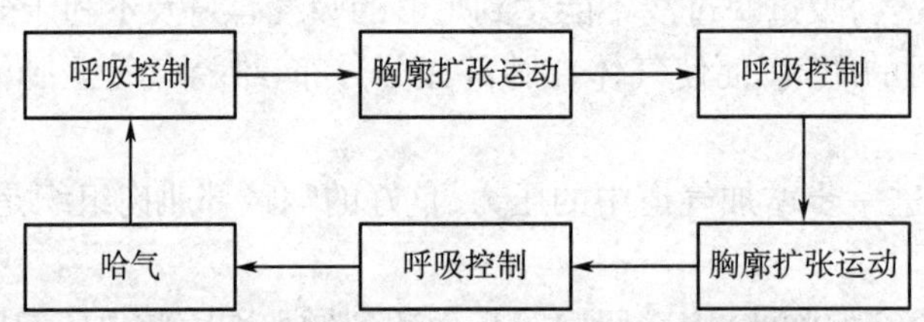

图4-10-11　主动循环呼吸技术流程图

(九)全身的运动训练

患者通过适当的运动训练如有氧训练和医疗体操,能改善患者的呼吸运动和整体功能。有氧运动有利于改善患者的全身耐力及优化患者的呼吸效率,缓解患者由呼吸功能障碍带来的焦虑、忧郁等心理。适当的医疗体操也可以帮助患者改善胸腔及肩关节的活动度有利于呼吸运动的进行。

第十一节　长期卧床患者的并发症及其处理

对于严重损伤及疾病的患者,卧床是保证度过伤病危险期的必要措施,但是长时间的卧床容易导致心血管系统、呼吸系统、泌尿系统、骨关节系统等并发症,康复医学的治疗手段,对防治各项并发症具有良好效果。

一、肺部感染

患者卧床数周后,全身肌力减退,呼吸肌肌力下降;卧位时胸廓外部阻力加大,弹性阻力增加，不利于胸部扩张，肺的顺应性变小，肺活量下降；人体在卧位时，横膈位置上移，胸腔容积减小，体液容量相对增加，从而导致肺的通气 / 血流比例失调；卧床使气管纤毛的运动下降，气道分泌物积聚在背部肺叶，患者卧位，重力因素导致咳嗽动作困难，致使痰液咳出困难，诱发肺部感染；患者长期卧床，肺底部长期处于充血、淤血，易致坠积性肺炎。

（一）康复评定

1. 肺功能的评定　有条件的地方，可考虑使用系统的肺功能评定系统，临床上主要根据肺活量或最大自主通气量的实测值占预计值的百分比和 $FEV_1\%$ 来判断肺功能情况（表 4-11-1）。

表 4-11-1　肺功能不全的分级

	（VC 或 MVV）实测值 / 预计值 %	$FEV_1\%$
基本正常	>80	>70
轻度减退	71~80	61~70
显著减退	51~70	41~60
严重减退	21~50	≤40
呼吸衰竭	≤20	

2. 咳嗽的评定　简单将咳嗽分为三个等级：①有效的咳嗽：咳嗽声音有力，能有效地清除痰液；②弱功能的咳嗽：咳嗽声音略软，但可以清除呼吸道的痰液；③无功能的咳嗽：声音像叹气或只是在清除喉咙，不能有效地清除痰液。

3. 屏气功能的评定　正常情况下可以屏气大于 30 秒，<20 秒提示肺功能下降，小于 10 秒提示肺功能低下。

4. 心肺运动试验　需特定的评估仪器，具体参照心肺功能评定章节。

（二）康复处理方法

长期卧床患者容易出现肺部感染，而康复介入主要以物理治疗为主，如呼吸训练、咳嗽训练、排痰训练和心肺耐力训练等，增加胸廓的活动，协调各种呼吸肌的功能，从而增加肺活量，同时通过影响神经、循环、消化等系统的功能，改善患者全身的健康状况。

1. 呼吸功能训练　见第十节呼吸功能障碍康复，同时，适当地使用呼吸训练器，帮助患者进行呼气或吸气训练，在训练的同时可以让患者看到努力的结果，如训练器上指示浮标所到达的位置，训练器中小球浮起的高度及数目等，使呼吸训练变得更加直观、客观，可以提高患者训练的兴趣及积极性（图 4-11-1）。

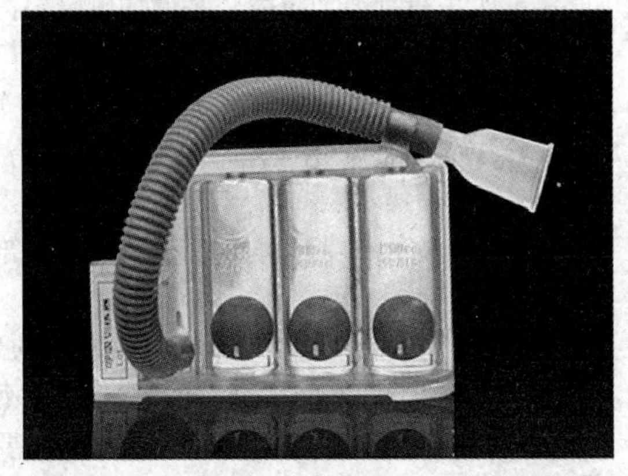

图 4-11-1　呼吸训练器

2. 排痰训练

（1）手法治疗：主要指胸部叩击及腹部

冲击疗法，胸部叩击是利用外力使附在支气管壁上的痰液松动、脱离支气管壁。腹部冲击疗法是利用外力使腹压升高，形成人工咳嗽，促使呼吸道内的分泌物上移或排出。

1）胸部叩击法：患者侧卧位，治疗师双手5指并拢，掌指关节屈曲成杯状，以指腹及大小鱼际肌叩拍患者背部，双手轮流叩击拍打30~45秒，叩击时患者可自由呼吸。双侧背部轮流叩击拍打，叩击结束后嘱患者咳嗽以排痰，每天5~6次，每次5分钟左右。对于神志不清不能配合咳嗽的患者，可配合雾化吸入之后再吸痰，还可采用指压胸骨上窝处，刺激咳嗽。叩击时注意运用腕部力量，避免使用暴力，叩击时最好隔着衣服或是毛巾，避免直接叩击患者裸露的皮肤。

2）腹部冲击疗法：患者仰卧位，治疗师双手放置于患者的双侧胸壁及上腹部（手指部置于侧胸壁，手掌部置于上腹），当患者呼气末咳嗽时，用双手指部向内轻度加压胸壁，双手掌部快速向内向上冲击上腹部，协助患者排痰，重复腹部冲击5次为1组，每天4组。腹部冲击疗法应在患者呼气相进行。腹部冲击还要注意与患者咳嗽默契配合，同时发力；在操作中患者感到疲劳无力时应先休息，间断进行（图4-11-2）。

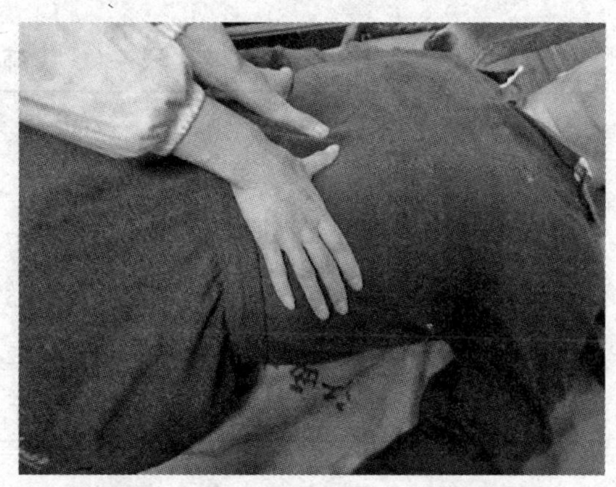

图4-11-2 腹部冲击疗法

（2）体位引流：利用重力的作用促进各个肺段内积聚的分泌物排出，不同的病变部位采用不同的体位引流，目的是使此病变部位的肺段向主支气管垂直引流。引流频率视分泌物多少而定，分泌物少者，每天两次，上下午各一次，痰量多者宜每天引流3~4次，餐前进行为宜，每次引流一个部位，时间5~10分钟。

（3）咳嗽训练：咳嗽是维持气道卫生最重要的组成部分，有效的咳嗽能较好的清除呼吸道阻塞物并保持肺部清洁，无效的咳嗽只会增加患者痛苦和消耗体力，并不能维持呼吸道通畅，因此应教会患者正确的咳嗽方法；第一步先进行深吸气，以达到必要吸气容量；第二步吸气后短暂闭气，以使气体在肺内得到最大分布；第三步关闭声门，当气体分布达到最大范围后再紧闭声门，以进一步增强气道中的压力，良好的咽喉部肌肉组织是有效咳嗽的重要组成部分；第四步通过增加腹内压来增加胸膜腔内压，使呼气时产生高速气流，可通过治疗师或患者自己用手在腹部加压来实现；第五步声门开放，当肺泡内压力明显增高时，突然将声门打开，即可形成由肺内冲出的高速气流，促使分泌物移动，随咳嗽排出体外。

（4）理疗：超短波及超声雾化治疗具有消炎、化痰、稀释痰液的作用，有助于痰液的排出。

1）超短波治疗：将电极对置于患者胸背部，用无热量或微热量，每次10~12分钟，每天1次，15~20天为一疗程。

2）超声雾化治疗：对于痰液比较黏稠的患者可以先做雾化吸入，雾化吸入时患者慢慢深吸气，吸气末屏气约5秒钟，再用鼻呼气。每天1~2次，每10次为1疗程。

长期卧床的患者容易出现肺部感染，主要表现为发热、呼吸急促、心动过速、痛苦表情、咳嗽、咳痰等，因此及时清除气道内分泌物，是防治肺部感染的重要环节。一旦患者合并呼吸系统感染，应密切观察患者病情变化，加强翻身、拍背，多饮水，服用相应祛痰药物，应用雾化吸入、体位引流、胸部叩击、腹部冲击疗法等排痰技术，同时应教会患者掌握正确的咳嗽方法，并根据药敏试验结果选择敏感的抗生素，疗程通常为10~14天。

二、下肢深静脉血栓

下肢深静脉血栓（DVT）是指血液在深静脉内不正常的凝结。长期卧床的患者由于肢体运动的减少，血流速度减慢，容易发生DVT。

（一）病因

DVT形成的三大因素是静脉壁损伤、血流缓慢、血液高凝状态，静脉直接损伤或创伤造成静脉内皮及其功能损害，均可引起多种生物活性物质的释放，启动内源性凝血系统，同时静脉壁电荷改变，导致血小板聚集，形成血栓。长期卧床、久坐不动、制动是造成血流缓慢的原因，因静脉血流缓慢，在瓣窦内形成涡流，使瓣膜局部缺氧，引起白细胞黏附分子表达，白细胞黏附及迁移，促进血栓形成。血液高凝状态主要见于：创伤、术后、妊娠及产后、长期服用避孕药、肿瘤组织裂解产物等，使血小板数目增高，凝血因子含量增加而抗凝血因子活性降低，导致血管内异常凝结形成血栓。血栓形成后可向主干静脉的近端和远端滋长蔓延。在纤维蛋白酶的作用下，血栓可溶解消散，有时崩解断裂的血栓可形成栓子，随血液循环进入肺动脉引起肺栓塞。

（二）临床表现

DVT根据发病部位，可分为以下三种类型：

1. 中央型　即髂-股静脉血栓形成，主要为急性起病，全下肢明显肿胀，患侧髂窝、股三角区有疼痛和压痛，浅静脉扩张，患肢皮温及体温升高。

2. 周围型　包括股静脉血栓形成和小腿深静脉血栓形成，局限于股静脉的血栓形成主要表现为大腿肿痛；局限于小腿部的深静脉血栓形成，其临床症状主要是突然出现的小腿剧痛，患者不能着地踏平，行走时症状加重，小腿肿胀伴深压痛，Homans征阳性（做踝关节过度背屈可导致小腿剧痛）。

3. 混合型　即全下肢深静脉血栓形成。主要临床表现：全下肢明显肿胀、剧痛，股三角区、腘窝、小腿肌层可有压痛，常伴有体温升高和脉率加速（股白肿）。如病程继续进展，肢体极度肿胀，对下肢动脉造成压迫以及动脉痉挛，导致下肢动脉血供障碍，出现足背动脉和胫后动脉搏动消失，小腿和足背往往出现水疱，皮肤温度明显降低并呈青紫色（股青肿），如不及时处理，可发生静脉性坏疽。

（三）辅助检查

对于长期卧床的患者，一旦肢体突然出现肿胀，伴有胀痛、浅静脉扩张，应高度怀疑静脉血栓的形成，目前临床上最常用的检查方法为下肢静脉血管彩色多普勒超声检查，其为敏感性、准确性均较高的无创性检查，是DVT患者诊断的首选方法。另外，下肢静脉顺行造影能直接显示下肢静脉形态，可有效的判断有无血栓，以及血栓的位置、形态和侧支循环等情况，是DVT诊断的金标准，但其属于有创性检查，且费用较高，使其应用范围受到限制，多用于无创检查不能确诊的患者及取栓前的检查。

（四）康复评定

下肢深静脉血栓形成的评定主要是下肢肢体周径的评定、疼痛的评定，同时注意监测皮温、皮肤颜色及足背动脉和胫后动脉搏动情况。

1. 下肢周径的评定　通过监测肢体周径可以了解患者肢体肿胀变化情况，评定时需与健侧下肢对比。测量时采用软尺，一般多测量髌骨上下 10cm 的肢体周径，也可以测量髌骨上 15cm、髌骨下 5cm，也可以根据患者肢体肿胀情况选择肿胀最明显处测量，左右两侧对比。可参照下方肢体周径量表记录（表 4-11-2）。

表 4-11-2　肢体周径评定表（单位 cm）

<table>
<tr><th colspan="2" rowspan="3">肢体</th><th rowspan="3">测量部位</th><th colspan="6">评定日期</th></tr>
<tr><th colspan="2">月　日</th><th colspan="2">月　日</th><th colspan="2">月　日</th></tr>
<tr><th>左侧</th><th>右侧</th><th>左侧</th><th>右侧</th><th>左侧</th><th>右侧</th></tr>
<tr><td rowspan="2">大腿</td><td>伸膝 0° 位</td><td rowspan="2">髌骨上极 10cm</td><td></td><td></td><td></td><td></td><td></td><td></td></tr>
<tr><td>屈膝 90° 位</td><td></td><td></td><td></td><td></td><td></td><td></td></tr>
<tr><td>小腿</td><td></td><td>髌骨下级 10cm</td><td></td><td></td><td></td><td></td><td></td><td></td></tr>
<tr><td>其他部位</td><td></td><td></td><td></td><td></td><td></td><td></td><td></td><td></td></tr>
<tr><td colspan="9">备注：</td></tr>
</table>

2. 疼痛的评定　见第二章第五节感觉功能评定。

3. 监测皮温、皮肤颜色及足背动脉和胫后动脉搏动情况了解患者下肢静脉血栓是否缓解或病情进展。

（五）治疗

下肢深静脉血栓的治疗包括手术治疗和非手术治疗，非手术治疗又包括一般处理、抗凝治疗、药物溶栓等。

1. 一般治疗　卧床休息，抬高患肢，一旦发现 DVT，需避免患肢的按摩、理疗以及气压治疗，以免引起血栓脱落引起肺栓塞。患者在进行抗凝治疗的同时也应进行一段时间严格的卧床休息以防止血栓脱落造成肺栓塞。对于慢性 DVT 患者，下肢的运动及腿部加压治疗可促进疼痛和肿胀的消退。

2. 抗凝治疗　是静脉血栓栓塞症的标准治疗，抗凝治疗可抑制血栓蔓延，降低肺栓塞发生率和病死率以及下肢静脉血栓的复发。DVT 的早期抗凝治疗可皮下注射低分子肝素和普通肝素。

（1）普通肝素的应用：肝素的起始剂量可以一次性给予 80U/kg，然后持续给予肝素 18U/（kg·h），随后根据激活的部分凝血酶原时间（APPT）结果调整肝素剂量。肝素剂量个体差异较大，因此静脉给予肝素必须进行监测，以确保疗效和安全性。目前常用的监测指标是 APTT，肝素的治疗效果应尽快达到维持抗凝前的 1.5~2.5 倍。

（2）低分子肝素的应用：低分子肝素比肝素的药物动力学和生物效应具有更好的预测性。如果根据体重调整剂量的低分子肝素皮下注射每天 1 次或 2 次，大多患者不需要实验室监测。低分子肝素疗效和风险与肝素相对。低分子肝素的主要优势是使用简便，大多无需监测。对于严重肾衰竭的患者，建议使用静脉肝素，谨慎考虑低分子肝素。

3. 溶栓治疗　早期溶栓治疗有效，可促使尚未机化的血栓溶解，有利于保护静脉瓣，减少后遗的静脉功能不全，但是溶栓治疗可能增加出血的风险。溶栓药物以尿激酶应用最为普遍。

4. 手术取栓　手术静脉取栓主要用于早期近端DVT，手术取栓通常的并发症是血栓复发。对于某些严重的髂股静脉血栓形成、股青肿患者可考虑应用。

5. 下腔静脉滤器　下腔静脉滤器可以预防和减少肺栓塞的发生。放置下腔静脉滤器的适应证是抗凝治疗有禁忌或有并发症的近端DVT患者、充分抗凝治疗的情况下反复发作的血栓栓塞。植入滤器后，应该立即行抗凝治疗。

（六）预防

下肢深静脉血栓的预防重于治疗。在患者卧床期间应教会患者做一些卧位下的运动，以预防DVT的发生。

1. 长期卧床的患者，下肢血流缓慢，上、下肢血管运动的调节功能减弱，易导致手足的小关节水肿，患者卧位时可以在双下肢垫枕头以抬高双下肢，促进下肢血液循环。患者坐位时，应穿弹力袜、弹力裤，增加下肢静脉的功能，弹力袜的压力一般在15~20mmHg左右，根据患者下肢周径的大小选择合适压力的弹力裤或弹力袜。

2. 理疗

（1）气压治疗：气压治疗通过从肢体远端向近心端的顺序循环加压，促进血液循环。

每次治疗20~30分钟，每日治疗1或2次（见第三章16节压力治疗技术）。

（2）中频电刺激：双下肢股四头肌、胫前肌、腓骨长短肌中频电刺激，每次20~30分钟，每日治疗1或2次，见图4-11-3。

3. 主被动运动　双下肢髋、膝、踝关节主被动运动，包括髋关节的前屈、外展、后伸，膝关节的屈伸，踝泵运动（踝关节的背伸与跖曲），每个方向的关节运动15次，每天1~2次；患者不能主动完成时，由治疗时及家属辅助完成。

4. 床边功率自行车　每次30分钟，每日两次。患者能主动完成时可适当增加阻力，患者不能主动完成时采用被动模式，见图4-11-4）。

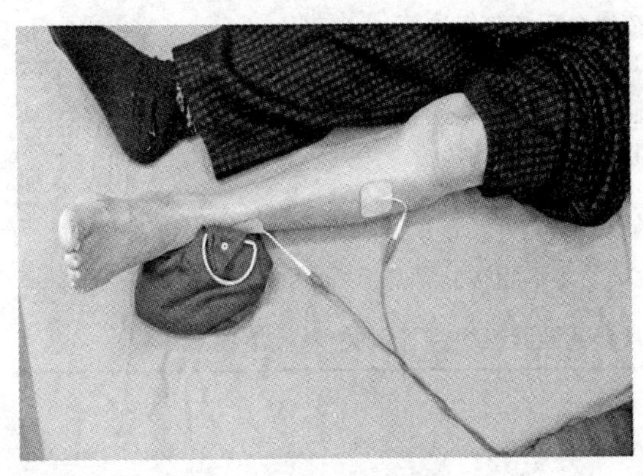

图4-11-3　胫前肌中频电刺激

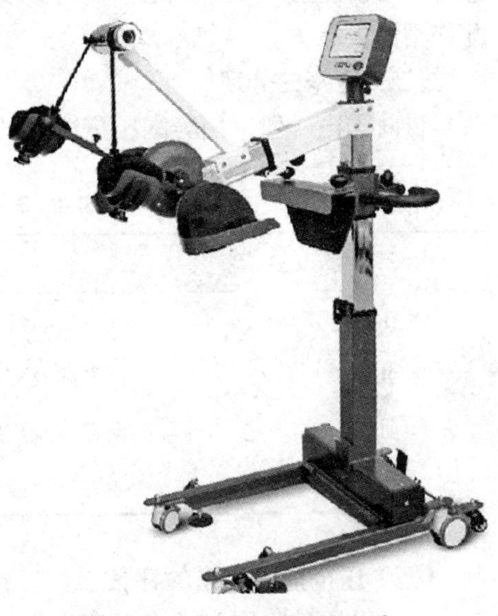

图4-11-4　床边功率自行车

5. 向心性按摩　从肢体远端向肢体近端按摩，促进血液循环，减轻肢体肿胀。

三、压疮

压疮也称压力性溃疡，是皮肤和肌肉下层组织由于长时间受压，导致局部缺血缺氧而引起组织坏死，多发生在骨隆突部位。压疮极大地阻碍了临床与康复治疗的进展和效果，因此，在临床治疗、护理和康复过程中预防压疮显得尤为重要。

（一）发生机制

1. 持续反复的受压　正常皮肤毛细血管压为 2.7kPa（20mmHg），长时间超过 9.33kPa（70mmHg）以上且 >2 小时就可能发生不可逆的细胞损害。皮肤受压部位取决于承重的体位，坐位时好发于坐骨结节、足后跟；仰卧位时好发于枕部、肩胛骨、肘、骶尾部、足后跟；侧卧位时好发于耳、肩、大转子、膝内外侧、踝内外侧。俯卧位时好发于前额、下颌、肩、髂棘、男性生殖器部位、髌骨。

2. 摩擦力和剪切力　摩擦力可以使局部皮肤温度升高，增加组织代谢和耗氧量，同时对皮肤的摩擦去除了表皮的保护性角质层，增加了压疮的易发性。剪切力可造成皮下血管的扭曲，从而造成局部组织缺血、缺氧，皮肤受到明显剪切力时，对压力的耐受性可降低 50%。

3. 潮湿与皮肤温度　长时间的潮湿会使皮肤变得松软，局部压力增加，细菌容易侵袭，使皮肤营养状态恶化，容易产生压疮。局部皮肤温度的升高使细胞的代谢率增加，降低了对缺氧的耐受性。在寒冷的条件下，皮肤代谢障碍，也易发生压疮。

4. 营养不良　低蛋白血症可以导致组织水肿，降低了组织的抗压能力，容易发生炎症。贫血降低血液的携氧能力，致使组织耐受缺血或修复创伤的能力相应下降。

5. 年龄　随着年龄的增加，皮肤承受压力的能力下降，老年人皮肤承受压力的能力只相当于年轻人的 1/3，所以老年人长久卧床容易发生压疮。

6. 感觉和神经营养　感觉障碍的患者由于不能感受到皮肤损伤所造成的疼痛感，故比感觉正常者更容易发生压疮。失神经支配时，皮肤对压力的耐受性下降，这与交感神经的支配作用消失有关。

（二）压疮的分期

目前国内一般采用美国压疮协会的压疮分级法：见表 4-11-3。

表 4-11-3　美国压疮协会压疮分级法

评定分级	评定标准
Ⅰ度	具有皮肤红斑，但皮肤完整
Ⅱ度	损害涉及皮肤表层或真皮层，可见皮损或水疱
Ⅲ度	损害涉及皮肤全层及其与皮下脂肪分界的组织，可见较深创面
Ⅳ度	损害广泛涉及肌肉、骨骼或结缔组织（肌腱、关节、关节囊等）

（三）压疮危险因素的评估

通常采用危险因素量表对病人发生压疮的危险因素作定性和定量的综合分析，筛检出压疮的高危人群。常用的量表包括 Braden 危险因素评估表(表 4-11-4)和 Noton 量表(表 4-11-5)。

表 4-11-4 Braden 危险因素评估表

评分内容	1 分	2 分	3 分	4 分
感觉	完全受限	非常受限	轻度受限	正常
潮湿	持久潮湿	非常潮湿	偶尔浸湿	很少浸湿
活动	卧床	局限于椅	偶尔行走	经常行走
移动	完全不能	严重受限	轻度受限	不受限
营养	非常差	不足	充足	极佳
摩擦和剪切力	有问题	有潜在问题	无明显问题	无
总分				

表 4-11-5 Noton 量表

评分内容	1 分	2 分	3 分	4 分
身体状况	极差	差	一般	好
意识状态	昏迷	模糊	淡漠	清醒
活动	运动障碍	依赖轮椅	扶助行走	活动自如
运动能力	完全不能	严重受限	轻度受限	不受限
粪尿失禁	粪尿失禁	大便失禁	小便失禁	能控制
总分				

1. Braden 危险因素评估表　从感觉、潮湿、活动、移动、营养、摩擦和剪切力 6 个方面对病人进行评估。总分值范围 6~23 分,总分越低发生压疮的危险性越高。15~16 分提示轻度危险,13~14 分提示中度危险,12 分或以下提示高度危险。

2. Noton 量表　包括身体状况、意识状态、活动、运动能力、大小便失禁 5 个方面。总分值范围 5~20 分,得分越低发生压疮的危险性越大,总分 <14 分有发生压疮的危险。

(四) 压疮的预防

应用评估量表预测压疮发生的危险性是预防压疮的关键性一步。预防压疮主要在于消除其发生的原因和诱因,加强护理。

1. 一般的预防措施　长期卧床的患者,翻身每 2 小时一次,皮肤有红斑出现时缩短翻身间隔时间。病人翻身侧卧的角度为 30°,因为患者 30° 斜侧卧位时增加了身体与床面的接触面积,皮肤单位面积所承受的压力下降,身体比较舒展,患者更加安全舒适,可以有效地避免骨隆突部位的受压。对于不能主动完成翻身的患者需使用气垫床,减轻局部压力。被动翻身时应抬起病人,不应拖拽拉扯,防止产生摩擦。患者床上靠坐时,时间≤30 分钟,减少骶尾部的剪切力。坐位时注意减压,即每30分钟抬离30秒或左右侧斜以转移身体的重量。坐位时也可以使用椅垫,减少局部压力。定时温水擦浴,促进血液循环。保持皮肤的清洁卫生,及时清理大小便,避免皮肤潮湿。对于受压部位的皮肤,应避免按摩,以免加重局部毛细血管的损伤和微循环障碍。禁止使用气圈,充气的气圈会将皮肤的静脉回流压迫阻断,不利于中心部位皮肤的血液循环。

2. 加强营养 特别是蛋白质的摄入,可促进正氮平衡与组织生长。另外维生素A、维生素C、叶酸及矿物质铁、锌、镁等也能促进伤口愈合。

3. 物理治疗 包括物理因子治疗及运动治疗,物理因子治疗如中频电刺激、红外线、磁疗等,运动治疗如四肢关节的主被动运动。通过物理治疗促进血液循环,改善皮肤血液供应,提高局部皮肤抵抗能力。

(五)康复治疗

当压疮发生时,应首先明确压疮的发生原因,在明确原因后,首要的步骤是除去压疮部位的压力和诱发因素。

1. 治疗原则 Ⅰ期:主要的处理原则是局部减压,加强翻身,禁忌按摩。Ⅱ期:处理原则为保护创面和预防感染。水疱的处理原则:未破溃的小水疱应减少摩擦,创面以敷料保护,让其自行吸收;大水疱在无菌操作的原则下,用注射器抽吸疱内液体,加压覆盖无菌敷料。创面破溃的处理原则:消毒创面周围的皮肤,清洁创面,创面覆盖半湿盐水纱布或湿性敷料。根据创面渗出的情况决定换药次数。Ⅲ期和Ⅳ期:处理原则是清洁创面,去除坏死组织,促进肉芽的生长。清创要彻底,需去除压疮边缘和底部的腐肉及坏死组织。

2. 换药 是治疗压疮的基本措施,换药时创面应使用过氧化氢溶液和生理盐水冲洗,尽量不要用棉球擦洗,容易损伤新生皮肤和肉芽细胞。换药次数取决于创面渗出的多少,渗出多者应多次换药,分泌物减少时可每日换药一次,一旦肉芽长出,则换药间隔时间逐渐延长,由每日一次到3日一次再到每周一次,愈合期过度更换敷料反而使伤口不易愈合。深的伤口愈合,引流要充分,在分泌物减少后其基底部引流条不能压力过大而要留有肉芽生长的余地,而外口要压紧,防止形成无效腔。

3. 物理因子治疗 改善局部血液循环,促进组织生长。可以使用紫外线照射、红外线治疗,按照光疗技术要求进行。

4. 抗感染 一般情况下,不需要全身使用抗生素,对于创面处理不当,已造成严重感染,伴有全身症状的患者,应做创面细菌培养和药敏试验,根据药敏结果选择合适的抗生素控制感染。

5. 手术治疗 Ⅲ期和Ⅳ期的压疮经过保守治疗一般也能治愈,但是治疗时间较长,故对非手术治疗长期不愈合、创面肉芽老化、合并骨关节感染或窦道形成者,应积极采取手术治疗。

四、骨质疏松

骨质疏松是一种以骨量降低和骨组织微结构破坏为特征,导致骨脆性增加和易于骨折的代谢性骨病。正常骨密度的维持与骨骼的负重及肌肉收缩产生的应力有关,长期卧床的病人骨骼没有负重的压应力及肌肉收缩的拉应力,骨钙丢失,骨密度下降,会出现骨质疏松。

(一) 临床表现

骨质疏松最典型的临床表现是疼痛、脊柱变形和发生脆性骨折，骨质疏松早期常无明显的症状，往往在骨折发生后经 X 线或骨密度检查时才发现已有骨质疏松。

1. 疼痛　患者可有腰背疼痛、乏力或全身骨骼疼痛，负重增加时疼痛加重或活动受限，严重时翻身、起坐及行走困难。

2. 脆性骨折　脆性骨折是指轻微能量或非暴力性骨折，常因轻微活动、摔倒或创伤后发生骨折，发生脆性骨折的常见部位为脊柱、髋部、桡尺骨远端和肱骨近端。

3. 脊柱变形　严重者可有身高缩短和驼背、脊柱畸形和伸展受限。

(二) 影像学检查

1. 普通 X 线片　是最常用的初步筛查骨质疏松的便携手段，有骨质疏松表现或怀疑有骨质疏松者，均有必要进行进一步的检查。

2. 骨密度及骨量的测定　骨量指骨矿物含量，骨密度指单位体积或者单位面积的骨量，骨密度和骨量测定是临床诊断及评估疾病程度的客观量化指标。临床上常采用骨密度及骨量的测量作为诊断骨质疏松、预测骨质疏松性骨折风险、监测自然病程以及评估药物、康复训练效果的最佳定量指标，临床上常用的测量方法有双能 X 线吸收测定法（DXA）、外周双能 X 线吸收测定法（pDXA）以及定量计算机断层照相术（QCT），其中 DXA 测量值是目前国际学术界公认的骨质疏松诊断的金标准。

(三) 治疗及预防

骨质疏松的治疗主要包括基础干预措施、药物、物理治疗等。基础干预措施主要是生活方式的调整，是骨质疏松的治疗和预防中不可或缺的一环，主要有：①进食富含钙、低盐和适量蛋白质的均衡膳食；②适当户外活动和日照；③避免烟酒，慎用影响骨代谢的药物。

1. 药物治疗　目前常用的药物治疗方法主要包括钙剂及维生素 D 的补充、激素等，具体参照骨科学相关内容。

2. 物理治疗

(1) 站立床训练：对于长期卧床的患者，在条件允许的情况下可行站立床训练，每次站立 30 分钟，每天两次。

(2) 站立训练：在条件允许的情况下行床边站立训练，每次 5~10 分钟，每天 3~5 次。根据患者情况可逐渐增加站立时间和站立次数。

(3) 功率自行车：每次 20 分钟，每天两次。

(4) 四肢的主被动运动：包括肩、肘、腕、髋、膝、踝关节的主被动运动，每个方向的关节运动 15 次，每天 1~2 次；患者不能主动完成时，由治疗师及家属辅助完成。

(5) 下肢机器人训练：在仪器的辅助下患者可行步行训练，增加双下肢骨骼的拉应力，促进双下肢血液循环，预防骨质疏松，每次 30 分钟，每天 1~2 次。

3. 预防　骨质疏松的预防比治疗更为现实和重要，因此，对于长期卧床的病人，均应鼓励患者床边坐、站及步行。对于不能做到的患者，应早期康复介入，预防骨质疏松的发生。

五、尿路感染

尿路感染（UTI）是指致病菌在尿路中生长繁殖，并侵犯泌尿道黏膜或组织而引起的炎症。分为上尿路感染（以肾盂肾炎为主）和下尿路感染（以膀胱炎为主）。最常见的致病菌是革兰氏阴性杆菌，以大肠埃希菌为主，占70%左右，其他有变形杆菌、副大肠杆菌等，它们主要以上行性感染途径引起尿路感染。

长期卧床的患者腹肌无力，卧位时膈肌活动度减少，腹压减少，不利于膀胱排空；瘫痪患者早期多留置导尿，神经损伤患者神经支配异常而导致尿道括约肌与逼尿肌活动不协调，截瘫患者多合并神经源性膀胱，以上种种均是导致尿潴留的原因。另一方面，长期卧床的病人钙自骨组织中转移至血，产生高钙血症，血液中多余的钙又经肾脏排出，尿中较高的钙磷含量为结石的形成提供了物质基础，结石的形成又降低了抗菌药物的治疗效果，致尿路感染反复发作。

（一）临床表现

1. 肾盂肾炎　致病菌主要为大肠杆菌和其他肠杆菌及革兰阳性细菌。临床表现为急性起病，高热、寒战、持续腰背痛，通常还伴有尿频、尿急、尿痛，有时伴全身症状，如食欲缺乏、恶心呕吐、腹痛、腹泻等胃肠道症状。实验室检查白细胞数升高，中性粒细胞核左移，血沉增快，尿沉渣内白细胞显著增加，可见白细胞管型，尿培养阳性，菌落计数≥10^5/ml。

2. 膀胱炎　是非特异性细菌感染引起的膀胱壁急性炎症疾病，致病菌以革兰阴性杆菌多见，常为大肠埃希菌、铜绿假单胞菌等。临床表现为突然起病，有明显尿频、尿急、尿痛等膀胱刺激征。排尿期尿道烧灼感，排尿终末期疼痛加剧，会阴部、耻骨上区可有疼痛、膀胱区轻压痛，但一般全身症状不明显。脊髓损伤的病人因损伤平面以下感觉减退或障碍，膀胱刺激征及疼痛多不明显。实验室检测可见肉眼血尿，尿常规白细胞阳性，可见红细胞，但无管型。

3. 尿道炎　是指尿道黏膜的炎症，致病菌以大肠埃希菌、链球菌属及葡萄球菌属最常见，。尿道损伤、尿道内异物、尿道梗阻及邻近器官炎症是常见的尿道炎诱因。临床表现：排尿时尿道痛或烧灼感，急性男性患者尿道口红肿，有黏液性或脓性分泌物溢出，女性患者尿道分泌物少见。当炎症蔓延至后尿道时，可出现尿频、尿急、耻骨上区及会阴部钝痛。尿道分泌物涂片阳性；尿常规可见白细胞。

（二）康复评定

1. 疼痛　采用目测模拟评分法（VAS法）。

2. 肾功能评定　包括肾小球滤过功能和肾小管浓缩功能测定。内生肌酐清除率是目前临床上最常用的肾功能试验，它的降低程度基本反映肾实质损害程度。肾小管浓缩功能测定包括尿比重、尿渗透压等。

3. 排尿功能测定　如果是脊髓损伤的患者，需做尿流动力学检查，尿流动力学检测包括自由尿流率和残余尿检测、充盈期膀胱测压、逼尿肌漏尿点压力、压力-流率检查等。

（三）康复治疗

UTI的康复治疗以抗感染为主，同时纠正易感因素。康复目标主要是抗感染、减轻临床症状、减少肾功能损伤；康复治疗的主要方法包括对症支持治疗、物理因子治疗、药物治疗及健康教育。

1. 对症支持治疗　卧床休息，多饮水，多食易消化、富含热量和维生素的食物。发热患者予物理降温、温水擦浴，必要时服用非甾体类药物退热，并注意补液。对膀胱刺激症状和血尿明显者，可口服碳酸氢钠片1g，每日3次，以碱化尿液，缓解症状，抑制细菌生长，避免形成血凝块。

2. 物理因子治疗　可改善局部血液循环，解除血管痉挛，镇痛消炎，加强利尿，促进代谢产物的排泄，促进坏死细胞再生。

（1）高频电疗（超短波、微波）：超短波：对置于肾区或膀胱区前后无热量或微热量，15~20 分钟，每日一次，10~20 次为一疗程。

（2）中频电疗：并置于肾区或膀胱区，电流强度以患者耐受为准，20~30 分钟，每日一次，10~20 次为一疗程。

（3）超声波：将声头与肾区或膀胱区皮肤直接接触，并做缓慢均匀的移动，强度可根据病情而定，治疗时间为 5~10 分钟，每日一次，10 次为一疗程。

（4）光疗（红外线、红光等）：病变区照射，温热量，15~20 分钟，每日一次，10 次为一疗程。

3. 抗感染治疗　选用致病菌敏感的抗生素。在无病原学结果前，一般首选对革兰阴性杆菌有效的抗生素，尤其是首发尿路感染。治疗 3 天症状无改善，应根据药敏结果调整用药。

4. 健康教育　尿路感染病因明确，经治疗后，大多数可治愈，但容易复发，特别是长期卧床的患者。因此，在治疗过程中，既要积极治疗其临床症状，纠正其易感因素，还要使患者了解疾病的易发因素，采取积极的预防措施，防止其反复感染。

（1）多饮水、勤排尿（2~3 小时排尿 1 次），留置导尿的患者注意定时夹闭导尿管；注意会阴部的清洁，女性患者在月经期更应注意预防；长期卧床的患者注意保持床单元的清洁卫生，二便失禁患者及时更换内衣裤。

（2）尽量避免使用尿路器械，留置导尿容易增加尿路感染的风险，如必需留置导尿，应严格执行无菌操作，有尿液浑浊及含絮状物时可予膀胱冲洗，每日两次。膀胱冲洗时注意患者体位，应采用半卧位，避免反流至上尿路，引起上尿路感染。对于不能自行排尿的患者，可采用间歇导尿，避免长时间留置导尿，间歇导尿平均每日导尿 4~6 次。间歇导尿的患者需要严格的饮水管理，每天液体入量控制在 2000ml 左右，避免短时间内摄入大量液体，对于发热及出汗较多的患者可适当增加液体入量。

（3）尿路感染易于复发，应教育患者及家属认识尿路感染的常见症状，学习疾病的相关知识，避免易患因素。对于有尿路梗阻的患者，如泌尿系统结石、前列腺肥大等，应及早解除梗阻，否则尿路感染不易治疗，且易反复感染，损害肾功能。

六、体位性低血压

长期卧床的患者易发生体位性低血压，卧床数天后就可出现体位性低血压的症状。

（一）机制

体位性低血压的发生机制主要有以下三个方面：①由于重力的作用，血液由肺和右心转移至下肢，静脉血液淤积在下肢及腹腔脏器，静脉回心血量减少导致心输出量减少及血压下降；②交感肾上腺系统反应不良，不能维持正常血压；③长期卧床，血容量降低、下肢静脉顺应性增加、肌肉萎缩导致肌肉泵的作用降低等使心室充盈量下降，每搏输出量减少，血压下降。

（二）诊断

目前体位性低血压的诊断标准为从卧位转为立位 3 分钟以内收缩压下降≥20mmHg 和（或）舒张压下降≥10mmHg 伴或不伴各种低灌注症状的临床综合征。

体位性低血压的诊断主要依赖于血压测量,患者由卧位转为直立位时血压明显下降,出现头晕、恶心、出汗、心动过速,甚至晕厥等症状,其中头晕是最常见的症状,超过 1/2 的患者还存在难以聚精会神并有心不在焉的表现。部分患者可表现为一些隐匿症状,如站立时出现乏力、精神疲惫、视觉模糊、发音含糊、共济失调、眩晕、枕骨下及颈部疼痛、头痛等症状,平卧后可消失。上述这些症状多由于脑血管低灌注引起,当体位性低血压严重且为持续状态,则会出现晕厥。

(三)康复治疗

治疗目标是改善症状、延长站立时间、改善日常生活能力。体位性低血压的治疗以非药物治疗为主,具体措施如下:

1. 加强营养及盐的摄入　多进食含蛋白质丰富的食物,优质蛋白饮食,改善患者营养状况及整体精神状态。增加盐的摄入量,从而增加血容量,增高血压,可多进食咸菜、淡盐水等。

2. 预防血液淤积　可通过使用腹带、弹力袜、气压治疗等来预防血液淤积。患者坐位及站立时佩戴腹围或穿弹力裤、弹力袜,腹带、弹力袜、弹力裤可减少下肢及腹腔的血管床容量,从而减少站立时血液的淤积。同样卧位双下肢的气压治疗,可促进血液循环,增加回心血量,提高血压。

3. 体位适应性训练　长期卧床的患者应每天行体位适应性训练,首次治疗时抬高床头 30°,维持 3~5 分钟,并注意观察患者是否有头晕、心慌及面色苍白,并注意监测治疗前后的血压。以后根据患者情况逐渐抬高床头角度及延长时间,一般一周的时间患者可完全坐直。站立床治疗时也需按上述原则,循序渐进。

4. 功能性电刺激　可使肌肉产生收缩模拟肌肉泵的作用,促进下肢血液回流,增加心输出量及每搏输出量,从而改善体位性低血压。

5. 运动训练　可改善心血管系统的自主神经调节,加强交感肾上腺系统功能。如四肢的主、被动活动、下肢功率自行车、下肢的等长收缩、踝泵运动、下肢机器人等。

七、体能低下

卧位情况下患者膈肌活动度下降,呼吸运动幅度下降,卧床数周后,患者呼吸肌肌力下降,肺的顺应性变小,肺活量下降,由于长期卧床,废用的肌肉由于缺乏中枢神经系统的兴奋冲动,肌肉组织不能产生正常的收缩力,使患者活动受限或收缩力丧失,加之长期卧床后患者最大摄氧量(VO_{2max})下降,肌肉功能容量减退,肌力和耐力下降,使得患者心肺耐力下降,心肺功能减退,体能下降。患者表现为易疲劳,运动能力下降,轻微的体力活动患者出现心动过速;部分患者还有说话费力、头晕、全身肌肉力量差等表现。

(一)康复评定

1. 最大吸氧量(VO_{2max})　指机体在运动时所能摄取的最大氧量,是综合反映心肺功能状态和体力活动能力的最好生理指标,主要用于评估患者的运动耐力、制定运动处方和评估疗效。

2. 代谢当量(METs)　是以安静、坐位时的能量消耗为基础,表达各种活动时相对能量代谢水平的常用指标,是评估心肺功能的重要指标。1MET 相当于 3.5ml/(kg · min),主要用以评估心肺功能及体力活动能力,指导治疗及日常生活。代谢当量和最大吸氧量需通过心肺运动试验测得，对于长期卧床的患者可考虑使用卧位踏车活动，但均需要特殊的测试仪器，临床使用有一定的限制。

3. 6分钟步行距离　根据患者6分钟的步行距离判断患者心肺耐力，简单易行，无需特定的仪器，通过计算患者步行距离可获得。

4. 量表评估　通过量表评估有利于治疗前后对比，评估治疗效果。目前临床上尚缺乏统一有效的评估量表。以下卧位患者体能评估量表可供临床参考使用，便于治疗前后对比，见表4-11-6。

表4-11-6　卧床患者体能评估表

表现/分数	1分	2分	3分
睁眼清醒时间（指睁眼并能关注周围环境或凝视有意义的对象）	1小时以下，其余时间昏睡	1~3小时	3~7小时
可动肢体运动幅度	1/3	2/3	全范围
肢体运动频次	极少，偶尔活动或在指令下勉强运动	每天能主动活动10~20次	较多主动活动
肢体肌肉力量	肌肉明显无力，活动缓慢	能流畅地完成肢体运动，但不能抵抗助力	肢体活动有力，能抗阻
自主翻身	从不	能自行尝试翻身动作，但难以完成	能顺利完成翻身
卧-坐转移（该项坐起不涉及平衡功能，可以在保护下评估）	从无	有自行坐起的意愿体现，如抬头，抓握床栏抬起上身等动作，通过帮助能自行坐起	无需帮助下，可以自行由卧位转移为坐位
坐位持续时间（可在有支持或帮助的情况下坐）	3分钟以内，坐起即感觉头晕疲劳明显或迅速瞌睡	能维持坐位3分钟以上，而不感觉明显疲劳、出汗、瞌睡等不适	能维持坐位20分钟以上，并在坐位完成如进食、洗漱等活动而无明显疲劳不适
评分及日期			
评定者签名			
备注：适用范围：意识清醒，无昏迷患者			

（二）康复治疗

治疗上主要减少卧床时间，增加运动量，同时配合物理治疗及作业治疗，维持患者正常的生理机能。

1. 扩胸运动　患者深呼吸，深吸气时配合双上肢上举到头顶，再缓慢呼气，呼气时双上肢向下放回到腹壁，每次训练20下，每天三次。

2. 四肢的主动运动　包括肩、肘、腕、髋、膝、踝关节的主动运动，每个方向的关节运动15次，每天1~2次；根据患者体能恢复情况可逐渐在肢体远端放置沙袋，增加运动强度。

3. 等长收缩 四肢肌肉的等长收缩，注意训练时不要憋气，避免引起血压增高。

4. 功率自行车 包括上肢及下肢功率自行车，每次 20 分钟，每天两次。抗阻运动，逐渐增大阻力。

八、营养不良

1. 营养不良又称蛋白质 - 能量营养不良，蛋白质和（或）热量的供给不能满足机体维持正常生理功能的需要时就会发生。临床表现为进行性消瘦、体重减轻或水肿，严重者常有脏器功能紊乱。

2. 长期卧床的患者因活动减少，胃肠蠕动减慢，且大多数伴有吞咽功能减退甚至丧失，导致营养摄入、吸收障碍，且长期卧床患者易合并肺部、泌尿系感染、压疮等，且易反复发作，甚至长期存在，致使机体消耗加重。上述因素使患者营养状态逐渐下降，出现贫血、低蛋白血症、负氮平衡、血脂偏低等营养不良表现。

（一）临床表现

1. 营养不良的主要表现为体重下降，面部、四肢皮下脂肪减少，骨骼肌显著消耗，尤其以骨间肌和颞部肌肉消瘦明显，同时伴低体温、低血压、心动过缓，表情淡漠、厌食、动作缓慢、全身皮肤干燥、头发稀疏无光泽。

2. 实验室检查 血清白蛋白测定可用于估计体内蛋白的储存状况，是最常用的生化指标。白蛋白正常大于 30g/L，白蛋白 30~25g/L、24.9~20g/L、<20g/L 分别为轻度、中度、重度营养不良；红细胞及血红蛋白的含量可用于评估患者贫血的情况，血红蛋白正常大于 120g/L，90~120g/L、60~90g/L、<60g/L 分别为轻度、中度、重度贫血。

（二）临床常用的营养不良评估方法

1. 标准体重 根据升高，计算出标准体重，标准体重（理想体重）(kg) =（身高厘米数 -100）× 0.9。低于标准体重 90% 为轻度营养不良，低于 80% 为中度，低于 70% 为重度，低于 60% 为极重度营养不良。

2. 身体质量指数（BMI） 是指体重（kg）/ 身高（m^2），正常为 19~24，消瘦为 <19。

3. 皮褶厚度 用超声波、X 线及皮褶厚度计等测量皮褶厚度，判断皮下脂肪层厚度。测量皮褶厚度的常用部位有上臂肱三头肌部（代表四肢）和肩胛下角部（代表躯体），测量时多选肩胛骨下角和上臂肱三头肌两个部位，取两者之和，一般认为两者之和 <20mm、20~50mm、>50mm 分别表示消瘦、中等和肥胖。

（三）康复治疗

1. 饮食治疗 对于营养不良的患者，能够经口进食的，无疑是增加进食量和营养保障，但许多患者及家属的困难，主要在于以下三个方面。

（1）胃口不好：对于“不想吃”的病人，需要关注其饮食口味嗜好，不能拘泥于“清淡饮食”的提法，更不能相信民间流传的忌口的说法，只要患者喜欢吃、愿意吃，丰富种类和喜爱口味的食物，非常重要，务必做好宣教工作。

（2）消化不良：许多病人增加营养食物后，容易出现腹泻，这时可以考虑使用益生菌类药物辅助治疗，或请消化科处理。

（3）营养知识缺乏：许多家属认为“汤”富于营养，常常给病人喝肉汤和骨头汤，导致蛋白质摄入明显不足，还有一些家属，购买某某奶饮料，作为牛奶给患者“补充营养”，均需要做好宣教。

2. 鼻饲管理 对于鼻饲饮食患者，要求精细、温度适宜、无渣、营养齐全、比例合适的流质饮食，可用稀饭或稀烂米饭、牛奶、熟的鸡蛋及肉类、骨头汤加入适量的油、盐，在搅拌机下制作成流质食糜，注入时需注意食糜的温度，一般以38~40℃为宜；鼻饲饮食的患者一般两小时一次，每次150~200ml，每次注入完食物后需用温开水冲管，避免胃管堵塞；食糜、果汁及药物应分开注入，避免相互影响。鼻饲时注意患者体位，应采取半卧位，避免食物反流引起吸入性肺炎。

3. 物理治疗 包括运动疗法和物理因子治疗。运动疗法有利于改善食欲，能使肌肉强壮，增加运动耐力。适合卧床患者的运动疗法有床边功率车、四肢抗阻运动等，对于胃肠蠕动减慢的患者可行腹部顺时针按摩，促进胃肠蠕动，可三餐后半小时进行，每次10~15分钟，肌肉萎缩时可采用低、中频电疗法进行肌肉电体操；如患者合并感染存在可早期应用无热量的高频电疗法、紫外线疗法等。

4. 药物治疗 根据患者具体情况，首先纠正水、电解质平衡紊乱，重度低蛋白血症者可少量输入血浆白蛋白，重度贫血者可多次小量输血。根据患者的实际情况可采用口服营养治疗、经胃管营养治疗和静脉营养治疗三种疗法，保证向患者提供足够的营养素，如合并感染、发热，应酌情增加营养摄入。

长期卧床的患者常合并多种并发症，感染常与营养不良共同存在，两者互为因果，并形成恶性循环。感染、发热使机体消耗增加而处于高分解状态，尿氮排出量明显增加，患者出现负氮状态。另外，卧床引起消化道蠕动能力减退、消化腺分泌功能下降等致使营养物质的消化吸收明显减少，感染也可以使消化酶功能减退不利于食物的消化吸收，并增加营养物质的消耗，从而加重营养不良。因此，长期卧床的患者应减少卧床时间，早期康复介入，预防各项并发症的发生。

第十二节 二便功能障碍的基层康复

一、概述

二便功能障碍即是通常讲的排泄大便和小便的功能障碍，它常见于脑卒中、脊髓损伤的患者，此外损伤、泌尿系结石或肿瘤也会导致二便障碍。二便功能障碍包括大小便失禁、尿潴留、便秘。

（一）基本概念

1. 尿失禁 是指排尿失去控制或不能受意识控制，尿液不自主地流出；分为真性尿失禁、假性尿失禁、压力性尿失禁（充盈性尿失禁）；真性尿失禁表现为膀胱完全不能储存尿液，持续滴尿；假性尿失禁表现为膀胱内储存部分尿液，当充盈到一定压力时，即可不自主溢出少量尿液，当膀胱内压力减低时，排尿即停止，但膀胱仍呈胀满状态而不能排空；压力性尿失禁表现为当咳嗽、打喷嚏或运动时腹肌收缩，腹内压增高，以致不自主地有少量尿液溢出。

2. 尿潴留 是指尿液潴留在充盈的膀胱内而不能自行排出。尿潴留往往是在排尿困难的基础上，病情进一步加重发展而来。尿液完全不能排出者，称为完全性尿潴留；若排尿后膀胱内仍留存尿液者，称为部分性尿潴留。各种尿潴留，均属于病态，并且极易并发尿路感染；长期尿潴留还可引起膀胱过度膨胀，压力增高，发生输尿管反流，双侧输尿管及肾积水，最终可导致肾功能受损。急性尿潴留是临床工作中经常遇到的问题，情况紧急，需要及时处理。

3. 大便失禁 是指排便失去控制或不能受意识控制，粪便不自主地流出。

4. 便秘 是指排便次数减少，或排便不畅、费力、困难、粪便干结且量少。

（二）二便障碍的康复流程

首先需要了解患者临床基本情况；然后对患者大小便功能情况进行评估，并对评估结果进行分析，提出可行的康复计划供患者选择，最后实施康复计划。

（三）二便障碍康复临床思维与决策

对于二便功能障碍患者，恢复独立自主解决二便是患者及家属的急切期望，但并不是所有功能障碍患者都能恢复自主解决大小便。二便障碍康复需要从个人因素和环境因素考虑；根据评估情况，对于可以改善的需要给予能力训练，对于无法改善的需要考虑是否借助代偿方式解决二便困难，例如使用导尿、借助使用开塞露促排便等。

二、小便障碍的康复

（一）膀胱功能评定

1. 病史采集 一般资料（表 4-12-1）。

（1）患者排尿障碍的特点，是否伴有排便障碍。

（2）患者既往是否有外伤、手术、糖尿病、脊髓炎等，是否有影响排尿的用药史。

（3）膀胱充盈感、排尿感等是否减退或消失，排尿次数和量有无异常，能否自主支配，有无排尿困难、疼痛等。

（4）既往的饮水和排尿习惯，如患者排尿体位姿势，如厕能否自理等。

（5）有无间歇导尿、留置导尿等辅助措施。

表 4-12-1 小便障碍首次评定表

姓名：__________ 性别：__________ 年龄：__________

诊断：____________________ 联系方式：____________

小便障碍类型 尿急 尿频 尿失禁 潴留 其他：__________

合并有排便障碍 否 是：______________________________

既往病史 外伤 手术 糖尿病 脊髓炎

现病史 ____

是否近期使用如下药物：否 是

（1）抗胆碱药：颠茄、阿托品、山莨菪碱（654-2）、溴丙胺太林（普鲁本辛）、丁溴东莨菪碱

（2）抗抑郁药：氯丙嗪、奋乃静、多塞平、丙咪嗪、舒必利、氯米帕明

（3）抗过敏药：氯苯那敏（扑尔敏）、苯海拉明、异丙嗪、赛庚啶、西替利嗪

（4）硝基咪唑类抗菌药：甲硝唑（灭滴灵）、替硝唑。

（5）非甾体抗炎药：氯诺昔康、萘丁美酮。

（6）抗痛风药：别嘌醇、秋水仙碱

续表

膀胱充盈感、排尿感　　正常　　增强　　减退　　消失
排尿次数和量　　正常　　增加　　减少
既往的饮水习惯 ____
既往排尿习惯　　频次__________　　姿势:站立　　坐位　　蹲位　　其他:__________
目前小便方式　　留置导尿　　是否夹管
间歇导尿　　频次__________　　独立完成　　辅助完成
心理 - 社会状况
签名:__________
时间:__________

2. 体格检查

（1）膀胱触诊:正常膀胱空虚时隐于盆腔内,不易触到。只有当膀胱充盈胀大时,才超出耻骨上缘而在下腹中部触到。一般采用单手滑行法,患者仰卧屈膝位,操作者以右手自脐开始向耻骨方向触摸。

（2）检查肛门括约肌的张力和主动运动、会阴部感觉、球海绵体反射等。

3. 实验室检查

（1）尿分析、尿培养检查,了解是否有泌尿系感染。

（2）血常规和生化检查了解肾功能情况。

4. 泌尿系统 B 超检查　包括双侧肾脏、肾上腺、输尿管、膀胱及前列腺。泌尿系 B 超可以帮助确定了解有无上尿路积水。如检查显示有上尿路积水情况,应立即请相关科室处理,患者应避免挤压膀胱。

5. 膀胱容量与压力测定　膀胱在充盈期压力应小于 40cm 水柱,而在排尿期的压力应小于 60cm 水柱,此压力称为安全压力,只有在安全压力下贮尿和排尿,上尿路的功能才能得到保护。正常人在充盈期的压力为 10~15cm 水柱。在安全压力下的膀胱容量才是安全容量。

（1）残余尿量:可排尿后立即行 B 超检查测量,另一种方法是嘱患者自解小便,同时辅以膀胱刺激至不能解出为止,此后立即导出的尿量即为残余尿量。残余尿量的测定是对膀胱功能的判断。正常女性残余尿量不超过 50ml,男性不超过 20ml,残余尿量大于 150ml 的说明膀胱功能差;残余尿量小于 80ml 的视为膀胱功能满意;残余尿量在 80~150ml 之间的为膀胱功能中等。

（2）膀胱容量:膀胱容量测定的意义在于区分膀胱属于大膀胱、小膀胱还是膀胱正常。压力达 40cm 水柱时,行第二次导尿,导出的液体量即为膀胱容量,膀胱容量包括注入的氯化钠注射液量加第 1 次导尿后膀胱内尿液生成量。注入量 >500ml 而压力 <40cm 水柱为“大膀胱”;压力达到或 <40cm 水柱而注入量 <300ml 时为“小膀胱”;注入量在 300~500ml 时压力达 40cm 水柱为正常膀胱容量。

6. 其他检查　必要时做膀胱内压力容积测定、膀胱造影、测定尿流率、尿道压力分布、括约肌肌电图、尿流动力学、B 超或 X 线联合检查等。

（二）膀胱功能康复方法

膀胱功能障碍的康复目标是促进膀胱排空，避免感染，保护肾脏功能，提高患者生活质量。需要从整体上考虑患者的膀胱管理，采取个体化的处理方案。总的原则是：改善膀胱残存功能，提高小便管理能力，预防并发症。改善膀胱残存功能，包括恢复膀胱的正常容量、恢复储尿功能、恢复控尿能力；提高小便管理能力，即排尿间隔时间不短于3小时，以便从事日常活动，并且夜间睡眠不受排尿干扰；需要预防的并发症，包括预防膀胱-输尿管反流，避免泌尿生殖系感染和结石形成。

1. 潴留型障碍　此类排尿障碍主要表现为膀胱内潴留尿液而不能自主排出。康复目标是促进膀胱排空。

（1）意念排尿：在每次放尿或间歇性导尿前5分钟，患者卧或坐于床上，指导其全身放松，想象自己在一个安静宽敞的卫生间，听着潺潺的流水声，准备排尿，并试图自主排尿，然后由陪同人员缓慢放尿或导尿。想象过程中，强调患者利用视觉、听觉、甚至嗅、触觉等全部感觉。每次放尿或导尿前都需进行。

（2）反射性排尿训练：反射性排尿训练是临床重点推荐的排尿训练方法。对于尿潴留患者，整个训练过程像是寻找控制排尿的阀门，找到它，并学会正确使用它。

1）发现或诱发"刺激点"常用的"刺激点"包括耻骨上区或大腿上1/3内侧，阴毛、阴蒂（茎）或肛门等部位，每个患者的敏感点不一定相同，所以需要一个部位一个部位尝试，通过轻轻叩击，手指触摸等方式刺激会阴部区域引起膀胱反射性收缩而产生排尿。一般在导尿前20分钟叩击10~20分钟。叩击频率50~100次/分钟，叩击次数100~500次。叩击时宜轻而快，避免重叩，以免引起膀胱尿道功能失调。需要说明的是反射性排尿应用范围有限，前提条件需要逼尿肌、括约肌功能协调，这样膀胱收缩容易触发，且收缩时压力在安全范围，收缩时间足够。较高位脊髓损伤患者一般都可以恢复反射性排尿。（图4-12-1）

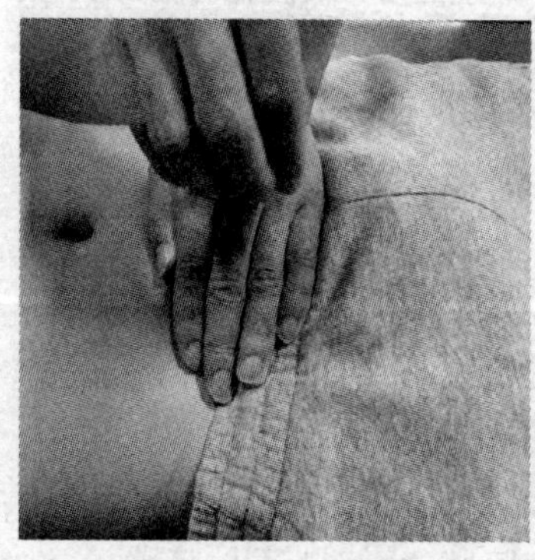
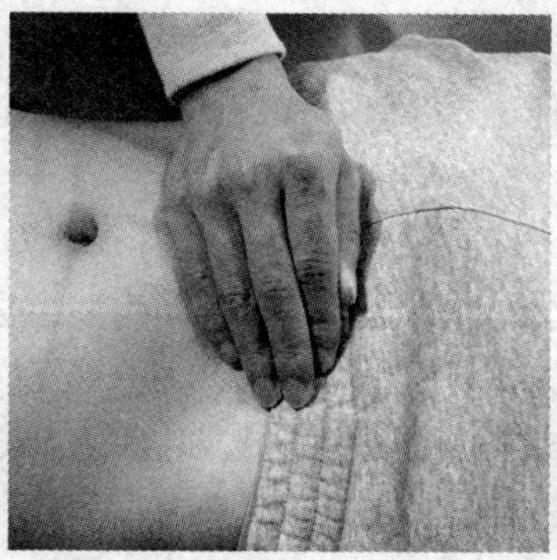
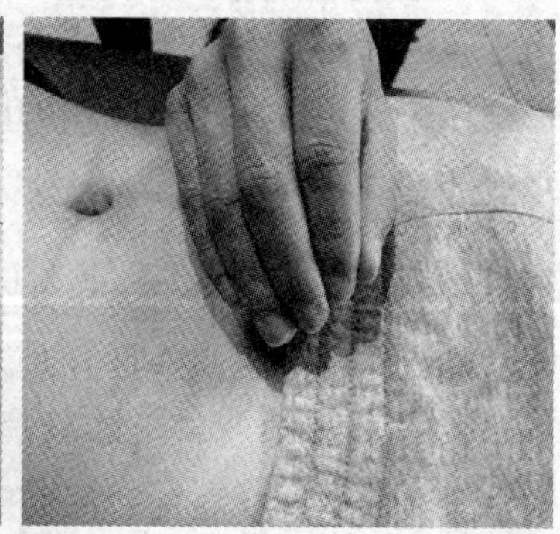

图4-12-1　耻骨上叩击方法

2）其他方法：听流水声、喝热饮、洗温水浴等方式对排尿也有辅助效果。

3）神经肌肉电刺激：用于逼尿肌活动减弱者，直接作用于膀胱及骶神经运动支。电极片放置位置有两种方式，一种是放置于下腹部膀胱区，另一种是腹部膀胱区与腰骶部对置。

4）药物治疗：膀胱痉挛者用抗胆碱能药物，逼尿肌松弛者用胆碱能制剂，括约肌松弛者可考虑采用α肾上腺素能药物和β受体激动剂。

（3）代偿性排尿训练：所谓代偿性排尿，即是通过辅助手段增加腹部压力，将尿液挤出膀胱,包括手法按压及屏气法。增加膀胱内压训练只可用于膀胱逼尿肌和膀胱括约肌均活动不足的患者,对于膀胱张力正常甚至张力增高的病人,由于存在膀胱反流风险,禁忌使用。

1)手法按压法:患者取坐位或卧位,手握拳置于脐下 3cm 处用力向耻骨方向滚动加压,同时患者身体前倾,直至尿流出为止。注意加压时须缓慢轻柔,避免使用暴力和在耻骨上方直接加压,以免损伤膀胱和尿液向肾脏反流(图 4-12-2)。

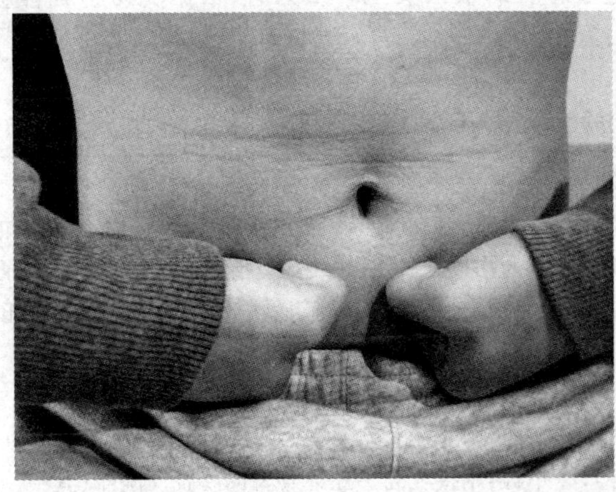
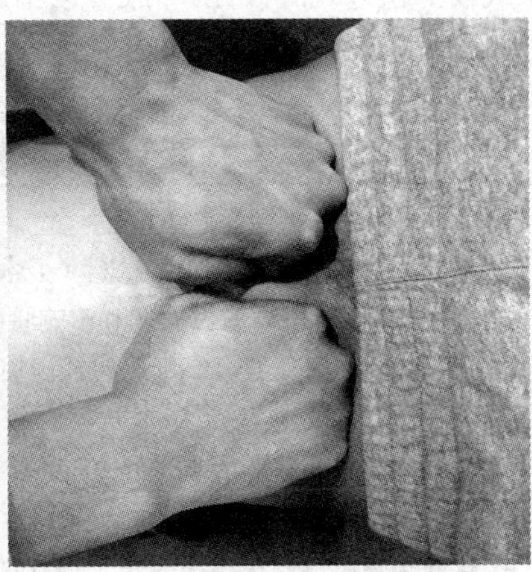

图 4-12-2 手法按压法

2)屏气法:患者取坐位,身体前倾腹部放松,快速呼吸 3~4 次后深吸气,再屏住呼吸 10~12 秒,向下用力做排便动作,将腹压传到膀胱、直肠和骨盆底部,同时使大腿屈曲贴近腹部,防止肚子鼓起,增加腹部压力,促使尿液排出。

(4)清洁间歇导尿:是指在清洁条件下,在需要排尿时使用导尿管插入膀胱,排空尿液后立即拔去尿管的方法。间歇导尿有利于保持膀胱容量和恢复膀胱的收缩功能,同时,可以降低尿路感染率;通过患者或者家属学会正确间歇导尿方法,还可减少患者对医务人员的依赖性,提高患者的生活独立性。在制定间歇清洁导尿计划前进行膀胱容量、压力测定,对设定间歇清洁导尿的具体时间点及防止膀胱感染有重要的指导价值,为神经源性膀胱的康复治疗提供依据。

1)适应证:神经损伤导致的不能自主排尿或残余尿超过 80~100ml 且神志清楚、能主动配合的患者。

2)禁忌证:缺乏认知导致不能配合插管者或不能按计划导尿者;不能自行导尿且照顾者不能协助导尿的患者;可疑的完全或部分尿道损伤和尿道肿瘤;尿道解剖异常,如尿道狭窄、尿路梗阻和膀胱颈梗阻;尿路感染;严重的尿失禁;接受大量输液;全身感染或免疫力极度低下;有显著出血倾向;膀胱容量小于 200ml;经过治疗,仍有膀胱自主神经异常反射者。

3)使用物品:一次性导尿管(成人使用 12~14 号,儿童根据年龄选择粗细适宜型号)、香皂或沐浴露、石蜡油或开塞露、便盆、脸盆和毛巾、镜子(女性)、带刻度的量杯或尿壶。

4)具体方法:便盆置于会阴下,患者先尝试自主排尿,之后用香皂或沐浴露清洗会阴部并用清洁干毛巾擦干。操作者用香皂或沐浴露清洗双手并用清洁干毛巾擦干。用石蜡油或开塞露润滑导尿管前端。手持导尿管轻缓插入尿道(女性使用镜子找到尿道口),直到尿液流出，导入带刻度的量杯或尿壶内，并读取数据。男性患者插管时注意尿道口朝腹部方向以避免尿道峡部的损伤。排空膀胱后将导尿管缓慢拔出。撤除用物，将导尿量记录在排尿日记上。

5）导尿时机和频次：导尿宜在病情基本稳定、饮水规律、无尿路感染、无需大量输液的情况下开始，一般于受伤后早期（8~35天）开始。导尿间隔时间取决于残余尿量。一般每日导尿次数不超过6次；每次导尿量以不超过患者的最大安全容量为宜，根据简易膀胱容量及压力测定结果分析确定（表4-12-2、表4-12-3）。

表4-12-2 简易膀胱容量和压力的测定流程

操作前准备

1. 评估患者 ①病情、年龄、诊断、（手术方式、手术部位）；②意识状态及合作程度，膀胱充盈感知能力；③生命体征；④未服口服镇静剂和影响膀胱功能的药物；⑤尿管及尿袋在位情况，外阴部皮肤；⑥尿常规结果（白细胞++以上并有红细胞时需谨慎使用）；⑦患者有无禁忌证（膀胱内感染伴全身症状、有出血倾向、有自主神经过反射、尿道狭窄）
2. 告知患者 容量和压力测定目的、方法、指导其配合
3. 准备 洗手、戴口罩
4. 备齐用物 可调式输液架一个；测压标尺一个，两副接在同一三通管上的膀胱冲洗器（其中一副皮条固定在100cm长的标尺上作为测压器，另一副作输液器）；500ml的生理盐水一瓶；带有刻度的量杯（或有刻度的尿壶）；无菌导尿包一个；12或14号的无菌尿管一根（气囊导尿管不要向气囊管里注水以免影响测压结果）

操作过程：

1. 将500ml的生理盐水瓶加温至37℃
2. 插上输液器并进行排气后悬挂在输液架一侧
3. 测压器的标尺挂在另一侧，将一副膀胱冲洗器皮条作为测压管垂直固定于测压标尺旁
4. 将测压管下端的三通管一端与输注生理盐水的皮条相连接
5. 患者尽可能排空膀胱后，取仰卧位或坐位
6. 打开无菌导尿包插入无菌导尿管
7. 固定导尿管，排空膀胱内的尿液，记录导尿量（残余尿量）
8. 将导尿管的开口与测压器上三通管另一端相连，确认各管道连接通畅
9. 调节输液架使测量器的零点（先少量灌入部分生理盐水以调零）与患者的耻骨联合上缘平齐
10. 打开输液调节器以20~30ml/分钟的速度向膀胱内灌入生理盐水
11. 观察每进入一定的容量，测压管中的水柱波动（以cm水柱代表压力的变化）
12. 操作过程中注意询问患者的感觉：最初排尿感、正常排尿感、强烈排尿感、急迫排尿感、疼痛等，并对应容量进行记录
13. 记录容量改变对应的压力改变（每进入50ml液体量对应水柱波动的数值）
14. 当测压管上的水柱升至40cm水柱时或尿道口有漏尿时，停止测定并安置好患者
15. 撤除测定装置，引流排空膀胱，拔出导尿管，记录液体量并进行分析

操作后：

1. 洗手、观察、记录
2. 关注患者有无不适反应

续表

注意事项：

1. 灌注的速度会影响测定的结果，最好用输液泵以采用 20~30ml/min 灌注速度，当膀胱过度活跃时点滴的速度小于 10ml/min。如果水柱上升速度很快，此时可以先减慢滴速，再做观察

2. 操作前、中、后都要测量血压

3. 在测定前、中、后嘱患者咳嗽，以测试各管道是否通畅，水柱波动是否灵敏

表 4-12-3 膀胱容量和压力的测定记录表

姓名： 性别： 年龄： 科室： 床号：

项目 / 日期	第一次	第二次	第三次	第四次
操作前血压				
操作中血压				
操作后血压				
残余尿量				
初排尿感				
正常排尿感				
强烈排尿感				
急迫排尿感				
疼痛				
膀胱容量				
测定前、中、后请患者咳嗽，以测试各管道是否通畅，水柱波动是否灵敏				
50ml				
100ml				
150ml				
200ml				
250ml				
300ml				
350ml				
400ml				
450ml				
500ml				
签名				

随着残余尿量的减少可逐步延长导尿间隔时间。残余尿大于300ml每日导尿6次，大于200ml每日导尿4次，小于200ml每日导尿2~3次，大于100ml每日导尿1次，当每次残余尿量<100ml时，可停止间歇导尿。

6）注意事项：准确记录每次导尿的时间和尿量，每次导尿情况需记录在专用的排尿记录表上。每次导尿前，应先让患者试行排尿。一旦开始自主排尿，则需测定残余尿量。患者建立定时、定量饮水和定时排尿的制度，以便合理选择导尿时机。在进行导尿前1~2天，教会患者按计划饮水，24小时内均衡地摄入水分。每天饮水量控制在1500~2000ml。注意润滑导尿管前端，同时插入导尿管时动作轻柔，不可有暴力，以避免尿道损伤，特别是男性患者。注意当尿管通过尿道外口的狭窄部、耻骨联合前下方、下方的弯曲部和尿道内口时，嘱患者缓慢深呼吸，慢慢插入尿管，切忌用力过快过猛致尿道黏膜损伤。如在导尿过程中遇到障碍，应先暂停5~10秒并把导尿管拔出3cm，然后再缓慢插入。切忌待患者尿急时才排放尿液。在拔出导尿管时若遇到阻力，可能是尿道痉挛所致，应等待5~10分钟再拔管。如遇下列情况应及时报告处理：出现血尿；尿管插入或拔出失败；插入导尿管时出现痛苦加重并难以忍受；泌尿道感染、尿痛；尿液混浊、有沉淀物、有异味；下腹或背部疼痛，有烧灼感等。男性患者每次导尿后使包皮复原，防止龟头外露水肿。

（5）留置导尿：损伤早期或恢复期无法进行间歇性清洁导尿的患者，需行留置导尿。要注意保持导尿管的正确方向，加强对留置导尿管的护理，注意保持整个引流通路的密闭性。保持尿道口或穿刺口的干燥，不要随意打开引流通路作消毒或清洗，以免带入外界病菌。留置导尿期间应鼓励患者每日摄水量在2000ml以上，以达到生理性膀胱冲洗的目的。

（6）排尿意识与体位的训练：指导患者有意识地做正常排尿动作，能站立的患者进行站立排尿意识训练。

（7）配合心理护理：需要医护人员耐心细致的倾听患者的主诉，对于患者的问题给予鼓励性的回答，帮助患者树立信心，鼓励患者积极参加康复训练。

（8）配合按摩及针灸治疗。

（9）手术进行尿流改道：耻骨上造瘘或回肠代膀胱。

2. 失禁型障碍　此类排尿障碍主要表现为排尿失去控制，尿液不自主地流出。康复目标是促进膀胱贮尿功能。

（1）抑制膀胱收缩、减少压力刺激感觉传入及增加膀胱容量。

1）药物治疗：应用胆碱受体阻断药减少膀胱收缩力。

2）手术：通过手术阻断神经传导或选择性切断骶神经根。

3）尿意习惯训练：根据患者病前排尿习惯规定患者每天排尿时间，以建立规律性排尿的习惯。训练在特定时间内进行，如晨起、睡前或餐前30分钟，每隔2~5天排尿间隔时间增加5~10分钟，直至合理的间隔时间为止。鼓励患者如厕排尿。一般白天每3小时排尿一次，夜间二次，可视具体情况恰当调整。对于无法如厕者，应尽量提供便器，定向力差者应给予帮助。

（2）增加膀胱出口阻力

1）药物治疗：使用α肾上腺素能药物和β受体激动剂增加尿道压力。

2）盆底肌肉训练：适用于骨盆器官，包括膀胱、子宫和直肠下垂所造成的尿失禁问题。嘱患者在不收缩下肢、腹部及臀部肌肉的情况下自主收缩耻骨、尾骨周围的肌肉（会阴及肛门括约肌),每次收缩维持10秒,组重复做10次,3组/天。可配合呼吸、桥式运动。

3)骨盆肌肉收缩运动疗法:训练前先放松10~15分钟,闭上双眼,感觉全身困重,想要睡觉的感觉,想象坐在马桶上轻微张开双腿,放松双腿,自由解尿、憋尿这种感觉。重复收缩肛提肌,尤其是耻骨,夹紧肛门周围和会阴部周围肌肉,反复训练。收缩时数1、2、3、4、5,再放松,可先做3~5次收缩,再逐步增加。每天重复数次,至少三回合,每个回合每个动作(包括躺、坐、站)二十次以上,每次收缩五秒钟然后慢慢放松,五秒钟之后再重复收缩,运动全程正常呼吸保持身体其他部位放松,如手脚、肚子等尽量不要用力。

4)神经肌肉电刺激:使用低频电流,刺激阴部的神经,可以增加尿道周围肌肉、肛提肌及其他盆底肌的兴奋性,增强尿道肌、盆底肌收缩功能、神经反应,重建盆底肌与骶髓中枢的联系,逐渐恢复或矫正原有的或已丧失的运动功能。

5)手术治疗:植入人工括约肌。

(3)设法使用外部集尿器装置接尿:女性可用固定于阴唇周围的乳胶制品或尿垫,也可以用女式尿壶紧贴外阴接取尿液;男性可用长颈尿壶接尿或用一个保鲜袋扎在阴茎上。使用保鲜袋接尿时,每次更换通过吹气挤压的方式检查保鲜袋,确定保鲜袋完好,确保不漏尿。注意每日清洗阴茎,预防引起局部感染,避免扎得过紧而导致阴茎水肿。

(4)留置导尿:采用定时开放导尿管,让膀胱适当地充盈和排空,促进膀胱肌张力的恢复。日间根据饮水量的多少和膀胱安全容量,每4~6小时开放导尿管一次,入睡后持续开放。待病情有一定恢复后,可嘱患者在开放导尿管时做排尿动作,每天几次,直至拔管后患者可自行排尿。注意加强对留置导尿管的护理,注意保持整个引流通路的密闭性。保持尿道口或穿刺口的干燥,不要随意打开引流通路作消毒或清洗,以免带入外界病菌。留置导尿期间应鼓励患者每日摄水量在2000ml以上,以达到生理性膀胱冲洗的目的。

(5)配合按摩及针灸治疗。

(6)配合皮肤及心理护理:协助患者保持皮肤清洁干燥,及时用温水清洗会阴部,衣物应该勤洗勤换,避免尿液刺激皮肤,除去不良异味,预防感染和压疮的发生。失禁型障碍患者因为尿液刺激和尿液异味等问题,常常感到自卑和忧郁,心理压力大。因此康复人员应尊重、理解、关心患者,随时提供必要的帮助。

3. 饮水计划　由于患者的饮水量或进食量会直接影响其排尿液的次数及容量,甚至影响肾功能等,所以正确的饮水计划在膀胱功能康复中至关重要。

(1)膀胱训练期间饮水量应限制在1500~2000ml之间,并平均分配于早上6时到晚上8时之间进行,每次不超过400ml,入睡前3小时尽量避免饮水。可将饮水计划表放置于床边,提醒患者及家庭照顾者都能按计划执行。

(2)在限水的同时应特别注意患者有无出现脱水或意识不清的现象,脱水会使尿液浓缩,加重对膀胱黏膜的刺激,导致尿频或尿急等现象。

(3)交代患者尽量避免饮用茶、咖啡、酒精等利尿性饮料,同时注意清淡饮食,尽量避免摄入刺激性、酸辣性食物。

(4)患者口服抑制膀胱痉挛的药物时会有口干的副作用,交代患者不要因此而大量进水,只需间断少量饮水湿润口腔即可。

(5)进食或进饮后,请即时准确地记录量(表4-12-4),每天的进出量须保持平衡,如未能达到目标,需根据情况做出适当的调节。

表 4-12-4 饮水及排尿情况记录表

姓名： 性别： 年龄： 科室： 床号：

日期	时间	进水量	自解	漏尿	导尿	记录人	备注

说明：1. 进水量包括水、汤、果汁、粥、麦片、其他饮品，每日总量不超过 2000ml

2. 临睡前 3 小时不饮水

3. 自主排尿量请在“自解”栏上填上容量

4. “漏尿”：尿湿裤子、尿湿床单、尿湿尿片，请在“漏尿”栏上填上 +、++、+++

5. “备注”：如尿中带血（▼）、尿有臭味（※）、混浊（●）、有沉淀物（◆）、插尿管有困难（⊙）、发热（×）等，请在“备注”栏上填上症状符号

（三）膀胱康复的注意事项

1. 膀胱功能康复训练前，进行尿流动力学检查，条件限制者可进行简易膀胱压力及容量测定，以确定膀胱功能障碍类型并制定可行的康复计划。

2. 预防自主神经反射异常 尿潴留是导致自主神经反射异常的主要原因之一。自主神经反射异常大部分发生在 T_6 水平以上的损伤患者，经常是在损伤后 2 个月起病，表现为突发性血压升高、心跳过缓、波动性头痛、面色潮红、视力模糊等，有可能威胁生命。当患者出现自主神经反射异常症状时，应及时检查膀胱，及时排出尿液，缓解膀胱压力。

3. 取得患者的积极配合 实施间歇导尿的患者，饮水计划需要患者、医护与家属根据患者病前饮水及排尿习惯共同讨论确定，制定个体化饮水计划，应避免医护单方面制定。取得患者依从，并指导患者做好自我监控及并发症的预防和监测，引导患者进行自我清洁间歇导尿。

4. 个性化管理 因人而异，根据患者的病情、文化程度、日常生活活动能力、家庭支持情况等综合评估，选择合适的膀胱管理办法。

5. 皮肤管理 在膀胱康复中，应加强患者或家属的会阴部皮肤清洁指导，勤清洗，并使用适量爽身粉保持皮肤清洁干燥，防止皮肤感染和压疮的发生。

三、大便功能障碍的康复

正常情况下，人的排便活动受意识控制，自然，无痛苦。一般成人每天排便 1~3 次，量约

100~300g。排便功能障碍是指各种因素导致大便失禁或排便困难的功能状态。排便困难是由于肛门直肠的感觉或动力异常引起的。感觉异常的患者常表现少有便意感、频繁的便意，下坠感，排便不畅快。动力异常主要是肛门外括约肌和耻骨直肠肌不能松弛，或者是腹肌无力致使排便时直肠内压力不能升高，造成排便困难。神经源性直肠是支配肠道的神经组织失支配或由神经因子诱发的或神经调控障碍导致的直肠功能障碍，表现为大便失禁、便秘和排空困难混合交替出现。

（一）排便功能评定

评定的内容包括患者的主要症状，患者全身的神经肌肉功能和胃肠道功能，损伤的平面及相关的感觉和运动缺失程度。

1. 病史资料

（1）患者神经受损的病史、发病前的胃肠道功能和排便习惯，如每天排便次数、大便的形状、诱发排便的食物、有无肠道用药或有无胃肠道疾病。

（2）患者肠道症状对其进行日常活动和工作的影响。其中肠道症状包括大便失禁、排空困难、相关的神经源性直肠的症状、自主神经反射障碍的相关症状。

2. 体格检查

（1）听诊确定腹部肠鸣音有无异常，触诊确定腹部是否有压痛或强直。

（2）观察肛门外括约肌的形态。患者咳嗽、大笑、打喷嚏时能否节制大便排出，是否有便意、是否有排便的紧急感等。

（3）肛门皮肤反射：针刺肛周皮肤，观察是否可见肛门反射性地收缩，如果反射存在，则表明骶$_2$、骶$_3$、骶$_4$神经反射弧未受损。

（4）感觉的评估：检查肛周皮肤的触觉和针刺觉。

（5）肛门指检：肛门指诊是一个基本而简单的检查，它可以除外痔疮、肛门狭窄、便血等器质性疾病。通过检查患者模拟排便和缩紧肛门的动作，对其肛门直肠肌肉的力量及协调与否有一个评估。

3. 诊断性检查　大便常规及隐血试验，内镜检查明确肠道有无解剖结构异常或病变；腹部平片排除肠道结构性异常，了解肠道的动力学。

（二）大便功能障碍康复方法

正常人一般每日排便一次，个别人每日排便2~3次或每2~3日一次，粪便的性状正常。康复的目的使患者能控制大便和有规律地排便，通过饮食管理和排便训练提高患者独立管理肠道功能的能力，预防并发症。

1. 便秘的康复

（1）重建排便习惯：每天同一时间排便，餐后20~30分钟出现的胃结肠反射可协助排便，告诉患者不要抑制便意；自然排便需要直肠的收缩力、腹压和重力的作用，指导患者坐位排便。

（2）腹部按摩：以指尖稍微使劲按压，比周围硬的部位就是积存粪便的乙状结肠。可以先用指尖慢慢按压约10次，接下来用掌心按压乙状结肠所在位置，按摩1~2分钟，促进肠运动，结束后如果再喝上一杯水，效果更好。

（3）肛门括约肌训练术：患者侧卧、放松，操作者四指并拢或手握拳于肛门向内按压5~10次。两手或单手于肛周有节律地往外弹拨，使肛门外括约肌收缩 - 扩张 - 收缩，左右方向各 10~20 次，刺激直肠、肛门括约肌，诱发便意。

（4）肛门牵张技术：操作者示指或中指戴指套，涂润滑油，缓缓插入肛门，把直肠壁向肛门一侧缓慢持续牵拉或在肛门口环行按摩 30~60 秒。每日定时做 1~2 次，10~15 个 / 次，可有效刺激肛门括约肌，引起肠蠕动，建立反射性排便。

（5）运动疗法：比平常稍快速度的散步，步行约 20~60 分钟，用前屈腿、后屈腿的运动刺激腹部，或是仰卧，将脚高举过头，像踩脚踏车一样进行运动加强排便力量。

（6）体位训练：对于长期卧床患者导致便秘情况，可使用电动起立床或站立架站立的方式，促进大便的排出。20~30 分钟每次，1 天 1 次。

（7）配合按摩及针灸治疗。

（8）药物：开塞露或灌肠；小量不保留灌肠可采用 33% 硫酸镁 30ml 加甘油 60ml 加温开水 90ml 配比的灌肠液或者是 50% 甘油。大量不保留灌肠可采用生理盐水或 0.1%~0.2% 肥皂液 500~1000ml。

2. 大便失禁的康复

（1）肛门括约肌和盆底肌肌力训练（缩肛运动）：操作者协助患者平卧，双下肢并拢，双膝屈曲稍分开，叮嘱患者尽可能轻抬臀部缩肛、提肛 10~20 次，以促进盆底肌肉功能恢复，每天练习 4~6 组。

（2）改变饮食结构，保持合理的水平衡：多食粗粮、杂粮，多喝水可增加肠管内的容积，足够的量，才足以刺激肠蠕动。

（3）间歇性刺激排便：应设法培养患者定时的排便习惯，以使直肠和肛门保持空虚。利用胃 - 结肠反射的原理，鼓励病人在餐后 30 分钟排便。初期，可在进餐结束时直肠内置甘油栓剂，该药借其渗透压作用，可吸收肠腔内水分，引起直肠扩张，进而促发反射性排便。

（4）皮肤护理：长期卧床的大便失禁病人常有会阴部或臀部损伤，应给予皮肤护理，也可使用大便失禁袋收集液态大便，防止污染肛周皮肤，及时清洗，可涂氧化锌软膏。

（5）心理支持：大便失禁病人常有心理障碍，惧怕社交，由此引起孤寂和抑郁，因此应给予心理支持，鼓励他们回到社会。可嘱病人穿弹性紧身裤，以增加大便节制能力。

（三）大便障碍康复的注意事项

1. 向患者讲明排便的重要性和必要性，以取得患者支持和配合。

2. 尽可能沿用病前的排便习惯。

3. 避免长时间用缓泻剂，养成良好的排便习惯。

4. 合理安排膳食，摄入的食物中应含有充足的水分和纤维，如新鲜蔬菜、水果、粗粮等，避免进食刺激性和难以消化的食物。成人每日摄水量约为 1500~2000ml，纤维素应维持在 40g 以上。

5. 选取合适的排便姿势　患者病情许可的情况下尽量鼓励患者下床排便。如果在床上使用便器，在没有禁忌的情况下，最好协助患者抬高床头或采取坐姿排便。

6. 注意并发症的观察和预防

（1）痔疮：患者常因便秘、大便干结导致肛门直肠交界处静脉压力逐渐升高而形成痔疮，软化大便是最好的预防和治疗痔疮的方法。

（2）肠穿孔：慢性肠梗阻、肠扩张后易导致穿孔，一旦发生，需急诊手术处理。

（3）肛管直肠过度扩张：非常大且硬的大便慢性压迫易导致括约肌过度松弛张开、直肠脱垂。软化大便且进行人工排便时操作手法应轻柔，以防过度牵拉括约肌造成损伤。

（4）自主反射障碍：便秘是其常见的危险因素，长发生于T6以上水平的脊髓损伤患者。人工排便时润滑剂中加入利多卡因可减少伤害性感觉冲动传人。患者有自主神经反射异常的临床表现时，需及时排除肠道原因。

（5）胃胀和腹部膨隆：患者食物中减少产气的食物，如红薯、大量肉类；排便、排气后可改善。

参考文献

[1] 于兑生 . 偏瘫康复治疗技术图解 .2 版 . 北京:华夏出版社,2005.
[2] 关骅 . 临床康复学 . 北京:华夏出版社,2005.
[3] 王玉龙 . 康复功能评定学 .2 版 . 北京:人民卫生出版社,2013.
[4] 励建安 . 康复医学 . 北京:科学出版社,2008.
[5] 燕铁斌,窦祖林 . 实用瘫痪康复 . 北京:人民卫生出版社,1999.
[6] 纪树荣,运动疗法技术学 .2 版 . 北京:华夏出版社,2011.
[7] 倪朝民,神经康复学 .2 版 . 北京:人民卫生出版社,2013.
[8] Patricia M.Davies. 循序渐进 .2 版 . 北京:华夏出版社,2014.
[9] 王茂斌 . 偏瘫的现代评价与治疗 . 北京:华夏出版社,1990.112-120,235,247.
[10] 乔志恒 . 新编物理治疗学 . 北京:华夏出版社,1993.
[11] 燕铁斌 . 康复治疗学 . 北京:人民卫生出版社,2008.
[12] 张长杰 . 肌肉骨骼康复学 . 北京:人民卫生出版社,2008.
[13] 马金,陈庆亮 . 运动治疗技术 . 武汉:华中科技大学出版社,2014.
[14] 唐久来,秦炯,邹丽萍,李晓捷,马丙祥 . 中国脑性瘫痪康复指南(2015):第一部分 . 中国康复医学杂志,2015,07:747-754.
[15] 黄真,杨红,陈翔,周丛乐 . 中国脑性瘫痪康复指南(2015):第二部分 . 中国康复医学杂志,2015,08:858-866.
[16] 陈秀洁,姜志梅,史惟,王立苹 . 中国脑性瘫痪康复指南(2015):第三部分 . 中国康复医学杂志,2015,09:972-978.
[17] 李晓捷,庞伟,孙奇峰,尚清,唐久来 . 中国脑性瘫痪康复指南(2015):第六部分 . 中国康复医学杂志,2015,12:1322-1330.
[18] 李晓捷,庞伟,孙奇峰,尚清,唐久来 . 中国脑性瘫痪康复指南(2015):第七部分 . 中国康复医学杂志,2016,01:118-128.
[19] 中国脑性瘫痪康复指南(2015):第八部分 . 中国康复医学杂志,2016,02:248-256.
[20] 吴卫红 . 中国脑性瘫痪康复指南(2015):第九部分　第四章　脑性瘫痪的康复治疗　第六节　其他治疗方法的应用 . 中国康复医学杂志,2016,03:371-373.
[21] 吴建贤 . 中国脑性瘫痪康复指南(2015):第九部分　第四章　脑性瘫痪的康复治疗　第七节　伴随障碍的治疗 . 中国康复医学杂志,2016,03:373-376.
[22] 王雪峰,刘振寰,马丙祥 . 中国脑性瘫痪康复指南(2015):第十部分 . 中国康复医学杂志,2016,04:494-498.
[23] 马丙祥,肖农,张丽华,李林 . 中国脑性瘫痪康复指南(2015):第十一部分　第六章　脑瘫护理及管

理．中国康复医学杂志，2016，05：602-610.
[24] 邹小兵，静进．发育行为儿科学．北京：人民卫生出版社，2005：251-256.
[25] 燕铁斌．康复护理学．北京：人民卫生出版社，2012.
[26] 陈秀洁．小儿脑性瘫痪的神经发育学治疗法．郑州：河南科学技术出版社，2012：23-41.
[27] 恽晓平．康复评定学．北京：华夏出版社，2004：64-219.
[28] 李胜利．语言治疗学．北京：人民卫生出版社，2008.
[29] 徐开寿．儿科物理治疗学．广州：中山大学出版社，2016.
[30] Roberta，B.Shepherd. 婴幼儿脑性瘫痪：目标性活动优化早期成长和发育．北京：北京大学出版社，2016.